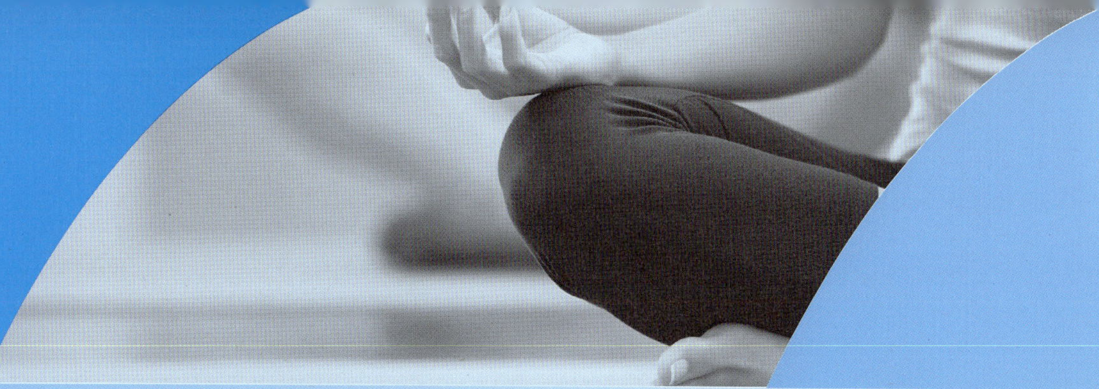

제2판

건강행동론

Essentials of **Health Behavior**

Social and Behavioral Theory in Public Health

Mark Edberg, MA, PhD
Associate Professor
Department of Prevention and Community Health
School of Public Health and Health Services
Secondary appointments in the Department of Anthropology
and Elliot School of International Affairs
The George Washington University
Washington, DC

유 호 신 RN, MPH, PhD
명 재 일 MA, PhD
정 지 연 RN, MS, PhD
옮김

대한나래출판사

DaehanNarae Publishing, Inc.

#903 IS Biz Tower
147 Sungsu 2-ro
Sungdong-gu
SEOUL 04795, KOREA
TEL: +82-2-922-7080
FAX: +82-2-922-0841
E-mail: nrpub@naver.com
Website: www.dhpub.com

Original English Language Edition Published by
Jones & Bartlett Learning, LLC
5 Wall Street
Burlington, MA 01803 USA

ISBN 978-89-5741-544-3

Printed in Korea

건강행동론

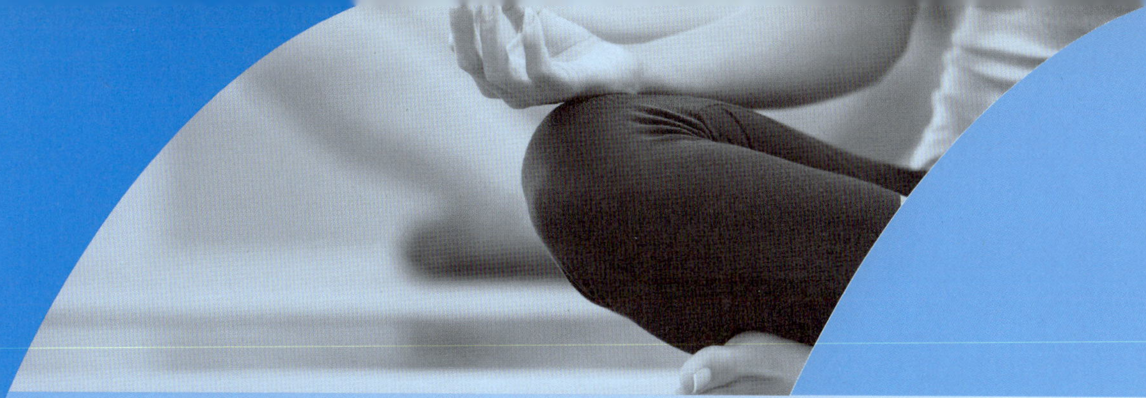

헌정사

이 책을 아낌없는 지원과 인내를 보여 준 나의 가족과 'Essential Public Health' 시리즈에
도움을 준 조지 워싱턴 대학과 Jones & Bartlett Learning 출판사 관계자,
그리고 전 세계에서 인류의 건강한 삶을 위하여 일선에서 노력하는 모든 분들에게 헌정합니다.
여러분의 노고는 더 없는 인류애의 증거입니다.

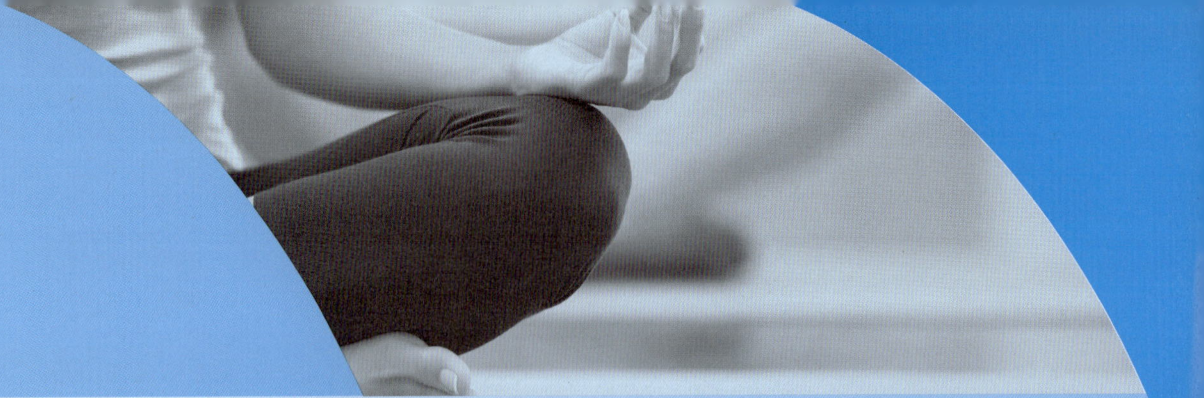

머리말

"건강행동론"은 'Essential Public Health' 시리즈의 첫 번째 책으로 관련 시리즈에 포함된 도서는 현재 약 20여 종이 넘는다. 그 중 이 책은 현재 관련 시리즈의 표준이 되었다. 에드버그 박사는 이론과 실제를 긴밀하게 연결하는 여정에 학생들을 참여시켜 이들이 매 단계를 확실하게 밟아나갈 수 있도록 해주고 있다. 이 책의 제2판은 이런 전통을 계속 이어가면서 스토리와 시나리오를 사용하여 이론에 생명을 불어넣는 일에 초점을 맞추고 있다. 이번에 새롭게 추가된 다차원 이론(multilevel theories)에 관한 장에서는 행동에 영향을 미치는 다양한 요인을 통합적으로 취급하는 쉽지 않은 과제를 다루고 있다. 에드버그 박사의 설명 덕분에 학생들은 이 복잡한 이론을 자신들의 실제 삶과 연결시켜보면서 쉽게 이해할 수 있게 되었다.

흡연, 식습관, 일상생활 등 매일 반복하는 행동에 이르기까지 이 모든 것들은 우리가 인지하지 못하는 사이, 생각지도 못한 방식으로 우리의 건강에 영향을 미친다. 또한 개인적인 행동을 넘어 우리 모두의 삶에 영향을 미치는 더 넓은 범위의 사회적 힘이 인구 집단 차원에서 존재하며 이는 다시 우리들의 개인적인 행동을 형성하고 강화하는 역할을 한다. "건강행동론"은 개인 차원의 행동을 중시하는 입장과 인구 집단 차원의 건강 수준이라는 '큰 그림'에 영향을 미치는 사회적 요인에 초점을 맞추는 두 가지 관점을 훌륭한 기술로 통합하고 있다. 마크 에드버그의 접근법은 개인의 삶에서 일상적으로 이루어지는 실제 행동을 사회과학으로부터 가져온 인간행동에 관한 주요 이론 안으로 편재시키고 있다. 건강행동에 관한 이런 이해에 입각하여 "건강행동론"은 행동 변화를 위한 일련의 방법을 검토하고 이를 건강증진과 질병예방 프로그램에 적용하고 있다.

저자는 공중보건 문제에 깊은 관심을 가진 인류학자이자 사회과학자로서의 훈련과 경험뿐만 아니라 학부 및 대학원에서 오랫동안 많은 학생들을 가르치면서 얻은 교훈을 이 책에 잘 녹여내고 있다. 그는 조지 워싱턴 대학교보건대학원(School of Public Health and Health Services)과 이 학교의 컬럼비안 문과대학(Columbian College of Arts and Sciences)

에서 문화가 건강에 미치는 영향에 관한 과목과 함께 건강행동론 과정을 가르치고 있다. 그는 문화적 요인과 사회적 요인이 개인의 건강에 미치는 영향에 대한 독보적인 이해 수준에 도달한 인류학자이다.

"건강행동론"은 건강행동에 영향을 미치는 다양한 요인에 주목하는 건강관련 전공 교과과정뿐 아니라 사회 및 행동과학에서도 사용될 수 있는 책다. 건강행동은 건강교육의 교과과정에 있어서 핵심적인 요소이다. 더욱이 임상분야에서 보건의료인을 가르치는 교수들은 바람직한 건강수준이 개인의 행동에 영향을 미치는 사회적, 경제적 요인들의 이해에 달려있다는 점을 점점 더 명료하게 깨닫고 있다. 보건 의료인들의 교육과정에서 행동 및 사회과학이 중요한 역할을 하게 됨에 따라 "건강행동론" 제2판은 이러한 요구를 충족하도록 설계된 구조화된 학습과정을 제공하고 있다.

"건강행동론"의 학습을 통해 다양한 전공분야의 학생들이 도움을 받을 수 있을 것이다. 이 책을 공부하면서 학생들은 앞으로 오랫동안 활용할 수 있는 주요 개념을 얻어가게 될 것이며, 어느덧 그들 자신이 지식의 발견을 향한 항해 길에 올랐음을 깨닫게 되면서 그 여행을 즐길 수 있게 될 것이다.

Richard Riegelman, MD, MPH, PhD

***'Essential Public Health'* 시리즈 편집자**

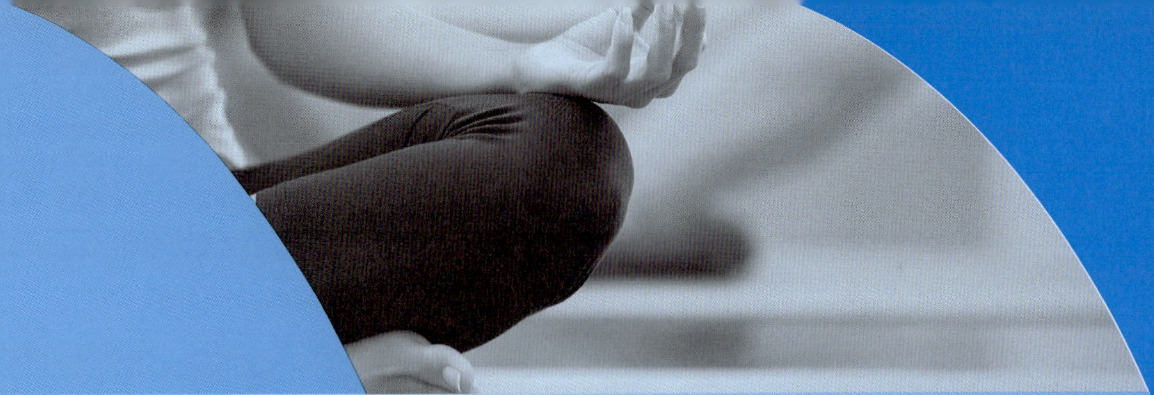

서문

건강증진, 건강교육 및 예방 프로그램은 궁극적으로 건강행동의 변화에 초점을 맞추고 있다. '건강행동'이란 무엇을 의미하는 것일까? 건강과 관련된 행동은 다른 행동들과 분명히 다른 그 어떤 것일까? 그렇다고 할 합당한 근거는 존재하지 않는다. 우리가 이를 이해하기 위해서는 매력적인 다양한 학문으로부터, 그리고 일반적인 인간행동을 이해하고자 하는 끊임없는 노력으로부터 무언가를 배울 수 있어야 할 것이다. 물론 이는 대규모의 프로젝트일 수밖에 없고 한 권의 책이 합당한 방식으로 이런 노력을 모두 담아낼 수는 없다. 우리가 할 수 있는 일은 건강증진 프로그램을 개발하고 시행함에 있어 사용되거나 사용될 수 있는 이론적 접근법을 소개하고 이런 접근법들이 실제 상황에 어떻게 적용될 수 있는지를 보이는 것이다.

이러한 요소들을 한 권의 책에 집약해 놓음으로써 건강관련 학부 과정에 존재하는 심각한 결함을 메우고 이 분야의 이해에 필요한 토대의 중요한 한 부분을 제공하고자 하는 것이 저자의 의도이다. 건강관련 전공 학생들이 사회/행동이론에 관한 탄탄한 기초지식을 갖는 것은 중요하며, 특히 대학원 과정에 올라가기에 앞서, 또는 그러한 이론들을 적용하는 예방 및 건강교육 프로그램에 직접 참여하게 되기 전에 이 분야에 관한 일반적인 지식을 갖는 것은 매우 중요한 일이다. 왜 그럴까? 건강관련 전공에서 이론을 적절하게 사용하는 것은, 부분적으로는, 어떤 한 가지 이론적 접근법을 적절한 맥락에서 활용할 줄 알고, 모형의 유래, 모형의 밑에 내재해 있는 가정들, 그들의 강점과 약점, 그리고 이론들이 가장 잘 적용될 수 있는 상황, 또는 적용될 수 없는 상황 여부를 판단하는 감각을 발휘하는 능력을 의미하기 때문이다.

공중보건 개입과 그 평가에 있어서 이론적 틀의 중요성에 관한 인식이 점점 증가하고 있다. 프로그램의 목표, 그 구성요소, 프로그램 성공의 증거로 사용되는 자료의 유형은 특정 이론의 토대에 입각하여 결정되고 있는 상황이다. 최소한의 일반적 배경 지식이 없이 이론을 적용하게 되면 너무도 쉽게 실질적인 내용 없이 피상적이고 부적절한 모습이 되어

버리고 만다. 그런 의미에서 이 책의 핵심 목적은 이론을 이해하고, 평가하며 효과적으로 적용함에 있어서 필요한 기초를 제공하는 것이다.

이러한 관점에서 "건강행동론"은 다음과 같은 세 가지 사항을 염두에 두며 집필되었다.

1) 학생들에게 행동과 주요 건강 문제 사이에 존재하는 관계를 소개한다.
2) 건강 관련 행동에 관한 우리의 이해를 이끌어주고 건강증진과 예방에 토대를 형성하는 여러 가지 유형의 사회 및 행동이론에 관한 입문 차원에서의 기초를 제공한다.
3) 이러한 이론적 접근법이 건강증진을 위해 실제로 적용되는 방법에 관해 알아본다.

제1부에서는 행동이 건강에 대해 갖는 관계를 소개하고, 국내 및 국제적 차원에서 당면한 주요 건강 문제를 검토하며, 이들 건강 문제에 대해 행동이 갖는 관계를 일반적인 차원에서 논의할 것이다. 이어 제2부에서는 이론을 이해함에 있어서 필요한 맥락을 제공하고, 인간행동에 관한 설명을 제공하는 심리학, 사회심리학, 사회학, 인류학 등의 이론적 관점을 개괄해본다. 이때 우리가 명심해야 할 것은 건강행동이 일반적인 인간행동의 한 영역이기 때문에 건강증진과 예방 분야를 사회/행동이론이라는 보다 더 넓은 맥락과 연결시켜 생각해야 한다는 점이다. 제3부에서는 학생들에게 지역사회, 학교 및 산업장 프로그램, 세계보건, 대중매체, 특별한 인구계층을 대상으로 하는 프로그램 등 다양한 상황에서 이루어지는 실제 사례와 함께 이론에 기반을 둔 프로그램 기획과 적용에 대하여 소개한다. 또한 이론이 프로그램 설계, 집행 및 평가와 어떻게 연결되어 있는지를 설명할 것이다. 제4부에서는 건강행동과 건강증진이라는 응용분야에 있어서 현재 문제가 되는 이슈를 검토하고, 이 책의 내용과 관련이 있는 직업적 가능성에 대해 살펴볼 것이다.

제2판에서 새로워진 내용

제2판에서는 각종 자료와 여러 가지 정보들을 전면적으로 수정하였으며 이론을 적용한 응용사례를 추가하였다. 또한 제2부에 다차원 이론에 관한 새로운 장(章)을 추가하였다. 이는 지역사회의 경우 여러 가지 맥락이 복잡하게 얽혀 있으므로 다차원적(multiple level) 요인을 고려하는 중재가 필요하다는 인식이 커지고 있기 때문이다.

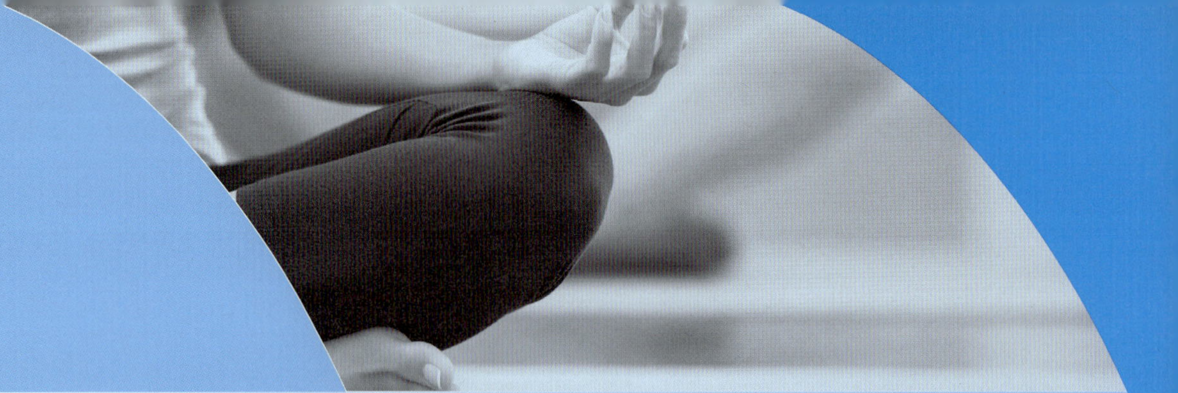

감사의 글

누구도 한권의 책을 홀로 완성할 수는 없습니다. 그리고 이러한 관점에서 저는 이 책을 준비하는 과정에서 소중한 지원과 도움을 준 많은 분들께 깊이 감사드립니다.

- 관계자들을 이끌어가고 이 책을 편집하는데 리더십을 보여준 Dr. Richard Riegelman
- 원고를 준비하는 기간 전반에 걸쳐 적시의 도움을 준 Natalie Terens
- 제1판에서 이번 개정판에 이르기까지 전문가적인 도움을 준 Kristen Corey(제2장), Deborah Galvin과 Julia Lear(제10장), Lorien Abroms(제11장), Laurie Krieger(제12장)
- 조지 워싱턴 대학교보건대학원(George Washington University School of Public Health and Health Services)의 예방 및 지역사회 건강학부(Department of Prevention and Community Health)의 모든 지원과 조언에 대한 감사를 표합니다.

그리고 나의 아내 Haykham과 아이들의 수년간의 인내에 감사를 드립니다.

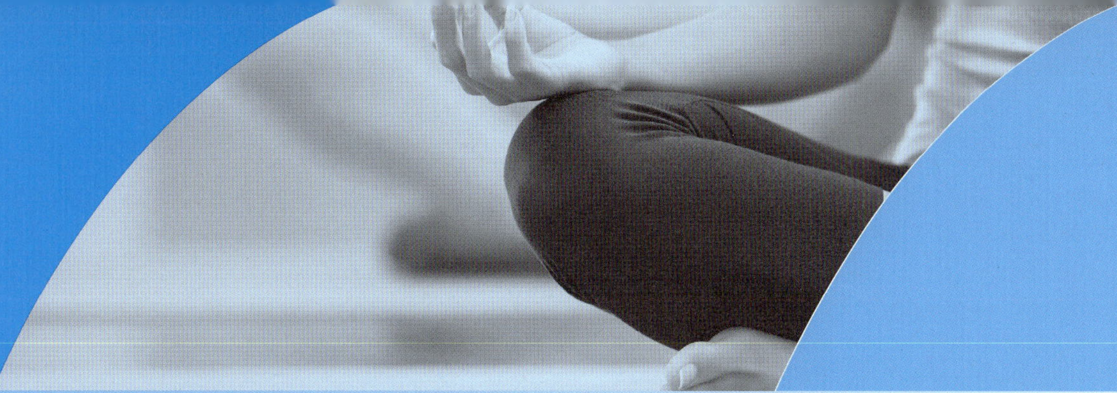

저자 소개

저자 마크 에드버그는 현재 조지 워싱턴 대학교보건대학원(George Washington University School of Public Health and Health Services)의 예방 및 지역사회 건강학부(Department of Prevention and Community Health)에서 부교수로, 인류학부(Department of Anthropology)와 엘리엇 국제 관계 학교(Elliott School of International Affairs)의 겸임교수로 재직 중이다.

에드버그 박사는 응용 및 학문적 인류학자로서 약 25년 동안 국내외 공공의 건강과 관련된 사회적 연구, 중재, 평가, 기관을 위한 전략적 계획 및 커뮤니케이션 등에 기여해 왔다. 주요 관심 분야는 소외 계층 및 고위험 인구 집단, 건강의 사회적 결정인자, 건강불평등, 소수자들의 건강, 고위험 청소년 집단, 청소년 폭력 예방, HIV/AIDS 및 성 전파성 질환의 예방, 물질 남용, 빈곤과 건강에 대한 전반적인 이슈 및 이론 개발 등이다.

현재 소수자 건강 및 건강 불평등 연구소(National Institute on Minority Health and Health Disparities, NIM-HD)의 지원을 받아 건강 불평등 분야를 감독하고 있으며, 미국 질병통제예방센터(Centers for Disease Control and Prevention, CDC), 국립보건원 산하 약물 오남용 연구소(National Institute on Drug Abuse, NIH), 미국 소수자 건강 사무소(U.S. Office of Minority Health), 미국 약물남용 및 정신건강 서비스관리국(the Substance Abuse and Mental Health Services Administration, SAMHSA), 아동, 청소년 및 가족부(Administration on Children, Youth, and Families, ACYF), 및 보건후생부 산하 기관들의 지원을 받아 다양한 연구와 중재 프로그램을 수행 중이다. 국제적으로는 Social Well-Being 센터장으로 라틴아메리카-카리브해 UNICEF 지역사무소와 벨리즈(Belize) UNICEF 국가사무소와 협력하고 있다. 미국 내 다양한 조직과 USAID, 도시 내 기관, 지역 정부 등에 자문과 지원을 제공하며, 질적 연구와 평가를 위한 노력으로 컨설팅 기관인 DSG Inc.와도 지속적인 협력 중이다.

또한 학부 및 대학원 과정에서 사회/행동 이론과 질적 연구, 문화와 건강 등의 강의와 인류학과 과목 등을 진행한다. 수많은 학술 논문들을 포함하여 문화, 건강과 다양성에 대한 본서를 포함한 다양한 저서를 발간한 바 있으며, 응용 인류학회의 회원이며 풀브라이트 학자상(Fulbright Senior Specialist award)을 수상하였다.

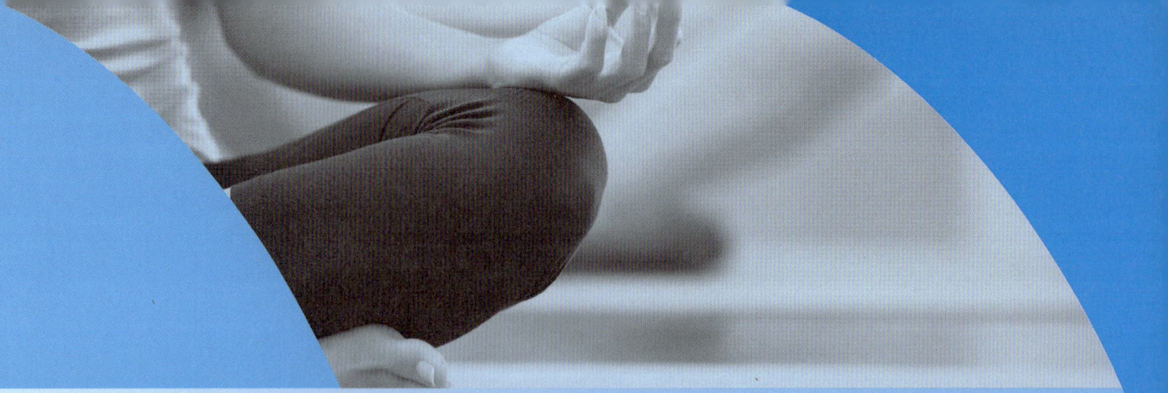

역자 서문

이 책을 처음 접하고 인간행동의 특성에 근거한 건강행동이론을 학습하는 데 도움이 될 것으로 판단되어 번역을 시도하였다. 이 책의 구성 내용을 처음 살펴보았을 때에는 인간의 사회적·행동적 이론을 이해시키고자 하는 방식이 다소 생소하였으나, 내용에 대해 깊이 이해할수록 건강행동 이론을 처음 접하는 대학원생들에게 매우 중요한 설명 방식임을 확신하였다.

본 책은 먼저 인간 행동과 건강에 대한 관계를 소개한 후, 건강 문제와 인간 행동 간의 관계를 일반적인 관점에서부터 이론을 이해하는 데 필요한 인간행동의 다차원적 관점에 이르기까지 구체적으로 설명하고 있다. 특히 특정 인구 집단을 대상으로 실제 상황에서 발생되는 사례를 통해 이론에 기반을 둔 다차원적 관점의 중재 프로그램 기획과 적용 과정에 필요한 내용을 인식시키고 있다.

이러한 관점에서 본 번역서는 인간 행동을 이해하기 위한 이론적 방법을 구체적으로 접하지 못하는 독자들에게 이론적 기반이 왜 필요한지, 실제로 어떻게 적용해야 하는지 등에 대하여 구체적인 상황과 사례를 통해 건강행동이론을 쉽게 이해하고 적용할 수 있도록 가이드하고 있다. 본 번역서는 건강증진을 목적으로 건강행동 변화를 유도하는 연구에 관심 있는 독자들에게 큰 도움이 될 수 있도록 원서를 충실하게 반영하였다.

유 호 신
명 재 일
정 지 연

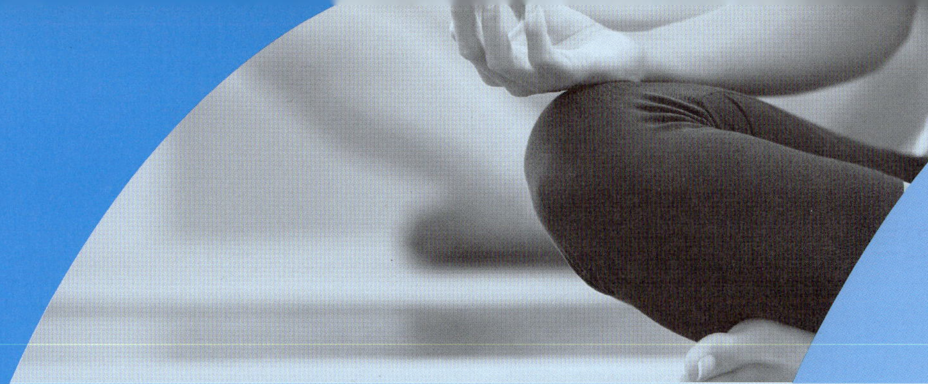

목차

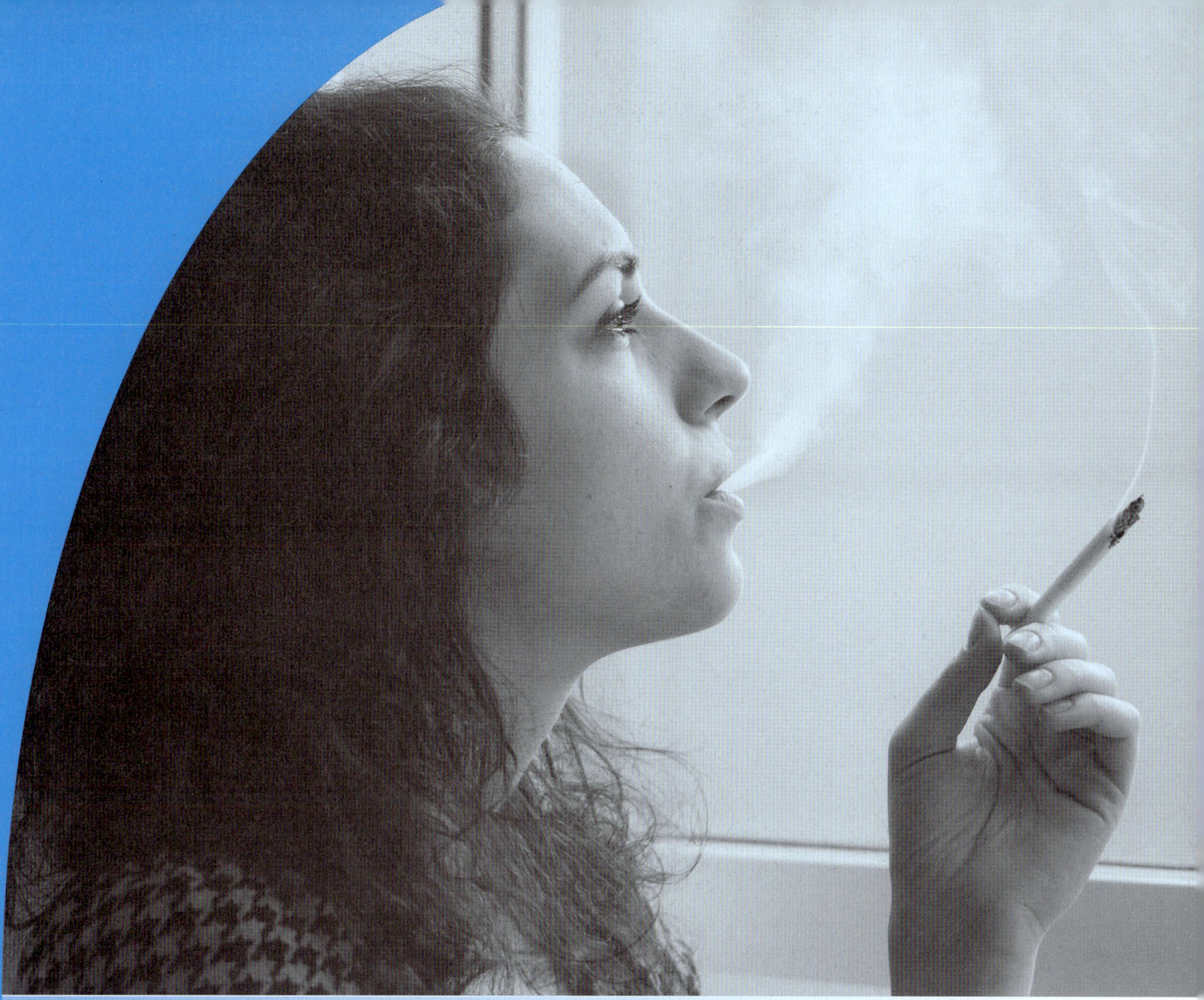

© Aubord Dulac/ShutterStock, Inc.

제 I 부

건강과 행동-서론

On Health and Behavior—An Introduction

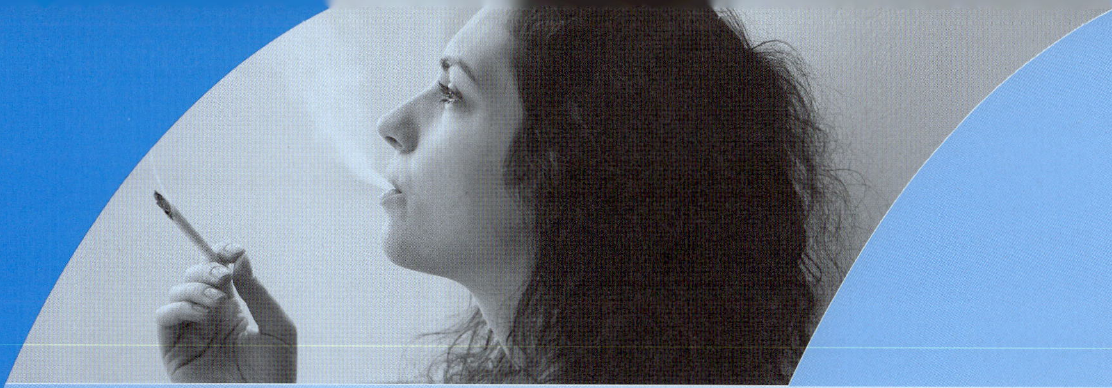

제 1 장

서론: 건강과 행동 간의 관계

Introduction: The Links Between Health and Behavior

학습목표

- 건강행동에 영향을 미치는 다양한 요소를 이해해야 한다.
- 생태학적 모델을 정의할 수 있어야 한다.
- 생태학적 모델에서 다루는 요소 중 건강에 영향하는 요소를 설명할 수 있어야 한다.

"인생은 여행과 같다."

—VICTOR HUGO, *THE TOILERS OF THE SEA*, 1866

환경(현장): 일상생활

건강행동에 관한 어떤 깊은 논의에 있어 필연적으로 동기, 원인과 영향 요소, 맥락, 단서 및 이슈에 대한 개념들을 고민해야 한다. 이러한 논의를 시작하기 위해 건강행동에 관한 다음의 간단한 양치질에 관한 단순한 시나리오로 이야기를 시작하고자 한다. 일반적으로 양치질은 반성과 성찰을 요구하지 않는 행위이다. 우리의 생각으로 양치질은 오히려 습관에 가까운 행위로 본 책에서 다루고자 하는 쟁점/문제를 제기하는 출발점으로 적절하다. 지금 양치질을 열심히 하고 있는 친구가 있다고 생각해 보기로 한다—여기에서는 샘이라고 부르기로 하자—만약 샘에게 왜 양치질을 하냐고 묻는다면, 대화는 다음과 같을 것이다:

> **독자**: 샘, 왜 양치질을 하고 있어?
>
> **샘**: 무슨 소리야? 왜 양치질을 하느냐고? 너는 양치질을 하지 않아? 나는 건강한 치아를 유지하기 위해서 하는데, 무슨 질문이 그래?

그래서 어떻게 되었냐고? 이것이 이야기의 끝이다. 샘은 양치질을 (더욱 열심히) 하면서 건강한 치아를 유지하기를 원하였다. 매우 이치에 맞는 이야기이다.

자, 이제 이렇게 생각해 보자. 당신은 샘이 마치 의식을 치르는 듯 양치질을 하는 것을 계속해서 지켜보고 있으며, 싱크대에는 조각 같은 모습으로 무심히 벽에 기대고 가죽점퍼를 걸치고, 자유분방한 머리스타일에 턱수염이 덥수룩한 매우 남성적인 모델이 나온 패션 잡지가 놓여 있다. 이 남자는 완벽하고, 건강하며, 빛나는 하얀 치아를 강조하는 듯하다. 자 이제 이야기가 견고해졌다. 그렇다면 샘은 '양치질'이라는 나름의 방식으로 잡지 속 멋진 남성을 닮으려 했던 것일까? 어쨌든, 양치질을 한 후에 샘은 그의 옷장을 진지하게 바라보면서 입을 옷을 찾고 있다고 상상해 보자. 명확하게 말해서 그는 아무 옷이나 입으려고 하는 것은 아니다. 그는 그의 불충분하고 엉클어진 옷장을 뒤지며 '멋진 그 모델'처럼 꾸미고 싶어 하는 것이다. 당신은 이제 더 이상 호기심을 참기 힘들 것이다.

독자: 그래, 샘, 너 혹시 어디 나가?

샘: 응? **(평소와 다르지 않다는 듯)** 무슨 뜻이야?

독자: 샘, 그러지 말고 제발 말해줘. 데이트하러 가는 거야? 영화 보러? 아님 파티? 뭐 어디인지는 모르겠지만 그냥 단순한 파티 같지는 않아 보이는데?

샘: **(경계를 풀며)** 그래그래, 나는 파티 초대를 받았어. 그리고 사실 그녀의 부모님 집에서 하는 파티야.

독자: 잠시만. 누구의 부모님?

샘: 음… 아마 몇 주 전에 내가 특별하다고 말한 누군가가 있었던 걸 기억할 수 있을 텐데…

독자: 아하, 이제 모든 것이 이해가 되네.

샘: 문제는 내가 그곳에서 그저 초대받은 사람 중 한 명이 되고 싶지 않다는 거야. 그녀는 나만 초대한 것이 아니거든.

독자: 그녀의 눈에 띄기를 원한다는 거야?

샘: 그렇지.

독자: 그래 그렇구나. 서둘러. 행운을 빌게.

자 이제 줄거리가 더 완벽해졌다. 이제 샘이 양치질을 한 동기를 설명하려 한다면, 적어도 세 가지의 가능성을 제시할 수 있게 되었다.

1. 건강을 위한 목적
2. 잡지에 나온 남성을 따라하려는 목적(문화적 요인)
3. 매력적인 모습으로 대중 사이에서 이성의 이목을 끌기 위한 목적(2번과 관련하여 생물학적 요소를 다소 추가)

다음의 질문에는 조금 더 복잡해진다: 세 가지의 동기 중 가장 시나리오에 적합한 것은 무엇이라고 생각하는가? 아마 2번 아니면 3번일 것이다. 하지만 만약 샘에게 똑같은 질문을 그가 출근하는 다음 날 하게 된다면 아마 1번의 동기, 혹은 아직 거론되지 않은 동기가 가장 적절할 것이다(예: '습관' 혹은 '구취 제거를 위해').

아니면, 샘이 그의 시골 마을에서 대학에 진학한 첫 번째 사람이라고 가정해 보자. 그리고 그의 가족은 소득이 매우 적으며, 건강보험을 가지고 있지 않다. 그의(그의 가정의) 좋지 않은 경제 상태 때문에 의료비를 지불하기 어려워 그는 그의 건강을 유지하는 것에 매우 염려하며, 건강이 나빠지는 상황을 피하기 위해 노력하고 있다. 또한 그의 어린 시절 어머니가 매 식사 이후에 양치를 열심히 해야 한다는 것에 대해 가르쳐 왔다고 가정하자. 매일 어머니는 샘에게 깨끗하지 않으면 바깥에 나갈 수 없다는 것을 인지시켜 왔다. 그녀의 치아 관리에 대한 조심성은 어린 시절 그녀의 부모님이 치아 건강과 양치질의 중요성에 대해 강조하지 않아 대부분의 치아를 잃었기 때문이었다. 샘은 당연히 이러한 이유를 몰랐으며, 그가 아는 것은 치아 건강이 그의 어머니에게 매우 중요한 일이고 샘은 양치질을 하지 않는 것에 대해 매우 부정적인 감정을 가지며 자라왔다는 것이다.

시사점

이 이야기가 시사하는 교훈은 다음과 같다. 즉, 대중의 건강을 증진시키기 위하여 그들의 행동을 **변화**시키고자 하는 중재 프로그램의 수행과 목표를 가진 인간의 복합적이고 근본적인 건강행동에 대한 연구 분야가 있다.

아마 당신은 다음과 같은 프로그램에 친숙할 것이다—① 금연 캠페인, 담배 포장의 경고 광고, 담배 회사에 대한 소송, 약물과 음주를 하는 젊은이들에게 경고를 주는 TV 광고나 학교 프로그램, 음주 운전에 관한 것 ② 광고판에 게시된 광고, 지하철과 버스 광고, 인터넷 팝업광고, TV 광고를 포함하는

HIV 예방에 대한 공공 캠페인 ③ 심혈관계 건강과 다이어트, 저 칼로리 및 저 콜레스테롤의 선택과 관련된 공공 캠페인 등 몇 가지 예가 더 있다. 이러한 프로그램과 중재의 대부분은 **인간의 행동에 영향을 미치는 것과 동기화하는 것들**에 대한 지식체계에 의존한다. 즉, 공중보건 문제는 다음과 같을 수 있다는 것이다. 왜 사람들이 건강한 (또는 건강에 해로운) 방식으로 행동하는가?

다음의 질문은 좀 더 명확하다. 왜 사람들은 그들이 하는 방식대로 행동하는가?

따라서 건강에 관련된 인간의 행동에 대해 이해하기 위하여, 우리는 일반적으로 인간의 행동에 동기를 부여하고 영향을 미치는 행동의 맥락에 대하여 생각해야 한다.

또한 샘의 양치질과 관련된 행동의 예에서 보았듯이, '건강행동'으로 분류될 수 있는 행동은 반드시 건강에 대한 우려에 의해 동기를 부여받거나 영향을 받지는 않는다. 다른 우려와 혼재된 건강에 대한 우려에 의한 것일 수도 있으며, 그 자체가 '건강'과는 아무 상관이 없는 문제에 기초할 수도 있다. 또는 서양 의학에서 공통적으로 인정되는 건강에 대한 지식과 다른 행동이나 상식일 경우에도 발생 가능하다. (위 논점에 대한) 초점을 보여주는 예가 있다. 많은 문화권에서 마른 체형은 건강한 상태로 간주되지 않는다. 때로는 과체중으로 여겨질 수 있는 몸집이 큰 남성은 오히려 건강하다고 간주된다. 이것은 오랜 기간의 식량 부족과 기근을 겪은 민족에게서 있을 수 있는 현상이다.[1] 그들에게 마른 체형은 기아와 굶주림을 나타내는 일종의 상징으로 기억되기 때문이다.

그리고 이것은 단지 일부의 내용일 뿐이다. 종종 사람들이 행하거나 행하지 않는 건강 관련 행동은 사회경제적 상황, 환경적 조건 또는 공공 정책 및 규정과 관련된다. 어떤 여성의 경우에는 유방암 검진을 쉽게 받을 수 없는 취약 지역에 거주하기 때문에 정기적인 검진을 받지 못할 수 있다. 이것은 그녀의 개인적 동기와는 상관없는 그녀의 사회적, 지리적 상황에 의한 것이다. 오염 물질을 방출하는 공장의 하류에 거주하는 사람들은 오염된 생선이나 동물, 그리고 물을 섭취함으로 인해 발생하는 건강상의 위해로 고통받을 수 있다. 그리고 그러한 위험을 제대로 인식하지 못하는 경우가 있을 수도 있다. 또한 그들의 생계를 위해 여러 세대에 걸쳐 어업에 크게 의존해 왔을 수도 있다. 만약 당신이 이 지역 주민들의 건강 위해 요인 감소를 위한 노력을 시작하려고 하는 경우, 먼저 무엇을 해결해야 할까?

빠르게 발전하고 있는 세계에서, 과거 농업 중심의 지역사회는 도시화 및 산업화로의 극적인 변화를 경험했다. 이러한 과정은 일반적으로 보건 및 사회적 조건에 대한 많은 의미를 시사한다. 과거 농업 중심의 생활양식에서 사람들은 지역 환경에 많은 영향을 주지 않는 작은 마을에 흔히 거주했으며, 비교적 쉽게 식량을 얻을 수 있었을 것이다. 도시화 된 상황에서는 이러한 양상이 바뀐다. 사람들의 생활을 위한 조건은 더 복잡하다(그림 1-1). 식량은 쉽게 얻어지지 않는다. 상·하수와 위생 시스템은 인구의 수에 비해 부족할 수 있다. 거주를 위한 주택은 구하기 어렵다. 결핵 같은 질환이 더 쉽게 확산될 수 있다. 도시로 이주한 일부 여성은 그들 스스로를 HIV/AIDS 또는 다른 성 매개성 질환에 대한 위험에 노출시키면서도 생존을 위하여 성매매에 종사하도록 강요받을 수 있다. 이러한 위험에 대한 지식은 일부 제한적일 수 있으며, 성 역할에 대한 사회의 태도는 다른 유형의 직업을 찾는 여성에게 장애물이 될 수 있다. 다음의 경우 당신은 발생한 건강 문제를 어디에서부터 해결하기 시작할 것인가? 가장 큰 영향 요인으로 무엇을 주목할 것인가?

복잡한 사회-환경적 망

이러한 예는 건강 및 기타 문제에 대한 인간의 행동에 영향을 미치는 요소의 복잡성을 묘사한다. 1970년대 후반과 1980년대 초반까지만 해도 건강 전문가들과 관련 프로그램은 인간

그림 1-1 필리핀 마닐라의 Shanty 마을

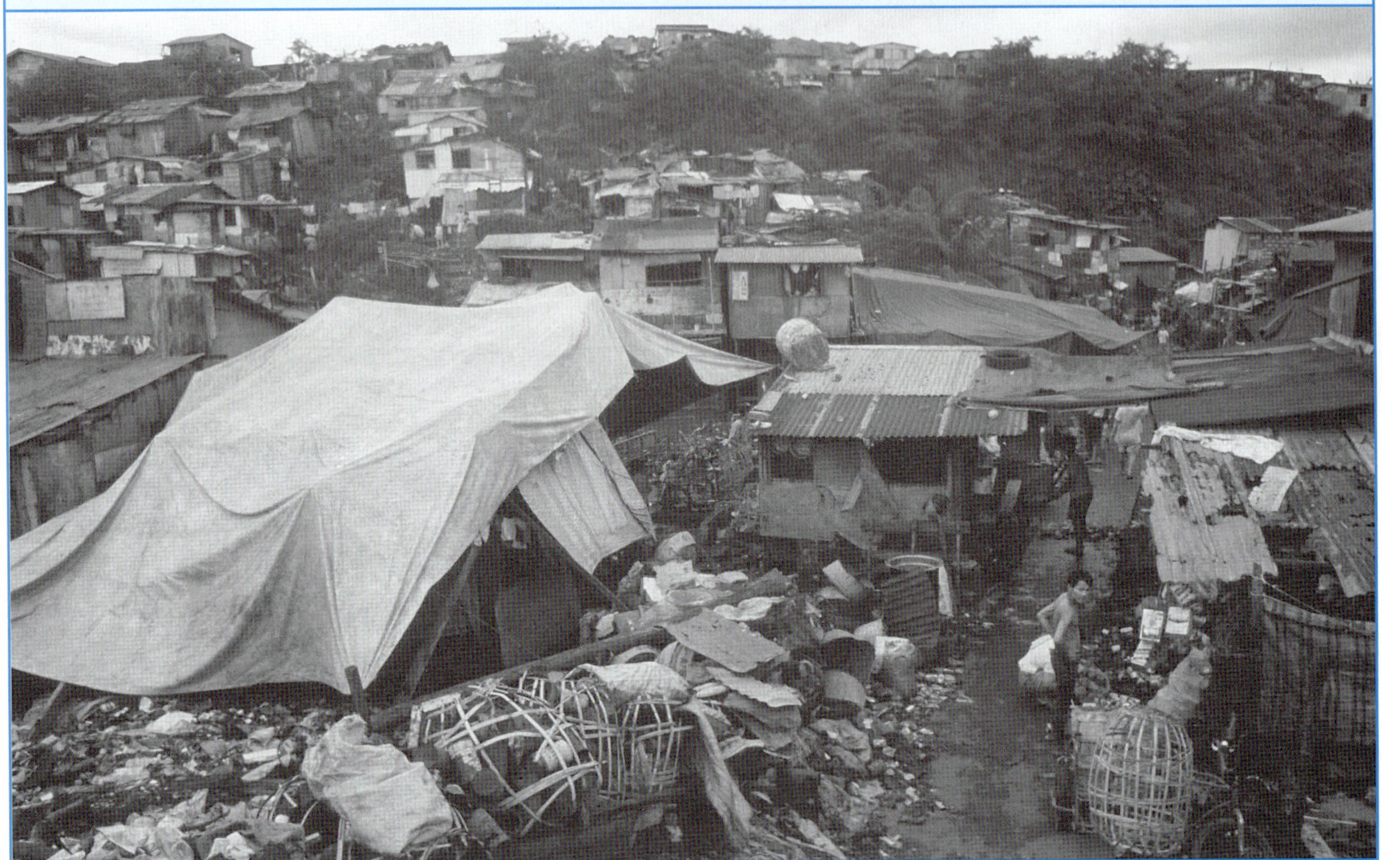

행동의 또 다른 주요 결정 요인인 사회적/문화적/경제적 상황보다는 **개인**의 지식, 태도 및 동기 부여에 주로 초점을 맞추었다.[2]

행동에 미치는 영향의 다양성에 대한 최근의 초점을 **생태학적 모델**[2]이라고 한다. 건강행동을 이해하려는 접근의 방법인 이 모델에 따르면, 단지 하나의 요인만이 사람들의 행동에 영향을 미치지는 않는다고 가정한다. 대신 개인과 환경 사이의 복잡한 상호작용과 그 과정이 행동에 영향을 미친다고 본다. **즉, 행동은 진공 상태에 존재하지 않는다.**

이는 공중보건의 문제에 있어 2011년 리우 선언[4]에서 구현된 국제보건기구(WHO)에 의해 지지되는 **사회적 결정 방식의 관점**[3]이라고 볼 수 있다. 이 선언문에서는(p. 2, 6번 조항),

> 건강 불평등은 건강에 있어 사회적 결정 인자로 불리는 사람들의 출생, 성장, 생활, 직장과 나이 등 사회적 조건 하에서 발생한다. 이것은 초기의 경험, 교육, 경제 상태, 고용과 양질의 일자리, 주택, 환경, 예방 및 불건강을 치료하는 효과적인 시스템을 포함한다. 우리는 취약 집단이나 전 인류 모두를 위하여 이러한 결정 인자에 대한 행동이 모든 사람들을 포함하고, 평등하며, 경제적인 측면에서 생산적인 건강한 사회를 만드는 데 필수적이라는 것

을 확신한다.[4(p2)]

그렇다면, 이제 다음의 요인들이 개인의 행위에 영향을 미치는 주요 인자임을 생각해 보자.

개인적 요인

- 지식과 관심(건강 위해 요인들, 건강 문제 예방 방법 등)
- 생물물리학적 특성(유전, 신체적 취약성 등)
- 개인의 태도와 동기
- 발달 단계(청소년기, 성인 등)
- 행동/습관의 사회화(부모로부터 혹은 가족)

사회적/문화적/집단적 요인

- 사회적 동료 집단의 생활양식
- 문화적 태도와 신념(그리고 건강에의 영향)
- 사회적 지지 정도

사회경제적/구조적 요인

- 빈곤
- 교육
- 건강 관리 및 예방 서비스로의 접근성/정보
- 사회적 스트레스(사회적 갈등, 이웃 간의 폭력, 인종 차별 등)

불평등(차별)

- 깨끗한 상수원의 접근성

정치적 요인

- 건강증진 프로그램을 위한 정책 및 재원
- 건강보험(정책, 수가, 효용)
- 건강 위해 요인에 대한 규제(예: 미성년자에 대한 담배 판매 규제)

환경적 요인

- 환경적 위해 요인: 대기오염 및 수질오염 등
- 자연재해
- 전염성 질환의 확산 조건

그러나 이러한 요인 목록은 우리가 살아가는 이 세계가 각각의 요인의 단순한 조합이 아님을 시사한다. 이러한 요인들은 **함께** 일어나는 경향이 많다. 그러므로 **생태학**이라는 단어가 이러한 관계 체계를 설명하는 데 매우 유용할 수 있다. 생물학의 기원을 갖는 이 단어는, 일반적으로는 다음과 같은 내용을 뜻한다.

- 유기체와 환경 간의 관계 체계
- 체계 내 유기체들 간의 복잡한 관계(예: 지위 등)
- 체계 구성원들/구성요소들 간의 의존 관계, 체계의 일부분이 피해를 입으면, 다른 부분도 영향을 받음

비록 이러한 개념이 생물학에서 유래하였지만, 기본적인 아이디어는 인간의 행동 양상에 대해 생각하는 데 유용하다. 그림 1-2의 다이어그램이 도움이 될 수 있다. 그것은 사람들과 환경*, 그리고 행동 사이의 연계와 연결 관계를 보여준다.

다음 질문에 대답하는 것은 쉬운 일이 아니다. "왜 사람들이 그런 방식으로 행동하는가?" 또는 공중보건의 측면에서는, "왜 사람들은 건강한 (또는 건강에 해로운) 방식으로 행동하는가?" 그러나 다음에 대하여 이해한다면 상황은 매우 긍정적이

* 여기에서 환경은 개인의 외부에 존재하는 모든 것을 의미하므로, 사회적 환경이나 물리적 환경을 모두 포함한다.

그림 1–2 사회생태학적 관점의 행동에 대한 영향의 수준

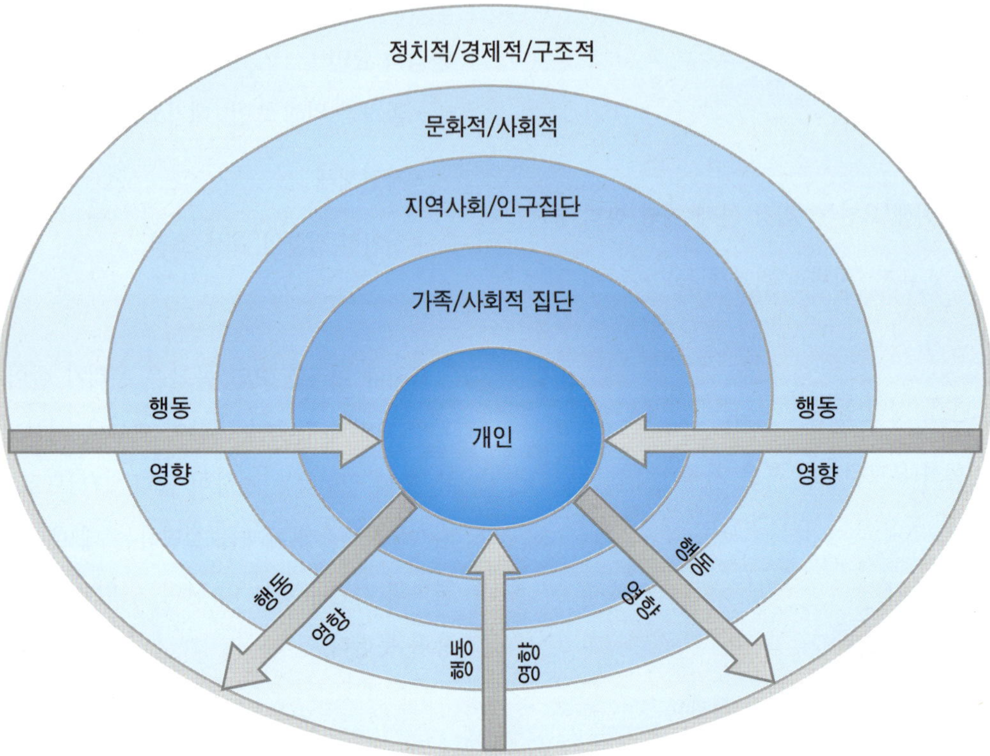

다. **건강함**이라는 것에 대한 복잡성을 존중하는 것이다. 왜냐하면 만약 당신이 건강함이라는 것이 무척 간단한 문제라고 생각한다면, 어떠한 상황에 정형화되거나 또는 적절하지 않은 중재나 프로그램을 시도하게 될 것이기 때문이다. 이 책의 목표의 하나는 바로 이러한 예를 통해 아이디어를 가지게 하는 것이기도 하다.

그러나 독자는 행동이라는 것이 너무 복잡하기 때문에 그것을 변화시키기 위해 아무 것도 해줄 수 없다고 생각해서는 안되며, 많은 연구자와 실무자들이 인간의 행동 변화를 위해 과학적 지식, 해석적 이해, 실용적 응용을 구축해 온 오랜 전통을 고려해야 한다. 물론 다양한 학파와 응용의 방식, 노력에 대한 복잡성 등이 기초 과학의 진실과 접근, 전략, 초점에 대한 방해 요인이 될 수도 있다.

이 책에서

우리는 독자가 (인간의 행동을 변화시키고 이해하기 위한) 다양한 접근과 이론적인 측면에 대해 다룸으로써, 특정 상황에 대하여 이러한 이론과 접근에 의한 인지된 판단을 가능케 하는 수단을 제공할 것이다. 이러한 작업을 위하여 우리는 첫째, 독자가 이론의 밑바탕이 되는 가정에 대하여 이해하기를 원하며, 다양한 이론들이 어디에서 기인한 것인지 살피기를 바란다. 둘째, 우리는 독자에게 (1) 공중보건이나 사회적 문제를 사정하

고 (2) 사정한 자료에 근거하여 개선을 위한 최선의 방법을 결정하고 (3) 성공의 여부에 대해 결정하는 등의 보편적 계획 접근법을 제공할 것이다. 셋째, 독자들은 다양한 현장에서의 건강 문제(흡연, 암, 심혈관계 질환, HIV/AIDS, 모성 및 아동의 건강, 청소년 폭력 및 비만 등)에 있어서 사회/행위 이론의 적용에 대하여 알 수 있을 것이다. 이 책을 모든 당면한 모든 문제들에 대한 요약서가 아닌, 해답으로 다가가는 데 도움을 줄 수 있는 최근 현장에서의 보편적인 내용들을 반영한 하나의 자원으로 사용해 주기를 바란다.

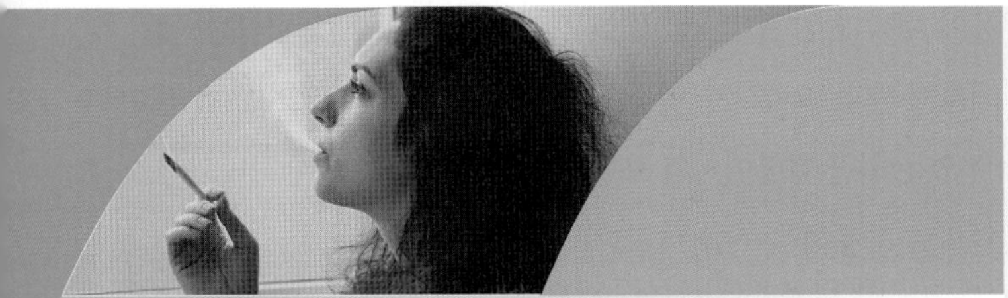

© Aubord Dulac/ShutterStock, Inc.

생각해 볼 문제

1. 연구 현장에서 건강행동과 관련된 목표는?
2. 건강행동과 일상 행동 간의 관계는?
3. 농업 중심의 경제 사회에서 공업 중심 사회의 변화가 건강 상태에 미치는 영향은?
4. 생태학적 모델의 주요 가정은?
5. 생태학적 모델의 주요 요인은?

YOUR THOUGHTS

1. 샘의 양치질에 대한 예시에서, 그의 행동을 설명할 수 있는 가장 중요한 요소들은 무엇이라고 생각하는가?
2. '건강행동'이라고 칭할 수 있는 다섯 가지 행동을 선택하여라. 각각의 행동에 대한 세 가지의 가능한 동기 요인들을 나열하여라. 유형은 어떠한가?

REFERENCES

1. Brown PJ, Konner K. An anthropological perspective on obesity. In: Brown PJ, ed. *Understanding and Applying Medical Anthropology*. Mountain View, CA: Mayfield Publishing; 1998.

2. Green LW, Kreuter MW, eds. *Health Promotion Planning: An Educational and Environmental Approach*. 3rd ed. Mountain View, CA: Mayfield Publishing; 1999.

3. World Health Organization. *Social Determinants Approaches to Public Health: From Concept to Practice*. Geneva, Switzerland: World Health Organization; 2011.

4. World Health Organization. *Rio political declaration on social determinants of health*. Geneva, Switzerland: World Health Organization. http://www.who.int/sdhconference/declaration/en/. Published October 21, 2011. Accessed May 21, 2013.

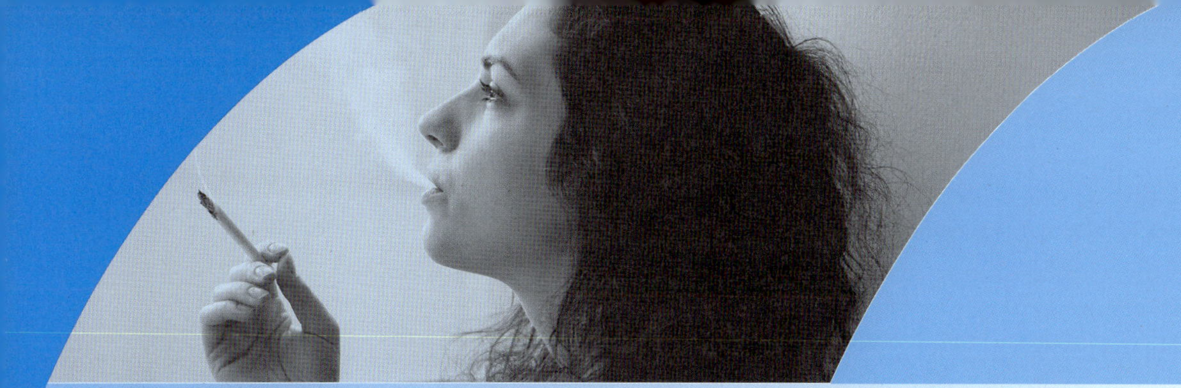

제 2 장

건강 문제와 행동

Health Issues and Behavior

학습목표

- 비만과 연관 질환(예: 당뇨, 심혈관계 질환 등)과 관련된 행동과 행동에 영향하는 요인을 설명할 수 있어야 한다.
- 청소년 폭력과 그 양상(예: 상해)과 관련된 행동과 행동에 영향하는 요인을 설명할 수 있어야 한다.
- HIV/AIDS 전염과 관련된 행동과 행동에 영향하는 요인을 설명할 수 있어야 한다.

"그는 의사로서 많은 경험을 통해 '당신이 건강을 유지할 수 있는 유일한 방법은 당신이 먹고자 하지 않는 것을 먹고, 좋아하지 않는 음료를 마시며, 좋아하지 않는 것을 하는 것이다'라고 말했다."

–MARK TWAIN(1835–1910)

전 장에서 **행동**(생태학적 모델의 이해의 측면에서)은 주어진 건강 문제를 결정하는 한 가지 요인일 뿐이지만, 행동을 결정하는 요인들은 매우 다양하다는 것을 언급하였다. 공중보건 문제에 있어 인간의 행동을 정확하게 이해하기 위해서, 여러 건강 이슈들과 그것들이 행동적 요인들과 어떻게 관련되어 있는지를 살펴보자.

비만*

비만과 비만에 관련된 질환(예: 제2형 당뇨, 심장질환, 특정한 종류의 암)이 미국과 많은 선진국에서 심각한 건강 문제가 되어 왔다는 것은 잘 알려진 일이다. 2008~2009년까지 수행된 최근의 국민건강영양조사(National Health and Nutrition Examination Survey, NHANES) 자료에 의하면, 미국 내 성인의 2/3 이상이 과체중 또는 비만이며, 전 인구의 1/3 정도는 체질량지수(body mass index, BMI) 기준에 의한 비만인 것으로 나타났다.[1] 성인은 물론이며, 아동들도 위험 수준이다. 1973년과 1974년에 수행된 유사한 자료와 비교해 보았을 때 5~17세 사이의 아동들 중 비만인 비율이 2008~2009년에 약 5배 증가했다.[2] 그러한 양상은 주(州)마다 다양하였다. 33개 주는 25% 이상의 비만 유병률을 보였고, 이 중 9개 주(Alabama, Arkansas, Kentucky, Louisiana, Mississippi, Missouri, Oklahoma, Tennessee, West Virginia)는 30%를 상회하는 비만 유병률을 나타냈다.[3] 미국심장협회(American Heart Association, AHA)에 따르면, 이러한 양상이 지속되었을 때 비만에 대한 건강 관리 비용이 미

* 저자는 본 절에서 '비만'을 소개하면서 Kristen Corey 박사의 자료를 활용했음을 밝힌다.

국 전체 의료 지출의 약 16~18%를 차지하게 될 것이라고 예측하였다.[4]

전 세계적으로도 상황은 비슷하다. 국제보건기구(WHO)는 2008년 약 15억 명의 성인(20세 이상)이 과체중이며, 이들 중 약 2억 명의 남성과 3억 명의 여성은 비만인 것으로 추정하였다.[5] 2015년에는 약 23억 명의 성인 인구가 과체중이며, 7억 명 정도가 비만일 것으로 예측되고 있다. 세계식량농업기구에 의하면[6] 중국을 포함하는 많은 개발도상국들은 급격한 비만 증가율을 경험할 것이라고 예상하였다. 브라질과 콜롬비아의 약 40%의 인구가 과체중이며, 사하라 이남 아프리카조차도 도시에 거주하는 여성들을 중심으로 비만 유병률이 증가하고 있다.

행동 요인은 어디에서부터 고려해야 할까? 비만과 과체중에 대한 이러한 세계적 경향은 비교적 최근에 일어났고, 대부분의 사람들이 생물학적인 요인보다는 인간의 행동과 환경을 주된 원인이라고 생각한다.[7,8] 다시 말하면, **예방이 가능**하다는 것이다. 미국과 다른 국가들의 갑작스럽고 '급속한 확산성' 체중 증가는 칼로리 섭취 증가와 활동량 저하 등과 관련된 **생활양식**을 그 원인으로 본다. 다음은 행동적, 환경적 원인을 열거한 것이다.[7,8]

- 불건강한 식품 (패스트푸드를 포함하는) 시장의 확산
- 과잉 영양 섭취
- 운동 부족
- 교통수단 의존도 증가
- 좌식 위주의 생활, TV, 컴퓨터, 컴퓨터 게임 및 여러 가지 노동 절약적 기술
- 섭취 가능한 식품군 질의 변화
- 1인분 기준 음식 양의 증가
- 외식 문화의 발달
- 간편 식품 산업의 성장
- 식품 산업의 광고 증가

그럼 이제 생각해 보자. 당신은 얼마나 자주 외식을 하는지? 언제, 그리고 무엇을 주로 먹는지? 운동은 얼마나 자주 하는지?

한동안 공중보건 분야에서는 건강한 생활양식에 대한 교육을 통하여 과체중과 비만에 대한 인지 향상에 대하여 노력해 왔다. 과체중 및 비만과 관련된 운동과 식생활, 그리고 건강 양상에 대한 지침들은 대상 집단에게 개인적 측면의 지식과 기술을 확산시킴으로써 행동을 변화시키려고 하였다. 적정 수준의 단기적 성공들이 있었음에도 불구하고, 이러한 방식의 접근들은 장기적 효과는 나타내지 못하였다.[8,9] 이 문제는 형성된 행동, **사회적으로 지지되는** 영양 과잉섭취 및 **지지되지 않는** 신체활동 향상 등 환경적 요인과 관련된 것으로 이러한 상황은 생태적 모델의 실용에 대한 좋은 예가 될 수 있을 것이다.[8]

초기의 시도 중 대다수가 개인 행동 변화 이론을 기초로 하고 있으며, 이 이론은 개인이라는 존재를 지식 및 태도, 결정 과정과 기술에 대한 측면을 변화시키고 다루어야 하는 대상으로 간주한다. 이러한 시도에 대한 비판들은 개인들이 어떠한 결정을 하는 데에 있어 사회문화적, 물리적 환경 요인에 대한 제어가 가능하기도, 또는 불가능하기도 한 측면에 대한 지나친 의존을 지적한다. 이것은 곧 개인의 행동과 환경 간의 **관계성**의 측면이 존재하여 중재가 개인의 행동에만 집중하거나, 환경적 요인에만 집중하여 이루어지는 것을 쉽게 '고정화'할 수 없다는 것을 의미한다.[10]

관계성: 서로 영향하는 것

이것이 바로 생태학적 모델에 대한 내용이다.[11,12] 생태학적 모델은 건강행동에 대한 개인 간, 조직, 지역사회, 그리고 공공정책적 요인 등 여러 가지 영향을 통합한다. 그러므로 비만과

관련된 행동은 여러 가지 요인에 의하여 영향을 받는다고 정리할 수 있다.

- **개인적 요인**(예: 유전적 요인, 음식 기호, 태도, 믿음, 지식 등)
- **사회적 요인**(예: 대인 간의 상호작용 과정, 관계, 사회적 지위 등)
- **문화적 요인**(즉, 음식이나 신체, 또는 식습관 등과 관련된 공유된 믿음이나 신념)
- **물리적 환경**(즉, 식품이나 운동에 대한 접근 가능성이나 가격, 환경의 물리적 배치)

이러한 요인들은 서로 관계가 있으며, 행동이라는 것을 이해하기 위해서는 관계성에 대하여 이해하는 것이 매우 중요하다. 즉, 생태학적 중재(행동을 변화시키고자 하는 목표를 가지는)는 위의 나열된 몇 가지의 요소들을 포함하는 것이며, 환경적 변화가 행동 변화를 지지하게 되는 것이다.[12] 예를 들면 자판기를 이전한다던지, 판매하는 상품을 변화시키는 등(환경적 변화)의 것들이 고지방을 함유한 스낵의 섭취를 줄일 수 있다는 것이다(행동 변화).

식품, 섭취, 그리고 비만

섭취라는 것은 먹고자 하는 음식에 대한 우리의 선택을 포함하므로 맛, 가격, 편리성(접근성), 개인적인 음식 취향 등이 식품 선택에 영향하는 주요 요인임을 알 수 있다.[13,14] 그러나 이것이 모든 것을 설명하지는 않는다. 매우 다양한 요인들이 선택의 과정에 작용한다. 예를 들면,

- **건강한 식품에 대한 접근성**: 많은 연구들은 저소득 지역의 시장 및 식품 소매점의 부족을 지적한다.[15,16] 다시 말하면, 특정 지역에서는 식품에 대한 선택이 제한적일 수 있다는 이야기이다.
- **식품 섭취에 대한 태도, 믿음, 사회문화적 규범**: 횡문화적 연구(cross-cultural)에서는 식품에 대한 선택이 사회문화적 요인에 의해 특징지어진다고 말한다.[17,18] 식품 섭취는 일상생활에 대한 지향성으로 구분되는 개인이나 집단의 성격과 관계가 있다. 식사나 음식을 구성하는 신념, 식품을 소비하고 준비하는 방법 등은 인종, 지리적 위치, 성별, 나이, 그리고 사회적 위치에 따라 다양하다. 중요한 이슈는 다음의 예에 잘 드러나 있다. **긍정적으로 용인되는 식사**에 대한 사람들의 생각은 다르다. 일반적으로 각 문화권마다 이상적인 식사로 여겨지는 것은 육류 등의 단백질원을 포함하고, 빵이나 밥을 포함하는 탄수화물이 있으며, 하나 이상의 뿌리 작물이 포함되어 있는 모습이다. 여러 사례에서 탄수화물을 포함하는 음식은 식사의 주요 구성원이 되는데, 그 이유는 가장 구하기 쉽고 간편하기 때문이다.[19-23]

미국 농무부에서는 건강하고 균형 잡힌 식단을 구성하는 요소들에 대한 정보를 제공하고 있다(그림 2-1~2-3).

또한, 횡문화적 연구에서는 음식과 섭취에 대하여 여러 가지 **의미**를 강조하는데, 특히 이 중 대다수는 사회적 영향을 포함한다. 음식 공유는 개인, 가족, 그리고 집단의 유대감과 관련이 있고 환대의 가치, 상호 돌봄, 집단의 연대의식 및 공통 목표 또는 사회적이며 정치적인 결속까지 불러일으킨다(그림 2-4).[17-28] 사회적으로 기대되는 공유의 실패 또는 부적절한 음식의 제공 등은 부정적인 가치 및 사회적 관계에 대한 불만족을 표현하기도 한다.[26-28] 건강한 식품은 그 구성 성분에 기반을 둔다고 보는 영양 모델과는 달리, 로컬 모델(local model)들은 소비자로 하여금 흔히 먹는 음식을 먹었을 때 포만감을 느끼는 것이야말로 가장 건강한 식품의 섭취라고 주장한다.[18,29]

사람들은 또한 비만 관련 문제를 갖게 될 수 있는데, 이는 그들이 식품 섭취와 질병 간의 관계를 알지 못하기 때문이다.[19,29] 비만이 근래 들어서는 '질병'으로 여겨지고 있으나, 최근까지도

그림 2-1 USDA 식단 피라미드, 1999

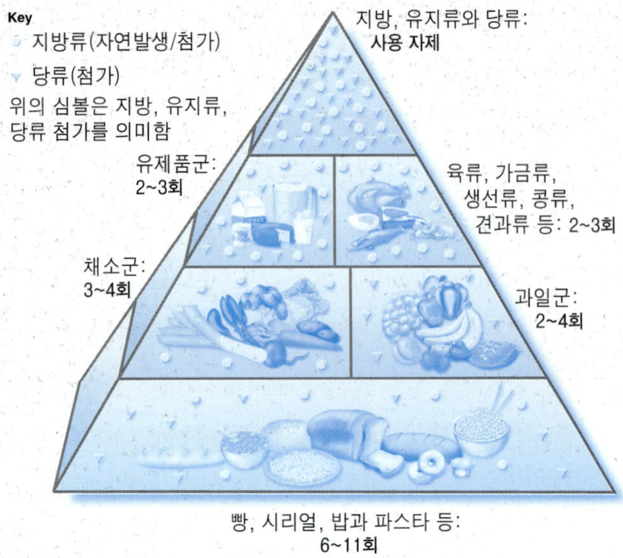

출처: the U.S. Department of Agriculture Center for Nutrition Policy and Promotion. (2011). *A Brief History of USDA Food Guides.* http://www.choosemyplate.gov/food-groups/downloads/MyPlate/ABriefHistoryOfUSDAFoodGuides.pdf. Accessed May 1, 2013.

그림 2-2 USDA 식단 피라미드, 2006

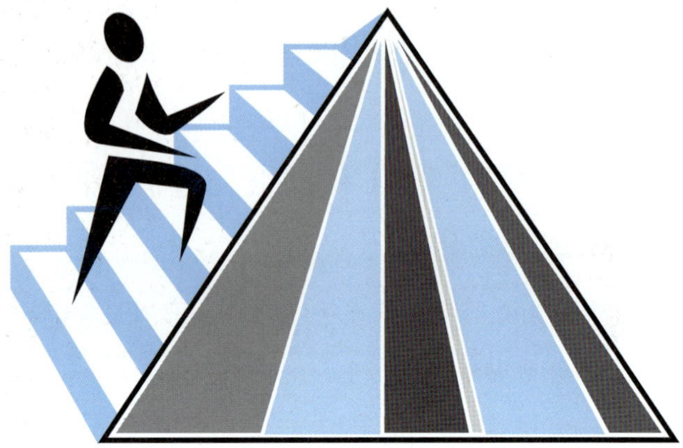

출처: the U.S. Department of Agriculture Center for Nutrition Policy and Promotion. (2011). *A Brief History of USDA Food Guides.* http://www.choosemyplate.gov/food-groups/downloads/MyPlate/ABriefHistoryOfUSDAFoodGuides.pdf. Accessed May 1, 2013.

많은 사람들은 그렇게 생각하지 않았다. 사실 '크고 거대함'이라는 것은 많은 사회에서 긍정적인 가치를 가진다. 체중 증가, 좋은 식욕, 큰 체격은 좋은 신체적/사회적 건강의 표상으로 간주되어 왔다. 반면 체중 감소, 나쁜 식욕, 마름 등은 나쁜 건강의 지표로 여겨져 왔다.[30–35] 저지방의 건강한 식품을 선택하게 하는 결정들은 (1) 이러한 식품들이 주는 이익에 대한 사람들의 믿음이나 (2) 그들의 '신뢰'(흔히 **자기효능감**이라고 말하는)에 의해 영향을 받으며, 그들의 선택을 조정한다.[10] 비만인 사람들은 비만이 섭취에 대한 사회적인 압력에 의한 것이므로 예방 가능하지 않다고 느낄 수 있으며, 식생활에 대한 조언보다는 '치료'를 기대하게 한다.[36,37]

마지막으로, 대중에게 그들이 건강에 대한 생활양식이나 개인적 경험과 견해에 그다지 의미 있지 않다고 여기는 것에 대한 위험을 감수하게 하는 것은 어려운 일이다.[38–41] 비록 많은 행동들이 장기적으로 건강에 위협을 가할 수 있음에도 불구하고, 이러한 건강 위험 행동들이 주는 즉각적인 이익들이 웰빙을 일시적으로 증진시키는 것처럼 보일 수도 있다. 이것은 흡연에 대한 동경이나 청소년들의 자아상[38], 약물 중독자들의 주사기 공유 행동[42], 미 대륙에 거주하는 청소년기 인디언들의 음주에 대한 지각[43], 그리고 다른 위험한 행동들을 포함한다. 그러므로 만약 '긍정적인' 사회적/규범적 이익이 불건강한 식습관과 관련되어 있다면, 그러한 사회적/규범적 이익은 대상자들이 가지는 건강 위험 요인에 대한 인식에도 같은 방식으로 영향할 것이다.

운동과 비만

비용, 시간, 안전성 그리고 접근성은 개인이 규칙적인 운동을 시작하거나 증진시키는 결정에 영향하는 주요 요인들이다. 일상생활에서 운동을 하나의 규칙적인 일상으로 포함시키는 가

그림 2-3 USDA MyPlate, 2011

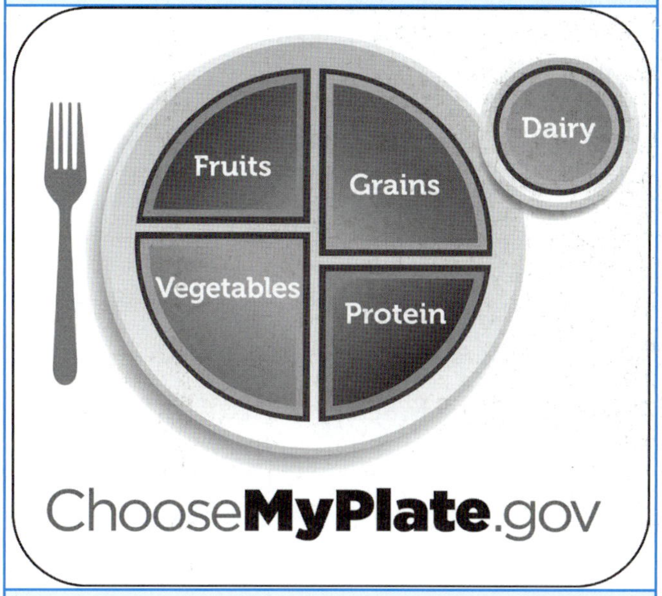

Courtesy of USDA Center for Nutrition Policy and Promotion.

그림 2-4 가족식사

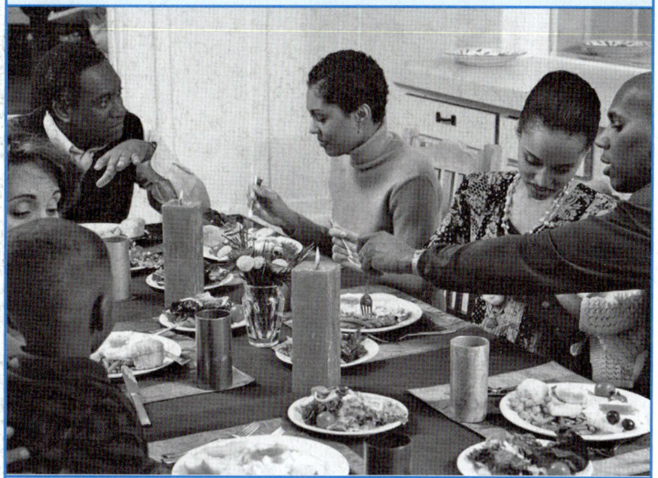

© Photodisc/Getty Images.

능성은 개인의 직업, 여가 시간, 공간이나 시설에의 접근성, 그리고 이웃이나 직장, 학교의 물리적인 특성들[흔히 **구축환경**(built environment)이라고 칭하는]에 의존한다.

> **구축환경**은 "인간이 생활을 위하여 작게는 개인의 공간에서부터 넓게는 도시의 환경을 포함하는, 조성된 환경을 의미한다."[14]

많은 연구들이 이러한 구축환경과 운동 간의 관련성을 보고해 왔다.[45,46] 만약 구축환경이 변화를 통해 장애 요소를 제거할 수 있다면, 예를 들어 목적지까지 걷거나 자전거를 이용하는 것이 가능해지고 점심시간에 운동을 할 수 있게 되며, 또한 단순하게는 계단을 이용할 수 있게 된다는 것이다.[47] 사람들은 실질적 중재의 적용이 없더라도, 그들 스스로 이를 행하려고 할 것이다. 몇 편의 연구에서는 각기 다른 조건에서의 구축환경의 변화가 행동에 영향한다는 것을 주장하기도 하였다. 쇼핑객들에게 계단을 이용하도록 유도하는 안내판을 설치한다든지[48], 근로자들을 위한 샤워 시설과 업무 공간의 변화를 제공한다든지[49], 농촌 마을에서 산책로의 접근성을 높여주는 것[50] 등이 운동을 증진시키는 방법의 예가 될 수 있을 것이다.

청소년 폭력

청소년 폭력을 행동과 관련된 공공의 건강 문제로 보았을 때, 폭력이 야기한 **상해**와 **개인의 트라우마**가 주요 문제가 된다. 왜냐하면 폭력 자체보다는 폭력이 수반하는 심각한 양상들이 주로 문제가 되기 때문이다. 국제보건기구에서는 폭력을 '이 시대의 가장 중요한 공공의 건강 문제 중 하나'로 보고 있으며[51], 특히 청소년 폭력에 주목하고 있다. 비록 폭력이 연령과는 관련이 없는 사망 원인임에도 불구하고 15~29세 사이의 젊은 연령층에서 개인 간의 폭력이 전체 폭력의 36.2%에 달한다는 WHO의 보고가 있다.[51] 또한 미국에서의 청소년 폭력 지표가 감소 추세라는 일부 보고에도 불구하고, 청소년 및 청년층의 심각한 폭력 범죄가 지속적으로 증가하고 있는 상황이다. 그리고 2010년 상반기 미국 국가 통계는 많은 도시에서 지속적으로 증가하고 있는 청소년 및 청년층의 폭력 범죄와 무기 사고를 보고하기도 하였다.[52] 이러한 증가 추세는 빈곤율이 높은 지역사회의 25세 이하 청소년 및 청년층과 관련이 있다.[53] 의도적인 폭력은 10~24세 사이의 미국 흑인 집단에서 가장 큰 사망 원인으로 보고되고 있다. 이는 라틴계 청소년 사망의 두 번째 원인이며, 아시아계/태평양제도민, 인디언/알래스카 원주민 청소년 사망의 세 번째 원인이기도 하다.[54] 살인은 2007년 10~24세 사이의 집단에서 두 번째 사망 원인이었는데, 희생자들 중 약 83%는 화기에 의한 사망이었다.[54] 몇몇의 인구 집단에서는 불균형한 양상을 보이기도 한다. 2007년 보고된 히스패닉 남자 청소년의 살인율은 백인의 5배 이상 달하였으며, 흑인 청소년은 히스패닉계의 3배에 달하였다(이는 백인 남성의 15배에 달하는 수치이다). 정리하면, 이는 지속적으로 일어나는 심각한 문제라는 것이다.

폭력은 다양한 형태를 가지는 문제임이 확실하다. 위협과 협박에서부터 상황적인 폭력, 의도적인 폭력이 있는데, 이것은 젊은 세대에 있어 큰 문제이다. 청소년 폭력에 대한 연구에서는 심각한 폭력 행동이 12~20세 사이에 시작된다고 보았으며, 아주 낮은 비율은 10세 이하나 20세 이상에서 시작된다고 하였다.[55-58] 즉, 폭력에 가담하게 (폭력 행동을 저지르는) 되는 주요 시기가 청소년기 발달 단계라는 것이다.

왜 젊은 세대에서 폭력이 많이 발생하는 것일까? 이 문제에는 공격적인 행동[55]에 대한 생물학적/발달적 설명과 폭력 행동과 재발에 대한 청소년의 개인적, 가족, 지역사회 및 학교 환경 간의 관계에 대한 사회적/심리적인 설명이 필요하다. 후자의 상당 부분은 폭력이 청소년기의 비행, 약물 오남용, 성 문제, 학교 중퇴 등을 포함하는 '위험 행동' 중 하나라고 본다.

이제 청소년 폭력에 대한 몇 가지 사회적/심리적인 설명을 살펴보도록 하자.

위험과 보호 요인의 설명

위험과 보호 요인의 설명은 부모님, 또래집단, 지역사회 등에 의한 폭력과 관련된 행동들이 젊은 층에 있어서의 폭력 행위에 **영향을 주거나** 형성한다고 보는 입장이다. 이러한 영향은 위험 요인이라 불리며 가족 문제, 가족 갈등과 폭력, 긍정적인 역할 모델의 부재, 폭력의 희생자 됨, 어린시절 폭력의 목격, 빈곤, 무기류의 소지가 쉬운 범죄 온상의 지역사회, 폭력을 용인하는 사회적 규율 등을 포함한다.[59-61] 일반적으로 이러한 위험 요인들은 폭력에 영향을 미친다. 그러나 이러한 위험 요인들이 긍정적이며 **보호적인** 요인들에 의하여 상쇄될 수 있다고 보기도 하며, 보살핌을 주는 어른의 존재나 학교나 폭력에 연루되지 않은 다른 또래와의 교류 등이 그 예이다.[62-66] 일부 보호적 접근은 청소년들의 **회복력**에 중점을 두고 접근한다. 가장 최근의 접근법은 **긍정적 청소년 발달**(positive youth development, PYD) 관점이라고 불린다.[67,68] PYD의 목표는 청소년의 위험에의 노출을 극복하는 방법으로서 '번영'을 추구하는 것이다.

하나 이상의 영역에서의 개인과 위험/보호 요인들 간의 복잡하고 유동적인 관계를 '영향 망'이라고 부르며, 브론펜브레너(Bronfenbrenner)의 **생태학적** 관점을 다시 거론하자면, 이는 공공보건의 핵심 개념이다.[70]

문제 행동 증후군적 접근, 발달 단계적 접근 및 자아 개념적 접근

문제 행동 증후군적 접근

이 접근에서는 폭력적 행동과 그것에 영향하는 요인을 위험 부담에 대한 일관성 있는 형태로 이해할 수 있다. 물질 오남용, 비행/폭력, 이른 성행위 시작 등의 행동들은 **문제 행동 증후군**의 일부 또는 유사하거나 중복되는 행동으로 볼 수 있다.[71-76] 호킨스(Hawkins)와 바이스(Weis)는 청소년 문제 행동을 구별하는 19개의 위험 요인들을 규명하였는데, 16개는 비행과 물질 오남용에 흔히 나타나는 것이었고, 11개는 폭력과 물질 오남용, 9개는 위의 세 가지를 모두 포함하는 것이었다.[77]

명백한 유형은 청소년 폭력과 관습적인 사회(위의 문제 행동들을 부정적이거나 반사회적**이라고 보는 사회) 간의 갈등이나 적대적인 관계를 반영하며, 갈등은 가치, 목적, 관습 및 관습적 사회에 대한 사회적 강요 사이에서 발생한다. 빈곤에 의한 좌절이나 학업의 실패, 지역사회나 가족의 사회적 분열, 이 밖의 다양한 요인들로 인하여 관습적 사회에의 참여가 저조하게 되고, 관습적 사회가 가지는 가치들에 대하여 지지하지 못함으로 인해 비행이나 폭력 행동, 약물 오남용 그리고 이러한 행동 양상을 가진 또래에게 강한 유대감을 느끼게 될 수 있다.

발달 단계적 접근

세 번째 관점은 범죄와 폭력이 어린 시절의 여러 가지 위험 요인들로 인해 형성된 발달 단계(과정)의 산물이라고 보는 몇 가지 이론적인 접근을 포함하는 위험 요인들의 통합과 조정을 추구한다.[78-81]

자아 개념적 접근

자아 개념은 '자기 자신이 가지고 있는 정신적 이미지'로 정의할 수 있다. 문제 행동 증후군에 대한 논의로 다시 돌아가면 이는 개인적 차원에서 적대적인 관계가 작동되는지에 대하여 이해하고자 하는 접근 방법이다. 이러한 접근 방법은 **자아 개념**이라는 것에 초점을 맞추게 되는데 이는 청소년을 '성취 가능한 자아'로 보는 입장이며, 그들의 삶에 대한 구상을 스스로 할 수 있음을 의미한다.[82,83] '청소년기 과업'이 사회적 역할을 해결하고 체험하는 것이라면[84], 성취 가능성에 대한 요인은 매우 중요해진다. 만약 청소년이 성취 가능한 자아를 가족, 친구 또는 학교 등의 관례적 영역에서 생각해낼 수 있다면, 그들로 하여금 성인기로의 성공적인 이행을 도울 것이다. 그러나 그렇지 않다면 청소년들은 대안적인 방법을 통해 그들 스스로를 정의하고자 할 것이다. 비행이나 폭력은 긍정적으로 자아를 정의하고 선망하는 것에 대한 대안적인 방법이 될 수 있는데[84-86], 특히 의미 있는 또래집단이 위의 행동들을 가치 있다고 여겼을 때 일어날 수 있다. 옥부(Ogbu)[87]와 부르디외(Bourdieu)[88,89]의 이론과, 특히 오이서만(Oyserman)과 파커(Packer)는 정체성이 형성되는 과정은 또한 특정한 사회적 양상과 연결되어 있다고 보고하였다.[90] 예를 들어 극도의 빈곤 상태인 경우에 학문적인 성공은 삶의 과정에 있어 그리 의미 있지 않을 수 있고, 다른 행동 양상들(예: 폭력이나 또 다른 위험 행동들)에 비해 학문적인 성공과 관련된 행동 양상과 의미는 가치가 없을 수 있다는 것이다.

사회생태학적 모델

생태학적 접근에 따르면, 폭력과 같은 청소년들의 위험 행동은 건강 불평등으로 볼 수 있으며, 특정 집단의 폭력 가담과 원인은 사회경제학적 상태(socioeconomic status, SES)에 따라 차이가 있을 수 있다. 예를 들어 약물 사용이나 거래에의 가담은 경제적으로 취약한 청소년 집단에서 더 많이 발생할 수 있다는 것에 주목할 필요가 있다. 낮은 사회경제학적 상태의 청소년들(취약 계층 청소년)은 약물 거래에 참여하게 될 가능성이 많은 반면, 약물 사용에는 덜 가담하게 된다는 연구 결과가 있다(예: Floyd et al., 2010; Centers & Weist, 1998; Altschuler & Brounstein, 1991; NIDA, 1990).[91-94] 약물 거래는 청소년에게 폭력보다 더 큰 위험성을 내포하고 있는데[95-98], 폭력은 우리가 살아가는 환경의 일부가 되는 경우도 종종 발생하는 행동이기 때문이다. W.J. 윌슨(Wilson)의 최하층 지역사회에 대한 보고에 따르면 고립되고 획일적인 빈곤의 환경에서는 경제적 기회가 매우 제한적이며, 약물 거래와 같은 '거리 경제활동'이 이들의 경제상황 개선을 위해 우선적으로 이용될 수 있고[99], 폭력에

** 참고: Hirschi T. *Causes of Delinquency.* Berkeley: University of California Press; 1969 외 사회통제이론 관련 문헌.

대한 규율과 태도에 대하여 큰 영향을 미친다고 할 수 있다.[100-103] 이와 관련된 일부 보고에서는 '거리의 규칙'이라고 불리는 폭력과 폭력적 관계에 관여하는 규칙에 대하여 서술하고 있다.

다음의 현상에 대한 자료는 청소년 폭력에 대한 사회생태적 논쟁에 대한 강한 지지를 보여준다. 1980년대 중반부터 1990년대 중반까지 급격히 증가하던 청소년 살인은 다음의 두 가지 요인으로 귀결될 수 있다. (1) 크랙 코카인이 유행하면서 도시의 청소년들이 마약 거래 사업에 가담하게 되었고, (2) 폭력적인 상황에서 총기류의 사용에 대한 허용과 함께 총기류의 사용 증가[104-107] 현상이 일어나게 되었다.[103] 거리의 문화와 규칙은 총기류의 사용에 허용적으로 변모하였다. 청소년 범죄 조직의 폭력에 대한 연구들은 이러한 접근 방식을 따르고 있다. 스퍼겔(Spergel)의 연구에 따르면 범죄 조직에 대한 중재 모델을 계획할 때에는 이러한 범죄 조직의 구성원들이 사회경제적 기회의 부재와 사회적 분열, 빈곤, 인종차별, 정책의 부재, 사회적 조절 기제의 부적절한 방향성 등을 고려하여야 한다고 설명한다.[108]

사회적 인지 모델

마지막으로 폭력 행동과 관련된 공격성의 측면에 있어서 사회적 인지 모델(social-cognitive models)의 의사 결정, 추론, 그리고 이 밖의 인지적 과정에 집중해 보자. 공격성에 대한 사회적 정보 과정 모델에서[109-111] 공격적인 행동은 청소년이 사회적/행동적 암시(찡그리는 표정이나 모욕적인 말 등)에 대한 평가를 하거나, 그들이 처한 특정한 상황에서 해석한 결과, 잠재적인 폭력적 반응을 선택함으로써 발생한다고 본다. 공격적인 행동은 사회적 암시에 대한 이해의 어려움에서 기인하기도 하며, 제한적인 비공격적 행동 반응의 레퍼토리에 대한 것이기도 하다. 암시를 해석하고 적절한 반응을 선택하는 것은 공격성에 대한 믿음과 관련된다. 많은 연구에서 청소년기의 공격적인 행동은 공격성에 대한 그들의 타당성의 믿음과 관련이 있다고 보았으며[112-115], 공격성에 대한 긍정적인 믿음은 지각된 주변 환경의 위험성과 관련이 있다고 보았다.[116]

이 밖에도 이러한 접근은 지금까지 논의된 다른 접근법들과 교차되기도 한다. 예를 들면 환경적 양상에 대한 여러 가지 측면, 지역사회 내 폭력의 존재, 목표를 달성하기 위한 수단으로서의 폭력의 사용, 중요한 타인(예: 동료)들의 폭력에 대한 지각, 폭력에의 참여 양상 등이 청소년의 공격적인 행동과 폭력 행동에의 가담에 영향을 주는 것으로 보인다.

HIV/AIDS

2011년 말, 전 세계 약 3,400만 명의 사람들이 HIV/AIDS를 가지고 살고 있는데 이는 고아로 남겨질 아이들과 가정과 일터의 붕괴, 그리고 낙인을 수반하게 된다.[117] 약 3,000만 명의 사람들은 HIV/AIDS로 인해 사망하고, 약 250만 명의 새로운 감염자가 매년 발생하고 있는데[117], 이러한 양상은 전 세계적으로 유행이 확산되고 있음을 의미한다. 1980년대 질병이 처음 밝혀진 후 세계적인 HIV/AIDS 유행은 지구상의 건강을 위협하는 최악의 비극 중 하나가 되었다. 이것은 단순히 건강의 측면뿐 아니라 사회 전체의 복지에 영향을 미치는 전염성 질환이다. 이러한 영향은 평균 기대 수명의 저하와 가계 수입의 극명한 감소(소득이 있는 가구원의 감소와 높은 의료비로 인함), 교육 시스템의 수용 능력 문제, 경제적 생산성 감소와 빈곤의 증가, 그리고 앞서 지적했듯이 고아들의 증가를 야기한다.

HIV/AIDS는 모호성을 가지며, 논란을 일으킨다. 이는 질병이 퍼지는 방식인 역학적 **원인**이 행동적인 측면과 매우 연관이 있고, 항레트로바이러스 약제(다양한 형태로 투여되는 고농도 항레트로바이러스 치료)를 통한 치료는 가능하지만 여전히 완치는 불가능하기 때문이다. 행동적 측면에 주요 원인이 있으므로 **예방**에 대한 큰 관심이 필요하다.[118] 세 가지 주요 전염 경로가 있는데 성관계에 의한 전염(이성 또는 동성), 정맥을 통한 약물 주입 장비(주사기)의 공유, 모자 감염(주산기)이다. 또 다른 원인은 수혈을 통한 오염된 혈액 제제의 사용이다. 위의 모든 감염 경로는 행동과 직접적인 관련이 있거나, 행동에 의한 결과로 나타난 것들이다. 가장 중요한 것은 이러한 행동들이 도덕적/문화적/사회경제적 쟁점들과 깊게 결부되어 얽혀 있으며, 동시에 상호작용한다는 것이다. 예를 들어 성과 관련된 행동들에 대한 이해는 사실상 거의 모든 사회와 문화권에서 도덕적/종교적 체계의 중심에 있다. 또한 성과 관련된 행동은 문화 간 **성에 대한 정의의 관계**와 깊은 관련이 있으며, 빈곤과 부의 문제와도 결부되어 있다. 그러므로 특정 지역에서의 성관계에 의한 HIV 감염을 이해하기 위해서는 모든 관련 요인들을 살펴야 한다.

집시들에서의 성 역할과 HIV 위험성

집시는 중부 및 동유럽에서 가장 다수를 차지하는 소수 인종 집단이며, 매우 전통적이고 폐쇄적인 문화를 가지고 있기도 하다. 집시들의 지역사회는 다양한 사회적 건강 문제를 가지고 있는데, 빈곤과 교육 기회의 제한, 그리고 차별이다. HIV나 성과 관련된 위험 행동들의 수준이 매우 높은 것으로 나타남에도 불구하고, 왜 그러한 위험 행동들이 일어나는지에 대한 사회문화적 측면에 대해서는 알려진 바가 거의 없다. 저자는 불가리아와 헝가리의 집시 거주 지역의 42명의 남성과 여성에 대한 심층 인터뷰를 통하여 집시들의 성파트너에 대한 정보와 관련된 성적 위험 행동들을 알고자 하였으며 보호에 대한 지각과 사용, AIDS와 기타 성 매개성 질환에 대한 지식과 믿음, 그리고 성에 대한 의사소통 패턴에 대하여 파악하고자 하였다. 인터뷰 자료에 근거하면 남성은 성적 행위에 대하여 결혼 전이나 결혼 생활 중 모두 자유롭다고 느꼈으며, 보호되지 않는 성관계를 배우자뿐 아니라 다수의 파트너와도 나누는 것으로 파악되었고, 성적인 관계에 있어 여성에 비해 더 큰 권력과 조정력을 가지고 있었다. 반면 여성들은 결혼 전에는 처녀성을 유지하다 결혼하는 것이 요구되었다. 콘돔 사용에 대해서는 규범적이지 않았고 단지 피임을 위한 용도로만 간주되었다. 그리고 AIDS에 대한 인지는 있었지만 개인적인 위험으로 간주하는 경우가 많았다. 또한 HIV 감염에 대한 잘못된 지식이 많았으며, 특히 여성에 있어서 성 매개성 질환, HIV 감염 및 보호에 대한 지식 수준이 매우 낮았다. 본 연구는 HIV 감염률이 지속적으로 증가하고 있는 동유럽의 집시 인구 집단에 대한 집시문화를 반영한 HIV 예방 프로그램의 개발이 매우 시급함을 제안하고 있다.

Kelly JA, Amirkhanian YA, Kabakchieva E, et al. Gender roles and HIV sexual risk vulnerability of Roma (gypsies) men and women in Bulgaria and Hungary: an ethnographic study. *AIDS Care*. 2004;16(2):231-245에서 인용함.

HIV/AIDS가 확산되는 유형은 국가 간, 사회 간, 성별, 하위집단에 따라 다양하다. 뿐만 아니라 이러한 패턴은 확산이 발생됨에 따라 변화하기도 했다. 몇 가지 예를 들어 보겠다.

- 미국에서 HIV/AIDS가 처음 발견되었을 때, 가장 최초의 희생자는 남성과 성관계를 가진 동성애 남성들이었다. 그리고 얼마 후, 고위험 집단(예: 성매매업 종사자, 가출 청소년, 투옥 중인 수감자들) 사이에서 성 파트너 간의 주사기를 통한 감염도 심각하게 영향을 미침이 밝혀졌다. 1990년대 중반 개발된 복합 항레트로바이러스 치료법이 HIV/AIDS로 인한 사망률을 감소시키고 있음에도 불구하고, 새로운 감염들이 지속적으로 발생하고 있다. 최근에는 동성 간의 성관계, 특히 젊은 흑인 동성애자들에 의해 새로운 감염집단이 지속적으로 발생하고 있다. 또한 이러한 확산은 불균형적인 비율로 유색인종 여성들에게도 영향을 미치고 있다(주로 이성 간의 성관계에 의함).[119] 확산이 시작된 이후로 약 1,129,127명의 미국인이 AIDS로 진단받았으며, 약 619,400명이 사망하였다.

- 사하라 이남 아프리카에서의 HIV/AIDS 확산은 매우 심각하다. 약물 투여를 위한 주사기와 관련된 감염의 증가는 미미하고, 안전하지 못한 이성 간의 성관계가 감염의 주요 경로가 되고 있다.[120] 이것은 다음의 몇 가지 요인을 원인으로 볼 수 있는데, 이주자들에 의한 감염과, 한 명의 남성이 여러 명의 여성 파트너를 가지는 전통적인 문화, 그리고 예방

과 치료 접근성 부재 등을 이유로 꼽을 수 있다. 또한 지속되는 인종 간 갈등과 내전 등으로 인하여 강간과 같은 여성 학대가 빈번하게 일어난 것도 원인으로 볼 수 있다. 여성 감염의 증가는 주산기 감염을 통한 신생아들의 감염 증가를 수반한다.

- 동남아시아에서는 태국이 최초의 HIV/AIDS 진원지로 알려져 있으며, 성 산업 이외에도 높은 주사 약물의 사용률이 원인이 되고 있다.[121] 심각성을 느낀 태국 정부 주도의 콘돔 배포 및 예방 프로그램을 통해 HIV/AIDS 감염 증가가 상당 부분 완화되었다. 그러나 최근에는 베트남에서 주사약물 사용의 증가와 성 산업으로 인한 감염이 급격하게 증가하고 있으며, 캄보디아의 경우에도 1990년대 내전 중단 이후 (도시로 노동력의 이동이 일어남) 급격한 성 산업의 확산(이성 간의 성관계를 통한 감염)과 관련이 깊고, 미얀마의 경우도 마찬가지이다.[120] 동남아시아 일부 국가들의 동성애자들과 태국, 미얀마, 베트남의 주사 약물 사용자들의 HIV 감염률이 매우 높은 상황이다.[120]

- 동유럽과 중앙아시아에서의 확산은 가장 최근에 일어났으며, 주로 주사 약물의 직접 사용 또는 주사 약물을 사용하는 성 파트너를 통해 전염이 발생되는 경우가 많고, 성매매를 통해 일어나는 경우도 많다.[120] UNAIDS에 따르면 위 지역의 확산 속도는 매우 빠르다. HIV 감염자의 수는 2000년 대비 3배 정도 증가하였다. 1990년대 초반 경제적인 변화와 함께 성매매 산업의 급속한 증가가 일어났으며, 이 지역의 감염 확산에 많은 영향을 미쳤다.

- 세계은행의 추산에 따르면 약 290만 명의 인도인들이 AIDS에 감염된 것으로 보고 있다.[122] 행동적 위험 요인으로 안전하지 못한 성관계가 약 84%의 감염을 발생시킨 것으로 보고되고 있으며, 이 밖에 다양한 영향 요인들로 여성의 낮은 지위, 성매매 산업, 이민과 이주, 동성애, 그리고 주사 약물 사용 등이 있다. 이민과 이주의 문제는 이주 노동자들의 상당수가 가족과 멀리 떨어져 생활함으로 인하여 성매매업 종사자들과 성관계를 갖게 되어 발생한다. 동성애자들에 의한 비율은 많지 않았으나 몇몇 동성애자들이 이성과의 성관계를 갖는 경우가 있어, 감염에 있어 '가교 역할을 하는' 집단이 되고 있다. 낮은 사회적 지위를 갖는 여성들 또한 감염에 취약하며, 불균형한 사회적 지위에 의한 관계가 감염의 가능성이 있기 때문이다. 마지막으로 감염자들에 대한 낙인은 사회에서의 소외와 추가적인 위험에 영향을 미칠 수 있다.

- 중국에서 HIV/AIDS의 증가는 1990년대 중반까지는 많지 않았으나, 이후 급속도로 증가하고 있다.[123] 이러한 증가는 주로 주사 약물 사용과 수혈에 의해 발생되었다. UNAIDS CHINA에 따르면[124], 2011년 약 78만 명의 HIV 감염자가 있을 것으로 추산하며, 이 중 1/3은 여성이다. HIV 감염자 중 46.5%는 이성 간의 성관계를 통한 전염이며, 17.4%는 동성 간의 성관계, 28.4%는 주사 약물의 사용, 6.6%는 수혈을 통하여, 그리고 1.1%는 모자 간의 전염에 의해 감염된 것으로 보고 있다.

HIV/AIDS와 관련된 위험 행동을 다루는 것은 매우 복합적인 문제이다. 감염의 주요 경로마다 다양한 행동들이 포함되어 있으며, 각각의 문화와 환경에 따라 차이가 있다. 성 매개를 연구 주제로 선정하고자 할 때 고려해야 할 몇 가지의 행동 관련 쟁점들이 있다.

- 성행위의 범위는 어떠한가? 어떠한 맥락에서 발생하는가? 즉, 이성 간의 행위인가? 동성 간의 행위인가? 이주 노동자와의 행위인가?
- HIV 전염에 있어 무엇이 더 위험할 것인가? 다수의 성 파트너 혹은 한 명의 파트너?

• 어떠한 부류의 파트너가 있는가? 그리고 파트너의 부류에 따라 어떠한 위험 상황이 있는가?
• 성행위가 강요되었는가? 아니면 생존을 위하여 필수적이었는가?
• 성별에 따른 규칙과 연관된 관계가 있는가? 예를 들면 한 명의 파트너가 상대방과 HIV의 위험과 예방에 대하여 대화하기가 용이한가?

주사 약물의 사용과 주삿바늘의 공유에 대하여

• 사용자가 누구인가?(예: 젊은이, 노인, 남성, 여성, 빈곤층, 중산층 등)
• 주사 약물을 공공장소(공원, 골목, 혹은 가정)에서 사용하는가? 타인과 함께 하는가?
• 기구의 공유가 흔히 있는 일인가? 아니면 필요에 의한 것이었나? 어떻게 이루어졌나?(예: 주사기를 공유할 때 물로 헹구는 행위 등을 하였나?)
• HIV의 위험성에 대하여 알고 있는가? 예방을 위한 행동이 가능한가? 아니면 약물 중독이 그러한 행동을 어렵게 하는가?
• 치료와 예방의 방법이 있는가? 있다면 어떤 것인가? 예를 들면 주사기 1회 사용에 대한 교육 프로그램인가, 약물 중독 치료 프로그램인가?

행동, 이론, 그리고 중재

세 가지 주제에 대한 예들은 행동과 사회/환경 요인, 그리고 건강 문제 간의 복잡한 관계를 보여준다. 본 책에서 논의될 이론들과 틀은 독자로 하여금 건강행동과 관련된 두꺼운 장벽을 통과하는 데에 활용할 수 있는 **도구**가 될 것이다. 무엇을 해야 할 것인지에 대해 생각하고 이해해 보는 것은 상황을 이해(행동과 생태적 영향의 측면에서)하는 과정을 쉽게 해줄 것이며, **적절한 이론이나 틀을 선택하는 것**은 상황에 대한 이해의 과정을 가장 잘 인도할 것이고, 중재 프로그램을 계획하는 데에 큰 도움을 줄 것이다.

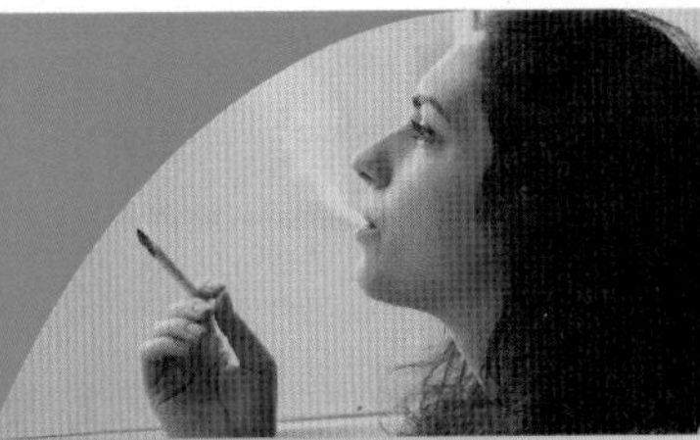

© Aubord Dulac/ShutterStock, Inc.

생각해 볼 문제

1. 비만 문제에 있어서 환경과 행동 간의 주요 관계는 어떤 것들이 있는가?
2. 비만이 개인의 선택에 의한 결과의 문제라고 보는 관점이 공정하다고 생각하는가?
3. 청소년들이 폭력에 가담하게 되는 주요 요인에는 어떤 것이 있는가?
4. HIV/AIDS의 행동적 위험 요인의 패턴은 어떤 것들이 있는가? 이러한 패턴들이 사회적이거나 경제적인 맥락에 의하여 어떠한 방식으로 영향 받는다고 생각하는가?
5. 비만, 청소년 폭력, HIV/AIDS와 관련된 행동들을 다룰 때 어떤 요인에 초점을 맞출 것인가?

REFERENCES

1. United States Department of Health and Human Services. Centers for Disease Control and Prevention. National Center for Health Statistics. National Health and Nutrition Examination Survey (NHANES), 2007–2008. ICPSR25505-v3. Ann Arbor, MI: Inter-university Consortium for Political and Social Research [distributor]; 2012. doi:10.3886/ICPSR25505.v3

2. Roger VL, Go AS, Lloyd-Jones DM, et al. 2011. Heart disease and stroke statistics—2012 update: a report from the American Heart Association. *Circulation*. 2012;125(1):e2-e220. doi: 10.1161/CIR.0b013e31823ac046

3. Centers for Disease Control and Prevention. Adult obesity facts. www.cdc.gov/obesity/data/trends.html. Updated August 13, 2012. Accessed May 26, 2013.

4. Roger VL, Go AS, Lloyd-Jones DM, et al. 2011. Heart disease and stroke statistics—2012 update: a report from the American Heart Association. *Circulation*. 2012;125(1):e2-e220. doi: 10.1161/CIR.0b013e31823ac046

5. World Health Organization. *Obesity and overweight: fact sheet 311*. Geneva, Switzerland: World Health Organization; 2011.

6. Food and Agriculture Organization. The developing world's new burden: obesity. www.fao.org/FOCUS/E/obesity/obes1.htm. Published January 2002. Accessed May 26, 2013.

7. Jeffery RW, Utter J. The changing environment and population obesity in the United States. *Obesity Res*. 2003;11(Suppl):12S–22S.

8. French SA, Story M, Hannan P, et al. Cognitive and demographic correlates of lowfat vending snack choices among adolescents and adults. *J Am Diet Assoc*. 1999;99(4):471–476.

9. Jeffery RW. Community approaches to obesity treatment and prevention: the Minnesota experience. *Prog Obes Res*. 1999;8:837–843.

10. Bandura A. *Social Foundations of Thought and Action: Social Cognitive Theory*. Englewood Cliffs, NJ: Prentice-Hall; 1986.

11. Green LW, Kreuter MW. *Health Promotion Planning: An Educational and Ecological Approach*. New York, NY: McGraw Hill; 1999.

12. Stokols D. Establishing and maintaining healthy environments: toward a social ecology of health promotion. *Am Psychol*. 1992;47(1):6–22.

13. Glanz K, Basil M, Maibach E, Goldberg J, Snyder D. Why Americans eat what they do: taste, nutrition, cost, convenience, and weight control concerns as influences on food consumption. *J Am Diet Assoc*. 1998;98:1464–1467.

14. Story M, Neumark-Sztainer D, French SA. Individual and environmental influences on adolescent eating behaviors. *J Am Diet Assoc*. 2002;102(3):S40–S51.

15. Weinberg Z. No place to shop: food access lacking in the inner city. *Race, Poverty Environ*. 2000;7(2):22–24.

16. Morland K, Wing S, Diez Roux A, Poole C. Neighborhood characteristics associated with the location of food stores and food service places. *Am J Prev Health*. 2002;22(1):23–29.

17. Counihan C, Van Esterik P, eds. *Food and Culture: A Reader*. London, England: Routledge; 1997.

18. Messer E. Anthropological perspectives on diet. *Ann Rev Anthropol*. 1984;13:205–249.

19. Pollock N. *These Roots Remain: Food Habits in Islands of the Central and Eastern Pacific Since Western Contact*. Honolulu, HI: University of Hawaii Press; 1992.

20. Weismantel M. *Food, Gender, and Poverty in the Ecuadorian Andes*. Prospect Heights, IL: Waveland Press; 1988.

21. Douglas M. Deciphering a meal. In: Counihan C, Van Esterik P, eds. *Food and Culture: A Reader*. London, England: Routledge; 1997:36–54.

22. Bindon J. Taro or rice, plantation or market: dietary choice in American Samoa. *Food Foodways*. 1988;3:59–78.

23. Flinn J. Tradition in the face of change: food choices among Pulapese in Truk State. *Food Foodways*. 1988;3:19–39.

24. Kahn M. Men are taro (they cannot be rice): political aspects of food choices in Wamira, Papua New Guinea. *Food Foodways*. 1988;3:41–57.

25. Manderson L, ed. *Shared Wealth and Symbol: Food, Culture, and Society in Oceania and Southeast Asia*. Cambridge, England: Cambridge University Press; 1986.

26. Kahn M. *Always Hungry, Never Greedy: Food and the Expression of Gender in a Melanesian Society*. Cambridge, England: Cambridge University Press; 1986.

27. Nichter M. Modes of food classification and the diet-health contingency: a South Indian case study. In: Khare R, Rao MSA, eds. *Food, Society and Culture: Aspects in South Asian Food Systems*. Durham, NC: Carolina Academic Press; 1986:185–221.

28. Young M. *Fighting with Food: Leadership, Values, and Social Control in a Massim Society*. Cambridge, England: Cambridge University Press; 1971.

29. Messer E. Methods for determinants of food intake. In: Pelto G, Pelto P, Messer E, eds. *Research Methods in Nutritional Anthropology*. Tokyo, Japan: United Nations University; 1989.

30. Brown P, Konner M. An anthropological perspective on obesity. *Ann NY Acad Sci*. 1987;499:29–46.

31. Cassidy C. The good body: when big is better. *Med Anthropol*. 1991;13:181–213.

32. deGarine I, Pollock N, eds. *Social Aspects of Obesity*. Luxembourg City, Luxembourg Gordon and Breach; 1995.

33. Nichter M, Nichter M. Hype and weight. *Med Anthropol*. 1991;13:249–284.

34. Ritenbaugh C. Obesity as a culture-bound syndrome. *Culture Med Psychiatry*. 1982;6:347–361.

35. Sobo E. The sweetness of fat: health, procreation, and sociability in rural Jamaica. In: Counihan C, Van Esterik P, eds. *Food and Culture: A Reader*. New York, NY: Routledge; 1997:256–271.

36. Cohn S. Being told what to eat: conversations in a diabetes day centre. In Caplan P, ed. *Food, Health, and Identity*. London, England: Routledge; 1999:193–212.

37. Massara E. Que gordita. In Counihan C, Van Esterik P, eds. *Food and Culture: A Reader*. New York, NY: Routledge; 1997:251–255.

38. Amos A, Gray D, Currie C, Elton R. Healthy or druggy? Self image, ideal image, and smoking behavior among young people. *Soc Sci Med*. 1997;45(6):847–858.

39. Douglas M, Wildavsky A. *Risk and Culture: An Essay on the Selection of Technological and Environmental Dangers*. Berkeley, CA: University of California Press; 1982.

40. Nations M. Epidemiological research on infectious disease: quantitative rigor or rigormortis? Insights from ethnomedicine. In: Janes C, Stall R, Gifford S, eds. *Anthropology and Epidemiology: Interdisciplinary Approaches to the Study of Health and Disease*. Dordrecht, The Netherlands: Routledge and Kegan Paul; 1986:97–123.

41. Rose G. *The Strategy of Preventive Medicine*. Oxford, England: Oxford University Press; 1992.

42. Bourgois P, Lettiere M, Quesada J. Social misery and the sanctions of substance abuse: confronting HIV risk among homeless heroin addicts in San Francisco. *Soc Prob*. 1997;44(2):155–174.

43. O'Nell TD, Mitchell CM. Alcohol use among American Indian adolescents: the role of culture in pathological drinking. *Soc Sci Med*. 1996;42:565–678.

44. Institute of Medicine (IOM), Transportation Research Board. 2005. *Does the built environment influence physical activity? Examining the evidence*. TRB Special Report 282, Washington, DC: National Academies Press.

45. Saelens BE, Sallis JF, Black J, Chen D. Neighborhood-based differences in physical activity: an environment scale evaluation. *Am J Public Health*. 2003;93:1552–1558.

46. Centers for Disease Control. *The Guide to Community Preventive Services: What Works to Promote Health*. Oxford, England: Oxford University Press; 2005.

47. Colditz GA, Samplin-Salgado M, Ryan CT, et al. Harvard report on cancer prevention, volume 5: fulfilling the potential for cancer prevention: policy approaches. *Cancer Causes Control*. 2002;13:199–212.

48. Andersen RE, Wadden TA, Bartlett SJ, Zemel BS, Verde TJ, Franckowiak SC. Effects of lifestyle activity vs structured aerobic exercise in obese women: a randomized trial. *JAMA*. 1999;281:335–340.

49. Vuori IM, Oja P, Paronen O. Physically active commuting to work—testing its potential for exercise promotion. *Med Sci Sports Exerc.* 1994;26:844–850.

50. Brownson RC, Housmann RA, Brown DR, et al. Promoting physical activity in rural communities: walking trail access, use and effects. *Am J Prev Med.* 2000;18:235–241.

51. World Health Organization. *World Report on Violence and Health.* Geneva, Switzerland: World Health Organization; 2002.

52. Browne A, Strom KJ, Barrick K, Williams KR, Parker RN. *Anticipating the Future Based on Analysis of the Past: Intercity Variation in Youth Homicide 1984–2006: Report for the National Institute of Justice.* Washington, DC: NIJ; 2010.

53. Butts JA, Snyder HN. *Too Soon to Tell: Deciphering Recent Trends in Youth Violence: Issue Brief #110.* Chicago, IL: Chapin Hall Center for Children, University of Chicago; 2006.

54. Centers for Disease Control and Prevention. 2012. *Youth Violence: Facts at a Glance.* National Center for Injury Prevention and Control, Centers for Disease Control and Prevention. www.cdc.gov/violenceprevention/pdf/yv-datasheet-a.pdf.

55. U.S. Department of Health and Human Services. *Youth Violence: A Report of the Surgeon General.* Rockville, MD: U.S. Department of Health and Human Services, Centers for Disease Control and Prevention, National Center for Injury Prevention and Control, Substance Abuse and Mental Health Services Administration, Center for Mental Health Services, and National Institutes of Health, National Institute of Mental Health; 2001.

56. Huizinga D, Loeber R, Thornberry TP. *Recent Findings from the Program of Research on Causes and Correlates of Delinquency.* U.S. Department of Justice, Office of Justice Programs, Office of Juvenile Justice and Delinquency Prevention, NCJ 159042. Washington, DC: U.S. Government Printing Office; 1995.

57. Thornberry TP, Huizinga D, Loeber R. The prevention of serious delinquency and violence: implications from the program of research on causes and correlates of delinquency. In Howell JC, Krisberg B, Hawkins JD, Wilson J, eds. *Sourcebook on Serious, Violent and Chronic Juvenile Offenders.* Thousand Oaks, CA: Sage; 1995:213–237.

58. Elliott DS. Serious violent offenders: onset, developmental course, and termination. The American Society of Criminology 1993 Presidential Address. *Criminol.* 1994;32:1–21.

59. Hawkins JD, Catalano RF, Miller JY. Risk and protective factors for alcohol and other drug problems in adolescence and early adulthood: Implications for substance abuse prevention. *Psychol Bull.* 1992;112:64–105.

60. Catalano RF, Hawkins JD. *Risk Focused Prevention: Using the Social Development Strategy.* Seattle, WA: Developmental Research and Programs, Inc.; 1995.

61. Hawkins JD, Herrenkohl TI, Farrington DP, et al. Predictors of youth violence. *Juvenile Justice Bulletin.* Washington, DC: Office of Juvenile Justice and Delinquency Prevention; 2000.

62. Pransky J. *Prevention: The Critical Need.* Springfield, MO: Burrell Foundation and Paradigm Press; 1991.

63. Benson P, Galbraith J, Espeland P. *What Kids Need to Succeed.* Minneapolis, MN: Search Institute and Free Spirit Publishing; 1994.

64. Search Institute. Developmental assets: an investment in youth. http://www.search-institute.org/research/developmental-assets. Accessed January 4, 1999.

65. Benard B. *Mentoring: New Study Shows the Power of Relationship to Make a Difference.* Research Report. Berkeley, CA: Resiliency Associates; 1996.

66. Benard B. *Fostering Resiliency in Kids: Protective Factors in the Family, School, and Community.* Unpublished paper; 1991.

67. Schwartz SJ, Pantin H, Coatsworth JD, Szapocznik J. 2007. Addressing the challenges and opportunities for today's youth: toward an integrative model and its implications for research and intervention. *J Prim Prev.* 2007;28(2):117–144.

68. Lerner RM, Lerner J, Almerigi JB, et al. Positive youth development, participation in community youth development programs, and community contributions of fifth grade adolescents: findings from the first wave of the 4-H study of positive youth development. *J Early Adolesc.* 2005;25:17–71.

69. Bronfenbrenner U. *The Ecology of Human Development.* Cambridge, MA: Harvard University Press; 1979.

70. Green LW, Kreuter MW, eds. *Health Promotion Planning: An Educational and Environmental Approach.* 3rd ed. Mountain View, CA: Mayfield Publishing Co; 1999.

71. Jessor R, Jessor SL. *Problem Behavior and Psychosocial Development: A Longitudinal Study of Youth.* New York, NY: Academic Press; 1977.

72. Jessor R, Donovan J, Costa FM. *Beyond Adolescence: Problem Behavior and Young Adult Development.* New York, NY: Cambridge University Press; 1991.

73. Donovan JE, Jessor R. The structure of problem behavior in adolescence and young adulthood. *J Consult Clin Psychol.* 1985;53:890–904.

74. Donovan JE, Jessor R, Costa FM. Syndrome of problem behavior in adolescence: a replication. *J Consult Clin Psychol.* 1988;56(5):762–765.

75. Elliott DS, Huizinga D, Menard S. *Multiple Problem Youth: Delinquency, Substance Use, and Mental Health Problems.* New York, NY: Springer-Verlag; 1989.

76. Oetting ER, Beauvais F. Peer cluster theory, socialization characteristics and adolescent drug use: a path analysis. *J Counsel Psychol.* 1987;34(2):205–220.

77. Hawkins JD, Weis JG. The social development model: an integrated approach to delinquency prevention. *J Primary Prev.* 1985;6:73–97.

78. Moffit TE. Adolescent-limited and life-course persistent offending: a complementary pair of developmental theories. In: Thornberry TP, ed. *Developmental Theories of Crime and Delinquency: Advances in Criminological Theory.* Piscataway, NJ: Transaction Publishers; 1997.

79. Gottfredson M, Hirschi T. *A General Theory of Crime.* Palo Alto, CA: Stanford University Press; 1990.

80. Laub JH, Sampson RJ. *Divergent Lives: Delinquent Boys to Age 70.* Cambridge, MA: Harvard University Press; 2003.

81. Sampson RJ, Laub JH. *Crime in the Making: Pathways and Turning Points Through Life.* Cambridge, MA: Harvard University Press; 1993.

82. Markus H, Wurf E. The dynamic self-concept: a social-psychological perspective. *Ann Rev Psychol.* 1987;38:299–337.

83. Oyserman D, Markus H. Possible selves and delinquency. *J Personality Soc Psychol.* 1990;59(1):112–125.

84. Erikson EH. *Identity: Youth and Crisis.* New York, NY: W.W. Norton; 1968.

85. Hirschi T. *Causes of Delinquency.* Berkeley, CA: University of California Press; 1969.

86. Sutherland EH, Cressey DR. *Criminology.* 10th ed. Philadelphia, PA: Lippincott; 1978.

87. Ogbu JU. Minority coping responses and school experience. *J Psychohistory.* 1991;18:433–456.

88. Bourdieu P. *The Logic of Practice.* Nice R, trans. Cambridge, England: Polity; 1990 (originally published 1980).

89. Bourdieu P. *Outline of a Theory of Practice.* Cambridge, England: Cambridge University Press; 1977.

90. Oyserman D, Packer MJ. Social cognition and self-concept: a socially contextualized model of identity. In: Nye JL, Brower AM, eds. *What's Social About Social Cognition? Research on Socially Shared Cognition in Small Groups.* Thousand Oaks, CA: Sage; 1996.

91. Floyd LJ, Alexandre PK, Hedden SL, et al. Adolescent drug dealing and race/ethnicity: a population-based study of the differential impact of substance use on involvement in drug trade. *Am J Drug Alcohol Abuse.* 2010;36(2):87–91.

92. Centers NL, Weist MD. Inner city youth and drug dealing: a review of the problem. *J Youth Adolesc.* 1998;27(3):395–411.

93. Altschuler DM, Brounstein PJ. Patterns of drug use, drug trafficking, and other delinquency among inner-city adolescent males in Washington, DC. *Criminol.* 1991;29(4):589–622.

94. NIDA. *Drugs and Violence: Causes, Correlates, and Consequences.* Rockville, MD: National Institute of Drug Abuse Research, US Department of Health and Human Services, Public Health Service, Alcohol, Drug Abuse and Mental Health Administration; 1990.

95. Herrenkhol TL, Maguin E, Hill KG, Hawkins JD, Abbott RD, Catalano RF. Developmental risk factors for youth violence. *J Adolesc Health.* 2000;26:176–186.

96. Blumstein A. Youth violence, guns and the illicit-drug industry. *J Crim Law Criminol.* 1995;86:10–36.

97. Spunt BJ, Goldstein PJ, Bellucci PA, Miller T. Race/ethnicity and gender differences in the drugs-violence relationship. *J Psychoactive Drugs.* 1990;22(3):291–303.

98. Goldstein P. The drugs/violence nexus: a tripartite conceptual framework. *J Drug Issues.* 1985;493–506.

99. Wilson WJ. *The Truly Disadvantaged: The Inner City, the Underclass, and Public Policy.* Chicago, IL: University of Chicago Press; 1987.

100. Edberg M, Bourgois P. Street markets, adolescent identity and violence: a generative dynamic. In: Rosenfeld R, Edberg M, Fang X, and Florence C. (Eds.). *Economics and Youth Violence: Crime, Disadvantage, and Community.* New York, NY: New York University Press. In press (August 2013).

101. Bourgois P. *In Search of Respect: Selling Crack in El Barrio.* Cambridge, England: Cambridge University Press; 1996.

102. Anderson E. *Violence and the Inner City Street Code.* Chicago, IL: University of Chicago Press; 1999.

103. Fagan J, Wilkinson DL. Guns, youth violence and social identity in inner cities. In: Tonry M, Moore MH, eds. *Youth Violence.* Chicago, IL: University of Chicago Press; 1998.

104. Cook PJ, Laub JH. *After the Epidemic: Recent Trends in Youth Violence in the United States.* Working Paper SAN01–22, Terry Sanford Institute of Public Policy. Durham, NC: Duke University; 2001.

105. Blumstein A. Youth violence, guns and the illicit-drug industry. *J Crim Law Criminol.* 1995;86:10–36.

106. Blumstein A. *Why Is Crime Falling?—Or Is It? Perspectives on Crime and Justice Lecture Series.* Washington, DC: National Institute of Justice; 2001.

107. Blumstein A, Wallman J, eds. *The Crime Drop in America.* New York, NY: Cambridge University Press; 2000.

108. Spergel I. *The Youth Gang Problem: A Community Approach.* New York, NY: Oxford University Press; 1995.

109. Crick NR, Dodge KA. A review and reformulation of social information-processing mechanisms in children's social adjustment. *Psychol Bull.* 1994;115:74–101.

110. Crick NR, Dodge KA. Social information processing mechanisms in reactive and proactive aggression. *Child Dev.* 1996;67:993–1002.

111. Cole J, Dodge KA. Aggression and antisocial behavior. In: Damon W, ed. Eisenberg N, vol ed. *Handbook of Child Psychology.* 5th ed. Vol. 3: *Social, Emotional, and Personality Development.* New York, NY: John Wiley & Sons; 1998.

112. Huesmann LR, Guerra NG. Children's normative beliefs about aggression and aggressive behavior. *J Personality Soc Psychol.* 1997;72:408–419.

113. Farrington DP. The psychosocial milieu of the offender. In: Gunn J, Taylor PJ, eds. *Forensic Psychiatry: Clinical, Legal and Ethical Issues.* Oxford, England: Butterworth-Heinemann; 1995:252–285.

114. Lochman JE, Dodge KA. Social-cognitive processes of severely violent, moderately aggressive and non-aggressive boys. *J Consult Clin Psychol.* 1994;62:366–374.

115. Slaby RG, Guerra NG. Cognitive mediators of aggression in adolescent offenders: 1. Assessment. *Dev Psychol.* 1988;24:580–588.

116. Colder CR, Mott J, Levy S. The relation of perceived neighborhood danger to childhood aggression. *Am J Community Psychol.* 2000;28(1):83–103.

117. Henry J. Kaiser Family Foundation. *Fact sheet: the global HIV/AIDS epidemic 2012 (using data from UNAIDS).* Menlo Park, CA: Henry J. Kaiser Family Foundation; 2010.

118. Auerbach JD, Wypijewska C, Brodie HKH. *AIDS and Behavior: An Integrated Approach.* Washington, DC: National Academies Press; 1994.

119. Centers for Disease Control and Prevention. *HIV/AIDS Surveillance Report, 2010.* Atlanta, GA: U.S. Department of Health and Human Services, Centers for Disease Control and Prevention; 2010.

120. UNAIDS. *AIDS Epidemic Update: 2010.* Geneva, Switzerland: UNAIDS Joint United Nations Programme on HIV/AIDS; 2010.

121. Beyrer C, Jittiwootikarn J, Teokul W, et al. Drug use, increasing incarceration rates, and prison-associated HIV risks in Thailand. *AIDS Behav.* 2003;7(2):153; citing *HIV/AIDS Sentinel Surveillance Report.* Bangkok, Thailand: Ministry of Public Health: 2000.

122. World Bank. February 2009. *HIV/AIDS in India.* Washington, DC: The World Bank.

123. Chinese Ministry of Health, UNAIDS, WHO. *2005 Update on the HIV Epidemic and Response in China.* Beijing, China: Chinese Ministry of Health; 2006.

124. People's Republic of China Ministry of Health. *2012 China AIDS Response Progress Report.* http://www.unaids.org/en/dataanalysis/knowyourresponse/countryprogressreports/2012countries/ce_CN_Narrative_Report[1].pdf. Published March 31, 2012. Accessed May 26, 2013.

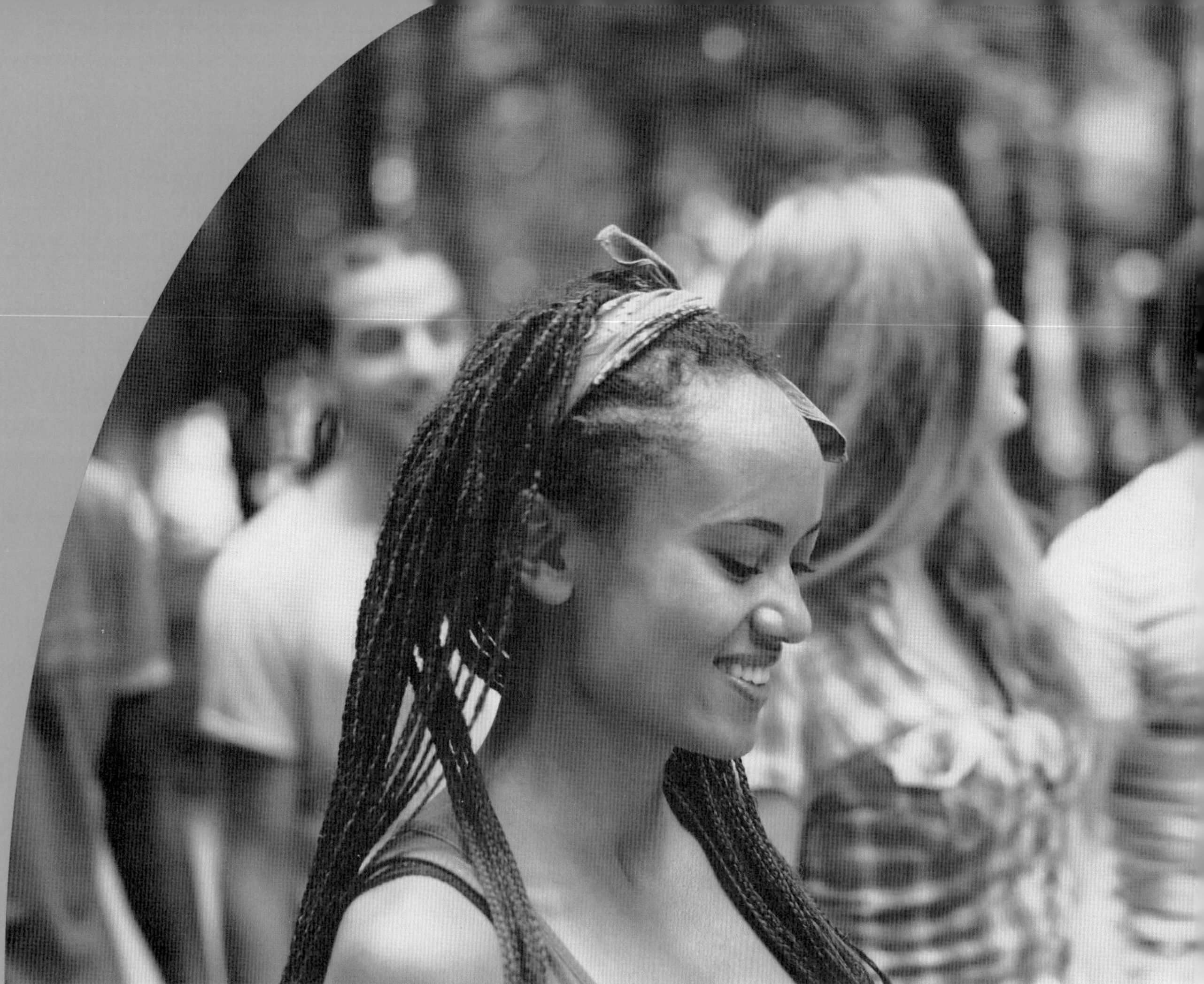

제 II 부

행동의 근원–다학제적 검토

On the Roots of Behavior— A Multidisciplinary Survey

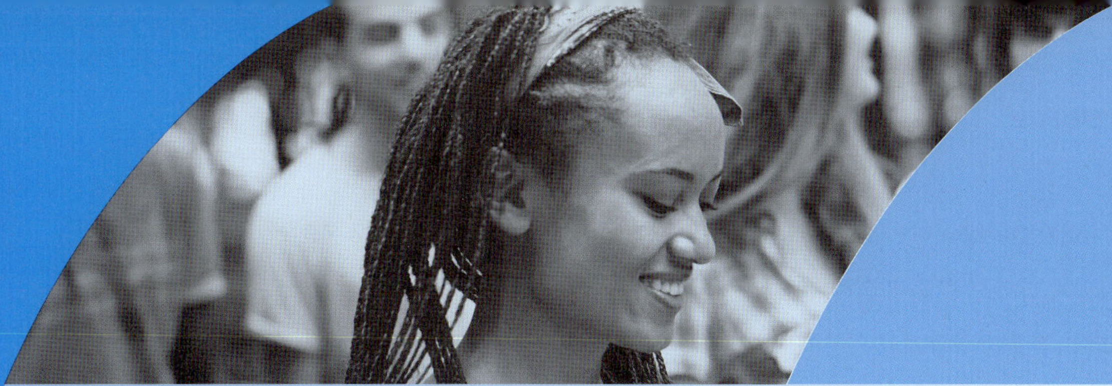

제 3 장

사회행동 이론과 그 근원

Social Behavioral Theory and Its Roots

학습목표

- 행동을 설명하기 위한 **이론**의 의미를 이해해야 한다.
- 과학에서 사용되는 이론의 바탕에 깔려 있는 가정들과 그 가정들이 내포하고 있는 의미를 이해해야 한다.
- 심리학, 사회심리학, 문화인류학, 생태학 및 생물학에 있어서 행동주의 이론의 영향을 설명할 수 있어야 한다.

"살아 있는 나이팅게일(새)을 해부한다고 해서 그 울음소리가 왜 그토록 아름다운지 알아낼 수는 없다."

–T.B. ALDRICH(1836–1907)

"우리가 앞으로 나아갈 수 있게 해준다면 그 어떤 이론이라도 바람직한 것이다."

–ANDRE GIDE(1869–1951)

"대부분의 사람들에게 있어서 당대에 받아들여지는 일반적인 사고방식을 벗어나서 달리 생각하는 것이 불가능하지는 않다 해도, 어려운 일임에는 틀림없다."

–GEORGE BERNARD SHAW(1856–1950)

이론에 대한 고찰

아마도 독자들은 과학이나 철학 강의 시간에 이론에 대해 논의하는 것을 들어본 일이 있을 것이다. 그럼에도 이론에 대해 논의하기에 앞서, 우리가 논의하는 것이 무엇인지에 대해 다 같이 이해하고 있는지 확인할 필요가 있다.

우선 이론이라는 개념은 무엇보다 **과학적 방법론**이라는 맥락과 닿아 있다. 이 용어는 과학과의 연관성 하에서 특별한 의미를 지니고 있기 때문에 먼저 이 문제부터 살펴보자. 사회과학의 맥락에서 이론을 정의하고 있는 다음의 예를 살펴보자.

> 현상을 설명하고 예측하기 위한 목적 하에 변수 간의 관계를 식별함으로써 현상을 체계적으로 파악하기 위해 만들어진 상호 관련된 일련의 개념, 정의 및 명제의 모음.[1]

과학철학자 칼 포퍼(Karl Popper)는 오늘날 과학적 탐구에 있어서 가장 널리 이해되고 있는 방식으로 이론의 개념을 정립하였다.[2] 포퍼에게 이론이란 어떤 문제에 대한 해답으로 제안된 설명을 의미한다. 그러나 무엇보다 중요한 것은 이론이 참이라는 점을 밝혀내는 것으로 그 타당성이 결정되지는 않는다는 점이다. 왜냐하면 이론을 뒷받침하는 사례를 생각해내는 것이 그다지 어려운 일이 아니기 때문이다. 진정한 검증 기준은 이론을 **반증**

(反證)할 수 있는지의 여부이다. 그러므로 이론이란 어떤 현상을 설명함에 있어서 검증될 수 있으며, 그것도 반증에 의해 검증될 수 있는 명제를 의미한다. 만일 적절한 상황에서 이론이 검증된다는 가정 하에 시간이 흘러도 반증되지 않는다면 그 이론은 축적된 과학적 지식의 일부분으로 남게 된다. 그러나 만일 반증된다면 이론은 재구축되거나 폐기되어야 한다. 과학은 이런 두 가지 방식을 통해 한 단계 발전하게 된다.

그러나 논의를 더욱 진행하기 전에 이론이 무엇인지에 대해 더욱 기본적인 의미에서 생각해보자. 본질적인 측면에서 정의하자면 이론은 일종의 **이야기**(story, account)이다. 그러므로 이론은 무엇인가를 설명하고, 현상들 사이의 연관성을 정립하는 하나의 이야기로 생각할 수 있다. 예를 들어보자. '어떤 물리적 대상, 예컨대 사과는 중력이라고 부르는 힘 때문에 나무에서 떨어지는 것으로 이론을 세울 수 있다.' 또는 '발암인자(carcinogens)라고 하는 어떤 물질은 인체 세포가 통제할 수 없는 상태에서 비정상적으로 자라나도록 돌연변이를 일으킨다는 이론을 세울 수 있다.'

이론으로부터 보다 구체적으로 가설, 원리, 개념 등이 유도될 수 있다. 그러나 우선은 이론을 하나의 이야기로 파악하는, 보다 일반적인 관점에 집중해보자. 선사시대로부터 현대에 이르기까지 인간의 가장 중요한 특징은 설화, 신화, 이야기 등을 만들어내는 존재라는 것이다. 예를 들면, 우주 전체의 운행체계를 기술해내고 사회가 어떻게 성립되었는지를 설명하며, 어떻게 남자와 여자가 현재의 상태에 이르게 되었는지를 설명하는 것 말이다. 넓은 의미에서 보자면 이 이야기들은 보다 구체적인 판단과 결론을 도출해낼 수 있는 일관적인 틀을 제공한다는 점에서 모두 이론으로 간주될 수 있다. 따라서 만약 남자는 불로 만들어지고 여자는 물로 만들어졌다는 이론이 있다면 다음과 같은 가설을 세워볼 수 있다.

- 남자는 극도로 감정적이며 쉽게 분쟁에 휘말리는 경향이 있는 반면에(불), 여성은 분쟁을 해결하거나 중단시키는 데 뛰어난 능력을 보인다(불 위에 물).
- 남자는 파괴적인 반면에 여자는 생산해낸다.
- 남자는 역경에서 살아남는 데 필요한 것들(불, 온기)을 제공하는 반면에 여자는 생명 유지에 지속적으로 필요한 필수재(물)를 제공해준다.

이제 남자와 여자의 근원에 대한 이론과 이로부터 비롯되는 여러 가지 가설을 들었다고 한다면 우리는 이를 옛날 이야기로 치부하고 말 것이다. 왜 그럴까? 어떤 기준에서 그런 판단을 한 것일까? 아마 무엇보다도 그 증거를 찾을 수 없다는 점, 남자와 여자의 근원에 관해 이미 알려진 사실과 부합하지 않는다는 점 등을 들어 그런 결론을 내렸을 것이다.

누가 옳을까?

여기에서 문제는 어떤 이론이나 구체적인 명제의 타당성을 평가하는 일은 반드시 그런 판단을 내리는 데 필요한 일련의 기준이나 규칙에 근거해야만 한다는 것이다. 이런 의미에서 이론은 철학자 루드윅 비트겐스타인(Ludwig Wittgenstein)이 말했던 '언어의 유희(language games)'로 볼 수도 있고[3], 프랑스 철학자 미셸 푸코가 말한 과학의 동어반복적 **화법(話法, discourse)**의 일부가 되는 유형의 진술로 볼 수도 있다.[4–7]

이론과 가설은 역사적/사회적/문화적 맥락과 같은 어떤 특정 맥락 안에서 그 의미와 타당성, 진실성(또는 허위성)을 갖는 진술이다. 그것이 갖는 맥락 안에서만 의미가 있기 때문에 어떤 특정 이론이 의미가 있는지를 이해하려면, 또는 그 타당성을 평가하려면 이른바 문맥적 기본 원칙(contextual ground rules)을 이해해야만 한다. 이러한 기본 원칙을 이해한다는 것은 인간 행동에 관한 이론을 제대로 평가함에 있어서, 그리고 그런 이론들이 언제, 어디에서 실제적으로 유용한지를 결정함

미셸 푸코(1926-1984)

푸코(Michel Foucault)가 주장했던 것은 기본적으로 두 가지이다.

첫째, 언어와 그 언어가 실제 사용되는 방식을 포함하는 다양한 표현방식의 더 넓은 범주를 의미하는 **화법(discourse)**은 어떤 역사적 시기와 그 시기의 지배적인 사회경제적 제도의 산물이다.

둘째, 특정 역사적 시기의 화법은 세계에 관해 어떻게 생각할 것인지에 관한 **원칙체계(무엇이 옳고 그른지, 무엇이 정상이고 정상이 아닌지)**를 포함한다. 예를 들자면 산업혁명과 근대과학의 근대주의자(modernist) 시기에 있어서 과학과 관련된 전형적 **화법은 합리적 또는 실증적 기준에 입각한 진위(眞僞)의 관점**에서 생각하게 만드는 것이다.

그림 3-1 공자(기원전 551-479)

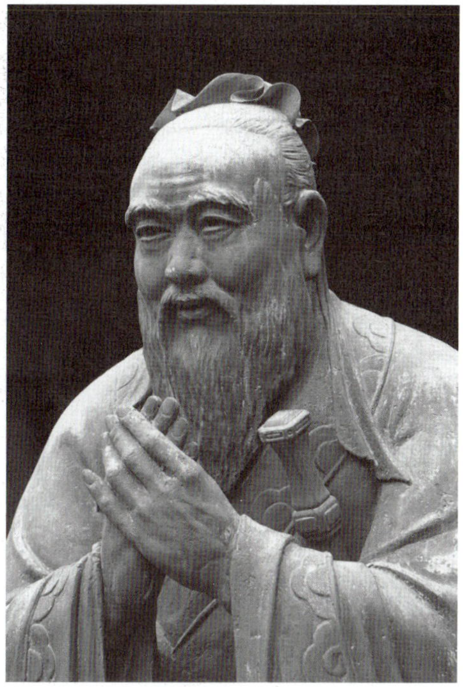

© Philip Lange/ShutterStock, Inc.

에 있어서 가장 중요한 도구 중의 하나가 된다.

그렇다면 우리가 이론을 사용하는 맥락이란 무엇을 의미하는 것일까? 그리고 기본 원칙이란 무엇일까?

서양 전통 안에서 이론의 맥락

통상적으로 사용되는 **이론**이라는 용어의 의미는 서양 철학과 과학의 맥락에서, 즉 그리스 철학자들로부터 시작되어 주로 유럽과 북미 지역에서 다양한 형태로 계승된 전통에서 찾아볼 수 있다. 이런 식의 접근이 이론의 이해를 서양의 관점으로 취급하고자 하는 것은 아니다. 이론의 개념이 어디에서부터 비롯되었는지를 이해함으로써 그 용어를 사회적/역사적 맥락 안에서 다룰 수 있도록 하자는 취지일 뿐이다. 물론 이 전통은 오랜 세월에 걸쳐 유럽과 북미 이외 지역에서 나타난 사상들, 예컨대 이븐 시나(Ibn-Sina), 이븐 루시드(Ibn-Roshd) 등 이슬람권 학자들과 공자(그림 3-1)와 장자 등 중국의 현자들에 의해 만들어진 철학에 의해 영향을 받아 왔고, 이들에 의해 더 풍부해지기도 하면서 공존해 왔다. 그렇기는 하지만 여기에서는 주로 서양 철학의 결과물로서 이론이라는 개념을 다루고자 한다.

'서양 전통'이란 무엇을 의미하는 것일까? 이 전통에는 이론이라는 용어의 사용을 이해하는 데 적합한 몇 가지 요소가 존재한다.

질서와 규칙성

질서의 개념이 서양 사상에서만 나타난다고 주장한다면 이는 매우 어리석은 일일 것이다. 모든 문화권의 근저에는 '사물의 자연적 질서'에 관한 관념이 존재한다. 단연코 이는 인간이 지니고 있는 가장 근본적인 특징이다. 유교, 도교, 나바호 인디언의 우주론 등을 포함해서 서양 밖에서 나타난 주요 철학과 사회 체계 안에는 자연적 질서에 관한 고도로 정교한 개념이 존재한다.

하지만 서양 사회에서는 질서라는 개념을 통해 과학의 발전에 직접적으로 관여하게 되는 방향 전환의 기회가 나타났다. 최소한 초기 그리스 시대부터 서양 철학과 과학의 핵심적 초점은 자연에 존재한다고 여겨진 질서를 점진적으로 찾아내고 **그 지식을 인간의 목적에 실제로 적용하는 것**이었다. 기원전 4세기경 데모크리투스(Democritus)는 이 세계가 일정한 크기, 형태와 부피를 가지고 있는, 자신이 '원자'라고 불렀던 최소한의 단위로 구성되어 있다는 생각을 하기 시작했다. 아리스토텔레스(Aristotle)는 일련의 경이로운 저서들을 통해서 언어의 논리를 분석하였고, 무엇보다도 중요한 지적 위업으로서 자연현상을 이해하고 범주화함에 있어서 물질과 형태, 운동, 공간과 시간 개념에 기초하는 방식을 채택하였다.[8]

대략 로마제국이 멸망한 기원후 5세기부터 15세기에 이르는 중세에 이르게 되면 자연의 질서에 관한 탐구가 천상(天上)의 질서를 이해하는 것과 같은 의미로 받아들여졌다. 지식과 학문 탐구에 대한 교회의 독점권이 중세의 핵심적인 특징이라는 점을 생각해보면 이는 놀랄 일도 아니다. 그리하여 토마스 아퀴나스(Thomas Aquinas)는 13세기에 필사된 "신학대전(*Summa Theologica*)"에서 인간 이성이 만든 철학과 인간 이성을 초월함으로써 믿음으로 받아들여야 하는 계시된 지식으로서의 신학이 함께 존재해야 한다고 주장하였다. 그는 자연계 안에 질서가 존재한다면 그 질서를 창조한 존재가 먼저 존재해야 한다는 주장을 통해 신의 존재를 증명하였다.

일반적으로 17~18세기에 걸치는 계몽시대에 과학적 발견이 폭발적으로 이루어지면서 지식과 이론에 대한 교회의 통제는 근본적으로 막을 내리게 되었다. 이런 결과는 여러 가지 요인에 의해 나타났다. 15세기 인쇄술의 발명과 이에 따른 교양(읽고 쓰는 능력)의 확산, 인간과 지리적 측면에서 다양성의 증거를 가져다 준 신대륙 탐험, 다른 행성을 찾아내고 지구가 우주의 중심이 아니라는 점을 밝혀낸 천문학적 발견들, 로크(Locke), 볼테르(Voltaire), 루소(Rousseau) 등 자연철학자들의 등장, 르네상스 시대에 나타난 예술의 신사조(新思潮) 등 계몽시대에 들어와 자연현상을 설명하는 방식이 천상에서 지상으로 내려오게 되면서 무엇보다 인간의 이성과 현실적인 증거가 중요하게 여겨졌다. 중요한 점은 현실적, 합리적인 설명 방식이 산업혁명의 시작과 동시에 등장했다는 것이며 이로 인해 권력은 교회와 군주들로부터 재화의 생산에 과학과 기술을 사용하기 시작한 사람들로 옮겨지게 되었다.

하지만 질서와 규칙성에 대한 관심은 사라지지 않아서 우주는 톱니바퀴가 째깍거리면서 자동적으로 무한히 돌아가는 기계적인 시계의 은유를 통해 받아들여졌다. 과학적 탐구를 통해 뉴턴(Newton)의 중력법칙과 같은 수많은 자연법칙이 새롭게 발견되었다. 과학적 발견의 증가로 인해 자연철학이나 자연과학이라는 이름으로 하나였던 탐구 영역이 여럿으로 나누어지기 시작하면서 생물학, 물리학, 천문학 등이 등장했고, 얼마 후에는 사회학, 인류학, 심리학이 나타났다. 인간과 사회를 주된 연구대상으로 삼았던 이 세 가지 분야는 자연과학과 동일한 의미에서의 과학으로 발전하도록 추구되었고 이는 지금도 마찬가지이다. 프랜시스 베이컨(Francis Bacon)이 선구적으로, 그리고 19세기에는 볼테르(Voltaire), 오귀스트 콩트(Auguste Comte) 등이 사회의 발전을 위해 인간 행동의 법칙—질서와 규칙성—을 발견하고 사용하고자 하는 인문과학을 발전시켰다. 이런 관점은 일반적으로 **실증주의(positivism)**로 불린다.

실증주의: 지식은 자연 현상에 기초하고 있으며 자연 현상들의 성질과 관계는 실증과학(empirical sciences)에 의해 입증된다고 주장하는 철학적 전통

모든 과학자 또는 사상가들이 이런 경향을 찬성하는 것은 아니며 오늘날까지도 그 영향을 미치고 있는 논쟁을 통해서 인

간을 탐구 대상으로 하는 과학을 어떻게 보느냐 하는 관점은 자연과학과 동일하게 보는 입장과 중요한 측면에서 자연과학과는 다른 학문으로 보는 입장—실러(Schiller), 딜타이(Dilthey), 후설(Husserl)의 논의와 함께 보다 최근의 포스트모던 철학자로서 미셸 푸코 등의 논의 참조—으로 나누어져 있다. 어쨌든 **오늘날 이론이라는 개념은 질서라는 개념과 분리하여 생각할 수 없다.**

예측 가능성

어떤 의미에서 예측 가능성은 질서와 규칙성의 자식이라고 볼 수 있다. 만일 자연에 질서가 존재하고 우리가 이 질서의 세부사항과 규칙을 발견한다면 우리는 이론적으로 향후 어떤 일이 발생할지 **예측**할 수 있기 때문이다. 오늘날 이런 생각은 우리의 상식이 되어버렸기 때문에 과연 그럴까라고 생각하는 사람은 없을 것이다. 그러나 우리가 매일 저녁 일기예보를 들을 때 내일 하루나 다음 주까지의 일기를 가능한 한 정확하게 **예측**해내기 위해 누군가 과학을 사용하고 있는 것이라고 생각하게 된다. 의사를 찾아가 처방전을 받을 경우 우리는 의사가 문제가 뭔지 진단한 다음, 과학에 기반을 두고 처방약이 10일 동안에 걸쳐 문제를 완화하거나 병을 완치할 것으로 예측한다고 가정한다.

이것을 사회과학이나 인문과학의 목표로 삼기 시작한 사람은 오귀스트 콩트(1798-1857)였다. 그는 인간이 근대 과학에 이르는 여정에서 사건과 현상의 발생 원인을 초자연적인 것에서 찾고자 했던 신학적(theological) 단계와 근원적인 에너지나 관념으로서 현상을 설명하려고 했던 형이상학적(metaphysical) 단계를 거쳐 현상을 관찰, 가설 및 실험으로 해명하려고 하는 실증적(positive) 단계의 세 가지 단계를 거쳤다고 주장했다.[9] 콩트는 실증주의적 접근 방법을 체계적으로 적용하면 결국에 가서는 사회 현상을 예측하고 바람직한 사회를 형성할 수 있을 것으로 보았다.

서양 전통에서의 사상가들

- 플라톤(Plato)과 아리스토텔레스(Aristotle): 윤리학에서부터 사회 조직의 성격, 물질의 구성, 지식의 분류 체계 등에 이르는 광범위한 주제에 대해 생각했던 그리스의 고전철학자들
- 르네 데카르트(René Descartes): **합리주의** 전통의 원조인 프랑스 철학자
- 존 로크(John Locke)와 데이비드 흄(David Hume): **경험주의** 전통을 대표하는 영국 철학자들
- 오귀스트 콩트(Auguste Comte): '사회과학'이라는 아이디어의 창안자
- 에드문트 후설(Edmund Husserl)과 빌헬름 딜타이(William Dilthey): **현상학** 전통의 주창자
- 찰스 다윈(Charles Darwin): 진화론과 자연선택론의 핵심적 창시자
- 에밀 뒤르켐(Emile Durkheim)(사회학), 프란츠 보아스(Franz Boas)(인류학), 지그문트 프로이트(Sigmund Freud)(심리학): 20세기 초의 영향력 있는 사회이론가들
- 칼 포퍼(Karl Popper): 과학철학자이며 과학적 방법론의 옹호자
- 미셸 푸코(Michel Foucault): 언어, 권력과 사상 사이의 관계를 밝힌 20세기 중반의 프랑스 철학자

실증적 자료

이 지점에서 **인식론**(epistemology)이라고 하는 중요한 용어를 소개해야겠다. 인식론은 기본적으로 우리가 안다는 것을 어떻게 아는지에 관한 학문이다. 우리가 무엇인가를 참이라고 알고 있다면 이는 그것을 볼 수 있고 만질 수 있기 때문인가? 아니면 우리의 마음속에 있는 관념 때문인가? 아니면 성스러운 경전에 그렇게 쓰여 있기 때문인가? 사실상 이 세 가지 질문은 우리가 알고 있는 것을 어떻게 아는지에 관한 세 가지 입장을

반영하고 있다. 첫 번째는 **경험론**(empiricism)이고, 두 번째는 **이성론**(rationalism)이며, 세 번째는 **신학적**(theological) 또는 **이신론적(理神論的**, deistical) 입장에 해당한다.

이론의 개념을 발전시킨 과학적 전통의 뿌리는 영국의 경험론자인 존 로크와 데이비드 흄의 **경험주의적** 전통에서 찾을 수 있다. 경험론의 바탕에 있는 인식론은 **우리가 알고 있는 것은 우리의 감각으로부터 온다**는 사고방식에 잘 나타나 있다. 우리는 객관적 실체를 '우리의 밖에 존재하여' 우리가 인식해야 할 대상으로 생각하며, 그 존재에 대한 우리의 관념은 그 인식으로부터 오는 것이다. 이는 현실이 객관적인 바깥 세상에 존재하는 것이 아니라 우리의 마음속에 존재한다고 보는 데카르트의 이성론과는 대조가 되는 입장이다. 또한 이는 빌헬름 딜타이, 에드문트 후설 등의 **현상학적**(phenomenological) 입장과도 배치되는 것으로 이 관점에서 지각하는 주체는 개인이고 이 개인의 지각 작용은 생물학적 조건뿐만 아니라 그 자신의 인생 경험, 문화 및 역사에 영향을 받기 때문에 인식은 결코 객관적이지 못하고 주관적일 수밖에 없으며, 따라서 우리가 이해하는 현실은 결코 우리의 경험을 뛰어넘지 못한다고 본다. 그러므로 현실은 객관적이지 않으며 우리가 경험한 현실(experienced reality)일 뿐이다.

경험론적 전통에서 과학이 현실에 관해 구체적인 진술을 하려면 그 증거로서 관찰 가능하고 구체적인 자료의 축적에 의해 뒷받침되어야 한다. 그렇다면 질서와 예측 가능성이라는 관념과 부합하기 위해 이 전통에서의 이론은 증거에 의해 뒷받침되는 현상 사이에 존재하는 **관측 가능하고 구체적인** 관계에 관해 어떤 진술을 할 수 있어야만 한다. 이러한 '증거라는 기준'은 우리가 앞으로 공부할 여러 이론 안에 스며들어 있으며, 그 증거가 과연 충분한 것인지에 대해 우리는 늘 의문을 품어야 할 것이다.

진보와 완전성

어떤 형태로든 진보는 많은 사상의 문화적 전통 안에서 한 구성요소로 존재한다. 예를 들어 불교나 힌두교 문화에서 진보는 깨달음의 상태, 즉 니르바나에 도달할 때까지 환생을 통해 영혼과 카르마가 윤회하는 것을 의미한다. 서양 문화에서도 진보에 대해 비슷한 생각을 찾아볼 수 있다. 플라톤의 독창적인 철학서 "공화국(*The Republic*)"에는 유명한 동굴의 비유가 등장하는데 이 비유에서 진실한 지식으로 가는 길은 그림자와 허상으로 가득한 동굴의 심연으로부터 빛이 나타나면서 사물의 진정한 형상을 볼 수 있는 마지막 단계로의 여정으로 그려지고 있다.

한때 영국의 대법관이기도 했으며 16세기 말과 17세기 초의 위대한 지적 개혁가인 철학자 프랜시스 베이컨은 (지식 획득의 진보에 관한 몇 편의 논문에서) 그동안 도전 받아본 일이 없었던 미신과 철학으로 구성된 기존의 모든 지식체계를 실증주의, 진보 및 지식의 실제적 사용을 강조하는 새로운 패러다임으로 교체할 것을 제안하였다.[10–12]

계몽주의시대 이래 거의 대부분의 과학자들과 사회사상가들은 자신들이 만든 이론의 핵심 부분에 진보(progress)의 개념을 집어넣었다. 예를 들면 찰스 다윈의 진화론, 허버트 스펜서(Herbert Spencer)의 사회다윈주의, 헤겔(G.W. Friedrich Hegel)의 정신의 역사적 진보(historical progression of spirit), 칼 마르크스(Karl Marx), 막스 베버(Max Weber), 에밀 뒤르켐(Emile Durkheim) 같은 사회이론가들의 사회발전 단계설, 지그문트 프로이트(Sigmund Freud)나 에릭 에릭슨(Erik Erikson) 같은 심리학자들의 심리적 발전 단계설 등이 그러하다. 이들에게 있어서 시간은 단지 정지되어 있는 그 무엇이 아니었던 것이다.

한마디로 말해서 진보의 개념은 우리의 사고방식에 있어서 필수불가결한 부분이 되었다. 우리가 과학이라고 부르는 노력이나 이론의 의미로부터 진보의 개념을 분리해버리는 것은 불가능한 일이다. '과학을 한다는 것(doing science)'은 정의 자체가 끊임없는 지식의 축적을 의미하며, 이를 통해 우리가 살아가는 세상에 대한 인식의 지속적인 확장이 가능해지는 것이다. 이 과정에서 이론을 제안하고 검증하는 것은 필수불가결한 일이며, 여기에서 이론은 과학적 탐구를 가능케 함으로써 지식을 축적해 나가기 위해 사용하는 '전략'이라고 볼 수 있다.

지금까지의 논의를 통해 이론이 질서, 예측 가능성, 실증적 자료 및 진보라는 개념을 모두 포함하고 있다는 점을 알 수 있을 것이다.

선행 이론

이제 현재의 건강 관련 학문에서 사용하고 있는 행동주의 이론에 앞서 나타났던 일련의 이론들에 대해 구체적으로 알아보기로 하자. 건강 관련 학문에 있어서의 행동주의 이론은 심리학과 사회심리학에서 가져온 것이므로 이들부터 먼저 살펴보고, 그 밖에도 중요한 기여를 했던 생태학, 사회학, 문화인류학 등에서의 이론들을 살펴보기로 한다.

심리학과 사회심리학

오늘날에는 어떤 학문 분야든지 수많은 세부 분야가 존재하며 심리학도 마찬가지이다. 하지만 심리학의 어떤 세부 분야는 다른 세부 분야보다 건강 관련 분야의 행동주의 이론에 대해 훨씬 더 큰 영향을 미쳤다. 예를 들면 **프로이트의 심리학**은 위의 측면에서는 그다지 큰 흔적을 남기지 못했다. 하지만 **행동심리학**, **인지심리학**, **생태심리학**과 **인본주의 심리학** 이론은 모두 **사회심리학**과 함께 중요한 기여를 하였다.

행동주의 심리학

행동주의 심리학(behaviorist psychology)은 19세기 후반까지 거슬러 올라가는 심리학의 초기 이론으로 **행동은 자극-반응 기전**(stimulus-response mechanism)의 작용을 통해 습득되거나 조건화된다고 주장하는 입장이다. 사고과정 그 자체 또는 감정 같은 것은 중요하다고 보지 않는데 이는 이들이 행동의 변화에 필수적인 것으로 간주되지 않기 때문이다. 가장 중요한 과정은 뇌의 **반사적** 반응으로 여겨지는 환경의 영향으로 간주된다. 따라서 내면의 정신적 과정은 일종의 '블랙박스'로 취급되며, 이 안에서 자극이 가해지고 이에 따른 행동이 나타난다. 최초의 행동주의 심리학자는 러시아의 이반 파블로프(Ivan Pavlov, 1849-1936)이다. 그는 나중에 **고전적 조건화**(classical conditioning)라고 불리게 된 접근법을 사용하여 한 가지 실험을 고안하였다. 개의 입안에 고기를 넣어주어 침을 흘리게 함과 동시에 종을 쳤던 것이다. 같은 동작을 여러 번 반복한 다음에 그는 개의 입에 고기는 넣어주지 않고 종만 쳤다. 그래도 개는 침을 흘렸는데 이는 고기와 연관된 종소리라는 **조건 하에서의 자극**(conditioned stimulus)이 주는 효과를 보여주는 것이었다. 미국에서는 에드워드 손다이크(Edward Thorndike)와 존 왓슨(John Watson)이 초기 행동주의자로 알려져 있다.

스키너(B.F. Skinner, 1904-1990)는 **조작적 조건화**(operant conditioning)라고 하는 현대적 접근법을 개발하였다.[13] 행동을 환경에 연결시키는 반사적 반응에 관한 동일한 기본 가정에 기초하여 이 방법은 일련의 단계와 과정을 거치도록 되어 있다. 어떤 특정 행동은 그 행동과 관련이 있는 긍정적인 강화인자(reinforcer)와 부정적인 강화인자를 반복적으로 적용함으로써 조건화할 수 있다. 그러나 이러한 강화인자들은 행동의 지속이라는 측면에서 서로 다른 효과를 낳는 스케줄 또는 다양한 시간 간격에 따라 제공될 수 있으며, 어떤 행동은 형성과정(shaping), 즉 실제 행동에 점점 더 가까워지게 만드는 유사

행동을 강화함으로써 습득될 수 있다. 또한 행동에 영향을 미치는 조건을 제거할 수도 있다. 이런 방법을 통칭하여 **행동수정**(behavior modification)이라고 한다.

행동주의적 접근법은 현재 금연 중재와 여타의 중독 치료에 사용되고 있다. 우리의 목적과 관련하여 중요한 것은 긍정적 및 부정적 강화인자를 사용하여 행동을 습득하는 접근법과 관련된 기본적 가정들이 다수의 건강행동 이론에 등장하고 있다는 점이다.

인지심리학

그 명칭에서 알 수 있는 것처럼 인지심리학(cognitive psychology)은 행동의 원천으로서 사고과정 그 자체에 초점을 맞춘다. 따라서 내면의 정신적 과정을 무의미한 것으로 치부해 버리는 행동주의와 대조적으로 이번에는 블랙박스의 내부에서 일어나는 일들이 관심의 대상이 된다. 인지심리학이 다루는 사고과정으로는 무엇보다도 지각(인식)작용, 기억, 의사 결정, 해석, 추론 및 판단작용 등이 있다.

이 학파에서 가장 영향력이 있는 인물인 장 피아제(Jean Piaget)에 의하면 우리가 정보를 처리하는 데는 핵심적으로 두 가지 방식이 있다. **동화**(assimilation)는 기존의 지식 범주에 새로운 정보를 짜 맞추는 방식이며 **조화**(accommodation)는 새로운 정보를 편입하기 위해 기존 신념을 변경하거나 적응하는 방식이다.[14–17] 또한 피아제는 감각운동(sensorimotor) 단계, 사전 작용(preoperational) 단계, 구체적 작용(concrete operational) 단계, 형식적 작용(formal operational) 단계라는 인지발달 단계 이론으로도 유명하다.

인지심리학은 건강 신념 모형, 계획 행동 이론, 사회적 인지 이론 등 정도의 차이는 있지만, 모두 내면의 과정이 행동에 영향을 미친다고 보는 행동주의 이론에서 중요한 역할을 하고 있다. 내면 과정이 영향을 미치는 행동으로는 위험과 이득의 계산, 결과에 대한 기대 형성 등이 있다.

인본주의 심리학

어느 정도는 행동주의, 인지심리학, 프로이트 심리학이 기계론적이고 결정론적이라는 인식에 대한 반응으로서 인본주의 심리학(humanistic psychology)은 개인의 힘, 즉 스스로 선택하고 미래를 결정하는 인간의 능력을 중시하는 철학에 기초하여 발전하였다. 인본주의 심리학의 기본적인 믿음 또는 가정은 인간이 궁극적으로는 성장을 추구하고 자신의 잠재적 능력을 실현하려 한다는 것이다. 그러나 에이브러햄 매슬로(Abraham Maslow)가 그 유명한 저서, "욕구의 위계(*hierarchy of needs*)"[18]에서 밝혔듯이 인간이 이런 더 높은 차원으로의 성장을 추구하기 위해서는 기본적인 생리적 욕구부터 감정적/사회적 욕구에 이르는 일련의 욕구를 먼저 충족시킬 수 있어야만 한다.

이러한 입장과 어떤 특정 보건학 이론의 관계가 언제나 분명한 것은 아니지만 국민의 **삶의 질**(quality of life) 향상이라는 목표, 또는 **건강한 생활양식**(healthy lifestyles)과 **건강한 선택**(healthy choices)과 관련된 목표가 보건학이나 건강증진의 정의에 공통적으로 나타나는 것을 보면 인본주의 심리학이 보건학의 '철학'에 전반적으로 영향을 미친 것은 명백하다. 따라서 부분적으로 건강증진은 주거, 고용, 의료 접근성처럼 사람들로 하여금 더 건강하고 높은 삶의 질을 누릴 수 있도록 해주는 기본적인 욕구가 포함되는 여러 가지 조건의 개선을 의미하는 것이다.

사회심리학

심리학이라는 분야가 전반적으로는 개인의 정신적 과정과 행동에 대해 관심을 갖고 있지만 사회심리학(social psychology)이라는 분과에서는 개인(과 그들의 정신적 과정)이 그들을 둘러싸고 있는 사회적 환경(집단, 관계 및 여타의 사회적 단위)과 어떻게 상호작용하는지에 대해 관심을 갖는다. 사회심리학은 집단 역학(group dynamics), 권위와 합법성, 감정과 그 표현, 공격성, 자아와 정체성, 동기, 성별(gender), 집단적 편견('따돌림' 과정), 규범, 태도 등의 주제를 연구하는 분야이다. 건강 관련 행동은 많은 경우에 복잡하고 사회적 요인에 의해 유발되기 때문에 사회심리학이 다루는 주제는 보건학에 있어서의 많은 행동주의 이론 및 접근법과 명백한 연결 관계를 갖고 있다.

우리가 지금 논의하고 있는 다른 분야들과 마찬가지로 사회심리학도 그 모든 분야를 다룰 수는 없기 때문에 예시적 차원에서 몇몇 학자들 또는 접근법을 선별적으로 다룰 수밖에 없을 것이다. 한 가지 중요한 주제는 개인의 행동에 대한 사회적 영향의 성격이다. 예를 들면 스탠리 밀그램(Stanley Milgram)이 수행한 권위와 순종에 관한 유명한 실험이 있다.[19,20] 이 실험에서 그는 사람들이 만약 그럴 권한을 가진 사람으로부터 지시를 받을 경우 다른 사람에게 위해가 되는 전기충격을 가할 용의가 있는지에 대해 알아보았다. 이 연구 결과는 많은 관심의 대상이 되었는데 과연 사람들이 권위에 복종하거나 순응하기 위해서 자신의 도덕적 판단을 유보할 용의가 있는지에 대해서 상당한 의문이 제기되었다. 다른 연구들은 집단에 대한 소속감이 구성원의 행동과 사고방식의 순응에 미치는 영향을 알아보았다. 예를 들어 어빙 제니스(Irving Janis)는 정부의 정책적 의사 결정 과정에서 나타나는 '집단 순응 사고(groupthink)' 현상을 연구하였다.[21,22] 크랜덜(Crandall)은 대학의 여학생 동아리 내에서 소속감이 거식증 같은 섭식장애에 미치는 영향을 연구하였다.[23]

관심의 대상이 되었던 다른 주제는 태도와 행동이다. 태도는 신념, 정체성과 사회적 관계가 얽히는 복잡한 주제이다. 사회심리학에서는 오랫동안 태도와 행동, 그리고 태도의 일관성에 대해 관심을 가져 왔다. 이 문제에 대한 두 가지의 초기 견해 중 한 가지는 행동이 태도와 모순이 될 때(**불일치, dissonance**) 사람들은 태도와 행동 사이의 불일치를 해소하기 위해 자신의 태도를 합리화하거나 조정한다고 본다.[24] 또 다른 견해는 오랜 시간에 걸쳐 유사한 상황 하에서 자신이 어떻게 행동하는지에 관한 경험을 통해 자신의 태도를 결정한다고 주장한다.[25] 심리학자 마틴 피시바인(Martin Fishbein)과 아이섹 아젠(Icek Ajzen)은 태도와 행동 사이에 **의도(intentions)**라는 중간 요인을 제안했는데 태도는 의도에 작용하는 여러 가지 요인[인지된 규범이나 중요한 타자(他者)의 의견 등을 포함] 중의 하나이다.[26,27]

사회과학: 사회학과 문화인류학

심리학이 행동의 개인적 측면에 초점을 맞추는 데 반해서 사회학과 인류학은 모두 행동의 사회적/문화적 측면에 초점을 맞추고 있다. 둘 다 임상적인 분야가 아니므로 연구를 수행하고 이론을 만들 때 심리학과는 다른 방법론과 접근법을 사용한다. 두 학문 분야의 공통점은 여기까지이다. 사회학은 일반적으로 보다 국지적인 사회 현상에 초점을 맞추는 반면에 문화인류학은 전 지구적 차원의 주제와 국지적인 주제를 모두 아우르며, 비교적인 관점을 취하는 경우가 많다. 사회학자들은 사회적 집단, 사회적 계층, 사회적 구조와 사회적 상호작용의 특성에 대해 관심을 갖는다. 이에 반해 문화인류학자들은 인간 행동에 있어서 문화의 역할, 생활양식이 만들어지는 방식, 지식과 신념 체계, 언어와 상징, 그리고 인간의 삶과 그 의미를 '표상'하는 다른 여러 가지 방식들에 대해 관심을 보인다.

사회학이 보건학에 미친 영향은 다음과 같다.

- **개인들이 고를 수 있는 선택지의 범위에 대해 사회 구조와 계급이 미친 영향과 역할**: 칼 마르크스, 프리드리히 엥겔스(Friedrich Engels)와 막스 베버를 비롯한 여러 학자들은 사회 계층이 만들어지는 방식에 대해 많은 저작물

을 남겼다. 보다 최근에는 피에르 부르디외(Pierre Bourdieu) 같은 이론가들이 사회적 계급과 지위가 (건강을 포함한) 일상의 삶에서 사람들이 기대할 수 있는 바에 대한 실제적 인식의 한 부분이 되는 방식에 대해 관심을 보이고 있다. 이는 또한 건강 수준의 결정에 있어서 사회생태계의 역할에 대한 개념을 확립함에 있어서 일정한 역할을 수행하고 있다.[28]

- **행동에 대한 집단의 영향**: 집단 규범과 순응은 중요한 쟁점이다. 이 지점에서 사회심리학과 중첩되지만 이는 나중에 건강행동 이론의 발전 과정에서 매우 중요한 주제가 된다. 에밀 뒤르켐은 사회적 순응에 관한 초기 논의에 그 누구보다 커다란 영향을 미쳤다.[29]

- **사회자본**: 이는 한 사람이 갖고 있는 사회적 관계망과 자원으로 인해 교육, 일자리, 의료 및 기타 사회적 급여 혜택에 대한 접근성이 어떻게 달라지는지를 말한다.[30-32]

- **사회조직**: 뒤르켐[29], 베버[33,34] 등은 사회 구조가 형성되는 방식, 노동의 분화가 일어나는 방식, 사회적 행동의 성격과 동기에 관한 이론과 분석에서 상당한 기여를 하였다.

인류학은 초기부터 공중보건과 관련된 주제들을 다루어왔다.* 20세기 초에 프란츠 보아스(Franz Boas)는 인종차별주의자들의 전형적인 주장과 맞서고, 일반 대중들이 문화적 패턴의 다양성을 이해할 수 있도록 돕기 위한 일에 투신하였다. 아마도 대중적으로 가장 유명한 인류학자인 마거릿 미드(Margaret Mead)는 다른 무엇보다도 청년들을 어떻게 이해하고 그들과 같이 일할 것인지에 관한 미국 내에서의 논쟁에 영향을 미치기 위해 자녀 양육, 청년기 및 성별에 관한 자신의 연구 결과를 활용하였다.

20세기 중반에 루스 베네딕트(Ruth Benedict), 마거릿 미드, 에이브러햄 카디너(Abram Kardiner), 코라 뒤부아(Cora DuBois), 존(John)과 베아트리체 화이팅(Beatrice Whiting), 어빙 할로웰(Irving Hallowell), 안소니 월레스(Anthony Wallace) 등 일단의 인류학자들은 문화와 개성(personality) 간의 관계와 그 관계가 행동으로 표출되는 문제에 대해 연구 역량을 집중하였다. 이 방면의 연구는 행동을 유형화함에 있어서 **문화적 모델(cultural models)**에 주목했던 워드 굿이너프(Ward Goodenough), 로이 당드라드(Roy D'Andrade), 멜포드 스피로(Melford Spiro), 클라우디아 슈트라우스(Claudia Strauss), 도로시 홀랜드(Dorothy Holland)와 나오미 퀸(Naomi Quinn) 등의 인지 및 심리학적 인류학자(cognitive and psychological anthropologists)들이 계속 수행하였다. 인류학에서의 다른 연구 방향은 마빈 해리스(Marvin Harris)의 연구를 예로 들 수 있는 **유물론적**인 전통으로 이 입장은 인간의 행동과 생산 체계의 관계에 대해 초점을 맞추고 있다.

보건학의 이론과 실제에 문화인류학이 미친 영향은 다음과 같다.

- **생태학적 모형(ecological model)으로 알려진 이론에 나타나는 건강(및 기타) 행동에 대한 전인적(全人的, holistic) 접근법**[35]: 인간의 행동은 그 행동이 발생하는 사회적/문화적/상황적 맥락을 벗어나서는 제대로 이해될 수 없다는 입장이다.

- **문화적 능력 또는 문화적으로 적절한 (보건) 프로그램과 돌봄(care)**: 건강, 무엇이 건강하고 건강하지 않은가의 개념, 질환(disease) 또는 질병(illness)의 분류와 원인, 적합한 치료의 종류와 서비스 제공 주체, 환자와 어떻게 상호작용해야 하는지 등의 문제가 상당 부분 문화적 요인에 영향을 받는다고 보는 입장이다. 환자들의 다양성을 고려

---

* 대체적으로 보아 인류학은 사회문화인류학, 고고학, 자연(생물)인류학, 인류학적 언어학의 네 가지 세부 분야로 나뉜다. 문화인류학(Cultural Anthropology)과 자연인류학(Physical Anthropology)은 공중보건의 쟁점과 가장 깊은 관계를 갖는다.

할 때 환자가 건강에 대해 어떤 신념과 습관을 갖고 있는지, 그리고 그들과 어떻게 상호작용해야 하는지를 이해하는 일은 건강증진과 치료 프로그램의 개발에 있어서 대단히 중요한 부분이다.

- **특정 문화적 환경과 건강 문제에 대한 서비스 제공(practice) 사이의 관계**: 메릴 싱어(Merrill Singer)[36]와 폴 파머(Paul Farmer)[37,38] 같은 인류학자들은 빈곤과 억압이라는 조건과 HIV/AIDS의 확산 사이의 관계를 강조하는 연구에 매진해 왔다. 마크 니처(Mark Nichter)는 다른 무엇보다도 문화와 청소년 흡연 간의 관계에 관한 연구로 유명하다.[39] 아서 클라인만(Arthur Kleinman)은 질병의 사회문화적 성격과 이들 질병이 문화마다 어떻게 경험되고 다뤄지는지에 관한 연구에 있어서 선구적 업적을 남겼다.[40]

생태학과 생물학적 시스템

또 다른 맥락에서 생태학과 인간생태학 분야는 오늘날 건강행동의 여러 가지 영역(예를 들어, 정책과 규제, 사회문화적 요인들, 물리적 환경과 개인적 요인들)의 복잡한 체계가 함께 미친 영향의 결과로 이해되는 데 영향을 미쳐왔다. **생태적 모형**은 보건학에서 건강행동을 이해함에 있어서 널리 사용하는 일반적인 이론 틀이다.[35,41,42]

생태학은 생물학의 한 분야로서 일정한 체계 안에서 생물체가 기능하는 방식을 연구하는 학문이다. 단적인 예는 먹이사슬이다. 서로 다른 많은 유기체는 생존을 위해서 다른 유기체와 특정 물리적 환경을 필요로 한다. 만일 한 유기체가 멸종하거나 물웅덩이가 말라버려 체계가 붕괴되면 모든 체계와 전 유기체가 영향을 받게 된다. 마찬가지로 인간생태학은 인간이 생물물리적(biophysical) 및 사회적 환경 안에서 그 한 부분으로서 기능하는 방식에 초점을 맞추고 있다. 즉, 인간이라는 존재는 그가 살아가는 환경과 별개의 문제로 개념화될 수 없다는 것이다. 두 분야 모두에서 일반 원리는 동일하다. **생명체의 삶과 행동은 상호의존적인 체계 내에서만 존재할 수 있는 것이다.**

생태학의 아이디어는 이 책이 소개하고 있는 이론과 접근법 하나하나가 수수께끼의 한 조각을 묘사하거나 이해하는 데 유용하다는 점에서 모든 이론들과 접근법들을 하나로 통합하는 데 도움을 줄 것이다.

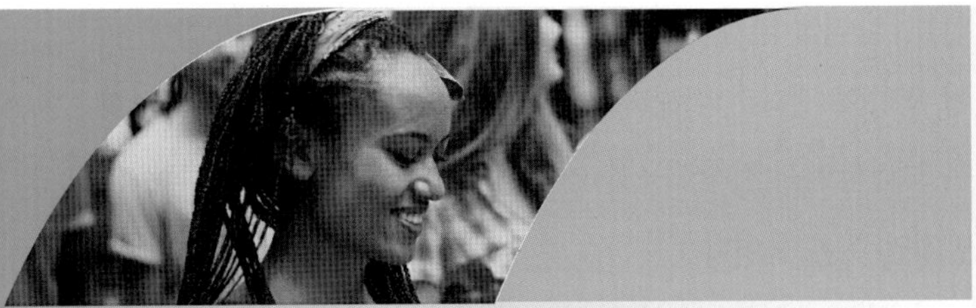

© Poznyakov/Shutterstock, Inc.

생각해 볼 문제

1. **이론**을 정의해보라. 이론은 왜 이야기와 같은가?
2. 우리가 지금 알고 있는 **이론**이라는 용어의 의미는 네 가지 주요 신조(tenets)를 갖고 있는 서양 철학과 과학의 전통에서 온 것이다. 이들은 무엇인가?
3. 현대의 행동주의 이론에 기여한 심리학 '학파'에 대해 설명하라.
4. 사회학과 인류학 등 사회과학이 현대의 행동주의 이론에 기여한 바는 무엇인가?
5. 공중보건 종사자들이 사회심리학이나 인류학 개념을 이해해야 하는 이유는 무엇인가?
6. 자연체계(natural systems)에 관한 연구는 보건학에 있어서 행동주의 이론에 어떤 영향을 미쳤는가?
7. 건강증진 프로그램을 생태주의 모형의 맥락에서 개발하는 것이 왜 중요한가?

REFERENCES

1. Kerlinger FN. *Foundations of Behavioral Research*. 3rd ed. New York, NY: Holt, Rinehart and Winston; 1986.
2. Popper K. *Conjectures and Refutations*. London, England: Routledge and Kegan Paul; 1963.
3. Wittgenstein L. *Philosophical Investigations*. New York, NY: Macmillan; 1965.
4. Foucault M. *The Archaeology of Knowledge*. Sheridan Smith AM, trans. New York, NY: Harper Colophon; 1972.
5. Foucault M. *The Birth of the Clinic: An Archaeology of Medical Perception*. Sheridan Smith AM, trans. New York, NY: Vintage/Random House; 1976.
6. Foucault M. *Discipline and Punish: The Birth of the Prison*. Sheridan A, trans. New York, NY: Vintage/Random House; 1979.
7. Foucault M. *Power/Knowledge: Selected Interviews & Other Writings, 1972–1977*. Gordon C, ed. Gordon C, Marshall L, Mepham L, Soper K, trans. New York, NY: Pantheon Books; 1980.
8. Aristotle. *The Complete Works of Aristotle: The Revised Oxford Translation*. Barnes J, ed. Princeton, NJ: Princeton University Press; 1984.
9. *The Columbia Encyclopedia*, 6th ed. Comte, Auguste. New York, NY: Columbia University Press; 2001.
10. Gaukroger S. *Francis Bacon and the Transformation of Early-Modern Philosophy*. New York, NY: Cambridge University Press; 2001.
11. Vickers B, ed. *Francis Bacon*. New York, NY: Oxford University Press; 1996.
12. Whitney C. *Francis Bacon and Modernity*. New Haven, CT: Yale University Press; 1986.
13. Skinner BF. *Walden II*. New York, NY: Macmillan; 1948.
14. Piaget J. *The Child's Conception of the World*. New York, NY: Harcourt, Brace Jovanovich; 1929.
15. Piaget J. *The Moral Judgment of the Child*. New York, NY: Harcourt, Brace Jovanovich; 1932.
16. Piaget J. *The Mechanisms of Perception*. London, England: Rutledge & Kegan Paul; 1969.
17. Piaget J. *The Science of Education and the Psychology of the Child*. New York, NY: Grossman; 1970.
18. Maslow A. *Motivation and Personality*. 3rd ed. New York, NY: Harper; 1987.
19. Milgram S. Behavioral study of obedience. *J Abnorm Soc Psychol*. 1963;67:371–378.
20. Milgram S. *Obedience to Authority*. New York, NY: Harper & Row; 1974.
21. Janis IL. *Victims of Groupthink*. Boston, MA: Houghton Mifflin; 1972.
22. Janis IL. *Groupthink: Psychological Studies of Policy Decisions and Fiascoes*. 2nd ed. Boston, MA: Houghton Mifflin; 1982.
23. Crandall CS. Social contagion and binge eating. *J Pers Soc Psychol*. 1988;55:588–598.
24. Festinger L, Carlsmith JM. Cognitive consequences of food compliance. *J Abnorm Soc Psychol*. 1959;58:203–210.
25. Bem D. An experimental analysis of self-persuasion. *J Exp Soc Psychol*. 1965;1:199–218.
26. Fishbein M, Ajzen I. Attitudes towards objects as a predictor of single and multiple behavioral criteria. *Psychol Rev*. 1974;81:59–74.
27. Fishbein M, Ajzen I. *Belief, Attitude, Intention, Behavior: An Introduction to Theory and Research*. Reading, MA: Addison-Wesley; 1975.
28. Bourdieu P. *Outline of a Theory of Practice*. Cambridge, England: Cambridge University Press; 1977.
29. Durkheim E. *The Division of Labor in Society*. New York, NY: Free Press; 1997 (originally published 1893).
30. Bourdieu P. The forms of capital. In: Richardson J, ed. *Handbook of Theory and Research for the Sociology of Education*. New York, NY: Macmillan; 1986.
31. Coleman JS. Social capital in the creation of human capital. *Am J Sociol*. 1988;94(Suppl):S95–S120.
32. Putnam R. *Bowling Alone: The Collapse and Revival of American Community*. New York, NY: Simon and Schuster; 2000.
33. Weber M. *Economy and Society*. Roth G, Wittich C, trans-eds. New York, NY: Bedminster Press; 1968.
34. Weber M. *Essays in Sociology*. Gerth HH, Mills CW, eds. New York, NY: Oxford University Press; 1958.
35. Green LW, Kreuter MW, eds. *Health Promotion Planning: An Educational and Environmental Approach*. 3rd ed. Mountain View, CA: Mayfield; 1999.
36. Singer M. AIDS and the health crisis of the urban poor: The perspective of critical medical anthropology. *Soc Sci Med*. 1994;39(7):931–948.
37. Farmer P. *Infections and Inequalities*. Berkeley, CA: University of California Press; 1998.
38. Farmer P. *Pathologies of Power*. Berkeley, CA: University of California Press; 2003.
39. Nichter M. Smoking: what's culture got to do with it? *Addiction*. 2003;98(Suppl 1):139–145.
40. Kleinman A. *Patients and Healers in the Context of Culture: An Exploration of the Borderland Between Anthropology, Medicine and Psychiatry*. Berkeley, CA: University of California Press; 1981.
41. Bronfenbrenner U. *The Ecology of Human Development*. Cambridge, MA: Harvard University Press; 1979.
42. Lewin K. In: Cartwright D, ed. *Field Theory in Social Science: Selected Theoretical Papers*. New York, NY: Harper & Row; 1951.

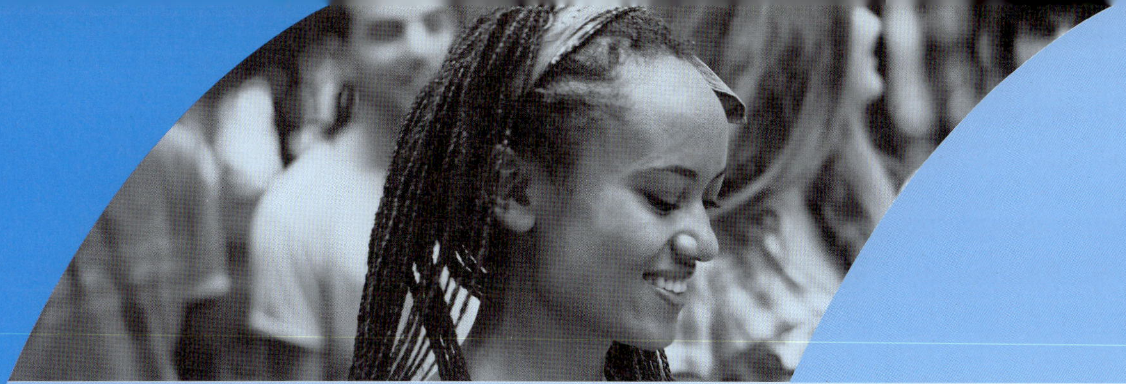

제 4 장

개인의 건강행동 이론

Individual Health Behavior Theories

학습목표

- 개인에게 초점을 맞추는 주요 행동 이론(건강 신념 모형, 합리적 행동 이론, 계획된 행동 이론, 범이론 모형, 예방 채택 과정 모형 등)을 설명할 수 있어야 한다.
- 개인의 행동 변화에 기반한 이론이 어떻게 적용되는지 이해해야 한다.
- 개인에게 초점을 맞추는 이론에 대한 비판을 이해해야 한다.

> **"누구라도 그 자체로서 온전한 섬은 아니다. 모든 인간은 대륙의 한 조각이며, 대양의 일부일지니"**
>
> –JOHN DONNE, *DEVOTIONS UPON EMERGENT OCCASIONS*, 1624

이론에 대한 고찰

앞 장에서 행동주의 이론의 근원에 대해 다루었다. 이제 건강 관련 학문의 연구나 보건 사업 등에서 공통적으로 사용되는 행동의 1차적 원천으로서 **개인**에 초점을 맞추는 이론들을 중심으로 살펴보기로 하자. 행동의 주체가 개인이라는 점에서 개인에 초점을 맞추는 것은 너무도 당연하다. 우리가 로봇은 아니지 않는가!

물론 우리가 로봇은 아니다. 하지만 룸메이트의 이야기로 돌아가서 그가 칫솔질을 하는 몇 가지 가능한 동기에 대해서 생각해보자. 그는 분명히 개인으로서 의사 결정을 하고 행동을 하는 것이다. 그러나 그가 결정을 내리기 위해 사용하는 정보, 그를 움직이게 만드는 상황, 그의 칫솔질 습관에 영향을 미치는 가정교육 등은 모두 복잡한 사회적 상호 관계와 관련이 있다.

그러므로 이 장에서 우리가 논의하게 될 이론들도 마찬가지이다. 이들 이론은 건강 관련 행동을 취하기 전에 이루어지는 **개인 차원의 사고 과정**(thought process)에 초점을 맞춘다. 핵심은 개인의 내부에서 어떤 일이 일어나는지에 관한 것이지만 그 일이 일어나는 맥락(context)을 고려하는 것이 중요하다. 어떤 행동을 취할 것인지 말 것인지에 관해 사람들이 내리는 의사 결정은 그들의 사회적/물리적/문화적 환경으로부터의 계기, 참조 및 정보에 그 토대를 두고 있다. 영국 시인 던(J. Donne)이 읊은 것처럼 그 누구도 서로 떨어져 고립되어 있는 섬은 아니다.

개인이란 무엇인가?

개인이란 무엇인가라는 철학적 질문에 대해 생각해보자.

아마도 당신은 이를 생각할 필요조차 없는 질문으로 여길 것이다. 개인이란 타인과 분명히 구별되는 물리적 주체(내 몸, 그리고 나)를 가진 자율적 자아로서 성격, 말하는 방식, 걷는 방식이 남과 다르고, 자신의 목표, 동기를 갖고 있으며, 무엇인가를 계획하고, 이를 실행에 옮기고 행동하는 능력을 갖춘 바로 나 같은 사람을 말하는 게 아니겠는가! 당신은 '나'를 알고 있다.

하지만 좀 더 생각해보자. 당신의 신체에서부터 시작해보자. 당신의 신체는 당신의 부모와 그 이전의 조상으로부터 물려받은 유전적 존재이다. 따라서 당신의 신체는 당신이기도 하지만 동시에 어느 정도는 당신의 조상들이기도 하다. 성격은 어떨까? 이 역시 유전의 영향을 받은 것일 수 있다. 당신의 성격, 말하고, 걷고, 옷 입는 방식 등… 이 모든 것들이 처음부터 당신 것이었다고 생각하는가? 이들은 당신이 어디에선가 얻어 온 것들이다. 그것은 '유일무이한 색소폰 연주자'라는 평을 듣는 뮤지션이 색소폰으로 반복 악절을 연주하듯이 '자신의 존재 방식(how to be)'에 관한 여러 조각들을 함께 모아놓은 것이다. 당신은 그 조각들을 당신만의 방식으로 함께 모아놓았다. 하지만 대부분의 조각들은 요술처럼 느닷없이 등장한 게 아니다. 그들은 가족을 포함해서 당신을 둘러싸고 있는 사회적/문화적 환경으로부터 온 것들이다. 당신의 삶에서 나타나는 남성스러움, 여성스러움은 TV, 비디오, 영화, 이야기, 노래, 좋은 사람들에 관한 또는 나쁜 사람들에 관한 설화에서 온 것이다. 훌륭한 삶의 요소는 무엇인지, 가족, 지역사회, 종교에서 얻은 교훈과 조언, 당신이 좋아하고 따라하고 싶은 사람들 등.

당신 자신과 모든 타인들 사이에 분명한 선을 긋기가 결코 쉬운 일은 아니다. 당신은 이들의 영향을 받아 당신의 개인적 삶을 형성해 나가는 것이다. 그러나 이 과정에서 당신과 당신이 존재하는 세계는 서로 긴밀히 연결되어 있기 때문에 개인의 행동과 동기를 묘사하는 일은 아주 복잡해질 수밖에 없다. 이 장에서 개인의 행동에 관한 이론을 논의할 때 이 문제를 생각해보기 바란다.*

* 만일 이 문제에 대해 관심이 있다면 이 주제에 관해서 엄청난 양의 문헌이 존재하며, '개인'을 개념화하는 방식은 문화마다 아주 다양하다. 예를 들어 루이 뒤몽(Louis Dumont)은 개인들로 구성된 사회(자율적 단위로서의 개인이 무엇보다 중요한)와 개인들이 출현하는 원천으로서의 사회(따라서 사회가 개인보다 더 중요한)를 구분하고 있다.[4,5]

건강 신념 모형

출발점과 기본 구성요소

우리가 다룰 첫 번째 이론은 **건강 신념 모형**(Health Beilef Model, HBM)이다.[1-3] 이 모형을 제일 먼저 살펴보고자 하는 이유는 건강 관련 학문에서 사용된 개인 행동 이론 중 가장 오래되었으며, 가장 널리 사용되고 있기 때문이다. HBM은 미국 공중보건 서비스(U.S. Public Health Service, USPHS)의 사회심리학자였던 고드프리 호크바움(Godfrey Hochbaum), 어윈 로젠스톡(Irwin Rosenstock), 스티븐 케겔스(Stephen Kegels) 등의 1950년대 업적에서부터 시작되었다.[6] 이 이론은 대단히 실용적인 질문에 대한 반응으로 개발되었는데 당시 USPHS는 이동식 진료소를 만들어 동네마다 돌아다니면서 X선 촬영을 통한 결핵 검사를 무료로 해주는 사업을 하고 있었다. 무료인데다 접근성이 좋으니 수많은 사람들이 몰려들었을 것으로 생각할 수 있지만 실제로 검사 받으러 온 사람은 얼마 되지 않았다. 그래서 호크바움은 이동식 진료소에 대한 접근성이 좋음에도 불구하고 왜 이런 결과가 나왔는지를 연구하기 시작했다. 이 연구를 통해 그가 알아내고 싶었던 것은 바로 '동기'였다. 진료소까지 나와서 검사를 받았던 사람들의 동기는 무엇이었을까? 그는 어떤 사람이 (1) 결핵에 걸릴 위험이 있을 것으로 생각했다면, 즉 결핵에 대한 **감수성(susceptibility)**이 높다고 생각했다면, 그리고 (2) 결핵검사를 조기에 하는 데 따르는 이득(benefits)이 있다고 믿었다면 X선 촬영에 응했을 가능성이 높다고 결론을 내렸다.

이 이론의 핵심은 이것이었다. 연구 초기에 그는 건강행동이 네 가지 요인에 의해 그 동기가 부여된다고 생각했다.

1. 인지된 감수성(perceived susceptibility)
2. 인지된 심각성(perceived severity)
3. 행동을 통해 얻을 것으로 인지된 이득(perceived benefits)
4. 그 행동을 취하는 데 대한 인지된 장애(perceived barriers)

HBM과 그 적용 가능성에 관해 보다 많은 연구가 진행되면서, 그리고 치료에 대한 환자의 순응, 예방 행동과 건강검진에 대한 참여와 같은 건강 관련 프로그램을 개발하거나 이를 실행에 옮기는 데 이 모형이 사용되면서 모형에 두 가지가 더 추가되었다. 첫째는 행동을 위한 직접적 동기로서 **행동의 계기**(cues to action)가 필요하다는 생각이다. 1988년에 그 당시 사회 학습 이론(Social Learning Theory)[7,8]이라고 불렸던 이론의 영향으로 여섯 번째 요소가 추가되었는데 행동을 취할 수 있는 능력에 대한 개인적 믿음, 흔히 **자기효능감(self-efficacy)**이라고 부르는 요소가 그것이다.

현재 HBM을 구성하는 요소들은 다음과 같다. 이 요소들을 읽을 때는 **이론적 진술**의 일부로 생각하기 바란다. 그래서 어떤 개인 X는(제인이라고 부르자) 다음의 경우에 어떤 예방적 활동이나 건강행동을 취하게 될 것이다.

- 그녀는 행동을 통해 예방할 수 있는 특정 건강 문제에 대한 **감수성**이 있다고 생각한다. 즉, 제인은 자신이 잠재적으로 어떤 질병에 걸릴 위험에 놓여 있다고 믿고 있다.
- 그녀는 자신의 건강 문제가 **심각하다고** 생각한다. 즉, 만일 질병에 걸릴 경우 결과는 심각할 수 있다.
- 그녀는 예방적 조치가 어떤 이득을 가져다 줄 것으로 생각한다. 그러므로 제인에게는 행동을 통해 얻을 수 있는 **인지된 이득**, 즉 편익이 존재한다.
- 그녀는 만일 행동을 취할 경우 부정적인 결과가 많을 것으로 생각하지 않는다. 즉, 장애가 많을 것으로 생각하지 않는다. **인지된 장애**는 낮은 수준이다.
- 그녀가 행동하도록 '촉구하는' 어떤 일이 일어난다. 친구가 어떤 질병을 진단받아서 그 질병에 관한 TV 프로그램을 시청한다든지 하는 등이다. 즉, 제인은 **행동의 계기**를 경험한다.
- 그녀는 자신이 행동을 취할 능력이 있다고 믿는다. 기술(skill), 의지 등 무엇이건 필요한 것들을 갖고 있다. 즉, 그녀는 행동을 취함에 있어서 필요한 **자기효능감**을 지니고 있다.

표 4-1 건강 신념 모형(HBM)의 구성요소

행동은 아래 요소들의 결과이다.

구성요소	정의
인지된 감수성 (perceived susceptibility)	어떤 사람이 건강 문제에 대해 느끼는 위험성의 정도
인지된 심각성 (perceived severity)	어떤 사람이 건강 문제의 결과에 대해 생각하는 심각성의 정도
인지된 이득 (perceived benefits)	어떤 사람이 행동을 통해 나타날 것으로 믿는 긍정적 결과
인지된 장애 (perceived barriers)	어떤 사람이 행동을 통해 나타날 것으로 믿는 부정적 결과
행동의 계기 (cues to action)	어떤 사람이 행동을 하도록 만드는 외부적 사건
자기효능감 (self-efficacy)	행동을 할 수 있는 자신의 능력에 대한 어떤 사람의 믿음

표 4-1은 요소들에 대한 요약이다.

마지막으로 HBM은 **가치 기대 모형(value expectancy model)**으로도 알려져 있는데 이는 기본적으로 사람들이 (1) 행동과 관련된 결과(건강의 증진)에 대해 가치를 부여하고, (2) 행동을 통해 그런 결과가 나타날 가능성이 있다고 생각한다면 사람들은 건강행동에 참여할 것이라는 가정을 의미한다.

건강 신념 모형의 사용

건강증진 사업에서 건강 신념 모형(HBM)을 사용하기 위해서는 제인의 사례에서 우리가 살펴 본 여섯 가지의 구성요소(components, constructs)를 행동에 영향을 미치기 위해 사용하는 '수단(lever)'으로 생각할 수 있어야 한다. 그 요소들은 사업의 구조를 세우는 데 안내자의 역할을 한다. 하지만 이들을 사용하려면 좀 더 구체적이어야 할 필요가 있다. 왜 그럴까? 어느 도시에서 블루스 음악을 연주하는 뮤지션들이 대단한 골

초들이고, 당신은 그들이 금연할 수 있도록 돕는 일에 관심이 있다고 가정해보자. 당신은 HBM을 사용하여 건강증진 캠페인을 수행하려고 하며, 여섯 가지의 구성요소와 관련된 여러 가지 자료를 만들기 시작한다.

- 흡연에 의해서 발생하는 폐기종과 함께 폐암 후두암과 기타 암의 **위험성**(risks)과 **심각성**(severity)에 관한 분명한 정보가 담겨 있는 소책자와 인터넷 자료를 만든다. 심지어 몇 개의 시각 자료도 삽입했다. 이로써 처음 2개의 구성요소가 고려되었다.

- 그 다음 번의 두 가지 구성요소를 다룰 차례이다. 당신은 전단지, 포스터, 인터넷 광고, 블로그, 문자 메시지, 심지어 라디오까지 망라하여 비교적 저렴하거나 보험에 의해 보장되는 금연 프로그램과 금연 제품을 광고하고 고객들에게 한 달 이내의 금연을 약속한다. 당신은 금연의 **비용이 낮다**는 점을 보여주고 싶어 한다. 그 다음에는 담배를 끊고 나서 건강해진 새로운 삶에 만족스러워 하는 사람들의 증언을 삽입한다. 이런 것들을 포함하는 것은 금연으로 인한 **이득**(benefits)**이 크다**는 점을 보여주기 위함이다. 이제 네 가지 요소는 끝이 났고 두 가지가 더 남았다.

- 이제 **행동의 계기**(cues to action)를 마련해야 한다. 무엇을 사용하겠는가? 마침 최근에 암으로 사망한 유명한 연주자가 있다. 그리고 어찌어찌 그의 아내로부터 "그이가 담배만 끊었더라도…"와 같은 말을 들을 수 있었다. 이런 말들이 어떤 행동을 불러 일으켜야 한다고 생각하면서 당신은 이런 정보들을 블루스 클럽이나 음반가게에 붙여놓을 것이다. 이제 한 가지가 더 남았다.

- **자기효능감**(self-efficacy)을 위해 당신은 단계별 금연을 안내하는 '하나, 둘, 셋, 이제 그만'이라는 제목의 소책자를 편집하면서 책 이름이 음악과 관련이 있다는 점에 흡족해 한다. 그런 다음에 YMCA와 지역 내 음악인협회 모임에서 무료로 금연시범을 보이기 위해 어느 정도 훈련이 되어 있는 '금연 코치'를 파견한다.

당신은 이제 모든 요소가 다 갖추어졌다고 말하고 싶을 것이다. 당신은 이게 제대로 작동하리라고 생각하는가? 당신은 어차피 책을 통해서 HBM을 받아들였고, 그 요소들을 가져다가 당신의 프로그램에 끼워 넣었을 뿐이다.

그러나 당신이 3개월 후에 결과를 추적할 경우 (1) 뮤지션들 중에서 단 한 사람도 금연을 시도조차 하지 않았다는 것, (2) 당신이 만든 소책자, 전단지, 웹 자료, 기타 정보 등이 전혀 활용되지 않았다는 것, (3) 겨우 몇 사람만이 **무료** 금연시범에 나타났을 뿐이라는 사실을 알게 되었다고 가정하자. 도대체 무슨 일이 일어난 것일까?

당신은 '이지(EZ) 프로그램 구조의 환상'에 진 것이다. 이 문제에 대해서는 이 책의 다른 부분에서 자세히 다룰 기회가 있을 것이다. 기본적으로 당신이 행동 이론이나 그 틀을 생각할 때마다, 즉 그 이론을 학습하거나 그에 대해 읽을 때 이론이라는 것은 추상적으로 표현된 것이라는 점을 기억해야 한다. 그것을 활용하거나 그 효과 여부를 이해할 수 있기 전에 그 이론의 각 요소들은 현실 세계의 정보로써 그 형태가 바뀌어야 한다. 현실에 있어서 인간의 행동은 아주 복잡하다. 현실 세계는 이론에 쉽사리 끼워 맞출 수 있는 것이 아니다. 이지 프로그램 구조의 환상을 피하는 관건은 나름대로 **연구**를 해서 **당신의 프로그램과 이론을 당신이 돕고자 하는 그 사람들을 목표로 정조준하는 것이다.** 그리고 이론을 **완결된 이야기**로 생각해서는 안 된다. 이론이란 당신이 효과적인 프로그램을 개발할 수 있도록 도와주는 **수단이요**, **안내자이며**, **틀**(framework)인 것이다. 이론을 적절하게 사용하고, 이론과 당신이 바라보는 현실 사이의 연관성에 대해 비판적인 시각을 유지해야 하는 것은 그 누구도 아닌 바로 당신이 해야 할 일이다.

이제 당신은 HBM을 사용해서 블루스 음악 연주자들을 목표로 하는 금연 프로그램을 다시 만들어보려 한다고 해보자. '금연의 비용-이득'이나 '인지된 중증도' 등의 요소가 의미를 지니려면 이들 뮤지션들에게 비용이 정확히 무엇일지 확실히 파악해야만 한다. 그래서 당신은 블루스 뮤지션들과의 인터뷰를 통해서 (1) 그들 중 의료보험을 갖고 있는 사람은 거의 없고, (2) 그들이 연주할 수 있는 기회, 특히 정기적인 기회를 갖는다는 것은 너무나도 소중한 것이어서 금연 프로그램에 참석하기 위해서 단 한 달이라도 연주할 시간을 잃어버린다는 것은 연주자들에게 돈을 주는 클럽 소유주들과 그들이 연주하는 음악을 들어주는 청중 사이의 평판을 유지한다는 측면에서 몇 개월이나 뒤로 후퇴하는 것을 의미한다. 이렇게 되면 당신의 'EZ' 프로그램 비용-이득 소책자나 전단지를 다른 관점에서 바라보아야 하지 않을까? 당연히 뮤지션들은 당신의 금연 프로그램에 아무런 주의도 기울이지 않을 것이다. 당신이 금연 프로그램이 비교적 저렴하거나 그 비용을 의료보험에서 부담해 줄 것이고, 대부분의 경우 한 달 정도의 시간이 소요된다고 말했던 것을 상기해보자. 당신이 목표로 하는 대상은 의료보험을 갖고 있지도 않고, 그런 일에 쓸 수 있는 시간이 있는 것도 아니다. 그리고 무엇보다 중요한 점은 **실제 비용**(real cost)**을 연주 기회를 잃어버리는 것**으로 보는 것이다. 이것이 장기적으로 암에 걸릴 수 있는 가능성보다 더 시급한 관심사일 것이다. 따라서 당신이 한 일은 그들에게 흡연의 **위험성**을 알려준 게 아니라 실제로는 금연 프로그램에 참여하는 일의 **위험성**을 알려준 것이다.

더욱이 블루스 클럽을 몇 군데 가서 연주자들과 함께 시간을 보내고, 그들과 인터뷰를 하면서 당신이 배워야 할 것은 대부분의 연주자들이 흡연한다는 사실뿐만 아니라 그것이 일종의 사회적 의식(social ritual)이기도 하다는 점이다. 흡연은 동료들과 나누는 대화의 일부이고, 기타 연주의 일부이며, 그들의 세계를 표현하는 방식의 일부이기도 하다. 따라서 당신이 시도하는 금연 프로그램의 이득으로서 건강하고 담배로부터 자유로운 그들의 모습은 당신이 목표 대상으로 삼는 뮤지션들과 부합하는 것이 아니다.

이런 몇 가지 정보를 바탕으로 당신은 당신이 의도하는 수혜자들에게 보다 의미 있을 수 있도록 HBM에 기초한 건강증진 캠페인을 다시 시도할 수 있을 것이다.

- 인지된 **심각성**의 초점이 흡연의 결과로 발생하는 질병으로부터 미래에 잃어버릴 수도 있는 연주 기회와 단절된 경력이라는 잠재적 비용으로 바뀌게 된다. 아마도 당신은 "식도암에 걸렸습니까? 이제 연주회를 열 수 없겠군요. 폐암에 걸렸나요? 이제 연주회를 열 수 없겠네요." 또는 "찰스는 블루스 연주자입니다. 하루에 세 갑씩 담배를 피웠지요. 이제 그의 청중은 두세 명의 간호사뿐입니다." 등으로 표어를 바꾸게 될 것이다.

- 금연 비용이 비교적 낮다는 점을 보여주기 위해 이번에 당신은 동네 식품점이나 약국에서 쉽게 구할 수 있고, 연주할 시간을 많이 빼앗지도 않는 니코틴 패치처럼 블루스 연주자가 실제로 사용할 수 있는 금연 수단에 초점을 맞춘다.

이제 당신은 필요한 아이디어를 얻게 되었다.

아래에 나오는 예는 HBM을 사용한 건강증진 프로그램의 구체적인 사례이다.

유방 X선 촬영을 통한 유방암 검진사업: 메릴랜드 주에서는 저소득층 흑인 여성들을 대상으로 하는 유방암 검진사업이 이렇다 할 성과를 내지 못하였다. 이 연구의 목적은 저소득층 흑인 여성의 검진율에 영향을 미치는 요인을 식별해 내는 것이다. HBM에 기초하여 무료 유방암 검진을 확대하기 위해 문화적 측면에서 접근하는 중재 방식이 실행되었다. 40세 이상 여성들로부터 그동안 유방촬영술을 받아본 내력과 유방암에 관한 지식 및 믿음에 관한 자료가 수집되었다. 그 결과 119명의 참여자들에 대해 50%의 검진율을 달성하였다. 검진율에 영향을 미치는 주요 요인으로는 인지된 장애, 무보험 및 지식의 부족 등이 있었다. 문화적 측면에서 접근하는 이 중재 방식은 메릴랜드 주의 볼티모어 시에서 저소득층 흑인 여성들 사이에 검진율을 획기적으로 높이는 전례 없는 성공을 거두었다.[9]

Critical Thinking

그 어떤 이론도 비판할 점은 있게 마련이다. 만일 그렇지 않다면 그것은 이론이 아닐 것이다. 건강행동 이론 중에서 가장 오래 살아남은 HBM 역시 마찬가지이다. 이제 몇 가지 비판점에 대해 생각해보자.

비판 1: HBM은 주로 개인 차원의 의사 결정에 초점을 맞출 뿐 사회/환경 요인은 다루지 않는다. 대체적으로 이는 옳은 비판이다. HBM은 개인들이 위험의 정도를 평가하고 예방적인 활동이나 건강에 신경을 쓰는 행동을 할 것인지의 여부에 대해 개인의 내면에서 그 비용과 이득을 계산해보는 합리적 과정이 존재한다고 가정한다. 그러나 이러한 '계산'은 개인들이 어떤 종류의 정보에 접하고 이를 어떻게 해석하느냐에 따라 달라질 것이다. 그리고 이런 과정은 외부에서 오는 보상—예를 들자면 예방을 통해서 의료비의 발생을 막는다든지—역시 개인의 비용-이득 계산 과정의 한 구성요소가 된다는 점에서 어떤 외부의 사회적 요인이라는 요소에 영향을 받게 마련이다. 또는 이런 계산의 중요성은 그것이 어떤 종류의 계산이 되었든, 개인들이 실제로 행동으로 옮길 수 있는 바를 제한하는 그들의 사회적 현실에 따라 줄어들 수도 있다. 예를 들어 인종차별법이 시행되었을 당시 흑인들은 위장에 불편한 통증이 느껴질 때 이를 치료하기 위해 의사를 찾아가는 것이 좋은 생각이고 실제로 갈 수 있다고 느끼기도 했겠지만 진료실 앞에 '백인만 진료함'이라는 팻말을 보고는 낭패감을 느꼈을 것이다. 한 마디로 HBM은 외부적 상황을 고려하지 못하고 있다.

비판 2: 여섯 가지의 HBM 구성요소가 행동이 변화하는 상황에서 어떻게 작용하는지 (또는 작용해야 하는지) 언제나 분명한 것은 아니다. 이는 HBM이 연구에서 실제 사용되고 검증되는 방식에 대한 비판이라고 할 수 있다. 여기에는 긍정적 측면과 부정적 측면이 모두 있다. 많은 프로그램들이 HBM의 구성요소를 사용하지만 모든 요소를 같이 사용하지는 않는다. 상당히 많은 연구에서 나타나는 사실은 1~2개의 요소가 특정 행동을 변화시키고자 하는 노력에 있어서 핵심적 역할을 한다는 점이다. 예를 들어 어느 메타 분석은 HBM에 관한 다수의 연구를 검토한 후에 일반적으로 **심각성**, 비용과 이득의 인지는 행동 변화에 영향을 미치지만 감수성의 인지는 그렇지 않다는 사실을 알아냈다.[10] HBM 연구에서 행동의 계기와 자기효능감은 공통적으로 검증 대상이 아니었다. 예를 들어 뇌일혈 예방에 관한 어느 중재 연구는 어떤 사람이 예방 목적으로 운동을 하려는 의도와 가장 관련이 깊은 요인이 운동의 이득을 인지하는 것과 실제 운동을 하는 것과 관련된 자기효능감이라는 사실을 알아냈다.[11] 긍정적인 측면은 특정 구성요소가 효과가 있는 것 같다는 점이다. 하지만 뇌일혈 예방 연구나 이와 비슷한 연구들이 HBM을 제대로 검증한 것인지는 분명치 않다. 물론 이는 다수의 구성요소들을 갖는 다른 이론들을 검증할 때도 마찬가지로 나타나는 문제이기는 하다.

계획된 행동 이론(이성적 행동 이론)

출발점과 기본 구성요소

이 개인 지향적 이론은 최초의 이론과 후에 수정된 두 가지 이론이 있다. **이성적 행동 이론**(Theory of Reasoned Action, TRA)은 나중에 **계획된 행동 이론**(Theory of Planned Behavior, TPB)으로 수정되었다. 수정된 TPB는 TRA에 대한 주요 비판을 반영하기 위해 개발된 것인데[12-15], 두 이론은 모두 하나의 이론에서 나온 것이다.

TRA/TPB는 사람들이 취하는 태도와 그들의 행동 사이에 존재하는 관계를 파악하고자 하는 긴 역사를 갖고 있는 이론적 시도의 하나이다. 오랫동안 사회심리학자, 연구자와 이론가들은 이 문제에 관심을 기울여 왔다. 왜일까? 어떤 상황에서 사람들이 취하는 태도와 실제로 이루어지는 행동 사이의 괴리를 생각해보자. 사람들의 행동은 언제나 자신의 태도와 일치할까? 만일 어떤 사람이 태도에 관한 설문조사에 응하면서 '정직이 최선의 태도이다'라는 항목을 선택했다면 이것이 과연 그가 어떤 상황에서든지 정직하게 행동할 것이라는 점을 의미할까? 아마도 그렇지는 않을 것이다. 물론 그는 많은 경우에, 또는 대부분의 경우에 정직하게 행동할 것이다. 하지만 강도를 만나 돈이 얼마나 있느냐고 그 강도가 다그칠 때조차 정직이 최선의 태도라고 생각하지는 않을 것이다. 또는 만일 정직하게 행동할 경우 다른 사람이 피해를 본다면 그런 상황에서도 정직이 최선의 태도라고 생각하지는 않을 것이다.

문제는 **예측 가능성(predictability)**이다. 사람들이 취하는 태도를 통해 그들의 실제 행동을 예측할 수 있을까? 태도가 행동의 예보자(predictor)일 수 있다면 어떤 방식으로 그러하고, 그렇지 않다면 어떤 방식으로 그렇지 않은 것일까? 바로 이것이 1960년대 말에 마틴 피시바인(Martin Fishbein)이 처음으로, 후에는 아이섹 아젠(Icek Ajzen)과 함께 TRA/TPB를 통해 다루고자 했던 문제이다.[12–15]

HBM과 마찬가지로 TRA/TPB 또한 합리적이고 인지적인 의사 결정 과정에 초점을 맞추고 있다. 이 이론은 사람들이 어떤 행동을 취하기 전에 무엇을 하려는지 심사숙고한다는 점에서 합리적으로 숙고한다는 가정을 채택하고 있고, 모형의 명칭은 여기에서 나온 것이다. 그러나 피시바인과 아젠은 기존의 문헌들을 검토하고 나서 **태도**라고 하는 일반적 요소와 그들이 **행동적 의도(behavioral intentions)**라고 부른 요소를 구분해야 한다고 결론지었다.[12–15] 즉, 태도와 행동 사이에 어떤 관계가 언제나 존재하는 것은 아니지만 그 과정을 주의 깊게 들여다보면 사람들이 어떤 행동을 취하기 전에 상황에 따라 자신의 행동이 다른 사람에게 어떻게 비칠지(그 행동과 관련된 규범이 무엇인지)에 관해 평가를 하면서 태도를 바꾼다는 것이다. 이 과정에서 가장 중요한 것은 **어떤 행동을 취할 의도**이다. 원래의 TRA에 의하면 행동적 의도는 다음의 두 가지에 따른다.

- 특정 행동에 대해 취하는 태도
- 그 행동과 관련된 주관적 규범에 대한 행위자의 인식

이 이론에서 **주관적 규범(subjective norms)**이란 어떤 행동을 할 것인지의 여부를 결정해야 하는 사람에게 영향을 미치는 사회 집단이 그 행동을 승인할 것인지 또는 승인하지 않을지에 관한 지각(perception)을 의미한다. 이런 의미에서 TRA/TPB는 HBM보다 어떤 사람의 행동에 관한 의사 결정을 둘러싸고 있는 사회적 맥락을 좀 더 잘 고려한다고 말할 수 있을 것이다.

이들 두 가지 요인이 모두 **행동적 의도(behavioral intention)**로 이끄는데, 아젠과 피시바인에 의하면 이들이 실제 행동을 훨씬 더 잘 예측할 수 있도록 해준다.[12–15] 이제 몬타노(Montano)와 커스프로직(Kasprzyk)이 만든 예를 들어보도록 하자.[16(p68)] 우리의 친구 제인은 유방암에 대해 두려운 태도를 갖고 있는 것 같다. 이는 그녀가 유방암에 대해 취하는 태도이지만 이를 통해 유방암을 예방하기 위해 무엇을 할지에 대해 예측을 하기는 어렵다. 예를 들자면 유방 X선 사진을 찍어보는 조치를 취할지는 알기 어려운 것이다. 이를 위해서는 **유방 X선 사진을 찍고자 하는** 태도에 대해, 그리고 그럴 경우의 사회적 결과에 대한 그녀의 평가에 관해 좀 더 자세히 살펴봐야 한다고 이 이론은 주장한다. 제인이 유방암을 두려워할지도 모르지만 개인적으로 고가의 검진을 과도하게 받는 것에 대해 회의적이고, 이와 동시에 그녀가 검진을 받을 경우 그녀와 마찬가지로 회의적인 친구들이나 다른 사회 집단에 의해 찍힐지도 모른다

고 그녀가 믿기 때문에 유방암 검진을 꺼릴 수도 있을 것이다. 이로 인해 유방암에 대한 제인의 걱정에도 불구하고 **유방 X선 촬영에 대한 행동적 의도는 낮게 나타나게 된다.**

이제 문제는 다소 복잡해졌다. 아젠과 피시바움은 행동으로 이끄는 태도와 주관적 규범을 아래와 같이 몇 가지 요소로 분해하였다.

- **행동으로 이끄는 태도**는 (1) 행동을 취할 경우 어떤 일이 일어날 것인지에 대한 믿음(예상 결과)과 함께, (2) 그 결과의 바람직함 여부에 대한 자신의 평가에 의해 유래된다.

- **주관적 규범**은 (1) 자신이 속한 사회 집단의 다른 사람들이 자신의 행동에 어떻게 생각할지에 대한 믿음과 함께, (2) 이 사회적 규범에 순응하고자 하는 동기에 의해 유래된다. (예를 들면 사회 집단이 자신을 인정한다는 느낌이 확고하다면 어떤 특정 행동을 할 것인지의 여부를 고려할 때 집단의 규범을 고려해야 할 강력한 필요나 욕구를 느끼지 않을 것이다.)

계획된 행동 이론(TPB)으로의 수정

이성적 행동 이론(TRA)이 만들어지고, 사람들의 건강행동을 변화시키려는 프로그램의 틀로서 검증받기 시작한 지 얼마 되지 않아 심각한 단점이 드러났다. 사람들이 의사 결정 전에 꽤 복잡한 인지적 평가 과정을 거친 연후에 이 평가 결과로부터 합리적인 방식으로 행동으로 옮아간다고 보는 TRA의 의사 결정 과정에 대한 묘사는 별 문제 없이 깔끔하다. 그러나 현실에서는 사람들이 이런 평가 과정을 거친 후에 **행동적 의도를 가지고 있음에도 불구하고 여전히 행동을 취하지 못할 수 있다는 것이 문제였다.** 왜 그럴까? 내부적인 인지적 과정의 외부에 존재하면서 그들이 통제하지 못하는 다른 요인이 그들을 막아설 수 있기 때문이다. 유방 X선 촬영의 예를 들자면 이미 언급한 것처럼 제인은 유방암을 걱정하고 있고, 유방 X선 촬영에 대해서 호의적인 태도를 가지고 있으며 자신이 속한 사회 집단의 회의주의에 영향 받지도 않는다고 가정하자. 동시에 그녀는 작은 농장에서 일하고 있고, 유방 X선 촬영을 할 수 있는 가장 가까운 의료기관은 버스로 여러 시간이 걸리는 곳이다. 그녀의 차는 고장이 나서 움직이지도 않는다. 게다가 만일 그녀가 농장을 단 몇 시간만 비워도 아주 중요한 작업이 제때 이루어지지 않아서 그녀는 자신의 우유를 시장에 출하하지 못할 수도 있다.

이 상황에서 제인은 어떻게 해야 할까? 그녀는 유방 X선 촬영을 할 **의도**를 갖고 있지만 **이런 상황 하에서는 그것이 불가능하다고 느끼고 있다.** 유방 X선 촬영은 이런 상황에서 **그녀가 완전한 통제력을 발휘할 수 있는 행동**이 아니다. 따라서 제인의 사례에서처럼 주변 상황이 의도를 방해하는 경우 **행동적 의도 그 자체**는 행동을 예측할 수 있게 해주는 충분한 요인이 되지 못한다.

이런 상황을 다루기 위해 TRA에 **인지된 행동적 통제**(perceived behavioral control)라는 새로운 요소가 추가되었다.[15] 기본적으로 이는 누군가가 행동을 취할 수 있는지의 여부에 대해 통제할 수 있다고 믿는 정도와 그런 믿음의 강도를 의미한다. 분석 목적상 **인지된 행동적 통제**라는 요소는 두 가지 요인으로 구분된다.

- **통제 신념**(control beliefs): 어떤 행동을 취함에 있어서 이를 쉽게 또는 어렵게 만드는 요인에 대한 믿음. 예를 들어 제인의 경우 (비록 자신의 차는 움직이지 못하지만) 유방 X선 촬영을 받으러 갈 때 다른 누군가의 차를 얻어 타는 일이 쉽다고 생각한다면 이는 **행동을 용이하게 만드는 통제 신념**(facilitating control belief)이다. 만일 다른 사람의 차를 얻어 타는 일이 어렵다고 생각한다면 이는 행동을 **제한하는 신념**(constraining belief)이다.

- **인지된 통제력**(perceived power): 이는 통제 신념의 힘을 말한다. 제인의 경우 만일 그녀가 다른 사람의 차를 얻어 타는 것이 검진기관에 갈 수 있는 유일한 방법이라고 생각한다면 이는 그녀의 행동을 용이하게 만들거나 제한하는 통제 신념이 그녀의 행동을 예측함에 있어서 얼마나 결정적인 요인인지 알 수 있게 해준다.

이런 명칭과 용어들은 당연히 우리를 매우 혼란스럽게 만든다. 이는 우리가 인간의 행동을 개별적인 변수와 부분으로 분해하여 분석하려고 할 때 흔히 일어나는 일이다. 따라서 이들을 상식적인 관점에서 생각해보기 바란다. TRA/TPB 이론에 '인지된 행동적 통제'라는 개념이 추가되었다는 것은 전반적으로 다음과 같은 내용을 의미한다.

> 만일 제인이 유방 X선 촬영에 긍정적인 태도를 갖고 있다면…
>
> **만일** 그녀의 친구나 사회 집단이 유방 X선 촬영이 좋은 생각이라고 여기거나 **또는** 그녀가 이 건에 있어서 남들이 어떻게 생각하든 그다지 개의치 않는다면…
>
> 그리고 그녀가 다른 사람이 자신을 검진기관까지 차로 태워다 줄 수 있을 것으로 생각한다면, 또는 그렇지 못할 경우 자전거로 가거나 버스를 타고 간다면(이는 그녀가 상당한 수준의 인지된 행동적 통제력을 갖고 있음을 의미한다)…
>
> 그녀가 유방암 검진을 받을 가능성은 높을 것이다!

표 4-2에는 TRA/TPB의 여러 구성요소가 정리되어 있다.

TRA/TPB의 활용

HBM과 마찬가지로 TRA/TPB(이제부터 TPB라고 부르자)를 건강증진 사업에 적용하기 위해 이론적 구성요소를 어떤 특정 행동(예를 들어 유방 X선 촬영)을 촉진하기 위해서 필요한

표 4-2 이성적 행동 이론/계획된 행동 이론(TRA/TPB)의 구성요소

이성적 행동 이론(TRA)	계획된 행동 이론(TPB)에 의해 추가된 요소
태도 • 자신이 어떤 행동을 할 경우 어떤 일이 일어날지에 대한 개인적 신념 • 예상되는 결과의 바람직한 여부에 대한 개인적 판단 **주관적 규범** • 자신의 행동에 대해 자신이 속한 집단의 다른 구성원들이 어떻게 생각할지에 대한 개인적 믿음 • 이들 인지된 규범에 순응하고자 하는 개인적 동기 **행동적 의도** • 어떤 행동을 하고자 하는 개인적 의도 • 태도, 주관적 규범, 인지된 행동 통제(perceived behavioral control), 행동적 의도 등이 실제 행동을 가장 잘 예측할 수 있게 해줌	**인지된 행동 통제** • **통제 신념**: 어떤 행동의 수행을 쉽게 또는 어렵게 만드는 요인들에 대한 개인적 신념 • **인지된 통제력**: 어떤 행동을 수행하는 것에 대해 개인이 갖고 있다고 믿는 통제력의 정도

수단 또는 제자리에 끼워 맞춰야 할 '퍼즐 조각'으로 생각하자. 또한 HBM이나 사실상 우리가 앞으로 논의하게 될 모든 다른 이론들과 마찬가지로 TPB는 우리에게 지침을 제공해주지만 그 자체만으로는 사업 내용을 구성하는 데 충분하지 않다. **모든 용어와 변수들이 중재의 대상이 되는 특정 집단에 대해서 상세히 구체화되어야만 하는 것이다.**

TPB를 사용하여 블루스 뮤지션의 금연 문제를 다시 생각해 보자. 이 모형에는 세 가지 구성요소가 있으며 이는 행동에 대한 태도(이 경우에는 금연하기), 주관적 규범, 그리고 인지된 행동적 통제력이다. 당신은 TPB를 사용하여 건강증진 캠페인을 시작하려 하고 있고, 이 세 가지 구성요소로부터 프로그램의 구성요소와 홍보자료를 개발하려 하고 있다. 하지만 EZ 프로그램 구조의 환상에 빠지지 않도록 조심해야 한다. 당신은 즉각 어둠 속에서 목표물이 어디에 있는지도 모르는 채 총을 쏘는 것 같은 느낌을 받게 될 텐데 이는 어떤 사회적 규범이 블루스 뮤지션들의 금연 의도에 영향을 미칠 수 있을지 전혀 알지 못하거나 규범이라는 측면에서 어떤 사회적 집단이 가장 중요한지, 그리고 그 규범은 무엇인지에 대해 전혀 알지 못하기 때문이다. 예를 들어 동료 블루스 뮤지션들이 가장 중요할까? 아니면 가족들일까? 둘 다? 또한 당신은 담배를 끊는 행동에 영향을 미치는 블루스 뮤지션의 지각작용 안에서 금연을 쉽게 만들거나 어렵게 만드는 요인이 무엇인지 알지 못한다.

만일 당신이, 우리가 앞에서 다루었던 블루스 뮤지션에 관한 기본적인 '연구용 정보'를 갖고 있다면 당신은 최소한 시작은 할 수 있을 것이고, 당신의 건강증진 프로그램은 다음과 같을 것이다.

- 당신은 금연 프로그램에 참여하고자 하는 행동에 대한 긍정적인 믿음을 주입시키기 위한 소책자나 인터넷 자료를 개발하려고 할 것이다. 이 자료들은 건강 수준의 향상 및 건강과 노래 부를 때의 목소리, 또는 길거리에서의 고생을 견디는 능력과의 관계 등 금연을 통해 기대되는 긍정적 효과에 초점을 맞출 것이다. 이것이 첫 번째 구성요소이다.

- 그 다음으로 당신은 블루스 클럽 근처에서 건강과 목소리에 주는 이점을 포함한 금연 프로그램의 이득에 대한 교육용 모임을 가질 것이다. 이 요소를 통해 당신이 원하는 것은 금연 프로그램에 대한 집단적 태도와 규범을 개선하자는 것이며 이 일에 있어서 가장 중요한 사회 집단은 동료 뮤지션들이다. 이론에 따르면 만일 이 일이 성공적이라면 금연을 생각하는 뮤지션들은 이 긍정적인 사회적 규범을 그들의 금연 의도에 주입시킬 수 있을 것이다.

- 마지막으로, 당신은 금연을 결심하고 있는 이 뮤지션에게 금연을 방해하는 요인으로 작용할 만한 것들을 최소화하기 위해 최선을 다할 것이다. 그리하여 당신은 해당 지역의 음악인 협회와 협력하여 의료보험 급여를 확대하고 이 사실을 뮤지션에게 알릴 것이다. 또한 금연 프로그램에 참여하기 위해 잠깐 동안 일을 못하게 되는 뮤지션들을 해고하지 않겠다고 약속하는 클럽 주인들을 모으는 일을 할 것이다. 이를 위해 당신은 무료로 야간업소의 홍보물을 부착해주기로 약속한다. 그리고 이런 사실들을 연주자들이 분명히 알 수 있도록 통보해줄 것이다. 이 지점에서 당신이 하려고 하는 일은 **금연 행동을 얼마나 통제할 수 있는가에 대한 연주자들의 믿음에 영향을 미치고자 하는 것이다.**

이런 프로그램을 사용하여 당신이 어느 정도의 성공을 거둘지는 물론 그 누구도 알 수 없는 일이다.

이제 TPB를 사용한 건강증진 사업의 사례를 살펴보자.

TPB와 운동 연구: 계획된 행동 이론은 운동에 참여하려는 태도를 연구하고자 할 때 유용한 분석틀을 제공해준다. 연구의 목적은 366명의 고등학생들을 대상으로 이들의 운동 습관을 분석할 때 계획된 행동 이론의 변수들을 통제하기 위한 중재가 과연 효과적인지의 여부를 판단하는 것이다. 학생들은 중재가 이루어지는 실험집단과 그렇지 않은 대조집단으로 나뉘어졌다. 이론의 구성요소를 측정하기 위한 설문조사와 운동 습관을 측정하는 '습관적 행동 분석을 위한 벡케 설문조사(Baecke Questionnaire of Habitual Activity)'가 이들에게 실시되었다. 중재는 12주 동안 지속되었으며 중재 수단으로는 운동 참여를 독려하는 포스터와 강연 등이 사용되었다. 분석 결과에 따르면 중재는 운동에 대한 태도, 인지된 행동적 통제(perceived behavioral control), 의도, 실제 운동 참여 등을 개선하는 데는 효과적이었지만 다른 측면에서는 그렇게 효과적이지 않았다. 이런 연구 결과는 운동 참여에 대한 학생들의 적극적인 태도를 함양하는 문제에 관심을 갖고 있는 체육교사들에게 유용한 정보가 되었다.[17]

Critical Thinking

TRA와 TPB에 대해서는 많은 비판이 있으며 그 중 일부를 살펴보자.

비판 1: HBM과 마찬가지로 TRA/TPB도 사람들의 행동은 합리적이면서 단선적(單線的)인 의사 결정 과정의 결과라고 가정하고 있다. 이 비판에 따르면 '합리적'이라고 해서 그것이 어떤 객관적인 기준에 기초하여 '올바르다'는 것을 의미하지는 않는다.[16(p73)] 하지만 그것이 어떤 특정한 유형의 사고 과정을 의미하는 것이기는 하다. 사람들은 과연 이러한 사고 과정을 거쳐 행동에 이를까? 그것도 이 이론이 의미하는 것처럼 어떤 순서에 따라 기계적으로 이루어지는 것일까? 어떤 의사 결정의 동기로서 직감이나 감정이 모종의 역할을 하지는 않을까? 습관이나 성별(gender)은 어떨까? 이런 요인들이 남성과 여성 사이에 다르게 작용할까? 문화, 교육 수준, 소득이나 여타의 인구학적 변수는 어떨까? 적절한 규범을 알아내기 위해 어떤 사회 계층을 고려해야 하는지를 평가하고자 할 때, 또는 성별과 인구학적 변수에 따라 달라질 수도 있는 인지된 조절 요인(perceived control factors)을 식별하고자 할 때, 앞에서 거론된 요인들 중 일부는 행동에 대한 '태도'라는 보다 일반적인 개념 속에 묻혀 버릴 수도 있을 것이다. 하지만 그렇다면 중요한 모든 것들은 반드시 포함되어야 한다는 점에서 생각해 볼 때 의사 결정 과정에 대해 적용할 수 있는 아주 일반적인 어떤 사고방식 외에 이론이 우리에게 말해 줄 수 있는 것은 무엇인가?

비판 2: TPB 이론을 구성하는 요소들의 명확성에 대해 많은 쟁점이 존재한다. 예를 들면 '인지된 행동 조절(perceived behavioral control)'이라는 구성요소는 매우 불분명하고 이 개념과 어떤 사람이 자신의 행동을 조절하는 실제적 측면과의 연관 관계 역시 분명치 않다. 인지된 행동 조절의 타당성은 과연 무엇인가? 우리가 알기로 이 개념은 (사람들의 의도와는 무관하게) 그들이 어떤 행동을 할 것인지 여부에 대해 스스로를 완벽하게 통제하지 못하는 상황을 다루기 위해 이론에 덧붙여진 것이다. TPB는 태도와 의도에 관한 이론이지 사회적 조건 그 자체에 관한 이론이 아니므로 이 개념은 인지(perception)의 관점에서 고안되었다. 따라서 이 개념은 믿음(belief)의 문제이므로 사람들의 실제 통제 능력과 관련이 있을 수도 있고 없을 수도 있다. 물론 이런 주장은 이해가 된다. 그러나 사람들이 자신의 행동을 조절할 수 있는 능력에는 수많은 요인들이 개입하므로 (이 개념과 자기효능감과의 차이를 명확히 알아내는 것은 쉬운 일이 아니다) 이 개념을 제대로 평가하기는 어려워 보인다. 만일 어떤 사람이 자존감이 아주 낮아서, 자신의 행동을 제한하는 실제 사회적/물리적 요인과는 무관하게, 자신의 행동 조절 능력을 낮게 평가한다면 과연 이 사실이 중요한 역할을 할까? 만일 이 사람이 숙명론적 태도가 일반적으로 퍼져 있는 문화나 사회 계층 출신이라면 어떨까? 예를 들어 우리의 친구 제인이 유방암 검사를 받을지의 문제에 대해 자신의 의지가 중요한 게 아니라 '운명'이라든지 어떤 외부적인 요인이 중요하다고 생각한다면? 주관적 규범의 의미와 역할에 대해서도 마찬가지로 불명확성의 문제가 존재한다.[18] 어떤 행동과 관련된 사회적 규범의 인지에 영향을 미치는 모든 가능한 요인들을 생각해보자. 규범이라고 하면 종교적 규범, 동년배끼리의 규범, 직장에서의 규범, 부모로서의 규범 등 다양하게 존재한다. 이들 중에서 어떤 주어진 행동과 관련하여 중요한 것은 무엇인가? 이런 문제는 인지된 결과(perceived consequences)와 관련이 있을지 모르겠다. 제인은 아주 신앙심이 독실한 가족들이 유방암 검사를 반대할 수도 있다는 사실을 알고 있을 수도 있다. 하지만 그들이 그녀가 유방암 검사를 받으려 한다는 사실까지 알고 있을까? 또는 그들의 반대를 알고 있다고 해도 제인의 에고(ego)가 아주 강해서 다른 사람들이 어떻게 생각하는지 전혀 개의치 않는다면 어떻게 될까?

비판 3: 의도와 행위 사이에 존재하는 시차가 고려되지 않는다. 어떤 사람이 의도와 인지된 조절 능력을 갖고 있다면 어떻게 될까? 행동을 예측할 수 있는 이론의 능력이라는 측면에서 그 시차는 어느 정도가 되어야 바람직할까? 우리가 월요일에 제인을 만나 행위의 의도와 인지된 조절 능력과 관련된 모든 요인들을 파악해 본 결과 두 가지 모두 상당한 정도로 갖춰져 있는 것으로 나타났지만 유방암 검사는 월요일로부터 3주 후에 예정되어 있다고 가정해보자. 과연 제인이 3주 후의 예약 날짜에 나타날 가능성이 월요일 당일이 예약일인 경우와 같을까?

단계별 행동 변화의 두 가지 모형: 범이론적 모형과 예방 채택 과정 모형

출발점과 기본 구성요소

이제 범이론적 모형(Transtheoretical Model, TTM)과 예방 채택 과정 모형(Precaution Adoption Process Model, PAPM)을 함께 알아보자. 이 모형을 같이 다루는 이유는 두 개 모형이 실제로는 하나의 이론적 접근으로서 많은 점에서 유사하기 때문이다. 지금까지 우리가 논의한 이론들은 **'시점(point in time)'** 이론이라고 부를 수 있다. 이 이론들이 모두 특정 행

사회규범

사회규범(social norms)이란 간단히 말해서 어떤 집단이나 문화에 있어서 관습적인 행동규칙(code of behavior)이며 이와 함께 이들 규칙이 무엇을 의미하는지에 대한 믿음을 말하는데 이를 문화적 토대의 공유(shared cultural underpinning)라고 한다. 예를 들어 **아이들로부터 사탕을 훔쳐서는 안 된다**는 규범이 있다고 가정하자. 이는 어떻게 행동해야 하는지(또는 행동해서는 안 되는지)에 관한 지침인 동시에 그 밑에 깔려 있는 의미(즉, 자신을 스스로 방어할 수 없는 약자에게서 사탕을 빼앗거나 훔치는 것은, 또는 그와 비슷한 행동은 옳지 않다는)의 선언(affirmation)이기도 하다. 이들이 **규범(norm)**인 이유는 무엇이 정상적 인지(normal)에 대해 집단 구성원 사이에 공유되는 기준이 되기 때문이다.

위와 관련해서 한 개의 과정으로 나타나는 행위에 관한 태도, 신념 및 의사 결정에 초점을 맞추고 있기 때문이다. 제인은 유방암 검사를 받을 것인가? 만약 그녀가 유방암에 걸리기 쉽다고 느낀다면, 만약 그 위험이 상당하다고 느낀다면, 만약 장애요인이 없다면 등. 결과는 그녀의 의사 결정 과정에 따라 검사를 받을 수도 있고, 받지 않을 수도 있다는 것이다.

많은 연구자들과 이론가들이 이 시점 간 구조에 의문을 갖기 시작했다. 프로체스카(Prochaska)와 디클레멘테(Diclemente)[19,20]는 금연을 시도한 사람들을 대상으로 변화 과정에 관한 연구를 수행한 결과, 기존 이론에는 행동 변화에 있어 아주 중요한 것이 누락되어 있다는 점을 확인하였다. 즉, 변화는 시간의 경과에 따라 **단계적**으로 이루어진다는 개념이 빠져 있었다는 것이다. 달리 말하자면 사람들이 의사 결정을 할 때는 한 가지가 아니라 여러 과정을 거치게 된다는 것이다. 각각의 과정은 모두 다른데 이는 변화의 연속선상에 존재하는 여러 요소들과 연관되어 있기 때문이다. 신차(新車)의 구입 과정 사례

를 통해 이런 아이디어가 어떻게 적용되는지 알아볼 수 있다.

월요일: 제인이 주차해 놓은 자신의 차에 다가간다. 그런데 이 차는 앞서 살펴 본 예에서처럼 상태가 별로 좋지 않다. "그래. 그럼 이 차를 어떻게 하지? 우선 무엇이 문제인지 알아봐야겠어." 그녀는 다시 집안으로 들어가서 몇 군데의 자동차 정비소에 전화를 건다. 정비업자들은 제인에게 이런 식으로 얘기한다. "플라이휠 로테이터가 고장난 것 같군요. 그건 우리가 고칠 수 있어요. 비용은 800달러가 들 겁니다." 제인은 한숨이 나왔지만 약속을 잡는다.

화요일: 제인은 오늘 차 수리를 예약해 놓았기 때문에 아침에 일어나 자신의 차로 다가간다. 그녀는 버려진 차를 물끄러미 바라본다. 칠은 여기 저기 벗겨지고, 시트는 나달나달 낡아 있다. "대체 이 차를 정비소로 어떻게 옮기지?" 그녀는 견인업자에게 전화를 건다. "견인하는 데 150달러예요." 그녀는 한숨을 쉬면서 나중에 다시 전화하겠다고 말하고는 끊는다. 그녀는 식탁에 앉아 뭔가를 먹으면서 손으로 머리를 감싼다. 그리고는 문득 아래를 내려 보다가 바닥에 떨어져 있는 지난 토요일 신문을 보게 된다. 마침 그녀의 눈에 광고 하나가 들어온다. '재고정리 세일! 금주 중으로 신차 100대를 판매함! 대출 가능! 다운타운 중앙로 51, 조(Joe)의 자동차판매점로 오세요!' 그녀는 생각에 잠긴다. "흠, 새 차라! 그걸 생각해보지는 않았는데…" 그녀는 견인업자에게 다시 전화를 걸지 않는다.

금요일(화요일 차 수리 예약을 지키지 않고 나서): 며칠 동안 생각을 해보고, 예금 잔고도 확인한 후에 제인은 조의 자동차판매점에 전화를 해서 어떤 종류의 차가 있는지, 가격은 어느 정도인지를 묻는다. "슈퍼카 왜건이 두 대가 남았어요? 가격은 50% 할인이라고요? 내일 아침에 가서 볼 테니 그 차 좀 잡아놔 주시겠어요?" 그러고 나서 제인은 친구인 벤 존즈에게 전화를 한다. 벤은 다음 날 아침 그녀를 자동차판매점에 태워다 주기로 한다.

토요일 아침(조의 자동차판매점에서): 제인은 두 대의 왜건을 보고 있다. 한 대는 초록색이고 또 한 대는 어두운 회색이다. 그녀는 문을 열었다가 닫아본다. 차문이 닫힐 때 낡은 차의 공허하게 덜컹거리는 익숙한 소리 대신에 둔중하게 철컥하고 닫히는 멋진 소리가 난다. "한 번 몰아 보시겠어요?" 반짝이는 작은 눈의 판매원이 이쑤시개를 입에 문 채 시승을 권한다. 제인은 그가 맘에 들지 않았지만 시승해보기로 한다. 그는 조수석에 올라 제인에게 열쇠를 건넨다. 그녀는 좀 더 멋져 보이는 회색 왜건을 선택한다. 튼튼한 운전석에 앉으니 새 차 특유의 냄새가 코로 스며든다. 운전석 계기판은 조직적으로 구성되어 있어 그녀는 평면 패널이 멋지고 효율적이라는 느낌을 받는다. 그녀가 기어를 넣자 멈춰 있던 차가 움직이기 시작한다. 그녀는 혼잣말로 중얼거린다. "와, 대단한데! 날렵하게 나가는군."

토요일 오후: 제인은 온갖 종류의 서류에 서명을 하고 있다. 드디어 몇 년 만에 새 차를 갖게 된 것이다.

여러분이 보았듯 제인의 결정은 한 개의 과정으로 이루어진 것이 아니다. 최초 단계에서 그녀는 차를 고쳐보려 했었다. 그 다음에는 낡은 차를 운행하기 위해 발생하는 문제의 크기를 평가해보았다. 그 후 그녀는 새 차 구입이라는 새로운 생각을 해보게 된다. 그러고 나서는 자신의 재정 상태를 파악해보고 어떤 선택 대안이 있는지 살펴보는 등 준비 과정이 이어진다. 그 다음에는 딜러에게 전화하고, 할인 판매 중인 차를 보러 가기 위해 자동차판매점에 데려다 줄 사람을 물색해 놓는 등 새 차의 구입을 위해 움직이기 시작한다. 그 다음 딜러에게 가서 새 차를 시승해 본다('새로운 행위'). 시승 경험은 아주 좋았고 마침내 그녀는 그 차를 구입한다.

TTM, PAPM도 **이론**이 아니라는 점을 이해하는 것이 중요하다. 여러 과정을 이동하는 것에 대한 설명 도구로서 여러 가지 이론을 혼합해 놓은, 의사 결정 과정에 대한 복잡한 설명이다. 이런 의미에서 이들은 **모형**으로 볼 수 있다.

범이론적 모형

프로체스카와 디클레멘테는 행동의 변화가 앞에서 예로 든 신차 구입 과정과 동일하게 이루어진다고 본다. 뿐만 아니라 변화의 연속선상에 있는 단계마다 다른 일이 일어나고 있어서 매 단계마다 다른 행동 이론을 적용할 수 있다. 따라서 변화 과정을 묘사하기 위해서는 그 단계마다 적합한 여러 가지의 이론이 필요하다. 어느 한 단계에서 어떤 사람이 문제를 자각하고 행동을 취하기 위한 결정을 한다고 한다면 HBM이나 TPB가 적용될 수 있다. 그러나 다른 단계에서 이 사람이 문제가 있다는 사실조차 자각하지 못해서 자신이 취할 행동에 관한 결정을 할 입장이 아니라면 변화를 위한 준비가 갖추어진 상태가 아니다. 우선 문제가 그의 '의제(agenda)가 되어야' 하는 것이다. 따라서 '자각이 일어나는' 과정을 묘사하려면 다른 이론이 더 바람직하다.

변화의 프레임이 단계별로 구성되고, 단계마다 변화를 설명할 다수의 이론이 필요하므로 프로체스카와 디클레멘테의 모형은 범이론적 모형(때로는 간단하게 '변화의 단계'로 일컬어지기도 함)으로 불린다. 예방책 채택 과정 모형으로 불리는 다른 모형 역시 변화에 대한 유사한 이해 방식에 기초하고 있다. TTM에 따르면 아래에 설명하는 단계가 행동 변화의 전반적 과정을, 소위 A부터 Z까지 다루고 있다.[21(pp100–104)] 연구 대상자가 반드시 1단계에서부터 시작할 필요는 없으며 연속선상의 어떤 단계부터 시작하든 상관이 없다.

- **1단계: 숙고 이전**(Precontemplation). 우리의 연구 대상자는 어떤 행동을 취할 의사가 없다. 그게 무엇이건 간에 (예: 고지방 음식의 섭취, 운동 습관의 결여 등) 그들의 행동에 문제가 있다는 사실을 단지 모르기 때문일 수도 있고, 어떤 다른 이유로 인해 변화에 관심이 없거나 동기 부여가 되어 있지 않기 때문일 수도 있다.

- **2단계: 숙고**(Contemplation). 이 사람은 미래의 어떤 시점에서, 즉 6개월쯤 후에 자신의 행동을 변화시키는 문제에 대해 생각해보기 시작하게 되고 그럴 경우의 장단점을 저울질해보게 된다. 이 단계에서 사람들은 아직 행동을 취할 준비는 되어 있지 않다. 이 이론에서는 장단점을 평가해 보는 단계를 **의사 결정 상의 균형**(decisional balance)라고 부른다. 이는 당사자가 변화를 향해서 계속 움직일 것인지의 여부를 결정하는 단계이다.

- **3단계: 준비**(Preparation). 이제 그는 무엇인가를 할 준비가 되어 있다. 그들은 곧 행동을 취할 의도를 갖고 있으며 (의도는 TRA/TPB 이론의 구성요소임을 상기하자) 그들이 원하는 일에 대해 어떤 계획이나 아이디어를 가지고 있다. 이 단계에 있는 사람들에게는 행동의 단계를 제공해주는 프로그램(예: 체중 감소 프로그램, 운동 프로그램, 스트레스 해소 프로그램 등)이 적합하다.

- **4단계: 행동**(Action). 어떤 사람이 최근 들어 변화를 향한 행동을 시작하기는 했지만 모든 행동이 다 중요한 것은 아니다. 현재 우리가 다루고 있는 건강 문제를 일으킬 수 있는 위험을 예방하거나 감소시킬 수 있는 행동만이 중요하다.

- **5단계: 지속**(Maintenance). 이 사람은 건강에 문제를 일으킬 위험과 관련된 행동에 있어서 상당한 변화를 가져 왔으며, 지금 현재 다시 과거 상태로 돌아가지 않도록 이 행동상의 변화를 계속 유지하는 데 관심을 기울이고 있다. 이를 위해서는 상당한 노력이 필요하다. 예를 들어 최근 금연에 성공한 사람을 생각해보자. 상당한 기간에 걸쳐서 이들에게 가장 어려운 일은 다시 담배를 피우고 싶은 강렬한 욕구를 피하거나 참아내는 일이다.

- **6단계: 종료**(Termination). 이 단계에 있는 사람은 행동

변화 과정을 완전히 종료한 상태에 있다. 마침내 더 이상의 흡연에 대한 욕구를 완전히 끊어버린 흡연자의 상태이다. 마치 처음부터 흡연을 하지 않았던 사람처럼 흡연은 더 이상 이 사람이 하는 행동의 일부가 아니다. 그렇지만 이 단계까지 이르는 사람들이 많지는 않다. 건강과 관련된 행동 변화를 시도하는 대부분의 사람들은 유지 단계의 어딘가에 머물러 있을 공산이 크다. 이 단계에서의 핵심 요소는 자기효능감(self-efficacy)이다. 이는 이미 앞에서 언급한 대로 어떤 특정 행동을 변화시킬 수 있는 능력을 말한다. 지속 단계에서 사람들은 (어떤 특정 건강행동 변화에 대한) 자신들의 자기효능감을 개발 중인 것으로 이해할 수 있겠다. 만일 그들이 종료 단계에 이르렀다면 그들은 '자기효능감'을 보유하고 있는 것이 된다.

TTM은 또한 이들 여섯 가지의 단계를 거침에 있어서 한 단계에서 다른 단계로 이동할 수 있도록 해주는 다수의 변화 과정이 존재한다고 주장한다. 이들 변화 과정은 단계별로 사람들이 이동할 수 있도록 해주는 개입을 위한 안내자 역할을 한다. 그 목록은 매우 길기 때문에 여기에 전부를 제시할 수가 없어 몇 가지만 예를 들겠다.

- **환경 측면에서의 재평가**: 이 과정은 그들의 어떤 행동이 사회적 환경의 맥락에서 다른 사람에게 어떤 영향을 미치는지를 생각해보는 것이다. 좋은 예로서는 흡연을 하는 엄마가 간접흡연의 영향에 대해 듣고 나서 자신의 흡연 행동이 자녀에게 미치는 영향에 대해 생각해보기 시작하는 것이다. 이는 행동 변화에 대한 동기가 될 수 있다(이는 **인지** 단계이다).

- **자극에 대한 좋지 않은 반응을 좋은 것으로 대체하기**(counter-conditioning): 이 과정은 어떤 사람이 자신이 변화시키고자 원하는 행동을 대체하는 행동을 알게 되면서 바람직하지 않은 행동을 하려는 욕구에 대항하기 위해 그 **대안적 행동**(substitutes)을 하는 것이다. 예로서는 흡연 대신에 운동 습관을 기르는 것을 들 수 있겠다(이는 습득된 **자극-반응**(stimulus-response) 과정이다).

예방 채택 과정 모형

PAPM 모형은 TTM과 기본적으로 같은 아이디어를 채택하여 일반적인 범주의 행동, 예를 들면 집에 연기 감지기를 부착해놓는 것과 같은 무엇인가에 대한 **예방** 조치를 취하는 행동에 적용한다. PAPM은 가정 내 라돈 수치를 측정하는 일에 대한 사람들의 의사/반의사와 같은 행동을 이해하기 위해 와인스타인(Weinstein)과 샌드맨(Sandman)에 의해 개발되었다. 이 모형을 개발하게 된 동기는 TTM과 유사하다. 즉, 행동 변화에 대한 기존의 이론은 사람들이 위험에 어떻게 반응하는지를 설명하는 데 있어 적합하지 못하다는 것이다. 따라서 와인스타인과 샌드맨은 TTM에서 아이디어를 얻어 PAPM을 만들었는데, 다만 TTM과는 행동의 단계를 정의하는 방식이 좀 다르다. PAPM에서의 각 단계는 다음과 같다.

- **1단계: 문제를 인식하지 못하는 상태**(Unaware of the issue). 만일 사람들이 자신의 행동에 어떤 문제가 있다는 사실에 대해 전혀 들은 바가 없다면 특정 습관이나 건강행동을 변화시키려 할 가능성은 매우 희박하다. 흔히 얘기하듯이 '만일 고장난 게 없다면 고칠 필요도 없다'는 것이다. 단지 지식이 없거나 깨닫지 못하는 상태, 이것이 PAPM의 첫 단계이다.

- **2단계: 변화를 위한 행동을 취하는 않는 상태**(Unengaged by the issue). 이 지점에서 PAPM은 TTM이 '숙고 이전의 상태'로 한꺼번에 묶어서 처리한 사람들을 둘로 나누고 있다. PAPM에서는 자신의 행동과 관련된 위험을 모르는 사람들(1단계)과 위험을 알고 있기는 하지만 이에 대해서 어떤 행동을 충분히 취하지 않는 사람들(2단

계) 사이에는 큰 차이가 있다. 이 두 번째 범주의 사람들은 변화를 위한 '행동을 취하지 않는 상태'에 있으며, 변화 과정에 있어서 다른 지점에 위치해 있기 때문에 다른 형태의 개입이 요구된다.

- 3단계: **행동에 대한 결정**(Deciding about acting). 이 상태는 건강행동상의 문제를 깨닫고 있는 사람들이 이에 대해 어떤 행동을 취할 것인지의 여부에 대해 결정을 내리려고 움직이기 시작하는 중간적 단계이다. TRA/TPB 모형에서의 **행동적 의도**(behavioral intention)라는 구성요소와 유사하지만 이 경우에는 행동을 취하려 하지 않기로 한 사람들까지 고려하고 있다는 차이가 있다.

- 4단계: **행동하지 않기로 결정함**(Deciding not to act). PAPM 모형에서는 행동하지 않기로 결정하는 것도 하나의 단계로 간주되고 있다. 문제에 대해 생각해보고 나서 어떤 행동도 취하지 않기로 마음을 먹는 사람들이 있을 것이다. 따라서 이 단계에서 사람들은 행동 변화의 순환경로로부터 빠져나오게 된다. TTM에서는 이런 단계를 고려하지 않는다.

- 5단계: **행동하기로 결정함**(Deciding to act). 문제에 대해 생각해보고 나서 어떤 사람들은 행동을 취하기로 마음을 먹을 것이다. 하지만 PAPM에 따르면 이 단계는 **실제로 행동을 취하는 단계와 동일하지 않다**. 단지 그렇게 하려고 마음먹은 것뿐이다.

- 6단계: **행동으로 옮김**(Acting). 행동을 취하기는 했지만 아직 유지하는 단계는 아니다. 처음으로 실행에 옮겼을 뿐이다.

- 7단계: **행동을 지속함**(Maintenance). 이 단계는 TTM과 마찬가지로 행동의 지속성을 의미하지만 흥미롭게도 TTM과는 달리 유혹을 전혀 느끼지 않아서 더 이상의 노력을 요하지 않는 단계와 행동을 유지하기 위해서 **지속적인 노력**(continued effort)을 요하는 단계를 굳이 구분하지 않는다.

TTM의 경우에는 한 단계에서 다음 단계로 넘어갈 때 관여하는 여러 가지 구체적인 과정이 존재한다. 이 과정의 일부는 행동을 취하는 데 따르는 비용과 이득에 대한 믿음, 사회적 규범에 대한 지각, 변화를 가져오는 데 필요한 자신감이나 기술(skill) 등에 토대를 두고 있는 의사 결정과 관련이 있다. 그리고 이 과정들은 단계를 고려하지 않는 행동 변화에 관한 이론들이 다루고 있는 것들이기도 하다. 그리고 와인스타인과 샌드맨이 지적하고 있는 것처럼 한 단계에서 중요한 변수나 요인들이 다른 단계에서 중요한 역할을 하는 것들과 반드시 일치하지는 않는다.

더욱이 PAPM은 제안된 각 단계들이 **일정한 순서대로** 일어난다고 주장한다. 이는 아마도 단계의 순서가 갖는 중요성에 대한 주장으로서, 그 순서가 모형 안에 내재되어 있는 TTM의 경우보다 훨씬 더 강력한 것이라고 할 수 있다. 표 4-3에는 TTM과 PAPM의 단계가 유사점 및 차이점과 함께 요약되어 있다.

단계 모형의 사용: TTM 또는 PAPM

단계 모형을 사용하는 것은 여러 가지 이유로 조금 복잡한 일이다. 우선 건강증진을 위한 개입 모형으로서 이들 모형을 사용하는 것은 목표 집단이나 인구를 한 단계에서 다른 단계로 이동시키기 위함이다. 이를 위해서는 다음과 같은 점들이 이루어져야 한다.

- 목표 집단이 지금 위치해 있는 단계를 사정할 것. 이를 위해서는 **지금 다루고 있는 건강 문제와 행동들에 관련된** 해당 단계를 측정할 수 있는 적절한 방법을 사용해야 한

표 4-3 범이론적 모형(TTM)과 예방 채택 과정 모형(PAPM)의 구성요소

범이론적 모형(TTM)	예방 채택 과정 모형(PAPM)
1단계: 숙고 이전 단계	1단계: 문제를 모름
	2단계: 변화를 위한 행동을 취하지 않음
2단계: 숙고 단계	3단계: 행동에 대한 결정
3단계: 준비 단계	4단계: 행동하지 않기로 결정함
	5단계: 행동하기로 결정함
4단계: 행동 단계	6단계: 행동으로 옮김
5단계: 지속 단계	7단계: 행동을 지속함
6단계: 종료 단계	

다. 금연 문제와 관련되어 있는 단계와 식이습관을 변화시키고 운동량을 늘리기 위한 노력과 관련되어 있는 단계는 서로 다를 것이다. 또한 목표 집단 내의 사람들마다 모두 다른 단계에 위치해 있을 것이다. 그렇다면 어떻게 할 것인가? 아마도 한 가지 이상의 개입 수단을 사용하거나 또는 집단의 일부, 예를 들면 가장 높은 위험 집단만을 대상으로 해서 집중하는 방법을 쓸 수 있을 것이다.

- 집단이 위치해 있는 현재의 단계에 기초하여, 당신이 사용하려는 개입 방법이 현재의 단계를 이동하는 데 적합한 **변화 과정**(change processes)을 이끌어낼 수 있어야 한다. 예를 들면 대부분의 사람들이 문제를 깨닫고 있지 않다면 문제 그 자체에 초점을 맞춘 교육을 통해 의식을 끌어올리는 것이 적절한 방법이 된다.

- 대상 집단이 다음 단계로 넘어 갔는지의 여부를 결정할 수 있는 어떤 평가 기준을 갖고 있어야 한다.

다른 모형과 이론들의 경우 추상적 모형을 실제 상황과 사람들에게 적용하기 위해서는 추가적으로 연구조사를 하거나 기존의 정보를 활용해야 할 필요가 있다.

그럼 이제 한 번 더 블루스 뮤지션의 사례로 돌아가서 단계 모형 중 한 가지를 적용해보자. 이 경우 PAPM이 더 유용할 수 있는데 이는 우리가 이들 뮤지션들에 대해 이미 알고 있는 정보를 고려해 볼 때 문제를 자각하지 못하는 단계와 문제를 깨닫고 있기는 하지만 행동으로 옮기지 못하고 있는 단계 사이의 구분이 매우 중요하기 때문이다. (설문조사나 면접 등을 통해) 추가적인 연구를 해본 결과 이들 중 절반은 금연 캠페인 등을 통해서 흡연으로 인한 암 발생 가능성을 알고는 있지만 이미 언급한 여러 가지 이유로 말미암아 금연을 시도하는 행동으로까지는 가지 못하고 있는 상태라고 가정해보자. 다른 절반은 행동을 위한 결정 단계에 와 있는데 이는 TTM에서 숙고와 준비 단계 사이의 어딘가에 위치해 있는 지점으로 생각할 수 있다. 따라서 각기 다른 두 가지의 개입 방법이 필요한 것으로 보인다.

첫 번째 집단의 경우 핵심은 문제가 중요하다는 점을 깨닫게 만드는 일이다. 우리는 이미 그들의 우선순위 목록에서 가장 중요한 위치에 있는 문제가 무엇인지 알고 있으며, 금연 프로그램은 이들 문제와 상충한다는 사실도 알고 있다. 따라서 당신의 당면 과제는 뮤지션들이 금연을 시도하도록 암 발생 가능성을 그들의 의제들 중 높은 위치에 올려놓는 일이다. 이 문제는 우리가 앞에서 논의했던 문제 즉, 뮤지션들의 **민감성**(susceptibility)과 **심각성**(severity)을 높이고 **인지된 장애 요인을 낮추는 일**(그렇게 하지 않을 경우 '어쨌든 나는 금연과 관련해서는 어떤 일도 할 수 없어.'라는 태도를 유지하게 만드는)과 관련된다. 당신이 집중적으로 해야 할 일들은 다음과 같다.

- 암이 발생할 경우 암이 노래 부르는 일, 뮤지션 경력의 수명, 청중과 접하는 일에 미치는 영향을 직접 연결 지음으로써 위험의 의미를 확대하여 부각시키는 일
- 앞에서 논의되었던 뮤지션들의 노조, 클럽 소유주, 기타 주체들과 함께 협력함으로써 금연 프로그램에 참여하는 일에 대한 인지된 장애를 낮추는 일
- 블루스 뮤지션들이 모이는 장소에 흡연과 암 발생 간의 관계, 예방법 등에 관한 자료들을 더 많이 비치하는 일

그러고 나면 당신은 개입 때문에 그들이 행동 단계로 더 가까이 갈 수 있었는지의 여부를 알아보기 위해 개입의 전후에 있어서 그들의 행동을 측정하고자 할 것이다.

두 번째 집단은 이미 행동으로 옮기는 단계에 있으며 금연을 위해 무엇인가를 하려고 생각 중이다. 따라서 이 지점에서의 과제는 행동이라는 다음 단계로 수월하게 넘어갈 수 있도록 하는 것이다. 예를 들어 이들이 많이 찾는 장소에서 이들을 대상으로 하는 금연 프로그램에 대한 접근성을 높이는 것을 생각해 볼 수 있다. 또한 사회적 관습이나 사회적 압력이 최소화되고 집단이 행동 변화를 강화할 수 있도록 연주자들 사이에 금연 집단을 형성하는 일을 생각해 볼 수도 있다. 또한 블루스 연주자들이 모이는 장소에 금연 정보를 보급하는 것도 생각해볼 수 있다. 그런 연후에 이러한 노력들이 두 번째 집단의 사람들을 행동단계로 옮겼는지를 확인하기 위한 평가 작업을 해볼 수 있다.

이제 TTM이나 PAPM을 사용했던 건강증진 프로그램의 실제 사례를 몇 가지 알아보자.

운동 습관 형성의 변화 단계(TTM): 이 연구는 지역사회 내의 지원자를 대상으로 운동이라는 개입 방법을 설계하기 위해서 변화 단계 모형을 사용하는 문제를 검토하였다. '이매진 액션(Imagine Action)' 캠페인은 지역사회 내의 사업장들과 기관들이 총 망라된 범지역사회적 행사였다. 이 캠페인에 등록한 지역사회 구성원은 신체적 운동을 촉진하는 6주간의 개입 프로그램에 참여하였다. 이 캠페인은 지역사회 내의 모든 사업장, 학교, 조직, 지역방송 등을 통해서 홍보되었다. 캠페인의 등록 양식에는 현재 어느 정도로 신체적인 활동을 하고 있는지를 평가하는 문항이 포함되었다. 개입 방법으로는 참가자가 운동을 시작하거나 운동량을 늘리도록 권유하는 내용의 인쇄물과 지역사회 내에서 선택 가능한 활동들을 기술한 매뉴얼, 매주 열리는 '즐거운 산책(fun walks)', '야간활동(activity nights)' 등이 포함되었다. **결과**: 피실험자들의 운동량은 6주간의 개입이 종료된 후 유의미한 수준에서 증가하였다. 준비 단계에 있는 참여자의 61%가 운동량을 늘렸고, 숙고 단계에 있는 참여자의 62%가 운동량을 늘린 것으로 나타났다. **결론**: 대부분의 참여자가 6주간의 개입 기간 중에 운동량을 증가시켰다. 이 연구는 운동량을 늘리기 위해 설계된 개입에 있어서 변화 단계 모형을 지지하는 예비적 증거로 볼 수 있다.[24]

지방 섭취량을 줄이는 문제에 있어서 TTM의 사용: 이 연구는 대학생들을 대상으로 음식을 먹을 때 지방 섭취를 줄이는 문제에 대해 TTM에 기초한 모형을 검증해보기 위한 것이다. 세 집단의 학생들이 참여했는데 이 중 한 집단에 대해 개

입이 이루어졌고, 나머지 두 집단은 (개입이 없는) 통제집단으로서의 역할이 부여되었다. 지방 섭취량을 줄이는 문제와 관련하여 변화 단계를 결정하기 위한 사전조사가 이루어진 후 실험집단은 14주간의 개입에 참여했는데, 이 개입에는 TTM 내의 서로 다른 변화 단계와 과정의 순서에 맞추어 11개의 과업이 포함되었다. 2주마다 이들 참여 학생의 변화 단계가 평가되었다. (개입이 없는 학생들까지 포함한) 모든 학생들에 대해 사후조사가 실시되었고, 그들의 행동 변화에 관한 1년간의 추적조사가 실시되었다. **결과:** 개입이 이루어진 학생들의 경우, 특히 '행동 이전(pre-action)' 단계에서 시작한 학생들은 지방 섭취량을 유의미한 수준으로 낮추었을 뿐만 아니라 이러한 변화를 1년 동안 지속하였다. 개입이 없었던 학생들 또한 지방 섭취량을 줄였지만 이런 변화는 지속되지 않았다. **결론:** 이 연구의 결론은 TTM에 기초한 개입은 장기적인 식이습관 변화 유도에 효과적이었다.

가정 내에서의 라돈 검출을 위한 예방 채택 과정 모형(PAPM): 건강행동에 관한 단계 모형으로서 예방 채택 과정 모형을 통해 도출된 가설이 가정 내에서의 라돈 검출이라는 맥락에서 검증되었다. 검증의 대상이 되었던 구체적인 아이디어는 단계마다 예방적인 조치를 취하고자 할 때 이를 막는 장애요인에 관한 것이다. 연구 대상 지역 내의 가정에서 라돈 문제에 노출될 고위험을 알려주는 개입이 설계되었으며, 그 목적은 주택 소유자로 하여금 PAPM의 미결정 단계에서 라돈 검사를 받도록 권하기 위해서 행동을 결정하는 단계로 이동하여 검사키트를 주문하도록 하는 것이었다. 테스트를 받게 하는 단계로의 이동과 라돈 검사키트의 주문이라는 두 가지 측면에 대해 평가가 이루어졌다. **결과:** 예측된 대로 위험 처리(risk treatment)를 위한 개입은, 행동하기로 결정한 사람들로 하여금 검사키트를 주문하게 만드는 것보다 아직 행동 여부를 결정하지 않은 사람들로 하여금 테스트를 받도록 하는 것에서 상대적으로 더 효과적이었다. **결론:** 이 연구는 PAPM이 묘사하는 단계를 어느 정도 지지하는 증거를 제시하고 있다.

Critical Thinking

TTM 및 PAPM과 관련하여 비판적으로 생각해 볼 다수의 문제가 있다. 그 중 몇 가지만 살펴보자.

비판 1: 사람들은 TTM이나 PAPM이 상정하는 것처럼 고정적인 단계를 일직선으로 움직여 나가지는 않는다. 그렇다기보다는 한 단계에서 다음 단계로 움직여 나가다가 갑자기 몸을 뒤로 돌려 지나온 과정에 다시 진입하는 방식으로 순환적인 행동을 할 때가 많다. 예를 들어 프레드는 여자 친구와 결별한 후에 담배를 피우기 시작했다. 1년 후에 프레드는 악취와 건강을 고려해서 금연하기로 마음을 먹었다. 즉, 그는 TTM의 예비단계에 있는 것이다. 프레드는 금연 프로그램에 참가하여 실제로 담배를 끊게 되었다(행동 단계). 이 상태가 몇 주간 유지되는가 싶더니(지속 단계), 어느 날 밤 영화를 보러 나갔다가 헤어진 여자를 만난 게 아닌가! 그것도 다른 남자와 함께 있는 그녀를! 작은 지진과도 같은 엄청난 충격이 그를 휘감았다. 그는 아주 당황하여 퀴키 마트(Quickie-Mart)로 불쑥 들어가더니 담배 한 갑을 사고야 말았다. 이렇게 해서 그는 몇 단계를 뒤로 돌아가고 말았던 것이다. 그러나 며칠 후에 프레드는 다시 제정신을 차리고 담배를 줄이기 시작해서 2주 만에 금연 단계로 되돌아갔다. 이는 분명히 순환 과정이며, 그가 '행동 변화' 경로로 재진입했을 때는 그곳이 지난번에 시작했던 지점은 아니었다.

비판 2: 사람들이 위치한 지점이 어떤 단계인지 어떻게 알 수 있는가? 이를 위해서는 단계를 측정하기 위해 임의의 기준들을 개발해야만 한다. 어떤 단계의 경우에는 그게 그렇게 어려운 문제가 아니다. 예를 들어, 사람들이 아직 깨닫지 못한 상태에 있는지, 깨닫기는 했는데 행동으로 옮기지 못하는 상태에 있는지를 판별하려면 다음과 같은 질문을 던지면 된다. '당신은 (어떤 건강 문제에 대해) 들어본 일이 있는가? (어떤 건강 문제가) 당신에게 중요한가?' 하지만 **숙고와 준비 단계, 지속과 종료 단계, 행동을 시작하려고 결정하는 단계와 행동을**

시작하는 단계 등을 구분하는 일은 좀 더 어려운 과제이다. 이런 경우에는 어떤 사람이 어떤 단계에 있는지에 관해, 그리고 그 단계에서 어떤 종류의 개입이 필요한지에 대해 임의적인 판단을 할 수밖에 없다.

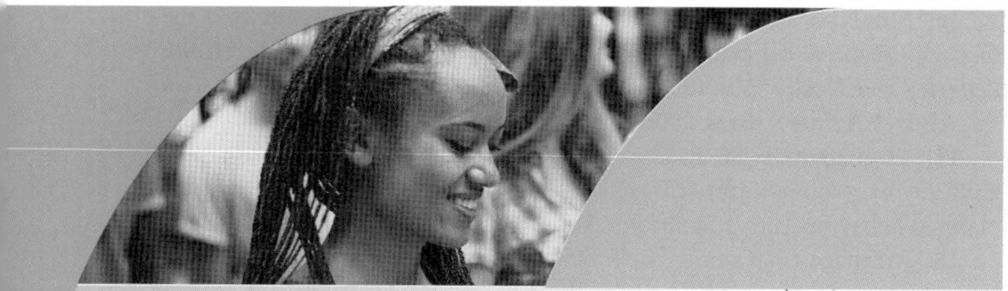

생각해 볼 문제

1. 이 장에서 다룬 이론을 개인 이론(individual theory)이라고 부르는 이유는 무엇인가? 이 이론들은 행동에 대해 어떤 가정을 채택하고 있는가?
2. 건강 신념 모형(HBM)에 의하면 건강과 관련된 행동을 취하기에 앞서 사람들은 어떤 의사 결정 과정을 경험하는가?
3. 계획된 행동 이론(TPB)이 등장한 것은 행동에 영향을 미칠 수 있는 어떤 요인이 고려되지 않았기 때문인가?
4. '범이론적 모형(TTM)'에서 '범이론'이 의미하는 바는 무엇인가?
5. '범이론적 모형'과 '예방 채택 과정모형'에서 핵심적인 단계는 무엇인가? 이들은 어떤 점에서 유사하고, 어떤 점에서 서로 다른가?

REFERENCES

1. Dumont L. *Homo Hierarchicus: The Caste System and Its Implications.* Rev ed. Chicago, IL: University of Chicago Press; 1980.

2. Dumont L. *Essays on Individualism: Modern Ideology in Anthropological Perspective.* Chicago, IL: University of Chicago Press; 1986.

3. Becker MH, ed. The health belief model and personal health behavior. *Health Educ Monogr.* 1974;2:Entire issue.

4. Janz NK, Becker MH. The health belief model: a decade later. *Health Educ Q.* 1984;11(1):1–47.

5. Hochbaum GM. *Public Participation in Medical Screening Programs: A Sociopsychological Study.* Public Health Service Publication No. 572. Washington, DC: Government Printing Office; 1958.

6. Rosenstock IM. Historical origins of the health belief model. *Health Educ Monogr.* 1974;2:328–335.

7. Bandura A. *Social Learning Theory.* Englewood Cliffs, NJ: Prentice Hall; 1977.

8. Bandura A. *Social Foundations of Thought and Action.* Englewood Cliffs, NJ: Prentice Hall; 1986.

9. Garza MA, Luan J, Blinka M, et al. A culturally targeted intervention to promote breast cancer screening among low-income women in East Baltimore, MD. *Cancer Control.* 2005;12(Suppl 2):34–41.

10. Carpenter CJ. A meta-analysis of the effectiveness of health belief model variables in predicting behavior. *Health Commun.* 2010;25(8):661–669.

11. Sullivan K, White K, Young R, Chang A, Roos C. Predictors of intention to reduce stroke risk among people at risk of stroke: an application of an extended health belief model. *Rehabil Psychol.* 2008;3(4):505–512.

12. Fishbein M, ed. *Readings in Attitude Theory and Measurement.* New York, NY: John Wiley & Sons; 1967.

13. Fishbein M, Ajzen I. *Belief, Attitude, Intention, and Behavior: An Introduction to Theory and Research.* Reading, MA: Addison-Wesley; 1975.

14. Ajzen I, Fishbein M. *Understanding Attitudes and Predicting Social Behavior.* Englewood Cliffs, NJ: Prentice Hall; 1980.

15. Ajzen I. The theory of planned behavior. *Organ Behav Human Dec Processes.* 1991;50:179–211.

16. Montano DE, Kasprzyk D. The theory of reasoned action and the theory of planned behavior. In: Glanz K, Rimer BK, Lewis FM, eds. *Health Behavior and Health Education: Theory, Research and Practice.* 3rd ed. San Francisco, CA: Jossey-Bass; 2002.

17. Tsorbatzoudis H. Evaluation of a school-based intervention programme to promote physical activity: an application of the theory of planned behavior. *Perception Motor Skills.* 2005;101(3):787–802.

18. Armitage CJ, Conner M. Efficacy of the theory of planned behaviour: a meta-analytic review. *Br J Soc Psychol.* 2001;40:471–499.

19. DiClemente CC, Prochaska JO. Self-change and therapy change of smoking behavior: a comparison of processes of change in cessation and maintenance. *Addict Behav.* 1982;7:133–142.

20. Prochaska JO, DiClemente CC. Stages and processes of self-change of smoking: toward an integrative model of change. *J Consult Clin Psychol.* 1983;51:390–395.

21. Prochaska JO, Redding CA, Evers KE. The transtheoretical model and stages of change. In: Glanz K, Rimer BK, Lewis FM, eds. *Health Behavior and Health Education.* 3rd ed. San Francisco, CA: John Wiley & Sons; 2002.

22. Weinstein ND, Lyon JE, Sandman PM, Cuite CL. Experimental evidence for stages of health behavior change: the precaution adoption process model applied to home radon testing. *Health Psychol.* 1998;17(5):445–453.

23. Weinstein ND, Sandman PM. A model of the precaution adoption process: evidence from home radon testing. *Health Psychol.* 1992;11:170–180.

24. Marcus BH, Banspach SW, Lefebvre RC, Rossi JS, Carleton RA, Abrams DB. Using the stages of change model to increase the adoption of physical activity among community participants. *Am J Health Promotion.* 1992;6(6):424–429.

25. Finckenor M, Byrd-Bredbenner C. Nutrition intervention group program based on preaction-stage-oriented processes of the transtheoretical model promotes long-term reduction in fat intake. *J Am Diet Assn.* 2000;100(3):335–342.

26. Weinstein ND. The precaution adoption process. *Health Psychol.* 1988;7:355–386.

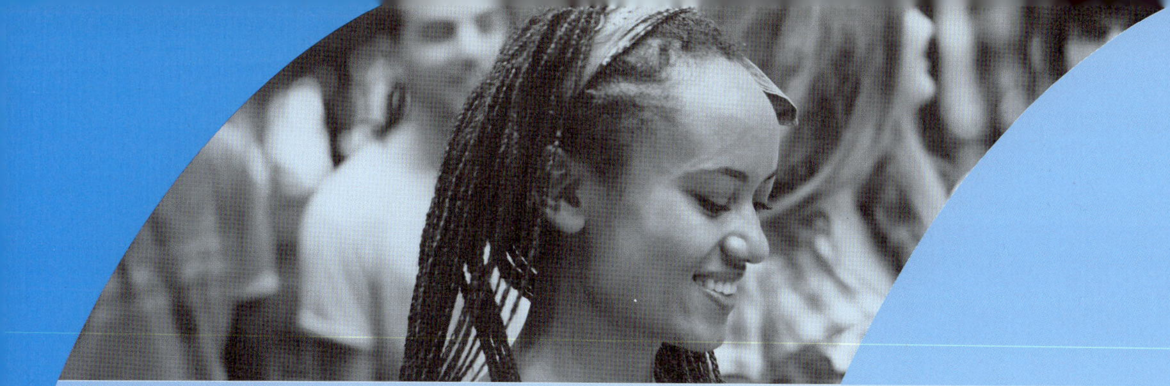

제 5 장

사회, 문화 및 환경 이론(제1부)

Social, Cultural, and Environmental Theories(Part I)

학습목표

- 사회, 문화 및 환경적 행동 이론이 개인지향적인 이론과 어떻게 다른지, 또는 같은지를 이해할 수 있어야 한다.
- 사회적 영향과 집단 행동에 초점을 맞추는 주요 행동 이론—사회적 인지 이론, 사회관계망 이론, 혁신의 확산, 사회적 마케팅 등—을 설명할 수 있어야 한다.
- 이러한 사회적/문화적/환경적 이론이 어떻게 적용될 수 있는지 이해해야 한다.
- 이 이론들에 대한 비판을 이해할 수 있어야 한다.

"인간은 태어날 때부터 사회적 동물이다."

–ARISTOTLE, *POLITICS*

이 장의 주제

이제 우리는 앞 장에서 **개인**에 초점을 맞추는 이론들의 논의를 마쳤다. 이 이론들을 다룰 때 개인과 그가 처한 사회/환경 맥락의 경계가 모호하다는 점에 대해 언급했던 것을 상기하자. 이 장에서는 무엇보다도 사회/환경 맥락과 이런 맥락이 개인들과 상호작용하는 방식에 대해 초점을 맞추고 있는 일단의 이론들을 살펴보려고 한다. 그러므로 어떤 의미에서는 똑같은 것을 얘기하고 있지만 문제를 보는 관점은 전혀 다르다고 할 수 있다. 이 문제를 보는 또 다른 방식은 개인적 이론을 **내부적** 요인을 다루는 것으로, 사회/환경 이론을 **외부적** 요인을 다루는 것으로 보는 것이다. 그러나 양자를 구분하는 경계선이 모호하다는 점을 생각할 때 이는 분명히 양자의 차이를 구분하는 적절한 방법은 아니다. 실은 양자를 구분하는 분명한 방법이 있는 것은 아니기에 적어도 우리의 사고를 진행할 수 있도록 **내부적/외부적** 또는 **개인적/사회적**이라는 임의적인 용어로 만족하고자 한다.

당연한 일이지만 사회/환경 맥락을 얘기하다 보면 많은 의문이 생기게 된다. 맥락이라는 용어를 의미 있게 정의하려면 무엇이 중요할까? 개인들에게 영향을 미치는 요인들을 이해하려면 개인으로부터 떨어져 얼마나 멀리까지 가야 할까? 이 질문 하나만으로도 백과사전 100질(帙) 이상의 집필 공간이 필요할 것이다. 예를 들어 정치경제학자는 개인들의 행동 선택은 사람들이 행동할 수 있는 '공간'을 결정하는 경제 체제 및 정치 제도 내에서 그들이 처한 위치에 의해 제약을 받을 것이라고 주장할 것이다. 사회관계망 이론가들과 사회적 인지 이론의 주창자들은 가까운 사회관계망과 집단에 초점을 맞추려 할 것이다. 문화인류학자들은 여러 사회나 사람들 사이에 공유되는 의미 패

사회/환경 맥락이란 무엇인가?

이 문제에 대해 이렇게 생각해보자. 당신은 어떤 특정 배경(예: 주거지역이 도시인지, 근교인지, 농촌인지, 또는 잘 사는지, 그렇게 잘 사는 편은 아닌지, 인종적으로 동질적인지 아니면 다양한지 등)을 가진 가정 출신이다. 성장함에 따라 당신은 **생활습관**과 그 **의미**를 배우게 되는데 양치질과 같은 일상적인 일들, 일상생활의 패턴 등에 더하여 그것들의 **목적**을 배우게 되고 어떤 행동이 좋은지, 나쁜지, 어떤 삶을 살아야 하는지(또는 살 수 있는지), 어떤 도덕과 가치를 받아들이고 믿어야 하는지, 이런저런 상황에서 어떻게 행동해야 하는지에 관한 행동 규범 등과 함께 그밖에도 많은 것을 배우게 된다. 어떤 것들은 영화나 인터넷을 통해서, 또는 SNS나 TV를 통해서 배우게 된다. 그리고 이들 중 어떤 것들은 당신이 사용하는 일상 언어에, 그리고 말하는 방식에 투영되어 나타난다.

이러한 사회화 과정의 최소한 일부는 당신이 처한 상황과 환경 안에서 당신만의 고유한 것인 반면에 일부는 여러 문화와 함께, 그리고 사회 전체적으로 공유되기도 한다.

시간이 흐르면서 당신은 친구를 만들고 사회관계망을 형성하게 된다. 그들 중 일부는 당신과 같은 학교를 다닐 것이고, 평생 동안 친구로 남기도 할 것이다. 그리고는 직장을 갖게 될 것이고, 그곳에서도 사회관계망을 만들게 될 것이다. 그 다음에는 아마도 결혼을 해서 갑자기 새로운 가족, 새로운 사회관계망을 갖게 될 것이다.

동시에 당신은 또한 어떤 물리적 공간 안에서 삶을 살아가게 된다. 아마도 당신은 여름에 엄청나게 더운 미국의 남서부에서 살아갈 수도 있다. 당신이 매일같이 하는 일상적인 일은 당신이 어느 지역에 거주하느냐에 따라 달라질 수 있다. 만일 당신이 미네소타 북부 지역에서 산다면 당신은 긴긴 겨울을 나야 할 것이고 인구가 많은 도심지역이나 대중교통 체계는 경험하지 못할 것이다. 당신이 바람이 불어오는 화학공장 밀집지역에서 산다면 공장에서 쏟아져 나오는 대기오염물질 때문에 해질 무렵이면 희뿌연 하늘을 봐야만 할 것이다. 또는 해변에서 살면서 홍수나 허리케인에 시달릴지도 모르겠다.

마지막으로 당신은 정치경제적 공간(political–economic space)에서도 살고 있는데 이 공간에서는 그 안에서 적용되는 규칙, 가치관, 절차 및 권력의 배분 등이 이미 정해져 있는 특정 정치체제에 의해 지배되며, 고용, 산업과 비즈니스의 유형, 구입 가능한 제품의 종류 등이 모두 경제 체제에 연관되어 있다. 보다 일반적인 체제 안에는 사람들의 건강에 영향을 미칠 수 있는 규제와 법제도 등이 포함된다.

당신은 이 모든 것에 의해 영향을 받을 뿐만 아니라 당신이 살고 있는 환경과 상호작용하는 과정에서 겪는 개인적 경험을 통해서 배우기도 한다.

이 모든 조각들과 그 밖의 것들이 모여서 당신의 사회/환경 맥락을 이룬다. 이 모든 것들이 당신이 무엇을 하는지, 당신이 어떤 **행동**을 하는지에 영향을 미친다. 심리학자인 유리 브론펜브레너(Urie Bronfenbrenner)는 이를 여러 겹으로 구성된 양파껍질 같은 **한 개인의 생태학(a person's ecology)**이라고 불렀는데[3], 왜냐하면 한 개인이 어떤 생각을 하고, 어떤 행동을 하느냐 하는 것은 지금까지 언급된 이런 여러 가지 종류의 사회/환경 요인과 끊임없이 상호작용하면서 결정되는 것이기 때문이다.

만일 당신이 어떤 행동에 영향을 미치는 요인을 이해하고자 한다면 이들에 대해 무엇인가를 해보기는커녕 이 모든 것들의 매듭을 도대체 어떻게 풀 수 있을까?

누군가의 말처럼, 그것이 문제로다.

턴과 생활 패턴을 지적할 것이다.

사회 인지 이론(기존의 사회 학습 이론)

출발점과 기본 구성요소

사회/환경 이론을 다룸에 있어서 개인과 그를 둘러싼 외부를 다루는 이론부터 시작하려고 하는데 사회 인지 이론(Social Cognitive Theory, SCT)[1,2]은 아마도 이 부류의 이론 중, 적어도 공중보건학에서는 개인과 주변 환경의 상호작용에 초점을 맞추고 있기 때문에 가장 많이 알려져 있으면서 생산적인 이론일 것이다. 그리고 바로 이 점이 개인 지향적인 이론들과 구별되는 요소이다.

SCT를 이해하려면 이론의 발전 과정을 알아두는 것이 유용하다. 이는 이론의 전모가 이 이론이 처음 도입된 이래 추가된 몇 가지의 구성요소를 통합한 것이기 때문이다. SCT는 개인의 행동이 조건화(conditioning)에 대한 반응으로 학습된다고 보는 행동주의의 한 이론적 분파로 출발하였다. 1960년대에 앨버트 반두라(Albert Bandura)와 다른 연구자들은 행동주의 원칙으로서 사람들이 부정적 및 긍정적 강화를 통해 행동을 배운다고 보는 조작적 조건화(operant conditioning) 개념에 있어 이 강화가 다른 사람에게로 향할 때에도 역시 작동한다고 주장하였다.[4] 간단한 예로서 죠니는 누나인 메리가 뜨거운 난로에 손을 댔을 때 화상을 입어 큰 고통을 겪는 것을 보고는 뜨거운 난로에 손을 대서는 안 된다는 사실을 배울 수 있다는 것이다. 또 다른 예로 죠니는 학급에서 다른 아이들이 손을 들 때 선생님이 칭찬해주는 것을 보고는 손을 드는 것을 배울 수도 있다. 이때 상이나 벌이 죠니에게 실제로 주어질 필요는 없다.

처음에 이 이론은 사회 학습 이론(Social Learning Theory, SLT)으로 불렸으며 핵심 원리는 관찰에 의한 학습, 즉 **대리 학습**(vicarious learning)이었다. 그러나 얼마 지나지 않

> ### 자기효능감이란 무엇인가?
>
> 자기효능감(self-efficacy)을 이런 식으로 생각해보자. 아이가 자전거 타는 법을 처음 배울 때 자신감을 가질 가능성은 별로 없을 것이다. 아이가 두 바퀴 위에서 넘어지지 않으려면 균형을 잘 잡아야만 한다. 하지만 처음에는 이것이 쉬운 일이 아니다. 이 아이가 신체적 활동에 대해 상당한 정도로 자기효능감을 갖고 있다고 해도 처음에는 마찬가지로 어려움을 느끼겠지만 비록 몇 번의 실패를 할지언정 이 아이는 이미 비슷한 어려움을 극복하고 다른 신체활동에 숙달되어 본 경험이 있기 때문에 자전거에 올라타 페달을 밟고 앞으로 나가는 시도를 하게 될 것이다. 이러한 자기효능감은 아이가 앞으로 나갈 때 균형을 잡을 수 있을 만큼의 충분한 스피드를 유지하는 데 큰 도움이 된다.
>
> 이와는 대조적으로 신체활동에 대한 자기효능감이 낮은 아이라면 자전거 안장에 올라타는 것을 주저할 것이며, 올라탔다면 넘어지는 것에 대한 두려움 때문에 페달을 밟지 못할 것이다. 그렇다면 당연히 이 아이는 자전거를 타면서 넘어질 가능성이 더 높을 것이다. 따라서 이 아이가 페달을 밟고 자전거를 탈 수 있으려면 더 많은 시간이 걸릴 것이고 더 많은 도움이 필요할 것이다. 하지만 이 아이가 일단 자전거 타기에 성공한다면 자기효능감을 얻게 될 것이고 이는 다음번에 다른 신체활동을 익히는 데 도움이 될 것이다.
>
> 반두라는 이런 아이디어를 적용하여 자기효능감이 행동 변화에 있어 관건이 되는 다양한 현상을 설명하였다.

아 반두라는 다른 많은 행동 이론가들과 마찬가지로 **자기효능감**[5]이라는 개념을 도입하여 행동 학습에 관한 그의 이론을 확장하였다. 자기효능감은 개인이 어떻게 행동을 바꾸는지에 있어서 행동주의의 기계적인 조건화 과정 너머에 존재하는 요인들 중 가장 핵심적인 요소이며, 그들 자신의 행동을 변화시키는 과정에 있어서 개인 자신의 역할이 있다는 것을 의미하고 있

다. 이런 역할을 **매개자**(agency)라고 한다. 이 이론의 대리학습이라는 측면에 매개자와 같은 다른 구성요소가 추가되면서 이 과정은 **상호결정론**(reciprocal determinism)으로 불리게 되었는데, 이 이론에서 행동은 개인들과 그들을 둘러싸고 있는 사회적/물리적 환경 간의 끊임없는 상호 순환 과정의 일부가 된다.[6,7] 이 상호 과정 때문에 SCT는 개인 지향적 이론이 아니라 사회/환경 이론의 범주 안에 포함될 수 있는 것이다. 1980년대 중반[2]에 반두라는 자신의 이론을 행동주의의 뿌리로부터 완전히 벗어나게 하려는 의도에서, 그리고 개인들이 **의식적으로** 그들이 처한 환경 내에서 작용하는 존재로 다루는 이론으로 자리매김을 하기 위해서 사회 인지 이론으로 이름을 바꾸었다. 최근 반두라와 그의 동료들은 응용 연구에 SCT를 적용하면서 자기효능감이라는 개념의 중요성을 더욱 강조하고 있다.

이러한 구성요소들이 행동의 변화를 설명하는 **이론**으로서 서로 어떻게 연관되어 있는지 아직은 불분명하다. 이들을 우리가 아직 언급하지 않은, 이 이론의 다른 요소들과 함께 통합적으로 다루면 반두라 등 SCT 이론의 제안자들이 생각했던 바가 분명해질 것이다. SCT에 따르면 행동을 변화시키는 일은 다음과 같은 요소들이 작용한 결과이다.

- **개인적 ('내부적') 특성**: 새로운 행동을 취하는 데 대한 한 개인의 **자기효능감**, 행동으로 옮길 수 있고 그 과정에 나타나는 장애물을 극복하고자 하는 자신감. 그의 **행동 능력**(behavioral capability), 새로운 행동과 관련된 그들의 지식 수준과 숙련도. 만일 변화를 추구할 경우 어떤 일이 일어날지에 대한 **예상**(expectations)과 그 예상된 결과가 바람직한 것인지, 또는 어떤 보상을 받을 수 있는 가능성이 있는 것인지에 대한 **기대**(expectancies). 변화를 추구함에 있어서 자신을 통제할 수 있는 능력(자기통제, self-control). 행동의 변화와 **관련된 감정 변화를 다룰 수 있는 대응 능력**(emotional coping ability)

- **환경적 ('외부적') 요인**: 개인을 둘러싸고 있는 사회적/물리적 환경. 다른 사람의 행동('본보기') 및 그 결과와 그에 대한 대리학습. 행동이 발생하는 **상황**과 그 상황에 대한 사람들의 지각(perception). 행동에 대한 반응으로 사람들에게 나타나는 긍정적 또는 부정적 **강화**(reinforcement)

- **상호결정론**(reciprocal determinism): 사람들이 개인적 요인들과 사회/환경 계기에 따라 행동하고, 환경으로부터의 반응에 대해 자신의 행동을 수정하여 다시 행동하는 일이 반복되는 상호작용 과정

이런 요인들이 실제 행동이 이루어지는 과정에서 갖는 중요성은 얼마나 될까? 정밀과학(precise science)의 관점에서는 분명치 않다. 현재 이런 많은 연관 관계의 특성이 연구 중에 있으며 이들 중 일부 요인(예: 자기효능감, 관찰학습 등)의 역할은 다른 요인보다 더 잘 알려져 있다. 저자가, 다루기 힘든 청년들의 건강 위험 행동에 관한 연구를 하던 중 접하게 된 사례를 각색해서 만든 상황을 다뤄보자.

테레사라는 이름의 한 16세 소녀는 사회적으로나 종교적으로 아주 엄격한 이민가정 출신이다. 그녀는 12살까지 사립미션스쿨을 다니다가 공립중학교로 전학을 갔다. 그 결과 그녀는 스스로를 이방인이라고 느끼게 되었다. 고등학교에 진학할 무렵 그녀는 이런 상황을 바꾸기로 마음먹었다.

여기서 잠깐 멈춰보자. 그녀는 한 사회적 **환경**으로부터 다른 환경으로 이동 중에 있다. 그녀는 자신이 처한 상황에 대한 어떤 **지각**을 갖고 있다. 지금까지 그녀의 행동은 긍정적인 측면에서의 강화를 가져오지는 않았다. 이 지점에서 그녀는 또래들의 인정을 받을 만한 **행동 능력**이 있다고 느끼지 않았으며 그런 인정을 받을 수 있도록 하려면 어떤 행동을 해야 하는지에 관한 **자기효능감**이 조금 부족하다고 느꼈다.

그녀가 고등학교에 들어갈 무렵 그녀는 많은 **대리학습**을 경험하였다. 그녀는 다른 소녀들이 어떤 행동을 해서 또래들의 인기를 얻는지 주목하였다(긍정적인 강화를 낳는 행동). 그녀의 성적은 좋았지만 이것만으로는 친구들의 인정을 받기에 부족하다고 생각했다. 즉, 이 환경에서 그녀가 한 행동은 원하는 결과를 가져다주지 못했던 것이다. 한 개인으로서 그녀는 **매개자**(agency)를 갖고 있기에 그녀는 대리학습 경험에 기초하여 어떤 계획을 세웠다. 그녀는 '나쁜' 행동을 해서 '유명해지기로' 한 것이다. 이를 달성하려면 자신의 행동을 전적으로 바꿔야 한다고 그녀는 믿었다. 그래서 술을 마실 필요가 있었고, 단지 마시는 데서 끝나는 게 아니라 엄청난 주량으로 유명해질 필요가 있었다. 게다가 위험한 성관계를 가져야 했고 이 또한 널리 알려져야 했다. 이 순간 그녀는 과도한 음주와 위험한 성관계가 가져올 결과로서 (단지 몇 가지만 예를 들더라도) HIV/AIDS, 조기 임신, 알코올 중독, 간질환 및 기타 질환 등에 대해 별로 생각해보지 않았다.

그녀가 이런 일들을 시작하자마자 그녀는 자신이 처한 환경의 중요한 일부로서 가족과 충돌하게 된다. 하지만 그녀에게 있어서 또래들의 인정을 받는다는 것은 워낙 매력적인 일이기에 이 **상황**을 해결할 행동 패턴을 생각해낼 수 없는 상태였고, 실제로 그녀는 가족을 자기가 원하는 세상으로 들어가지 못하게 막는 방해물로 간주하게 되었다. 그래서 그녀는 가출을 감행했다(내가 그녀를 인터뷰 했을 때 그녀는 자주 출입했던 술집에서 만난 사람들과 같이 지내고 있었다. 그녀는 인터뷰를 하는 동안 상당한 시간을 자신이 얼마나 '못됐는지'를 설명하는 데 사용했는데 그녀 말에 의하면 '그 지역의 경찰들 중에 자기를 모르는 사람은 없을 정도였다'는 것이다. 인터뷰가 진행되면서 저자는 그녀가 자신이 얻고 싶었던 평판과 자신의 행동이 서로 어울릴 수 있도록 자신이 한 일을 상당한 정도로 과장해서 말한다는 것을 눈치챌 수 있었다).

따라서 그녀가 한 일, 즉 그녀의 행동은 자신의 개인적 특성과 자신이 지각한 것들, 행동, 그리고 그녀가 처한 환경(그녀의 행동에 대한 사회의 반응을 포함하여)이 상호작용한 바의 일부로서 형성된 것이었다(인지적 과정). 표 5-1에는 이러한 여러

표 5-1 사회 인지 이론

개인적 특성	
자기효능감	어떤 행동을 할 수 있다는 자신감
행동 능력	행동과 관련된 지식 및 기술 수준
예상	자신이 행동을 변화할 경우 어떤 일이 발생할지에 대한 개인적 생각
기대	예상된 결과가 바람직한 것인지 또는 어떤 보상을 받을 수 있는 가능성이 있는 것인지에 대한 개인적 생각
자기통제	변화를 추구함에 있어서 자신을 통제할 수 있는 능력
감정 극복 능력	행동 변화와 관련된 감정을 다룰 수 있는 개인적 능력
환경적 요인	
대리학습	다른 사람의 행동과 그 결과에 대한 관찰을 통해 이루어지는 학습
상황	행동 변화가 일어나는 사회적/물리적 환경과 이들 요인에 대한 개인의 인식
강화	개인의 행동에 대한 긍정적 및 부정적 반응
상호결정론	사람들이 개인적 요인들과 사회/환경 계기에 따라 행동하고, 환경으로부터의 반응에 대해 자신의 행동을 수정하여 다시 행동하는 일이 반복되는 상호작용 과정

가지 요소가 정리되어 있다.

SCT의 사용

앞에서 든 테레사의 예를 사용하여 그녀의 약물 남용(이 경우 알코올)과 위험한 성관계를 줄이기 위한 목적으로 SCT에 기초한 개입을 만들어 볼 수 있다. 이를 위해서 자기효능감, 행동 능력, 대리학습 등 SCT의 주요 구성요소를 강조할 것이다. 개입은 다음과 같은 요소들을 포함한다.

- 다른 사람들과 함께 하는 집단 모임에 참여함으로써 습득하는 사회적 능력(social skills)은 테레사(및 그녀와 비슷한 소녀들)가 또래들과 좋은 관계를 맺게 해주고 테레사가 그토록 중요하게 여기는 인기(popularity)라는 목표를 달성하게 해주는 건전한 행동(nonrisky behaviors)에 대한 **행동 능력**을 갖게 해줄 수 있다. 이러한 능력에는 의사소통, 자기 표현 및 리더십 등이 포함된다. 집단 모임의 형태를 취함으로써 참여자는 동료로부터 피드백과 강화(reinforcement)를 얻을 수 있다. 그룹 내의 소녀들이 이런 사회적 능력을 습득하게 되고, 그럼으로써 어떤 보상을 받게 되면 동시에 자기효능감이 늘어날 수도 있을 것이다.

- 자기효능감을 얻을 수 있도록 하기 위해 그룹의 소녀들 각자에게는 자신이 리더가 되는 과업이나 프로젝트를 부과할 수도 있다. 과업의 예로는 청년 봉사 조직을 돕기 위해 이벤트를 연다든지 모금행사를 주관하는 것 등을 들 수 있다.

- 테레사와 모임의 다른 소녀들이 하고 있는 행동의 위험성과 결과에 관해 교육하는 부분. 이는 위험과 관련된 상황에 관한 **지각**(예상이나 기대 등)에 영향을 미치기 위한 것이다.

- **대리학습**의 원리를 구현하기 위해 소녀 각자에게는 비교적 젊고(대학생 정도의) 자신들이 잘 할 수 있는 일(예: 연극)에 '멘티(mentee)'를 참여시킬 수 있는 멘토를 붙여줄 수도 있을 것이다. 이 경우 멘토는 사회적 '본보기'의 역할을 수행하게 된다.

SCT에 기초한 이러한 개입의 일반적인 목적은 앞에서 언급한 사회적 능력과 자기효능감이 참여자들에게, 그들이 하는 위험한 행동의 동기로서 동일한 사회적 목표(친구들 사이의 인기, 그들의 인정 등)를 달성하되 덜 파괴적인 방향으로 달성할 수 있도록 해주는 수단을 제공한다는 것이다. 또한 여러 가지 일을 성공적으로 수행하는 멘토와 시간을 같이 보내는 것은 참여자들이 활용할 수 있는 학습 기회와 행동에 있어서의 모범을 제공해 줄 수 있다. 그리고 그들이 전에 했던 위험한 행동들의 부정적인 결과를 이해하게 됨으로써 그 행동의 가치에 대한 그들의 지각이 달라질 수 있을 것이다.

이제 SCT의 여러 가지 요소들을 활용한 건강증진 프로그램의 구체적인 사례 몇 가지를 알아보자.

- **젊은 기혼 여성의 HIV 감염 위험을 낮추기 위한 프로그램:** 이 개입과 연구의 목적은 (SCT 및 다른 이론을 사용하여) 맞춤형 HIV/AIDS 예방 프로그램에 참여한 젊은 기혼 여성들이 이제 막 보건교육만을 받은 통제군(control group)에 비해 콘돔 사용에 있어서 자기효능감이 훨씬 더 높다고 인지하는지, 스스로를 더 잘 통제할 수 있는지 그리고 콘돔 사용과 관련하여 보다 바람직한 결과를 예상할 수 있는지, 주관적 규범을 갖고 있는지를 파악하는 것이다. **결과:** 맞춤형 개입에 참여한 여성들은 교육만 받은 그룹에 비해 더 나은 결과를 보여주었다. 다른 결과로는 맞춤형 개입에 참여한 여성들 사이에서 안전한 성관계와 더 적은 수의 파트너와의 성관계를 지지하는 주관적 규범과 자기효능감이 향상되었다. **결론:** 이런 결과를 통해 사회 인지 이론 및 이성적 행동 이론(Theory of Reasoned

Action)의 구성요소들과 위험한 성적 행동 사이에 관계가 있음을 확인할 수 있었다.[8]

- **SCT를 활용한 인터넷 기반 비만 예방사업:** 과체중, 비만 및 앉아만 있는 생활습관은 심장질환과 뇌졸중, 당뇨, 각종 암과 조기사망의 위험과 깊은 관련을 맺고 있기 때문에 체중 관리와 신체적 활동은 국가적인 보건 목표가 되고 있다. 이 분야의 연구들은 건강행동 개입에 있어서 체중 감소 프로그램에 대한 대안으로서 정상 체중(BMI 21~25), 과체중(BMI 25~29) 및 심지어 경도 비만(BMI 30~34)인 사람들의 경우에도 장기적인 체중 증가 예방 프로그램을 들고 있다. 이는 1년 동안 체중이 아주 조금만 증가하기 때문에(연간 약 0.8kg), 그리고 체중 증가를 예방하려면 신체활동을 조금만 더 증가시키거나 또는 에너지 균형을 유지할 수 있도록 칼로리 섭취를 조금만 줄이면 되기 때문이다. 장기적 지속(long-term maintenance)에 관한 증거가 나타나면서 건강행동 변화를 유지하기 위한 프로그램의 개발에 있어서 보다 역동적으로 SCT를 사용하는 방법이 등장하고 있다. 인터넷과 관련 모바일 플랫폼(태블릿 PC, 스마트폰 등)의 사용자 증가는 보다 접근성이 높은, SCT 맞춤형 장기 프로그램을 서로 다른 인구 계층에 전달할 수 있는 수단을 제공해주고 있다. **결과:** SCT 맞춤형 개입과 인터넷을 결합한 연구는 영양 섭취 습관, 신체적 활동, 체중 감량 변화가 1년까지 유지된다는 것을 보여주었다. **결론:** 일부 인구계층에 있어서 체중 증가를 예방하는 유망한 접근법은 SCT의 특정 원리와 절차를 사용한 장기적인 인터넷 프로그램을 개발하여 그 사용을 확산시키는 것이다.[9]

- **SCT에 기반한 건강한 식습관 형성을 위한 개입 실험:** 건강한 음식에 대한 접근성 문제가 논란이 되고 있기는 하지만 사람들이 보다 건강한 식이습관을 선택하는지의 여부에 관련된 다른 요인들이 있을 수 있다. 버지니아 남서부에 위치한 14개 침례교 및 감리교 교회의 신자들 712명을 대상으로 하여 실시된 개입에서 자기효능감과 자기통제 등 SCT의 구성요소가 식이습관의 변화에 어느 정도로 영향을 미치는지 알아보았다. **결과:** 자료를 분석한 결과, 참여자들이 지방성 식품, 섬유질 식품, 과일과 채소 등을 구입하는 것에는 자기통제, 자기효능감, 예상 결과와 사회적 지지 등 SCT 구성요소의 조합에 의해 영향을 받는다는 것이 확인되었다. **결론:** 이 경우 자기통제가 가장 중요한 요인이었는데, 이는 이런 종류의 개입에 포함되어야 할 구성요소가 무엇인지를 시사하는 것으로 볼 수 있다.[10]

Critical Thinking

늘 그렇듯이 SCT에 대해 아래와 같은 여러 가지 비판이 존재한다.

비판 1: 아마도 가장 명백한 문제는 SCT가, 행동와 연관이 있다고 생각되는 구성요소를 너무 많이 포함하고 있기 때문에 매우 복잡하다는 점이다. 따라서 SCT는 이론이라기보다는 일반적으로 연관이 있는 것들을 주워 담은 커다란 '주머니'로 볼 수 있다. '만일 ____라면, A라는 사람은 B라는 행동을 할 가능성이 있다'라는 형태로 SCT의 가설을 수립하려고 한다면 도대체 구체적으로 어떻게 해야 할까? 분명한 형태로 가설을 수립하는 것은 가능하지 않으며 여러 가지 다른 요인의 상대적 중요성에 대한 가중치가 있는 것도 아니고, 각 요인의 역할에 관한 분명한 언급이 있는 것도 아니며, 이 요인들이 언제 자신의 역할을 맡게 되는지도 알기 어렵다.

비판 2: 첫 번째 비판과 관련이 있는 것으로, SCT는 이미 언급한대로 여러 차례의 발전 단계를 거친 이론이다. 이론이 발전함에 따라 그 강조점이 행동주의의 변이로부터 자기효능감에 초점을 맞추는 현재의 형태로 바뀌었지만 이론의 모든 구성요소는 아무런 변화 없이 여전히 그대로이다. 이는 오래된 옷을 보관하는 것과 비슷한 일이다. 그 옷을 당신이 한 번 입기는 했지만, 그리고 여전히 옷장에 보관하고 있기는 하지만 그 옷이 현재의 당신을 나타낸다고 볼 수 있을까? 만일 당신이 그 옷을 지금 입는다면 어디 갈 때 입겠는가? 이 이론의 구성요소들이 중요하지 않다거나 유용하지 않다고 말하는 것은 아니다. 다만 SCT의 발전은 이론의 '구성요소를 계속 합해 놓는(construct integration)' 문제를 낳았다는 것이다.

사회관계망 이론

출발점과 기본 구성요소

사회관계망 이론(Social Network Theory, SNT)은 사회학 분야 및 건강 관련 행동뿐만 아니라 의사소통, 정치적 견해, 난해한 수학과 시스템 이론 등 광범위한 분야에 적용될 정도로 방대한 이론이다. 이 이론은 1950년대 노르웨이의 촌락 연구와 관련하여 사회학자들이 사용하기 시작했고[11], 그 후 다양한 방면으로 확장되었다.[12-16] 행동을 설명하는 이론으로서 사회관계망 이론의 핵심은 다음과 같다. 즉, 개인들의 독특한 또는 특유의 특성(예: 태도, 신념, 성별 등)은 이론에서 별로 중요하지 않다. 왜냐하면 사람들 사이의 **관계** 및 이 관계의 성격이 신념과 행동에 어떤 영향을 미치는지가 관심의 초점이기 때문이다. SNT에서 관계라는 용어는 가족/친척 관계망, 직장에서의 관계망, 기타 한 개인이 구성원으로 소속된 모든 사회적 집단에서의 관계망 등 일련의 모든 관계망을 의미한다. 이들은 그림 5–1에 나타나 있는 것과 같은 **사회관계망도(social network diagram 또는 sociogram)**로 표현된다.

건강이라는 특정 분야와 관련하여, 이들 관계망은 어떤 사람이 자신의 건강에 해로운 행동을 하는지(예: 흡연을 한다든지, 운동을 전혀 하지 않는다든지) 또는 이로운 행동을 하는지(예: 건강한 음식을 먹고 운동을 열심히 하는 등)의 여부와 이 사람이 건강과 관련하여 어떤 정보를 접하게 되는지, 그리고 어떤 치료 방법의 고수(固守), 안 좋은 건강 상태의 극복,

그림 5–1 개인에 초점을 둔, 또는 자아에 중심을 둔 단순한 사회관계망도

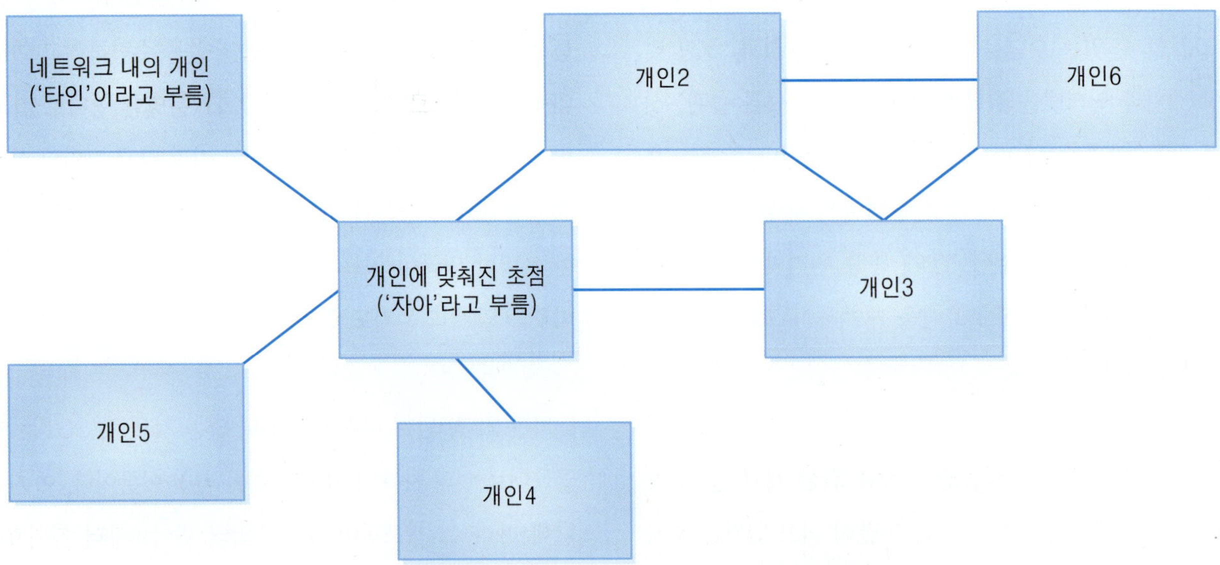

금연 등과 같은 이슈와 관련하여 그들을 도와주기 위해 어떤 사회적 지원이 가능한지 등의 문제에 있어서 중요한 역할을 수행할 수 있다.

SNT를 사용하려면 먼저 (건강 문제와 관련된) 관심 분야의 사회적 관계망에 대한 연구부터 시작해야 한다. 이런 연구를 통해 관계망 내의 사람들(행위자, actors)과 이 사람들 사이에 존재하는 연관, 또는 유대 관계를 확인할 수 있다. 예를 들어 당신이 사회관계망이 직장에서의 운동 행동에 영향을 미치는 방식에 대해 관심이 있다면 다음과 같은 세부사항에 대해 알아보고자 할 것이다.

- 관계망 안에 어떤 사람들이 있는지—이 경우 직장에서의 동료들
- 관계망 내의 사람들 사이에 이루어지는 상호작용의 빈도
- 관계망 내의 사람들 사이에 이루어지는 상호작용의 유형. 즉, 근무시간 중의 모든 상호작용이 오로지 일과 관련된 것인지, 아니면 업무 관계를 넘어서 점심시간 중에 정기적으로 조깅이나 농구 게임을 하는 근로자 그룹처럼 운동과 관련된 상호작용인지?
- 관계망 내 사람들 간 역할의 차이. 관계망 안에 운동 그룹이나 기타 사회적 활동을 조직하는 핵심 멤버가 있는지?
- 직장 내에서의 더 큰 관계망 안에 배타적인 파벌 조직이 있는지? 이런 파벌의 성격은 어떠한지?

이런 정보는 사람들이 운동을 할 것인지의 여부에 관한 사회적 영향력에 관해 많은 것을 알려줄 것이며, 또한 직장에서 운동하는 사람들의 숫자를 늘리려고 할 때 영향력이 있는 사람이 누구인지, 그 사람과 어떻게 의사소통해야 하는지에 관한 것을 알려줄 것이다. 점심시간에 조깅을 하는 일부 근로자들 중에서 중요한 멤버로 에드라는 사람이 있다고 가정해보자. 그는 또한 직장 밖에서의 사회활동을 위해 모임을 갖는 몇 개 단체의 회원이기도 하다. 그렇다면 에드는 영향력이라는 측면에서 금광이나 다름없는 사람이다. 만일 당신이 에드와 함께 일하고 있고, 직장에서 운동하는 사람들의 숫자를 늘리려 할 때 에드에게 도움을 요청하다면 그는 조깅 그룹에 다른 사람들을 데려오는 데 큰 역할을 할 것이며, 그가 멤버로 있는 그룹에 비만 예방에 관한 정보를 확산시키는 데 도움을 줄 수 있을 것이다.

우리가 생각해봐야 할 관계망에는 다양한 종류가 있다. 건강 관련 연구 및 개입 측면에서 가장 널리 퍼져 있는 것은 소위 **자아중심적 관계망**(ego-centered network)이라고 하는 것이다. 이는 SNT의 전문용어로 '자아'라고 부르는 한 개인을 둘러싸고 있는 사회적 관계의 '지도'를 의미한다. 관계망 내의 다른 주체로는 타인(alter)이 있다. 따라서 자아중심적 관계망은 에고와 타인을 포함한다. 이런 종류의 관계망은 에고의 관점에 기초하고 있다. 한편, '완전 관계망(full relational network)'은 관계망 내의 다른 멤버들로부터의 상호 정보(reciprocal information)를 포함한다.[17] 아래의 목록은 (관계망 내에서 한 부분을 차지하는) 개인들의 건강행동에 대한 관계망의 역할을 평가함에 있어서 당신이 관심 깊게 살펴 볼, 관계망의 특성에 관한 예이다.

- 관계망 내에서 개인이 중심에 있는지 아니면 주변에 있는지의 문제: 어떤 사람이 네트워크 내의 많은 사람들과 상호작용하는 정도 또는 네트워크의 활동에 있어서 중요한 역할을 하는 정도

- 관계의 상호성: 관계가 일방적인지 아니면 쌍방적인지? 예를 들어 제인에게 있어서 동료인 빌과의 관계가 단지 빌이 전달해주는 우편물을 수령하는 것 그 이상이 아니라면 이는 주로 일방적인 관계이다. 그러나 만일 제인이 빌로부터 우편물을 수령하지만 동시에 빌이 그녀에게 준 문서작업을 수행하고 점심시간에 함께 조깅을 한다면 이 관계는 쌍방향으로 이루어지는 것이며 따라서 보다 복잡하다.

- 관계망 내에서 관계의 복잡성 또는 강도(intensity): 네트워크 내에서의 관계가 주로 일방적인 것인지? 아니면 다중적인 것인지? 네트워크 내의 모든 사람들이 몇 명의 타인들과 관계를 맺음으로써 아주 복잡한 또는 조밀한 상호작용의 패턴이 나타나는지?

- 관계망 내 구성원들의 동질성 또는 다양성의 문제: 모든 멤버들은 가족인지? 모두 남성인지 아니면 여성인지? 아니면 다양한 멤버들로 구성되어 있는지?

- 하위집단, 파벌 및 연관성: 그룹의 일부 멤버들 사이에 집중적인 상호작용이 있는지? 이런 관계의 특징은 무엇인지? 다른 사회적 네트워크에 연계되어 있는 멤버가 있는지?

- 관계망 내에서 의사소통 방식의 패턴: 네트워크 안에서 정보는 어떻게 퍼져 나가는지? 네트워크 내 어떤 사람으로부터도 동일한 정보를 얻을 수 있는지? 아니면 특정 멤버의 정보가 더 많은 신빙성이 있는지?

건강행동과 관련하여 관계망의 역할에 관한 핵심적 질문이 존재한다. 관계망을 건강 관련 위험(health risk)의 관점에서 볼 수도 있고, 그 멤버들 사이에 건강한 행동을 하도록 조장하는 **지지적(supportive)** 역할의 관점에서 볼 수도 있다. 첫 번째 유형의 한 예로서 주사기로 마약을 주입하는 집단을 들 수 있겠는데 이들은 주삿바늘을 공유하는 등 여러 면에서 상호작용하기 때문에 HIV/AIDS, 간염, 결핵 등에 감염될 위험성이 높은 상황에 같이 노출된다. 두 번째 관계망의 예로는 정기적으로 만나서 사회활동을 하는 금연 지원 모임을 들 수 있다. 이런 종류의 관계망은 개인들이 긍정적인 건강행동을 하도록 조장하는 기능을 수행한다.

사회관계망 이론의 여러 가지 요소를 요약하면 다음과 같다. 개인들 사이의 **관계와** 이런 관계의 성격이 신념과 행동에 어떤 영향을, 어떻게 미치는지가 모두 중요하다. 관계의 특성에는 다음과 같은 것들이 있다.

- 관계망 내에서 개인의 중심성 vs 주변성
- 관계의 상호성
- 관계망 내에서 관계의 복잡성 또는 강도
- 관계망 내 구성원들의 동질성 vs 다양성
- 하위집단, 파벌 및 연관성
- 관계망 내에서 의사소통 방식의 패턴

사회관계망 이론(SNT)의 적용

당연한 말이지만 SNT는 비교적 제한된 또는 정의된 그룹에 대해 건강증진 전략으로 적용하고자 할 때 가장 유용하다. 이는 대규모 인구를 대상으로 하는 개입이 아니다. 이를 적용하려면 (평가는 제외하고) 기본적으로 두 단계를 거쳐야 한다.

1. **네트워크의 중요한 특성을 식별하기 위한 연구.**[17] 에고 중심적 네트워크의 경우에 이는 네트워크와 관련되어 있는 것으로 여겨지는 어떤 활동에 관해서 1명 이상의 개인을 찾아낸 다음, 다른 사람들과의 상호작용에 대해 이들과 인터뷰를 하고, 관계 자료를 사용하여 지도를 만드는 것을 의미한다. 전체 관계망의 경우 네트워크 내의 모든 사람들 또는 많은 숫자의 사람들과 인터뷰를 해야 하기 때문에 상당한 어려움이 따르게 된다.

2. **네트워크를 활용하는 개입수단의 개발.** 이는 정보의 확산을 위해 네트워크를 이용하는 것을 의미한다. 블루스 뮤지션들의 금연 사례를 다시 사용해보자. 뮤지션들의 모임은 사회적 네트워크로 볼 수 있고, 금연 관련 정보는 그 네트워크 내의 누군가를 통해서 가장 효과적으로, 그리고 믿을 만하게 배포될 수 있다. 또는 사회 인지 이론의

사회적 본보기(social modeling) 측면을 함께 사용함으로써 네트워크 내의 사람들과 협업을 시도해 볼 수도 있는데 이 경우 다른 뮤지션들에게 본보기가 됨으로써 위험을 낮추는 행동을 도입할 수 있는 영향력이 있는 사람들과 같이 일하는 것이 바람직할 것이다. 앞에서 언급된 직장 네트워크의 경우 이는 사회적 네트워크 내에서 점심시간에 조깅을 처음 시작했던 사람이 같이 조깅할 다른 사람들을 모집하기 시작하는 것을 의미한다.

사회관계망 이론을 사용한 특정 건강증진 프로그램의 사례를 몇 가지 살펴보자.

방글라데시에서의 사회관계망과 피임: 방글라데시에서 피임기구를 사용하는 기혼 여성들의 비율을 높이는 문제에 있어서 사회관계망 접근법의 효과를 평가하기 위해서 사회관계망 모형과 가정 방문 모형을 비교하였다. 이 연구를 위해 정부의 현장조사원들이 지역사회의 사회적 네트워크에서 중심적인 역할을 하는 오피니언 리더들의 가정에서 그룹토의를 진행할 수 있도록 훈련을 받았다. 사회적 관계망 개입의 효과는 기존의 피임기구 사용, 기존의 가정 방문 및 사회경제적 특성을 통제하고 나서도 가정 방문 방식에 비해 거의 2배에 이르렀다.[18]

다문화적 AIDS 예방사업(The Multicultural AIDS Prevention Project, MAPP): 노던 애리조나 대학의 로버트 트로터 2세(Robert Trotter II)와 그의 동료들은 애리조나의 반(半)농촌지역인 플래그스태프(Flagstaff)에서 마약을 주사로 주입하는 네트워크를 최초로 찾아냈다. 이 네트워크 내에서 가장 높은 위험성을 보이는 관계의 패턴을 찾아냄으로써 연구팀은 이들 '관계적 부분집합'에 대해 초점을 맞추어 교육 및 다른 수단을 사용하여 직접적으로 개입할 수 있었다.[17,19]

자연 조력자(natural helper)의 개입: 지역사회나 사회적 모임의 경우 흔히 그 안에는 지속적으로 '자연 조력자'로서의 역할을 하는 사람들이 있게 마련이다. 이들은 건강증진 개입에 있어서 중요한 역할을 할 수 있다. 한 가지 사례로 블랙 처치 프로젝트(Black Churches Project)는 교인들 중에서 그러한 조력자를 찾아내어 건강증진 활동가로 훈련시켰다.[20,21] 기존의 사회적 네트워크 안에서 이들 건강증진 활동가들의 존재로 인해 매우 중요하고, 접근성이 높으며, 효과적인 건강 정보의 원천과 이들 네트워크에 대한 지원이 제공될 수 있었다.

Critical Thinking

몇 가지 비판에 대해 다뤄보자.

비판 1: SNT는 제한적인 이론이자 접근법이다. 무엇보다 소규모 또는 일정하게 정의된 그룹에 대한 개입으로서는 유용하다. 만일 더 큰 규모의 인구를 대상으로 건강행동 변화를 가져오고자 한다면, 예를 들어 정보를 확산시키는 몇 가지 방법 중의 하나로서는 모르겠지만 SNT를 사용하는 것은 가능하지 않다.

비판 2: SNT를 사용하려면 많은 인력이 필요하기 때문에 어려울 수 있다. 네트워크를 식별해내고 인터뷰를 실시하는 것은 많은 시간을 소비해야 하며, 만일 관계에 관한 완전한 자료를 찾는다면(즉, 네트워크 구성원의 전부 또는 상당수로부터 정보를 얻는다면) 비밀을 지켜야 하는 문제가 걸림돌이 될 수 있다.

사회적 과정 이론과 접근법: 혁신의 확산과 사회적 마케팅

출발점과 기본 구성요소

혁신의 확산(diffusion of innovations, DOI)과 사회적 마케팅은 사람들의 모임이나 지역사회 안에서 어떻게 행동이 변화해 나가는지의 과정에 대해 덜 이론적이고 보다 설명적이기 때문에 함께 다루기로 한다.

혁신의 확산

건강증진에 있어서 DOI 접근법은 농촌사회학—예를 들면 이종 교배한 농작물 품종과 같은 새로운 농업기술의 확산에 관한 연구—에 그 뿌리를 두고 있다.[22,23] 문화적 관습의 확산에 관한 기술적(descriptive) 연구 또한 1920년대와 1930년대 미국 인류학의 중요한 특징이다. 혁신의 확산이라고 알려지게 된 일반적인 이론은 1962년 에버렛 로저스(Everett M. Rogers)에 의해 저술된 책에서 시작되었는데 이 책은 제4판까지 개정되었고, 여전히 고전적 저작으로 남아 있다.[24] 이 접근법은 정보통신, 의료/보건 기술과 행동 및 기타 광범위한 분야에서의 기술 확산을 다루는 데 사용되어 왔다. DOI의 1차적인 관심은 **행동이나 기술이 사람들에게 받아들여지거나(또는 그렇지 않거나) 채택되는(또는 채택되지 않는) 과정에 있다.** 로저스에 따르면, '확산이란 시간에 걸쳐서 사회 체계의 구성원 사이에 어떤 채널을 통하여 노출과 접촉의 극대화라는 목적 하에 혁신이 소통되는 과정'을 의미한다.[24(p35)] **혁신**은 대상인구에 의해 **새로운** 것으로 인식되는 행동이나 기술을 말한다.

DOI가 확산을 묘사하는 과정을 보면 독자는 변화의 단계 모형과 유사점을 찾을 수 있을 것이다. 이는 부분적으로는 DOI 이론이 유포 **과정**을 가정하고 있기 때문이고, 이로 인해 시간적인 요소가 포함되지 않을 수가 없기 때문이다. DOI 이론의 개념화에 따라 어떤 혁신이 사회적 그룹에 유포되는 핵심적 과정은 다음과 같다.[25]

1. **혁신의 개발**: 이는 혁신 그 자체의 개발—기획, 초기 연구 및 테스트—을 의미한다. 혁신은 기술(예: 설사증세를 보이는 아이가 탈수증상을 보이지 않도록 만들어진 경구용 수분공급 패킷)에서 일어날 수도 있고, 행동(예: 운동이나 HIV 검사)에서 일어날 수도 있음을 유념하자.

2. **유포**: 이는 '자원 시스템(resource system)에서 사용자 시스템(user system)으로의 적극적인 지식 이전'으로 정의된다.[26] 또한 이는 의사소통 및 유포 채널의 식별과 관련된다.

3. **채택**: 이 지점에서 우리는 범이론적 모형(TTM) 및 예방적 채택 과정 모형(PAPM)과의 유사점을 보게 된다. 채택은 대상인구가 행동이나 기술을 '흡수(uptake)'하는 것을 말한다. DOI에 따르면 이는 혁신에 관한 지식, 채택에 관한 설득 또는 태도의 개발, 채택 결정, 실행과 확인이라는 단계를 거쳐 이동해야 함을 의미한다(독자는 변화 단계의 유사성을 볼 수 있는지?). 채택 과정은 인식에 대한 지식(awareness knowledge, 혁신이 존재함), 과정에 대한 지식(procedural knowledge, 사용법) 및 원리에 대한 지식(principles knowledge, 혁신의 작동 방식에 대한 이해) 등 세 가지 종류의 지식에 의해 영향을 받는다.

4. **실행**: 이는 관행(practice)이나 기술의 **최초** 사용을 의미한다. 프로그램은 흔히 행동이나 기술을 채택한 사람의 자기효능감이나 숙련도를 향상시키는 데 초점을 맞춘다. 연결해주는 사람(linkage agent, 예: 자원봉사 교육자)은 이 과정이 수월해지도록 도와줄 수 있다.

5. **유지**: (한 인구 내 또는 그룹 내) 구성원들이 새로운 행동을 시작하면 또는 기술을 처음으로 사용하기 시작하면 다음 단계는 그 패턴이 계속 유지되도록 하는 일이다. 초점은 지속 가능성(sustainability)이다. 이는 또한 행동이나 기술의 제도화를 의미하기도 한다.

DOI는 광범위하게 적용되면서 수많은 논문이 만들어진 이론이므로 많은 다른 구성요소와 개념이 존재한다. 이러한 추가적인 개념들 중 하나는 혁신이 초기 채택자(early adopter), 초기 다수 채택자(early majority adopter), 후발 다수 채택자

(late majority adopter), 후발 채택자(laggard) 등 서로 다른 **범주의 채택자(adopter)**에 의해 단계적으로 수용된다는 아이디어이다. 대상인구 안에서 이들 그룹을 식별할 수 있다면 각 그룹에 대해 서로 다른 확산 전략을 계획하는 데 도움을 받을 수 있다. 예를 들어 만일 멋진 레스토랑에서 쉐프들이 새로운 저지방 음식의 메뉴를 채택해서 팔게끔 하고 싶다면 **초기 채택자**는 자신의 명성을 날리고 싶어 하는 진취적인 쉐프일 가능성이 높다. 만일 예비적 연구를 통해 이런 사실이 밝혀졌다면 당신의 확산 전략은 이런 쉐프들을 우선적인 목표로 삼아야 할 것이다. 이들이 소개한 음식이 유명해지면 다른 쉐프들도 따라서 메뉴에 올려놓을 것이다. 또 다른 개념은 **확산 맥락(diffusion context)**이 존재한다는 아이디어이다. 이는 사회적 그룹 또는 프로그램이 표적으로 하는 대상인구와 혁신을 보급하는 프로그램 그 자체와 관련된 복잡한 요인들을 말하는 것으로 이들은 확산을 수월하게 하거나 또는 방해하는 역할을 한다. 예를 들어 엄격한 중앙집권적 통제가 이루어지는 국가의 경우 확산 맥락의 한 측면은 혁신의 '흐름'이 최초에는 하나의 통로나 채널만을 통해야 한다는 것이다. 또는 미국의 지역사회에는 새로운 행동의 확산을 가로막는 정치적 또는 사회적 구조가 존재할 수도 있다.

그렇다면 확산의 속도와 정도를 결정하는 주요 요인이라고 할 수 있는 '제품 특성(product attributes)'의 전체 목록이 있다고 볼 수 있다. 그 안에는 다른 요인들과 함께, 가장 자주 언급되는 다음의 다섯 가지 요인이 포함되어 있다.[25(표 14.2)]

가장 많이 언급되는 다섯 가지 요인은 아래와 같다.

- **상대적 이점:** 혁신은 그것이 대체하려고 하는 것보다 더 나은가?
- **일치성:** 혁신은 대상인구에 적합한 것인가?
- **복잡성:** 혁신은 사용하기가 쉬운가?
- **시험적 사용 가능성:** 그 혁신은 채택하기로 결정하기 전에 시험해볼 수 있는가?
- **관찰 가능성:** 혁신의 결과는 관찰 가능하고 용이하게 측정될 수 있는가?

추가적인 속성으로는 다음과 같은 것들이 있다.

- **사회적 관계에 대한 효과:** 혁신은 사회적 환경에 혼란을 가져오는가?
- **가역성:** 혁신은 쉽사리 뒤로 돌려질 수 있거나 멈출 수 있는가?
- **소통성:** 혁신은 분명히 그리고 쉽게 이해될 수 있는가?
- **시간:** 혁신의 채택은 최소의 시간 투자로 가능한가?
- **위험과 불확실성의 정도:** 혁신의 채택은 최소의 위험과 불확실성 하에서 가능한가?
- **참여도:** 혁신은 어느 정도 참여하기만 하면 효과적으로 사용될 수 있는가?
- **변화 가능성:** 혁신은 시간의 흐름에 따라 변화되고 갱신될 수 있는가?

수업 중 연습해 볼 사항

1. 학생들을 확산 팀(5명)과 소비자(audience)로 나눈다.
2. 소비자는 초기 채택자, 다수 채택자, 후발 채택자로 나눈다.
3. 색연필과 같은 단순한 물건을 꺼내든다. 소비자는 이 물건의 정체를 사전에 알지 못한다. 확산 팀은 확산의 맥락에 대한 평가에 기초하여 제품의 특성을 강조하고, 초기 채택자/변화 추구자(change agents)를 식별하여 소비자에게 색연필(이나 다른 물건)을 확산하기 위한—즉 소비자가 색연필을 사용하게끔 하기 위한—간략한 전략을 마련하여 실행에 옮겨본다.

누구나 쉽게 알아챌 수 있겠지만 이들 중 많은 속성들은 채택을 가로막는 정도와 실제 관련이 있다.

사회적 마케팅

이는 건강상의 목적을 달성하기 위해 특정 집단 또는 인구계층 내에서 건강 정보의 소통과 행동 변화에 대해 마케팅 원리를 적용하는 특수한 접근법이다. 간단히 말해 이는 행동의 변화를 건강증진 전문가들이 판매하고자 하는 일종의 '제품'으로 취급하는 방식이다. 잠재적인 소비자, 즉 대상인구는 그들이 다른 제품을 선택할 때와 마찬가지 방법으로 건강 관련 행동의 변화를 생각하는 것으로 간주된다. 건강증진의 목표는 사람들로 하여금 건강 관련 행동이나 기술을 자신에게 유리하다고 생각하게끔 해서 자발적으로 채택하도록 하는 것이다. 따라서 마케팅이라는 용어는 약간 잘못된 것이다. 유사한 것은 자발적인 선택이라는 측면이며[27], 자발적인 채택을 조장하기 위해서는 ' 구매하도록 권유되는' 행동의 선택이 비용과 이득의 차원에서 매력적이어야 한다. 이런 기본적인 목표는 혁신의 확산에 관한 이론에서 논의되었던 구성요소와 비슷한 측면이 있고 심지어 건강 신념 모형과 같은 개인 지향적 행동 이론과도 유사하다는 점을 눈치챌 수 있을 것이다.

사회적 마케팅이라는 접근법은 1960년대 말과 1970년대 초에 코틀러(Kotler)와 잘트먼(Zaltman)에 의해 최초로 소개되었고[28,29], 이어 다른 연구자들도 곧 이 접근법을 받아들이게 되었다.[30,31] 그 이후로 이 접근법은 건강 관련 행동의 변화를 위해 미국과 다른 나라들에서 광범위하게 사용되어 왔으며, 국제적으로는 특히 생식건강(reproductive health)과 HIV/AIDS 분야에 적용되었다. 사회적 마케팅의 접근법은 흔히 '4P'—즉, 제품(product), 가격(price), 입지(place), 판매촉진(promotion)—로 요약된다.

- **제품**: 당신이 판매하려고 하는 건강 관련 행동이나 기술은 무엇인가? 그것이 주는 이득은 무엇인가? 예를 들어 당신이 임신부의 흡연 중단 프로그램을 추진하려고 한다고 해보자. 이 경우 제품은 몇 가지 요소를 포함하게 되는데 그 중 하나는 담배를 피우지 않는, 또는 금연하는 실제 행동이다. 그리고 이 제품에는 (패치나 니코틴 껌과 같은) 구체적인 프로그램 또는 제품이 포함된다. 또 다른 요소는 건강한 아기라는 생각이다. 또 다른 요소로는 엄마가 자신의 아이가 성장하는 것을 보려면 오래 살아야 한다는 생각도 있을 수 있다. 핵심적인 연구과제는 대상인구에게 있어서 '제품'의 가장 중요한 이득이 무엇인지를 알아내는 것이다.

- **가격**: 대상인구에 있어서 건강 관련 행동을 수용하거나 기술을 사용함에 있어서 발생하는 비용은 무엇인가? 흡연행동에 대한 개입의 예를 들면 흡연은 사회적 상호관계를 밀접하게 해주거나 친구들과의 우정을 돈독히 하는 중요한 이득을 갖고 있기 때문에 금연을 하는 데 따르는 비용은 상당할 것이다. 특정 대상인구가 인지하는 비용을 이해하는 것이 연구과제가 된다.

- **입지**: 당신은 어떻게 대상인구가 손쉽게 건강 관련 행동이나 기술에 접근할 수 있도록 할 것인가? 이는 접근성(access)과 가용성(availability)의 문제이다. 앞에서 예로 들었던 흡연 중단 프로그램은 (심지어 집안에서조차) 접근이 가능할 수 있으며 산전관리 클리닉처럼 예비엄마들이 잘 가는 다른 기관에서 이루어질 수도 있다. (또 다른 예로서) 콘돔 사용 문제를 들자면 이는 콘돔을 사용하기 직전에 바로 집을 수 있는 장소에 놓아두는 것을 의미한다.

- **판매촉진**: 당신은 어떻게 대상인구가 앞의 세 가지 요소를 깨달을 수 있도록 할 것인가? 흡연 중단 프로그램을 계속 사용해보자면, 사회적 마케팅 캠페인은 예비엄마들이 금연의 엄청난 이득에도 불구하고 치러야 할 대가는 그리 크지 않으며, 게다가 쉽게 이용할 수 있고, 심지어 매력적

인 장소에서도 이용이 가능하다는 점을 깨달을 수 있도록 해야 한다.

일반적인 마케팅에서처럼 보통은 여러 개의 채널을 사용하여 일련의 메시지를 반복하는 것이 가장 효과적이다. 즉, 연구팀은 슬로건이나 메시지를 나타내는 방법을 고안하고, (지역사회에서의 발표와 같은) 대인관계 및 중요한 내용이 수록되어 있는 인쇄매체를 포함하여 다양한 매체를 통해 메시지를 확산시킬 수 있는 계획을 수립해야 하는 것이다.

이것 외에도 사회적 마케팅을 구성하는 중요한 다른 요소들은 여러 가지가 있다. 예를 들어 시장분할(market segmentation)은 마케팅에서 많이 사용되는 용어이다. 이는 대상인구를 의미 있는 하위집단으로 분할하여 메시지와 캠페인이 적절하게 전달될 수 있도록 하는 것을 말한다. 앞서의 예를 다시 들자면 연구를 통해 10대의 예비엄마들과 성인인 예비엄마들 사이에는 메시지와 채널의 종류가 전혀 다르다는 점이 밝혀질 수 있다. 또 다른 일반적인 용어는 표적화(targeting)이다. 이는 특정 세부 시장의 요구(needs), 태도, 믿음과 행동에 꼭 맞도록 캠페인을 개발하는 과정을 의미한다. 사회적 마케팅과 일반적인 건강 정보의 소통은 모두 자기효능감, 대리학습, 인지된 비용과 이득 등 우리가 이미 논의했던 행동 이론과 그 구성요소의 상당 부분을 차용하고 있다.

표 5-2에는 사회적 마케팅 접근법의 구성요소들이 요약되어 있다.

표 5-2 사회적 마케팅의 4P

제품(product)	행동 또는 당신이 제공하는 기술과 그 이득
가격(price)	대상인구가 행동을 채택하거나 기술을 사용하는 일과 관련된 비용
입지(place)	대상인구가 행동이나 기술을 쉽게 접할 수 있도록 판매망을 확보하는 일. 접근성과 가용성 문제
판매촉진 (promotion)	대상인구에게 앞의 세 가지 요소를 어떻게 홍보하거나 인식시킬 것인지의 문제

DOI와 사회적 마케팅의 사용

당신이 오토바이 운전자, 특히 할리 데이비슨(Harley-Davidson) 오토바이에 빠져 있는 사회 집단의 헬멧 착용 정도를 증가시키려는 노력에 참여하고자 한다고 가정해보자. 일반적으로 오토바이 운전자들은 헬멧 사용을 좋아하지 않으며, 실제로 헬멧을 착용하지 않는 것이 관행이다. 여기에는 그들의 입장에서 몇 가지 이유가 있다.

- 헬멧 사용을 의무화하는 것은 운전자들이 오토바이를 몰면서 원하는 대로 달리는 자유를 침해하는 것이며 오토바이 운전은 궁극적으로 자유를 의미하는 것이다. 오토바이 운전은 이 나라에서 마지막으로 남은 자유로운 삶의 방식이다.

- 오토바이 운전자들은 운전에 아주 능숙하기 때문에 굳이 헬멧의 보호를 필요로 하지 않는다.

- 헬멧을 쓰게 되면 도로를 주행할 때 볼 수도 들을 수도 없기 때문에 감각과 느낌이 무뎌진다.

따라서 당신은 도전적 과제에 직면하게 된다.

DOI 접근법을 사용하여 헬멧 착용을 일종의 수용되어야 할 혁신으로 생각해 볼 수도 있을 것이다. 아마도 오토바이 운전자의 이미지에 더 적합한 헬멧을 새롭게 디자인하는 것으로부터 출발할 수도 있을 것이다. 오토바이 운전자의 도안 및 상징과 함께 검정색으로 만들어 볼 수도 있고, 할리 데이비슨이 그런 디자인을 승인할 수도 있을 것이다. 이 경우에 혁신을 만들어내는 것은 사회적 마케팅에서 제품의 아이디어와 유사하다. 그런 의미에서 두 가지 접근 방법이 모두 정보를 확산시키고자 하는, 또는 마케팅을 하고자 하는 대상의 이득을 늘리는 데 대해 깊은 관심을 보이고 있다. 가능한 이득 항목의 하나로 가격을 들 수 있다. 이런 면에서 헬멧의 구입 비용을 낮추기 위해 정부보조금을 받을 수 있도록 노력해 볼 수도 있을 것이다. (혹시 다른 아이디어가 있는지?) 사회적으로 유명한 오토바이 운전자가 헬멧 착용을 받아들이고 사용해 봄으로써 초기 사용자(early adopter)가 된다면 많은 도움이 될 것이다. 헬멧 착용에 대한 정보는 운전자가 신뢰할 수 있고 유용한 통로, 예를 들면 오토바이 수리점, 판매상 그리고 오토바이 동호회 행사 등을 통해 확산될 수 있을 것이다. 이는 또한 사회적 마케팅에서 네 가지 P 중의 하나인 판매촉진의 일부가 된다.

이제 DOI나 사회적 마케팅을 사용한 건강증진 프로그램의 몇 가지 실제 사례를 살펴보자.

- **혁신과 의사의 인터넷 사용 확산**: 가정의(家庭醫)들은 임상 및 공중보건의 광범위한 분야에 있어서 최신의, 그리고 최선의 정보를 갖고 있어야만 한다. 인터넷은 이런 정보를 얻는 가장 중요한 원천이지만 모든 의사들이 인터넷을 사용하지는 않는다. 이 프로젝트와 연구는 가정의들 사이에 인터넷 사용을 늘리기 위한 전략을 알아보기 위해 혁신의 확산에 관한 이론을 사용하였다. 의사들의 정보원(情報源)을 알아보기 위해 사전 및 사후 설문조사 방식을 사용하여 이 프로젝트를 수행한 연구자들은 환자 진료(장애)가 과중하지 않을 때 의사들이 어떤 정보원을 사용하는지에 초점을 맞춘 DOI 전략을 개발하였다. **결과**: 의사들이 연구기간 중에 어떤 정보원을 사용했을 경우 그 효용에 자신감을 갖게 되었으며 쓰면 쓸수록 해당 정보원의 사용에 더욱 능숙해졌다. **결론**: 인터넷 사용에 대한 장애를 찾아내고 인터넷 사용을 증가시키기 위해 그 정보를 사용하는 것은 효과적이었으며 인터넷 사용을 더욱 늘리기 위한 (온라인 의학교육과 같은) 다른 인터넷 접근법을 찾아낼 수 있었다.[32]

- **전형적인 사회적 마케팅 개입 – 1일 5회 캠페인**: 건강증진재단(Produce for Better Health Foundation)과 함께 국립암연구소(National Cancer Institute)는 전국적으로 '더 나은 건강을 위해 1일 5회(5 A Day for Better Health)'라고 명명한 사회적 마케팅 캠페인을 개발하고 실행하였다. 더 나은 건강을 위해 하루에 다섯 번 이상 채소와 과일을 먹자는 단순한 메시지는 통합 전략과 다음과 같은 다양한 통로를 사용하여 반복적으로 보급되었다.

- 장바구니
- 상점 내 진열과 간판
- 포장용 라벨
- 조리법이 적혀 있는 카드
- 소책자
- 잡지 기사
- 뉴스 보도
- 인터넷과 SNS
- 라디오와 TV
- 광고 게시판
- 학교 통신문
- 건강박람회
- 요리책
- 기타

이 프로그램은 제품(판매촉진)과 이것이 일상생활에 어떻게 어우러질 수 있는지에 관한 지식을 증가시켰다.[33]

Critical Thinking

비판: 사회적 마케팅 캠페인의 성과를 평가하는 것은 쉽지 않은 일인데 만일 행동의 변화가 목표라면 캠페인에 노출된 사람들의 노출 정도를 추적하고, 행동 또는 적어도 태도의 변화 정도를 평가하는 것이 항상 용이한 일은 아니기 때문이다. 그러나 사회적 마케팅의 일부와 (확산 노력의 대부분은) 행동 변화로서 기술의 도입을 추구한다. 예를 들면 HIV/AIDS와 STI의 예방을 위한 콘돔의 사용, 또는 아동의 생존을 위한 경구용 재수화(再水化) 요법 패킷의 사용 등의 경우가 그렇다. 이 경우는 보다 실체적이고 관찰이 용이하기 때문에 추적하기가 더 쉽다.

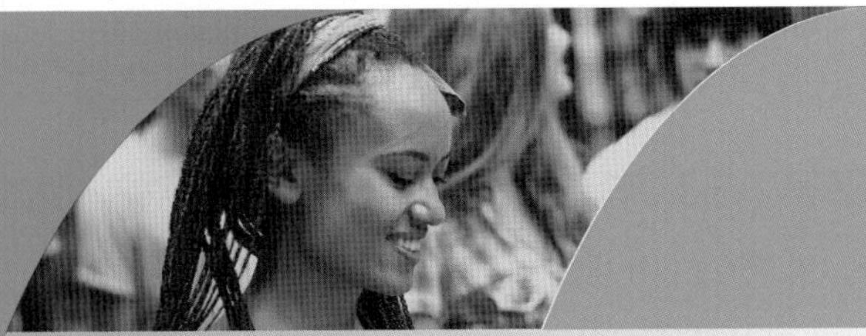

© Poznyakov/Shutterstock, Inc.

생각해 볼 문제

1. 사회 인지 이론에 있어서 사회와 인지 사이의 상호작용은 무엇인가?
2. 반두라가 말한 상호결정론(reciprocal determinism)의 의미는 무엇인가?
3. 사회관계망 이론과 건강 신념 모형 등의 이론에서의 행동에 관한 설명에는 어떤 기본적 차이가 존재하는가?
4. 사회적 마케팅과 혁신의 확산 접근법은 비즈니스 마케팅과 어떤 점에서 같고, 또 어떤 점에서 다른가?
5. 혁신의 확산 이론에서 수용의 속도를 결정하는 주요 요인으로는 어떤 것들이 있는가?

REFERENCES

1. Bandura A. *Social Foundations of Thought and Action.* Englewood Cliffs, NJ: Prentice Hall; 1986.
2. Bandura A. Social cognitive theory: an agentic perspective. *Ann Rev Psychol.* 2001;52:1–26.
3. Bronfenbrenner U. *The Ecology of Human Development.* Cambridge, MA: Harvard University Press; 1979.
4. Bandura A. *Principles of Behavior Modification.* New York, NY: Holt, Rinehart & Winston; 1969.
5. Bandura A. *Social Learning Theory.* Englewood Cliffs, NJ: Prentice Hall; 1977.
6. Bandura A. The self system in reciprocal determinism. *Am Psychol.* 1978;33:344–358.
7. Baranowski T, Perry CL, Parcel GS. How individuals, environments, and health behavior interact: social cognitive theory. In: Glanz K, Rimer BK, Lewis FM, eds. *Health Behavior and Health Education: Theory, Research and Practice.* 3rd ed. San Francisco, CA: Jossey-Bass; 2002.
8. Koniak-Griffin D, Stein JA. Predictors of sexual risk behaviors among adolescent mothers in a human immunodeficiency virus prevention program. *J Adolesc Health.* 2006;38(3):297.e1–e11.
9. Winett RA, Tate DF, Anderson ES, Wojcik JR, Winett SG. Long-term weight gain prevention: a theoretically based Internet approach. *Prev Med.* 2005;41(2):629–641.
10. Anderson ES, Winett RA, Wojcik JR. Self-regulation, self-efficacy, outcome expectations and social support: social cognitive theory and nutrition behavior. *Ann Behav Med.* 2007;34(3):304–312.
11. Barnes JA. Class and communities in a Norwegian island parish. *Human Relations.* 1954;7:39–58.
12. Wasserman S, Faust K. *Social Network Analysis.* Cambridge, England: Cambridge University Press; 1994.
13. Scott J. *Social Network Analysis: A Handbook.* 2nd ed. London, England: Sage; 2000.
14. Monge PR, Contractor NS. *Theories of Communication Networks.* New York, NY: Oxford University Press; 2003.
15. Rogers EM, Kincaid DL. *Communication Networks: Toward a New Paradigm for Research.* New York, NY: Free Press; 1981.
16. Pescosolido BA, Levy JA, eds. *Social Networks and Health.* 8th ed. Elsevier, Inc.; 2002.
17. Trotter RT II. Friends, relatives, and relevant others: conducting ethnographic network studies. In: Schensul JJ, LeCompte MD, Trotter RT II, Cromley EK, Singer M, eds. *Mapping Social Networks, Spatial Data, and Hidden Populations: Ethnographer's Toolkit.* 4th ed. Walnut Creek, CA: Altamira Press; 1999.
18. Kincaid DL. Social networks, ideation and contraceptive behavior in Bangladesh: a longitudinal analysis. *Soc Sci Med.* 2000;50:215–231.
19. Trotter RT II. Drug use, AIDS and ethnography: advanced ethnographic research methods exploring the HIV epidemic. In *Qualitative Methods in Drug Abuse and HIV Research.* NIDA Research Monograph 157. Rockville, MD: National Institute on Drug Abuse; 1995.
20. Eng E, Hatch JW. Networking between agencies and black churches: the lay health advisor model. *Prev Human Serv.* 1991;10:123–146.
21. Heaney CA, Israel BA. Social networks and social support. In: Glanz K, Rimer BK, Lewis FM, eds. *Health Behavior and Health Education: Theory, Research and Practice.* 3rd ed. San Francisco, CA: Jossey-Bass; 2002.
22. Ryan B, Gross NC. The diffusion of hybrid seed corn in two Iowa communities. *Rural Sociol.* 1943;8:15–24.
23. Rogers EM. Categorizing the adopters of agricultural practices. *Rural Sociol.* 1958;23(4):346–354.
24. Rogers EM. *Diffusion of Innovations.* 4th ed. New York, NY: Free Press; 1995.
25. Oldenburg B, Parcel GS. Diffusion of innovations. In Glanz K, Rimer BK, Lewis FM, eds. *Health Behavior and Health Education: Theory, Research and Practice.* 3rd ed. San Francisco, CA: Jossey-Bass; 2002.
26. Glanz K, Rimer BK, Lewis FM. *Health Behavior and Health Education.* 3rd ed. San Francisco, CA: Jossey-Bass; 2002.
27. Kotler P, Roberto EL. *Social Marketing Strategies for Changing Public Behavior.* New York, NY: Free Press; 1989.
28. Kotler P, Zaltman G. Social marketing: an approach to planned social change. *J Market.* 1971;35:3–12.
29. Kotler P. *Marketing for Non-Profit Organizations.* Englewood Cliffs, NJ: Prentice Hall; 1975.
30. Fine SH. *The Marketing of Ideas and Social Issues.* New York, NY: Praeger; 1981.
31. Manoff RK. *Social Marketing.* New York, NY: Praeger; 1985.
32. Chew F, Grant W, Tote R. Doctors on-line: using diffusion of innovations theory to understand Internet use. *Fam Med.* 2004;36(8):645–650.
33. Kotler P, Roberto N, Lee N. *Social Marketing: Improving the Quality of Life.* Thousand Oaks, CA: Sage; 2002.

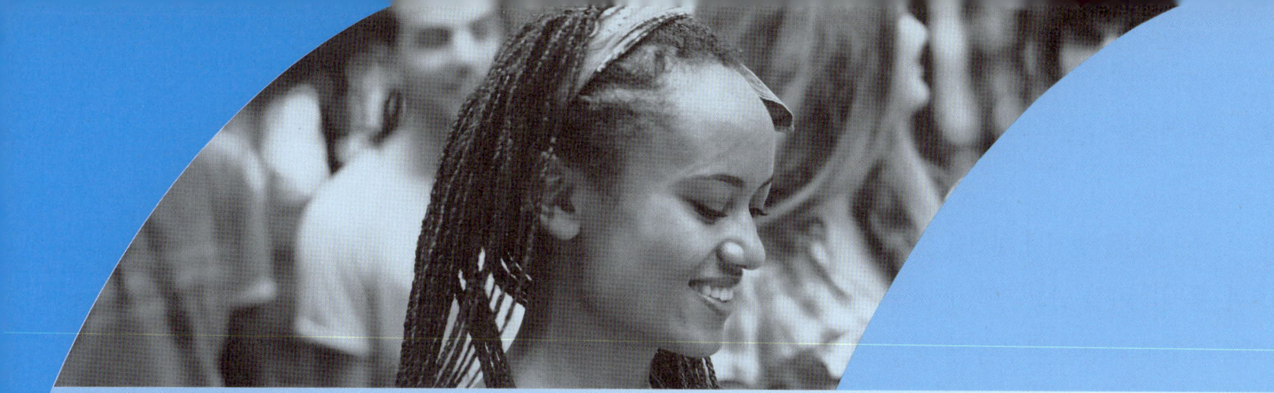

제 6 장

사회, 문화 및 환경 이론(제2부)

Social, Cultural, and Environmental Theories(Part II)

학습목표

- 의사소통 이론, 지역사회 및 조직 동원, 정치경제 및 문화 이론과 같이 보다 넓은 범위의 사회적 맥락의 영향력과 성격에 초점을 맞추는 주요 행동주의 이론을 설명할 수 있어야 한다.
- 이들 사회/문화/환경 이론들이 어떻게 적용되는지 이해할 수 있어야 한다.
- 이 이론들에 대한 비판을 이해해야 한다.

"신이 벌에게 꿀을 준 것처럼 그는 인간이 사회 안에서 살아가도록 설계한 것이 틀림없는 것 같습니다."

–Voltaire, *프로이센의 제2대 왕인 프리드리히 대왕에게 보낸 편지에서*, 18세기 말

사회/문화/환경 이론에 관한 본 장에서는 사회에 관해 좀 더 멀리 나가서 행동이 이루어지는 보다 넓은 맥락을 알아보고자 한다. 이 맥락 안에서 행동은 사회적 구조와 그 힘, 그리고 심층적 수준에서의 인간 특성과 연결되어 있다.

의사소통 이론

출발점과 기본 구성요소

이 작은 소절(小節)에서 의사소통 이론(communication theory)의 전모를 다룰 수는 없다. 따라서 그 일부만을 선택해서 논의를 하기에 앞서 우리가 다루는 분야의 전모는 엄청나게 복잡하다는 사실을 이해해야 한다. 정보의 전달과 관련된 모든 쟁점들을 생각해보라! 그럼에도 제한된 범위의 논의라도 유용한 이유는 이 분야의 이론이 건강행동 변화에 어떻게 연결되는지, 또한 보다 넓은 주제로서 사람들이 어떻게 자신의 행동을 변화시키는지를 이해할 수 있게 해주기 때문이다.

우선 정보의 전달은 어떤 유기체에게든 필수적인 기능이다. 세포들은 정보를 소통한다. 유전자는 인체의 구조와 기능에 관한 정보를 교류한다. 개나 고양이처럼 새들도 정보를 소통한다. 의사소통이란 행동과 관련하여 중요한 정보를 전달하고, 받아들여 처리하는 과정이다. 하지만 인간의 의사소통은 상징을 사용하여 이루어진다는 점에서 모든 유기체의 소통 중에서 가장 독특한 것이다(물론 일부 영장류들도 정보의 전달에 상징을 사용하는 능력이 있으므로 인간만이 그렇게 할 수 있는

유일한 존재는 아니다). 우리는 위협을 받거나 위협을 할 때 짖거나 으르렁거리지 않으며, 음식 냄새를 맡고 찍찍거리지도 않는다. 우리는 다양한 의미 요소로 구성된 문장을 만들 수 있으며, 이 요소들을 뒤바꾸거나, 한 요소를 다른 요소로 대체하기도 하고, 유머러스하게 문장을 읊조리기도 하며, 효과를 위해 사진과 함께 나타내기도 하고, 이메일, 문자, 트위터 등 인터넷이나 이동장치 포맷으로 줄여서 표현하기도 한다. 그리고 문장 구조는 그 **의미**와 **맥락**을 무한히 많은 방법으로 변화시킬 수가 있다.

건강증진을 목적으로 정보를 전달할 때 가장 많이 사용되는 방법은 사람 간 소통, 인터넷, 매스컴 등이다. 각각은 모두 그 자체의 복잡성을 가지고 있다. 그럼에도 불구하고 정보 이론의 상당 부분을 관통하는 기초적인 연구 분야가 존재한다. 우선 기계학적인 기초(mechanical basics)가 존재하며, 이 점에서 정보 이론가인 해롤드 라스웰(Harold Lasswell)의 소통에 대한 유명한 정의를 인용하자면 소통이란 '누가, 무엇을, 어떤 수단을 사용하여, 누구에게, 어떤 효과를 위해 말을 했는지'로 정의된다.[1] 이 인용문을 통해 우리는 벨연구소(Bell Laboratory)의 수학자인 클라우드 쉐넌(Claude Shannon)이 쉐넌-위버 모형(Shannon-Weaver model)에서 처음 언급했던 정보 전달 과정의 기본적인 구조를 이해할 수 있다.[2]

1. 발송자는 **메시지**를 특정 형식의 데이터로 **부호화**한다(encoding). 메시지는 내용인 동시에 정보이다. 부호화한다는 것은 메시지를 어떤 종류의 문자열(text)이나 부호로 바꾸는 것을 말한다.
2. 발송자는 전화, 이메일 또는 말과 같은 **매개수단** 또는 **채널**을 통해 메시지를 전달한다.
3. 전달 과정 중에 메시지는 **불필요한 정보**(noise)를 만날 수도 있는데 이는 본질적으로 어떤 간섭(interference)을 의미한다.
4. 메시지는 이제 **수신자**에게 가게 되는데 그는 그 정보를 사용할 수 있도록 해석하거나 해독한다(decoding).
5. 수신자는 **피드백**이나 어떤 반응을 발송자에게 보낼 수 있다.

이는 정보의 전달에 대한 아주 '기술적인(technical)' 묘사이며, 정보의 교류와 관련된 수많은 요인을 고려하지 않고 있는데 그 요인 중에는 다음과 같은 것들이 있다.

- 정보 교류의 맥락(예: 공식적 상황인지, 비공식적 상황인지?)
- 발송자와 수신자의 관계(예: 당사자 중 한쪽은 다른 쪽에 대해 어떤 권한을 행사하는지? 성별이 다른지?)
- 정보 전달의 수단에 따른 의미(예: 편지로 메시지를 보낼 경우 동일한 메시지를 전화로 전달하는 경우에 비해 다른 의미가 있는지?)
- 의미를 만드는 과정으로서 변환과 해독 그 자체[**기호론(semiotics)**은 의미 만들기, 부호와 상징의 사용 등을 다루는 기호학의 한 분야이다.]

윌리엄 맥과이어(William McGuire)는 라스웰 또는 쉐넌-위버 모형의 개념 구조에 주의력, 이해력, 기호, 행동 등을 추가하였다.[3] 처음 소개된 이래 기본적인 기술적 모형(technical model)은 다른 연구자들에 의해서도 변경되었다. 정보의 전달이라는 행동에는 고려해야 할 요인들이 대단히 많다. 예를 들어 오랫동안 친구 사이로 지낸 사람들 간에 나눈 대화록을 보면 대화 중에 빈 부분이라든지 끝맺지 않은 문장들을 심심찮게 발견할 수 있다. 왜 그럴까? 그들 사이에는 '수신자'가 빈 부분을 메울 수 있을 정도로 **지식**이라든지 **세계관**을 상당한 정도로 **공유**하고 있기 때문이다. 하나하나 다 말할 필요가 없는 것이다. 정보를 전달하는 사람들 사이에 이해를 공유하는 것은 다양한 각도에서 다루어졌다. 예를 들면 사회언어학에는 '언어의 지역사회(speech community)'[4]라는 개념이 존재하는데 이 개념은 통상적으로 별개의 정보 전달 패턴을 유지할 정도로 어투나 배경지식을 충분히 공유하는 사회적 지형(地形) 또는 사회적 환경으로 이해되고 있다. 그 누구보다도 윌리엄 라보프(William Labov), 존 검퍼즈(John Gumperz)와 델 하임즈(Dell Hymes)는 사회 구조와 언어 사용 사이의 밀접한 관계를 연구하고 사례를 수집했던 사람들이다.[4-7] 후기 구조주의 또는 포스트모더니즘의 관점에서 미셸 푸코(Michel Foucault)[8]와 같은 이론가들은 정보 전달의 기본 원칙을 정하는 데 있어서 현재의 지배적인 **논증 방식(discursive practices)**의 역할을 지적하였다. 현재의 지배적인 논증 방식이라는 개념은 정보의 전달이라는 행동(의견의 교환, discourse)이 평가되는 방식(즉, 믿을 만한지 아닌지, 의미가 있는지 없는지 등)을 말하는 것이며, 어떤 역사적 시점에서 언어가 어떻게 지식과 진리에 관한 규칙과 가정에 기초하여 사회적 세계(social world)의 선택된 요소들을 범주화하거나 평가하는지를 말한다. 또한 정보의 전달과 관련된 제도와 기술이 존재한다. 예를 들어 조지 거브너(George Gerbner)[9,10]에 의하면 (케이블을 포함한) 텔레비전은 이제 아이들에게 있어서 **이야기**와 학습을 위한 지배적인 수단이 되었다. 하지만 텔레비전과 그 프로그램들은 돈을 벌기 위해 만들어지는 **산출물(products)**이다. 이는 이야기와 평생 학습이 부모와 지역사회에 의해 이루어지던 시절과 비교할 때 가장 커다란 변화이고, 이는 이야기의 내용에 막대한 영향을 미치게 된다.

이제 공중보건 분야에서 이루어지는 정보 전달과의 관련성을 염두에 두면서 정보의 전달 과정에 연관되어 있는 요인들을 간략히 살펴보자. 첫째, 우리는 암호화(encoding)라는 개념과 일종의 암호(code)로서 정보의 전달에 대해 초점을 맞출 것이다. 당신이 화자(話者)의 입장에서 다른 사람이나 그룹에 메시지를 보내려고 할 때 어떤 방법을 사용하는가? 단지 일련의 정보 단위를 입 밖으로 소리내어 전달하는가? 그렇게 하기보다는 수신자가 이해할 수 있도록 정보를 코드로 바꾸어 보낼 것이다. 예를 들어보자.

- 사람들이 험담을 할 때 통상 수신자는 누구인가? 필경 험담의 당사자가 아닌 그 누군가일 것이다. 하지만 무엇인가를 소문으로 암호화하는 일은 결국 메시지의 일부를 퍼뜨리기 위해 또래집단이나 지역사회를 그 수단으로 활용하는 것을 의미한다. 그러므로 **발송자(sender)**가 스미스 씨에 관한 소문을 부추기면 사람들은 "어이, 스미스에 대해서 들어봤어? 그 사람이 개 경주에 나간다는군. 믿을 수 있겠어?"라는 식으로 소문을 퍼뜨리게 될 것이다. 그러다가 스미스 씨는 이내 다른 사람들이 자기에 관한 얘기를 한다는 사실과 이 때문에 사람들이 자신을 부정적으로 생각하고 있다는 '메시지를 수신하게' 될 것이다. 그러므로 발송자는 스미스 씨를 겨냥한 어떤 정보를 퍼뜨리되 소문이라는 형태로 변환시켜서 퍼뜨릴 것인데, 소문은 그 속성상 스미스 씨에게 많은 사람들이(특히 그의 동료들이) 그가 만약 개 경주에 나간다면 그를 저열한 사람으로 생각할 테니 사회 집단이 올바르다고 생각하는 방식으로 행동을 똑바로 하라는 진짜 메시지를 전하게 될 것이다.

- 광고업자는 정보를 암호화하는 일의 전문가이다. 수많은 광고 중에서 몇 가지만 생각해보자. 지미 핸드릭스(Jimi Hendrix)의 음악이 배경에 깔리는 캐딜락 광고의 진정한 의미는 어떻게 이해할 수 있을까? SUV 광고에서 잡지 한 면 전체에 '우리 말대로 하세요', '우리 함께 해요', '인도(人道)에서 기다리고 있어요' 등의 문구를 보여준다면 이것이 그 안에 의미하는 것은? 또 겉표지에 '노(No)라고 말해요'라든가 '소리를 질러요'라는 슬로건을 달고 있는 SUV 사진이 실려 있다면 이것이 암호화하는 것은 무엇일까?

- 특정 단어(비속어보다 예의 바른 말투)를 사용한다는 단순한 사실 또는 정보의 전달을 하기 전에 예의 바른 인사를 한다는 것은 수신자에게 메시지에 관한 무엇인가를 암호를 통해 보내는 행동이다.

그림 6–1 의사소통 과정의 단순화된 도식

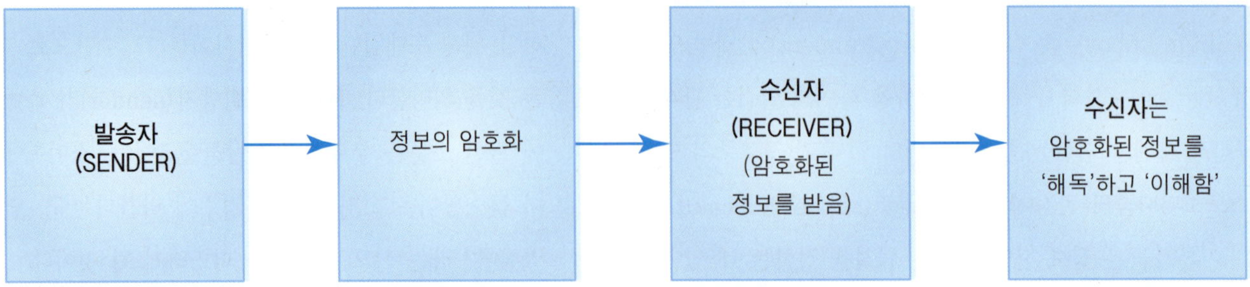

메시지가 수신자에게 도달하면 수신자는 그 의미를 파악하기 위해 암호를 **해독**하게 된다. 그림 6–1과 6–2에서 볼 수 있듯이 암호화 및 암호의 해독 과정에는 많은 요인들이 개입한다. 그 중 한 가지는 발송자와 수신자가 부호, 텍스트, 그림 및 코드의 다른 요소들이 의미하는 바에 대해 이해를 공유해야만 한다는 것이다. 만일 그렇지 않다면 수신자는 발송자의 실제 의도와는 전혀 다르게 메시지를 해석할 수도 있을 것이다. 또한 수신자가 정보의 전달과 문화적 측면에서 발송자와는 다른 배경을 가지고 있다면 발송자는 수신자가 자신이 의도하는 대로 해석할 수 있도록 메시지를 암호화해야 할 것이다. 이는 수신자의 해석 패턴에 대한 연구나 관련 지식이 필요함을 의미한다. 이 과정을 흔히 **메시지 설계**(message design)라고 한다.[11]

정보의 **전달 경로**(channel)란 무엇을 의미하는가? 이는 정보 전달의 통로가 되는 매체를 말한다. 전달 경로의 일반적인 예로서는 인터넷, 사회관계망 서비스(social media), 휴대폰, 문자 발송, 트위터, TV, 비디오, 개인 간 의사소통, 잡지, 신문과 집회 등을 들 수 있다. 전달 경로는 또한 히스패닉 신문, 대학교 라디오 방송, 교회 방송처럼 더욱 세분화 할 수 있다. 보건 정보의 전달에 있어서 경로의 선택은 중요한데, 이는 이미 우리가 살펴본 것처럼 경로 그 자체가 메시지의 의미와 부합해야 하고, 특정 집단에 접근함에 있어서 어떤 경로는 다른 경로보다 더 효과적이기 때문이다. 예를 들어 당신이 남성들에게 어떤 메시지를 전달하고자 한다면 (언제나 그렇지는 않을 수도 있겠지만) 독자층이 여성인 잡지를 사용하려 하지는 않을 것이다. 또한 고등교육을 받은 남성들에게 다가가려고 할 때 메시지의 신뢰성을 원한다면 흥미 위주의 통속적인 타블로이드 잡지를 사용하려 하지는 않을 것이다.

마지막으로 정보 이론과 관련이 있는 다른 이슈는 메시지와 전달 경로의 선택이 **의제**(agenda) **설정**에 있어서 담당하는 역할 문제인데, 사람들이 당신의 정보에 관심을 갖게 하려면 그 정보가 중요하고 자신들과 관련이 있다고 생각해야 하기 때문이다. 정치 유세에 있어서와 마찬가지로 공중보건에 있어서 매체와 통신의 사용은 사람들의 행동을 유도하거나 이를 위한 준비를 하기 위하여 사람들이 관심을 두는 것이 무엇인지에 관한 **의제에 영향을 미치는 것**이 목적이다. 세상에는 수많은 이슈와 문제가 존재하며, 우리가 해야 할 일은 특정 이슈를 '의제의 윗부분에' 올려놓는 일이다. 이는 대중의 관심을 놓고 다른 이슈와 벌이는 일종의 경쟁이며, 당신은 의제의 우선순위를 위로 올려놓을 수 있도록 대중의 눈길을 끌 만한 무엇인가를 찾아야만 한다. 이를 위해 제일 먼저 해야 할 일은 건강 관련 이슈,

그림 6-2 의사소통 과정

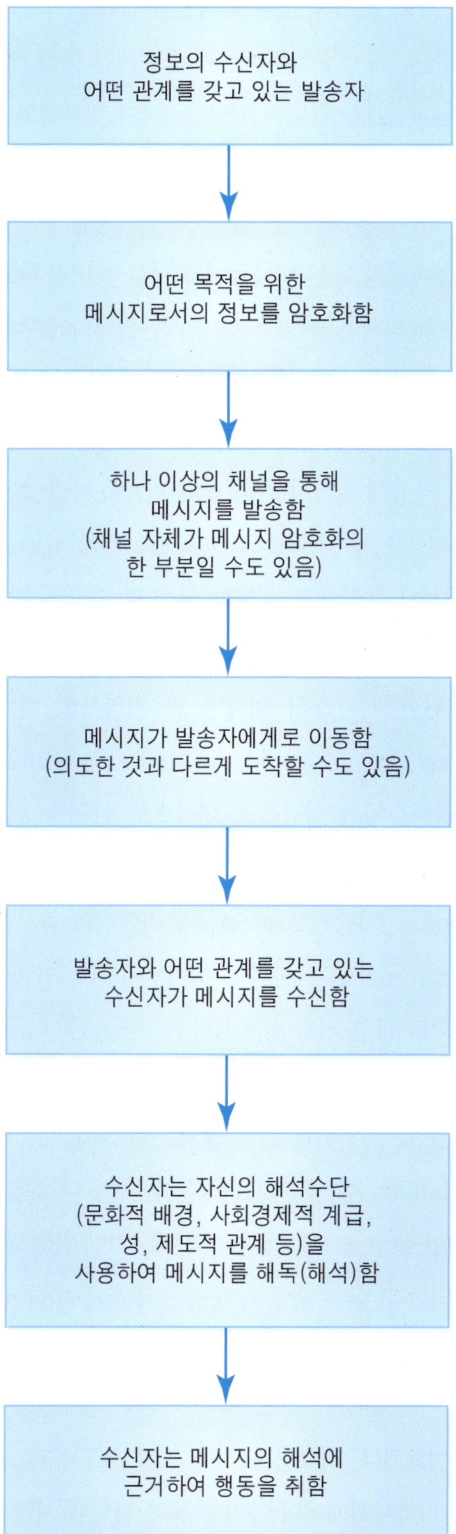

또는 대상인구를 위한 이슈의 의제가 현재의 사회적 의제 중 어디에 위치하는지를 이해하는 것이다. 이는 또한 우리가 해야 할 연구과제이기도 하다. 이를 위해 제일 먼저 해야 할 일은 건강 이슈가 현재의 공공 의제 중 어디에 위치하는지, 또는 대상인구에 있어서 공공 의제로 적합한지를 이해하는 일이다. 그리고 이 또한 우리의 연구과제가 된다.

그림 6-2에는 정보 이론의 핵심요소가 앞서 논의된 '기술적 모형'으로 확장된 상태로 요약되어 있다.

의사소통 이론의 활용

당신은 젊은이들과 흡연에 관한 어떤 중요한 건강 정보를 나누고 싶어 한다고 가정해보자. 이들은 **스타트렉(Star Trek)**이나 **스타워즈(Star Wars)**와 같은 하위문화(subculture)에 빠져 있고, 이들 사이의 정보의 전달은 주로 두 가지 매체 – 소셜 미디어와 대형 모임을 통해 이루어진다. 스타워즈 팬들에 대한 연구를 수행하기 위해 당신은 몇 개의 **스타워즈** 모임에 찾아가서 그들의 말을 녹음하고 인터뷰를 실시하였다. 그 결과 분명히 나타난 것은 이들이 일상대화에서 **은유법**이나 **직유법**을 사용하여 **스타워즈** 주인공들에 대한 얘기를 많이 했다는 것이다. 예를 들면 다음과 같은 문장을 들을 수 있었다.

> "오, 재니(Janey)는 파티에 관해 진짜 리아(Leia) 공주처럼 말을 하는군. 그녀는 임무를 수행 중이고 분명히 자신이 주목의 대상이라고 생각하고 있어."
>
> "프레드(Fred)? 저쪽에 츄바카(Chewbacca) 머리를 한 친구야."

당신은 또한 참여자의 문자 메시지와 이메일 주소를 알아낼 수도 있을 것이고, 사회관계망 서비스에서 앨더란(Alderaan), 데스스타(DeathStar) 또는 드로이드(Droid)와 같은 스타워즈 관련 페이지를 찾을 수도 있을 것이다.

이들을 관통하는 메시지를 찾기 위해 당신은 어떻게 의사소통 이론을 사용할 것인가? 첫째, 내용을 결정하고 이를 암호화해야 한다. 그럼 어떻게 할 것인가? 당신은 스타워즈를 끊임없이 언급하는 당신의 대상인구가 사용하는 암호에 관한 어떤 단서를 이미 갖고 있다. 따라서 만일 당신이 전달하고자 하는 (금연이라는) 건강행동에 관한 메시지가 타당하고도 긍정적인 것으로 받아들여지기를 원한다면 그 메시지를 그들이 좋아하는 스타워즈에 연결시켜 전달할 수 있을 것이다. 당신은 심지어 메시지가 (스타워즈 문화 내에서) 제다이 마스터 요다(Jedi Master Yoda)와 같은 권위의 근원으로부터 오는 것으로 만들 수도 있다. 아래의 메시지에서 내용은 요다(근원으로서)와 제다이 기사(騎士)에 관해서 암호화되어 있을 뿐만 아니라 문법적으로도 요다의 언어 패턴(linguistic pattern)을 흉내 내도록 구조화되어 있다.

> **제다이라면 담배를 피우지 않아. 그럴 리가 없지.**
> (Never a Jedi smokes, he does not.)

이제 당신은 적합한 **채널**을 정해야 할 필요가 있는데 우리는 이미 모임과 사회관계망 서비스가 그 채널이라는 사실을 알고 있다. 이는 당신의 정보가 모임의 포스터 또는 전단(傳單) 형태로 개발되어야 함을 의미하는 것이며 이제 페이스북을 시작하려 할 수도 있을 것이다. 일단 자료를 모두 개발하고 메시지를 보급하기 시작했다면 당신의 목표 집단 구성원(**스타워즈** 열성팬)—당신의 **수신자**—이 메시지를 받았는지 그리고 당신이 의도한대로 그들이 메시지의 내용을 해독/해석했는지 여부를 확인하기 위한 후속 연구를 할 수 있다.

아래에서는 정보 이론을 적용한 특정 건강증진 프로그램의 사례를 몇 개 살펴보자.

마약으로부터 청정한 미국을 만들기 위한 미디어 공동 캠페인(Partnership for a Drug-Free America Media Campaign): 마약으로부터 청정한 미국을 위한 공동 협력체(The Partnership for a Drug-Free America)는 통신, 보건, 의료 및 교육 전문가와 관련 모임들로 구성된 비영리 연합단체이다. 이들은 광고 및 공무(公務)조직들과 함께 마약 사용을 막는 것과 관련하여, 전국을 커버하는 방송매체를 통한 메시지를 개발하고 보급해 왔다. 연구에 기반을 둔 이 협력체의 교육 캠페인은 TV, 라디오, 인쇄된 광고, 인터넷 등 모든 형태의 매체를 통해 보급되었다. 캠페인 정보는 마약을 사용할 위험에 놓여 있는 인구계층(예: 청소년)과 이들에게 영향을 미칠 수 있는 사람들(예: 부모와 의사 등)에게 도달하도록 설계되었으며, 또한 '대상인구(intended audience)'를 염두에 둔 연구를 통해 개발된 메시지를 사용하도록 설계되었다. 다수의 협력 사례가 있었는데 그 18년 역사에 있어서 공동 협력체는 이 나라 최고의 광고, 홍보(PR) 및 쌍방향 대화형 조직(interactive agencies) 그리고 주요 매체가 무상으로 제공한 시간 및 지면을 활용하였다.

금연을 위한 텍사스의 미디어 및 지역사회 캠페인(Texas Tobacco Prevention Media and Community Campaign): 텍사스에서 성인들을 대상으로 금연을 위해 전개된 이 캠페인은 TV, 라디오, 신문 및 메시지를 제공하는 빌보드 광고(billboard advertisements)와 지역사회 봉사활동(outreach programs)을 총 망라하여 이루어졌다. 이 광고는 또한 미국 암협회의 금연 전화상담 서비스인 퀏라인(Quitline)의 금연 조력 프로그램과 협력하기도 했다. 개입의 금연 요소는 니코틴 의존성을 낮추기 위해 금연 상담 서비스와 약물 치료의 가용성(availability)에 대한 접근성을 높이는 데 초점을 맞추었다. 임상적인 금연 프로그램과 지역사회 기반 금연 프로그램이 모두 시행되었다. 금연 활동과 상당한 수준의 미디어 캠페인을 함께 벌인 지역에서의 흡연율 감소는 아무런 서비스도 받지 못한 지역의 거의 3배에 이르렀으며, 미디어 캠페인만 벌인 지역의 2배에 이르렀다. 자료를 분석한 결과 전문매체(high-level media)와 지역사회에서의 금연 활동이 결합된 지역은 다른 지역보다 TV와 라디오 메시지에 더 많이 노출되었다. 또한 연구 결과는 미디어 메시지에 노출되는 것은 금연에 있어서 변화의 과정과 연관되어 있었으며 그러한 과정은 가장 집중적인 캠페인의 대상이 되었던 집단에서 관찰되었던 흡연 중단과 연관이 있음을 보여주었다.[12]

Critical Thinking

고려할 만한 비판점은 다음과 같다.

비판: 소통 노력의 효과를 평가하는 일은 때로 복잡하고 어렵다. 왜 그럴까? 영향이 여러 수준에서 나타나기 때문이다. 우선은 단순 노출이다. 즉, 메시지에 노출되도록 한 사람들 중 실제로 얼마나 많은 사람들(수신자)이 메시지에 노출되었는지 알아내는 일이다. 설사 많은 사람들이 메시지에 노출된다 하더라도 이것이 반드시 행동의 변화로 연결되지는 않는다. 그 다음으로는 메시지에 노출된 사람들 중에서 얼마나 많은 사람들이 행동의 변화를 생각해보았는지 또는 실제로 행동을 변화시켰는지를 평가하는 일이다. 이는 소통 캠페인 후에 일정 기간 동안 메시지에 노출된 사람들의 표본을 추적해야 함을 의미하는데 결코 쉬운 일이 아니다.

생각해 보아야 할 점(Something to Think About): 기술, 기술, 또 기술. 사람들이 소통하는 방법은 어제의 제품과 방식들을 곧바로 못쓰게 만들어버릴 정도의 빠른 속도로 변화하고 있는 통신기술에 의해 달라지고 있다. 우리가 인터넷과 이메일로부터 빠르고 다양한 기능을 가지고 있는 이동통신 및 이와 함께 가는 포맷으로 얼마나 신속하게 이동했는지 생각해보라. 주목의 대상이 되는 유튜브 동영상이나 트윗(twitt)이 '바이러스처럼 퍼진다'고 사람들이 말하는 데는 다 그럴 만한 이유가 있다. 기능과 포맷의 급속한 변화와 이런 기술의 전 지구적 확산은 무엇인가를 소통하는 방식에 있어서 변화무쌍한 진화를 이루어내고 있다. 각각의 새로운 포맷은 특정 인구계층과 관련을 맺는 경향이 있어서 채널이 급증하게 되면 동시에 하위집단(subgroups)도 급증하게 된다. 이를 도대체 어떻게 따라잡아야 할까? 의사소통 연구자들과 전략을 만드는 사람들은 이런 추세에 맞추어 자신들의 일을 해오고 있다.

지역사회와 조직 변화

출발점과 기본 구성요소

건강행동에 변화를 가져오려면 많은 경우 먼저 해당 상황과 관련이 있는 지역사회(community), 체계(예: 보건 의료 체계), 또는 조직 안에서 먼저 변화가 일어나야 한다. 예를 들어 당뇨병 검진기관도 없는데 사람들이 갑자기 당뇨병 검진을 받으러 갈 것이라고(일종의 행동) 기대할 수는 없다. 만일 특정 지역사회나 그 안의 다양한 기관들이 사람들에게 AIDS에 관한 얘기를 하지 않도록, 또는 그 질병에 걸릴 수 있는 그 어떤 위험에도 노출되지 않도록 강한 압력을 가한다면 해당 지역에 사는 사람들이 HIV 검사를 받거나 또는 HIV 감염을 예방하는 행동을 하리라고 기대할 수는 없다. 이는 건강행동의 변화와 관련된 이슈에 있어서 흔히 제시되는 또 다른 사회적 사실이다. 지역사회, 조직과 체계는 건강행동의 변화를 지지할 수도 있고 방해할 수도 있다. 따라서 이론과 실제에 있어서 이러한 더 넓은 배경적 환경(contextual settings) 안에서의 변화 과정을 다루는 분야가 있어야 할 것이다.

지금까지 우리가 논의한 다른 이론의 경우처럼 지역사회 동원 이론(theories of community mobilization)과 조직/체계 변화 이론은 각각 하나의 과목이 될 수 있는, 그리고 평생을 바쳐야 하는 주제이다. 여기에서의 목표는 이러한 보다 넓은 측면의 행동 변화를 다룸에 있어서 관련되는 요소들이 무엇인지에 관한 아이디어를 독자들에게 제공하는 것이다. 비록 지역사회 동원 이론과 조직/체계 변화 이론이 둘 다 일반적인 지역사회의 변화 노력을 구성하는 요소들이기는 하지만 이 절에서는 각각을 별도로 다루도록 하겠다.

지역사회 동원 이론

공중보건학은 그 속성상 활동가(activist)의 학문이며 지역사회의 자원을 동원하는 일은 아주 자명한 접근 방법 중 하나이다. 지역사회의 변화를 촉진하려면 어떤 정치적/사회적 운동의 속성이 작용하기 시작해야 한다. 지역사회의 변화가 중요한 이유는 무엇인가? 건강을 가져오는 또는 걸림돌이 되는 조건들은 우리가 본 것처럼 생태적이다. 이 조건들은 지역사회 수준의 조건 또는 상황으로서 조금이라도 앞으로 나아가려면 이들을 다루지 않으면 안 된다. 이들 조건/상황은 다음과 같다.

- 보건 의료 취약 지역에서의 이용 가능한 건강 시설의 부족
- 젊은이들이 쉽게 접근할 수 있는 장소에서 담배 판매를 허용하는 규제
- 독성 폐기물 지역 또는 다른 오염원
- 도시지역에 있어서 보도(步道) 및 녹지 공간의 부족

지역사회를 동원하는 일에는 문제에 대한 인식의 제고, 정책 변화를 위한 지지와 환경적 조건들에 관해 무엇인가를 하기 위한 다른 많은 활동들에 참여하도록 하기 위한 지역사회 구성원들과 여러 그룹의 집단적 노력이 필요하다. 지역사회 활동의 중요한 결과는 권한의 이양(empowerment)이며 이를 통해 지역사회는 문제를 관리하고, 목표가 무엇인지 정의하며, 필요한 행동을 취하게 된다. 이런 일들을 함으로써 지역사회는 경험과 지역 내 문제를 효과적으로 해결하는 감각을 얻을 수 있게 된다.

건강증진의 한 범주로서 지역사회의 동원은 다음과 같은 넓은 범위의 사회적/정치적 운동의 역사적 경험으로부터 교훈을 얻을 수 있다.

- 노동운동
- 시민권 및 여성운동
- 흡연 반대 행동주의
- HIV/AIDS 행동주의
- 낙태 반대 운동
- 기타 음주운전을 반대하는 엄마들의 모임 같은 지역사회 기반 운동들

지역사회 동원의 이론 및 실제에 있어서 핵심적인 인물로는 솔 앨린스키(Saul Alinsky)와 파울로 프레이리(Paolo Freire) 등이 있다. 앨린스키는 시카고에서 많은 풀뿌리운동을 주도했으며 common today 전략을 제창하였다.[13] 또 브라질의 교육자인 프레이리는 남미의 빈곤층과 한계 계층의 해방을 위해 일을 하면서 참여적 사회 변화(participatory social change) 접근법을 확립하였다.[14]

지역사회 동원과 관련된 주요 쟁점은 다음과 같다.

- **지역사회를 정의하기:** 당신은 지역사회를 어떻게 정의할 것인가? 이는 지리적 차원의 지역사회를 의미하는가? 아니면 부분집단(subpopulation)을 의미하는가? (지역사회를 정의하는 일에는 정치적인 측면이 많이 존재한다!)

- **자원을 동원할 수 있는 지역사회의 능력을 평가하고 활용하기:** 어떤 지역사회의 경우 경험과 심지어 특별 프로젝트팀(task force) 또는 위원회와 같은 기존의 조직들을 갖고 있어 이들을 통해 활동을 수행할 수 있지만 어떤 지역사회의 경우에는 그렇지 못하다.

- **지역사회의 의제(agenda)를 이해하고 올바른 쟁점을 선택하기:** 어떤 특정 건강 문제는 지역사회에서 우선순위가 가장 높을 수도 있고 그렇지 않을 수도 있다. 지역사회 안에서의 우선순위를 아는 것이, 예를 들면 지역사회의 잠재적 수행능력을 극대화 할 수 있도록 건강 문제를 다른 주요 쟁점과 짝짓는 데 도움이 될 수 있다.

조직 및 체계의 변화

조직과 체계의 변화를 다루는 것은 지역사회 동원과 비슷한 이유로 중요한 건강증진 접근법이다. 간단히 말하자면 건강증진, 질병 예방, 보건 의료 서비스의 제공 등은 모두 **조직**(예: 정부기관, 병원, 프로그램 등)과 **체계**(예: 보건 의료 체계, 연관 서비스 체계, 정책 조정 체계 등)를 통해 이루어진다. 이런 조직이나 체계 중 어떤 것은 특정 건강 문제의 해결을 용이하게 해주기도 하고 장애가 되기도 한다.

예를 들어 물질 남용(substance abuse) 예방 및 치료 분야에 있어서 해결되지 않은 채 남아 있는 문제 중 하나는 예방과 치료가 서로 별도로 발전하면서 양자 간에 상호작용이 별로 없다는 사실이다. 치료는 정신과 전문의, 의사 및 간호사 등이 관련되는 보다 임상적인 분야이다. 한편, 예방은 지역사회의 구조 프로그램, 정보의 보급, 지역사회 동원과 보다 광범위한 범위에서 약물에 탐닉하는 행동의 변화를 위한 개입을 강조한다. 즉, 보다 지역사회와 사회과학에 기반을 두고 물질 남용을 초래하는 요인들에 개입하는 것에 초점을 맞추고 있는 것이다. 치료와 예방은 별도의 정부 기관을 통해 그 활동 예산을 배정받고 있다[예: 물질 남용과 정신건강국(Substance Abuse and Mental Health Services Administration) 안에는 물질 남용 예방 센터(Center for Substance Abuse Prevention, CSAP)와 물질 남용 치료 센터(Center for Substance Abuse Treatment, CSAT)가 있다. 양쪽 모두 궁극적으로는 동일한 목표를 위해 노력하고 있다]. 양쪽의 협력 수준을 개선하기 위한 노력은 연방정부에서 지역사회에 이르기까지 모든 수준에서 존재하는 견고한 시스템 차이로 인해 안타깝게도 지지부진한 상태에 있다. 이 두 분야를 통합하기 위한 노력은 건강증진 분야에 있어 중요한 목표가 될 것이다.

조직과 체계의 변화 문제에 연구와 실제 활동 노력을 경주하는 별도의 분야가 존재한다. 예를 들어 **조직개발(Organizational Development, OD)**이라는 분야는 사업 성과와 직장생활의 질을 높이는 데 초점을 맞추고 시작되었다. 응용학문으로서 이 분야의 발전에 큰 영향을 미친 사람은 심리학자 컬트 레빈(Kurt Lewin)인데 그는 집단 역동학(group dynamics)과 개인 및 집단 사이의 상호작용에 대해 연구하였다.[15,16] 1920년대와 1930년대 활약했던 사회학자 엘튼 메이요(Elton Mayo), 런던 소재의 타비스톡 인간관계 연구소(Tavistock Institute of Human Relations)의 연구원들, 그리고 인간성 심리학자였던 에이브러햄 매슬로 역시 큰 영향을 미쳤다. OD는 본질적으로 철학인 동시에 조직을 **인간 시스템(systems of human beings)**으로 파악하는 조직 변화 접근법이다. 이 입장에서 조직의 변화는 전략과 절차의 계획적인 개발을 도와주는 동시에 조직 구성원들 사이에 조직 공동의 목표와 동기를 심어줌으로써 변화의 과정이 일어나도록 뒷받침해 줄 수 있는 행동과학의 적용을 통해 가능하다.[17,18]

다른 종류의 접근법에서는 조직의 변화를 단계적 과정으로 파악하는데 이는 어떤 의미에서는 개인 행동의 변화 단계 접근법과 유사한 것으로 볼 수 있다. 조직은 여러 종류의 단계를 거치면서 변화하게 되는데, 예를 들면 '해동(解凍, unfreezing movement)'과 '재동결(refreezing)'[16] 또는 변화의 대안 결정, 의사 결정, 채택 및 제도화를 통한 '미충족 수요(unsatisfied demand)'의 관점에서 변화를 겪는다.[19,20] 이러한 변화 과정은 어떤 조직이 스스로 상이한 여러 가지 보건 정책과 실행방식을 채택하는 데 불가결한 요소이거나 또는 어느 조직이 건강 관련 정책, 법, 규제 등에 있어서 변화를 추구하도록 움직이게 만들기 위한 필수적인 단계이다. 조직의 변화 과정에 영향을 미치는 요인으로서는 조직의 분위기, 문화와 역량 등을 포함해서 다수의 다른 이슈와 개념들도 고려될 수 있다.[20] 이 모두를 종합하면 건강증진과 관련하여 조직을 변화시키는 것은 지역사회 내에서의 변화를 추구하는 것과 매우 비슷하다고 할 수 있다.

표 6-1에는 다른 사회적 단위가 갖는 특징과 마찬가지로 조

표 6-1 조직문화란 무엇인가?

- 조직의 목표-조직의 구성원들이 알고 있는 바대로의 사명, 기업의 '자기 이미지(self-image)'
- 그 사명이 어떻게 달성되어야 하는지에 관한 가치와 규범
- 조직의 행동강령: 어떻게 행동해야 하는지에 관한 강령(codes of behavior)이 조직의 자기 이미지와 어떻게 연관되어 있는지(예: 헌신적인지, 열심히 일하는지, 유머 감각이 있는지, 서로 우애가 있는지 등)
- 질, 효율성, 서비스, 생산성, 또는 혁신과 같이 활동을 측정할 수 있는 다른 관련 기준

직 내부의 핵심적 요소를 언급하면서 조직문화가 정리되어 있다. 표 6-2에는 지역사회와 조직의 변화와 관련된 개념과 요인들이 요약되어 있다.

지역사회 및 조직 변화 접근법의 사용

당신이 다음과 같은 상황에 놓여 있다고 가정하자. 캘리포니아 지역의 일부 병원 등 의료기관들에는 영어를 전혀 못하거나 한다 해도 제한적으로만 할 수 있는 환자들이 몰려오고 있다. 이 상황을 적절히 다루기 위해서는 서비스 제공 방식에 어떤 변화가 필요할 터였다. 당신이라면 어떻게 하겠는가? 조직과 지역사회의 변화 노력을 합하면 다음과 같은 몇 가지의 가능성이 있다.

- 현재의 상황과 이것이 지역사회의 건강과 복지에 갖는 함의에 대한 전반적인 인식을 제고하기 위해 공익 캠페인에 지역사회 조직의 도움을 구한다. 캠페인의 메시지에는 군정부로 하여금 특별위원회를 구성하도록 설득 노력을 하는 것도 포함될 수 있다.

- 어떤 문제와 이 문제가 의료 서비스 제공자에 대해 갖는

표 6-2 지역사회 동원과 조직 변화

지역사회 동원

지역사회 구성원, 단체 및 조직이 수행함으로써 변화를 가져올 수 있는 집합적 활동(collective action)은 다음과 같다.

- 건강 문제에 관한 지역사회의 경각심 제고
- 건강 문제를 일으키는 환경 및 기타 위험에 대한 지역사회의 경각심 제고
- 정책 변화 지지하기, 보건 의료 서비스 또는 기타 요구(needs)에 대한 접근성 제고하기
- 변화 과정에서 지역사회를 끌어들이고 권한 부여하기
- 단계별 진행: 지역사회 정의하기, 지역사회의 역량을 평가하고 함께 일하기, 지역사회의 의제에 협력하기

조직 변화

변화 과정을 통해 조직과 시스템의 건강 문제 대응 능력을 함양하기 위해서는 다음과 같은 활동에 초점을 맞춰야 한다.

- 조직/시스템 내에서의 집단 역동성(group dynamics, 사람들이 같이 일하는 방식)을 평가하고 개선하기
- 공동의 목표와 사명을 조장하기
- 조직 내 변화를 가로막는 요인을 식별하고 변화가 가능하도록 조직/시스템을 '해동(unfreezing)'하기
- 새로운 정책과 실행 방안을 식별하고 실제 행동을 취함에 있어서 조직/시스템을 개입시키기

함의를 알리기 위해 의료체계 내의 핵심 인사 또는 조직 단위(key persons/units)와 직접 정보의 전달을 할 수 있어야 한다. 예를 들어 환자가 처방약의 복용량 지시를 읽지 못해 심각한 상태에 빠졌다면, 그리고 의사가 이에 대해 전혀 설명한 바가 없다면 의료기관의 책임 문제가 불거질 것이다.

- 이민자들에게 문화적으로 적절한 서비스를 제공하는 전략에 관한 연수 기회를 의료 제공자에게 제공한다. 이와 동시에 2개 국어를 구사할 수 있는 직원의 숫자를 늘린다든

지 또는 농장 근로자들에게 맞추어 진료시간을 바꾸는 등 세부적으로 도움이 될 수 있는 방법을 개발하여 앞의 방안과 함께 활용한다.

다음은 건강증진에 있어서 지역사회 동원과 조직 변화 노력의 실제 사례이다.

인도 우타 프라데쉬(Uttar Pradesh) 지역에서의 모성 안전(safe motherhood)을 위한 지역사회의 개입: 인도의 농촌 지역인 우타 프라데쉬에서 살고 있는 산모와 조산원들은 모성사망률과 신생아사망률을 높일 수 있는 건강 문제를 인지하고 해결하기 위한 조치들에 대해 교육받았다. 의료 체계의 조직 역량을 함양하기 위한 노력의 일환으로 응급 산과 서비스 의뢰기관으로의 이송지연을 줄이고 가족계획의 사용을 늘리기 위해 지역사회 자원을 동원하는 사업이 설계되었다. 문제를 그림으로 표현하거나 행동 요령을 알려주는 메시지 또는 두 가지 모두를 기억 보조 수단으로 사용했을 때 산모의 출혈과 신생아의 패혈증에 대한 인식과 개입을 위한 지식 습득 정도 및 숙련도가 올라가는 결과가 나타났다.[21]

베트남계 미국 아동의 B형 간염 예방접종 장려: B형 간염 바이러스 만성 감염은 베트남계를 포함한 동남아 인구에 고유하게 나타나는 건강 문제이다. 기존의 연구에 따르면 3세부터 18세까지의 베트남계 미국 아동과 청년들의 B형 간염 바이러스에 대한 예방접종률은 낮은 수준에 머물러 있다. 이 문제를 다루기 위해 프로그램 설계자들은 이 인구에 대해 적용된 두 가지의 공중보건 '격차해소' 캠페인('catch-up' campaigns)을 설계하고 평가하였다. 텍사스 주 휴스턴에서는 매스컴을 사용하여 정보와 교육을 제공하는 프로그램이 시작되었고, 달라스에서는 지역사회 동원전략이 실행되었다. 그리고 이런 개입의 성공 여부는 워싱턴 D.C.를 통제지역으로 삼아 평가되었다. 이를 위해 이들 세 군데의 프로그램 지역에서 각각 베트남계 미국인 약 500명씩의 무작위 표본을 추출하여 개입 전후에 컴퓨터의 도움을 받으면서 전화 면접을 실시하였다. 연구자들은 응답자의 B형 간염에 대한 인지도 및 지식 정도를 평가하고, 무작위로 선택된 가구의 아기가 예방접종을 한 날짜를 물어보았다. 그리고 가능하다면 의료기관과 직접 접촉을 하여 이 접종 날짜가 맞는지를 확인하였다. 그 결과 매스컴을 활용한 개입 및 지역사회 동원 개입이 모두 (개입이 이루어지지 않은) 통제 지역에 비해 유의미한 개선을 가져왔음을 확인할 수 있었다. 두 가지 개입방법 모두 B형 간염 예방접종에 관한 베트남계 미국인 부모들의 지식수준을 상당한 정도로 증가시켰으며, 그들의 자녀에 대한 격차 해소 예방접종률을 높일 수 있었다.[22]

흡연율 저하를 위한 학교 기반 옹호 접근법(school-based advocacy approach)의 검증: 북부 캘리포니아 지역 소재 표본 고등학교의 학생들은 흡연의 환경 영향에 관해 한 학기 동안 진행되는 옹호 활동에 참여하였다. 다른 이슈에 초점을 맞춘 고등학교와 비교했을 때 금연 옹호 프로그램에 참여했던 학교에서 정기적인 흡연자의 흡연이 상당한 정도로 감소했음이 보고되었고, 이는 옹호 프로그램이 종료된 이후 6개월까지도 지속되었다. 이 연구는 사회 인지 이론의 구성요소와 관련이 있는 추가적인 긍정적 결과와 함께 금연 옹호 활동에 대한 학생들의 참여가 효과가 있었음을 보여주었다.[23]

Critical Thinking

비판: 지역사회를 동원하거나 조직에 변화를 가져오는 것은 복잡한 과정을 수반한다. 대부분의 경우 명확한 증거를 보여주는, 이미 정해진 답안이 존재하는 것도 아니다. 만약 긴급한 건강 문제를 다루기 위해 건강증진 노력이 이루어진다면 지역사회 동원과 조직 변화 노력은 정책과 규제, 또는 서비스 접근성의 제고 등 보다 지속적인 요인에 대해 이루어지는 것이 바람직하다. 또는 이런 노력은 초기에 분명히 다른 활동에 활기를 가져오는 효과가 있을 수도 있겠지만, 어쨌든 보다 긴급한 문

제를 다루는 건강증진 활동과 통합될 수도 있다. 또한 조직과 지역사회의 변화라는 것이 리더십의 갑작스러운 변화, 재정 위기, 재해나 또는 다른 사건 등 통제될 수 없는 요인에 의해 흔히 영향을 받는다는 것도 분명한 사실이다.

정치경제학

출발점과 기본 구성요소

독자들은 이 분야의 이론을 정치학이나 경제학에 맡기는 것이 더 낫다고 생각할지 모르겠지만 꼭 그렇지만은 않다. 정치경제학이라는 이름 하에 다루어지는 일부 문제들은 사람들이 어떤 행동을 왜, 어떻게 하는지와 중요한 관련성을 갖고 있어, 사람들의 행동에 어떻게 변화를 가져올 것인지의 문제와 연결되기 때문이다. 그것이 '돈은 모든 것을 변화시킨다'는 말처럼, 또는 유사한 다른 경구처럼 쉬운 것만은 아니다. 하지만 사람들이 무엇을 하는지, 그리고 무엇을 할 수 있고 할 수 없는지의 문제에 대해서는 언제나 정치경제적 맥락이 영향을 미치며, 인간의 행동에 영향을 미치는 요인들을 완전히 이해하려면 이 맥락이 반드시 고려되어야 한다. 이 이론이 특히 건강행동에 어떻게 적용되어 왔는지 유의하면서 간략하게 살펴보기로 하자. 하나의 일반적인 학문 분야로서 정치경제학은 아주 광범위해서 정치학과 경제학이 만나는 분야에 대한 이론과 역사, 그리고 사회 내에서 양자의 기능에 이르기까지 넓은 영역을 포괄하고 있다. 의료문화인류학자인 메릴 싱어(Merrill Singer)의 연구와 뒤이어 등장한 에릭 울프(Eric Wolf)[24], 시드니 민츠(Sydney Mintz)[25] 및 다른 연구자들의 선구적인 접근법은 정치경제학과 행동 사이의 연계가 도시 빈곤지역의 HIV/AIDS 위기를 다루는 데 어떻게 적용될 수 있는지를 보여주는 좋은 예이다.[26] "HIV/AIDS 문제는 왜 도시의 빈곤한 소수인종에게 특히 심각할까?"라는 질문에서부터 시작해보자. 이 질문에 대해서는 온갖 종류의 가능한 답이 있을 수 있다. 정치경제학적 관점에서는 이 질문을 다룸에 있어서 우선 HIV/AIDS를 단지 건강 문제가 아니라 보다 더 광범위한 사회적 관계, 특히 사회경제적 구조, 계급, 인종과 성(gender)의 관계망으로부터 만들어지는 산출물로 다시 생각하는 것으로부터 출발한다. 싱어는 HIV/AIDS를 결핵, 영아 사망, 고혈압, 당뇨, 간 경변, 물질 남용 등 도시지역 빈곤층에서 특히 심각한 수준으로 나타나는 건강 문제의 하나로 보고 있으며 이 모든 상황을 뭉뚱그려서 **공존유행병(syndemic)**—즉, **어떤 조건들이 공존을 조장하기 때문에 동시적으로 함께 존재하는 몇 가지의 유행병**—이라고 부르고 있다.[26(pp933-934)]

그렇다면 그 조건은 어떤 것들인가? 몇 가지만 든다 해도 도시지역 중심부의 빈곤과 실업의 만연, 의료 서비스에 대한 접근성의 결여, 공통적으로 질이 낮은 수준 이하의 학교들, 경제적 자원을 갖지 못한 지역에서 '거리 경제(economies of the street)'의 만연, 마약 거래와 기타 불법 행위와 관련된 직업, 고용기회의 결여와 안정적인 가족구조 사이의 관계, 사회 내에서 소수 인종과 다수 인종 사이의 전반적인 관계 등.

그동안 이런 접근 방법이 보다 더 행동에 초점을 맞추는 다른 접근법만큼 연구자금을 받지 못한 한 가지 이유는 이런 연구를 수행한다는 것은 궁극적으로 심각한 사회적 지형(地形)을 다루어야 한다는 것을 의미하고, 이는 쉽게 추측할 수 있는 것처럼 단기간에 끝낼 수 있는 프로젝트도 아니며, 더욱이 많은 논란이 있을 수밖에 없기 때문이다. 그러나 앞에서 묘사된 다양한 종류의 사회적 조건들에 잠겨 있는 건강 문제를 연구해 온 많은 연구자들은 이런 조건들의 변화 없이 건강 문제의 해결에 있어서 진척을 이룰 수 없다는 점을 잘 알고 있다. 예를 들어 개발도상국에서 여성의 사회경제적 지위와 이 지위가 인구, 생식 건강 및 기타 이슈에 미치는 효과를 다루기 위해 검증된 한 가지 전략은 **소액융자제도(microcredit)**이다. 원래 이 제도는 방글라데시의 무하마드 유누스(Muhammad Yunus) 박사와 그라민(Grameen) 은행의 아이디어로 시작된 것인데 그 내용은 다음과 같다.[27]

1. 여성들에게 소액의 융자를 제공함으로써 여성들이 채소를 팔거나 옷을 수선하는 등의 어떤 경제적 사업을 시작할 수 있도록 한다. 이 여성들이 융자 기회에 접근하는 것은 일반적으로 불가능하므로(정치경제적 사실) 대출을 받는 당사자들의 지역사회 네트워크 내 개인들이 대출보증인(loan guarantors) 역할을 한다.
2. 여성은 대출상환을 보장하기 위해 서명을 함으로써 대출은행에 어떤 보증을 제공하게 된다. 이 소액의 대출금으로 사업을 하면서 여성들은 새로운 소득원천과 지위를 갖게 되는데, 여러 연구를 통해 일단 여성들이 더 많은 기회를 갖게 되면 더 적은 자녀수를 선택한다는 사실이 밝혀졌다. 이는 자신들이 하는 일에 더 많은 집중력과 자원(건강 자원을 포함하여)을 투입한다는 것을 의미한다. 이는 빈곤의 감소를 통해 공중보건상의 이득을 낳게 되므로 결국 정치경제적인 문제이다.

표 6-3에 정치경제적 접근 방법이 요약되어 있다.

정치경제학적 접근법으로서 구조적 폭력 개념

그 초점 측면에서 볼 때 본질적으로 정치경제학적인 또 다른 접근법은 **구조적 폭력**(structural violence) 개념이다. 이는 어떤 특정 계층의 사람들이 건강을 포함하여 사회가 제공하는 이득에 대해 접근을 못하게 막음으로써 이들에게 피해를 끼치는 특정 사회 구조—위계질서, 어떤 유형의 포함 및 배제, 차별, 부와 소득의 불공정 분배 등—의 체계적인 측면을 말한다. 일반적으로 구조적 폭력의 관점은[28,29] 이 세계에 내재되어 있는 불공정성을 비난한다. 예를 들면 세계적인 차원에서 부국과 빈국 사이에 큰 격차가 존재하며, 한 국가 안에서 부유층과 빈곤층 사이에 큰 격차가 존재한다는 것, 그리고 건강과 같은 인간의 기본적인 욕구가 **상품**이 되어 구입할 수 있느냐 없느냐의 문제가 되었다는 것은 부정할 수 없는 사실이라는 것이다. 이와 같은 사회적 불공평은 그 자체를 하나의 폭력으로 볼 수 있으며 인종 간 폭력, 민족 간 폭력, 전쟁, 그리고 심지어는 가정 폭력을 포함한 다른 폭력의 중심적인 이유로 볼 수 있다고 본다. 이 접근법의 중심인물은 '건강의 파트너'를 설립한 폴 파머(Paul Farmer)[30], 낸시 쉐퍼-휴즈(Nancy Scheper-Hughes)[31], 필리프 부르주아(Philipe Bourgois)[32,33] 등이다.

표 6-3 정치경제학과 건강

- 어떤 건강 문제를 보다 더 광범위한 사회적 관계, 특히 사회경제적 구조, 계급, 인종과 성(gender)의 관계망으로부터 만들어지는 산출물로 다시 생각하는 것으로부터 출발한다.
- 어떤 건강 문제, 또는 함께 발생하는 건강 문제들은 이들이 존재하는 보다 더 넓은 사회적 관계에 의해 형성되는 위험궤도(trajectory of risk) 또는 노출궤도(trajectory of exposure)의 일부로 볼 수 있다.
- 해결 방안은 부분적이라도 해당 문제를 낳는 사회적 관계(즉 경제적 패턴, 인종 관계 등)를 다루어야 나올 수 있다.

인류학과 문화 이론: 적응으로서의 행동, 의미와 상징으로서의 행동

출발점과 기본 구성요소

문화인류학은 인간 행동에 대한 비교연구를 심도 있게 다루는 매우 광범위한 분야이다. 인류학이 행동을 이해하는 한 가지 방식은 모든 종(種)의 행동을 다루는 전형적인 방식과 완전히 동일하다. 즉, 어떤 특정 환경 안에서 종들이 생존할 수 있거나 번창할 수 있도록 해주는 것은 바로 적응(adaptation)인 것이다. 이는 통상 생물학적 또는 물리학적 인류학의 영역이다. 인류학이 행동을 바라보는 또 다른 방식은 사람들 사이에, 집단 사이에 그리고 사회 안에서 일어나는 사건들 속에서 **문화**가 수행하는 역할을 이해하는 것이다. 문화의 개념은 인류학의 모든 분과에 걸쳐 핵심 요소이기는 하지만 문화의 관점에서 행동을 이해하고자 하는 것은 특히 문화인류학의 영역이다. 최근에 들어와 많은 인류학자들이 건강 문제에 많은 관심을 보여 왔는데, 그 결과 **의료인류학**(medical anthropology)이라고 하는 새로운 세부 분야가 탄생하게 되었다. 이 새로운 분야는 전반적인 인류학과 마찬가지로 개인들이 사회문화적 맥락과 분리될 수 없다는 관점에서 행동을 이해하고 설명하는 또 다른 중요한 수단을 제공해주고 있다.

일반적인 인류학은 19세기에 독립적인 학문으로 발전해 왔다. 19세기는 (선사시대 인간 유골의 발견과 함께) 찰스 다윈의 **"종의 기원**(Origin of Species)**"**이 출판된 시대이고, 서유럽 국가들이 아프리카, 아시아, 태평양과 미주 지역에 광범위한 식민지를 확대해 나갔던 시대이기도 하다. 이런 여러 가지 요인들은 두 가지의 본질적인 질문을 제기하였다. (1) 우리는 언제, 어떻게 지금 현재의 인간이 되었을까? (2) 삶의 방식이 다양함에도 불구하고 우리를 모두 인간으로 만들어 주는 것은 무엇일까? 우리를 독특한 존재로 만들어주는 것은 무엇일까? 다양한 인간 사회 사이의 공통요소와 특이요소는 무엇일까?

생물학적 인류학자들은 오늘날 첫 번째 질문을 염두에 두고 행동을 보는 경향이 있기 때문에 환경에 대한 종의 적응(또는 환경과의 상호작용)이라는 관점에서 행동을 분석한다. 다수의 의료인류학자들은 건강행동을 이해함에 있어서 이러한 관점을 취하고 있다. 예를 들면 피터 J. 브라운(Peter J. Brown)은 사르디니아(Sardinia)에서 문화가 말라리아를 피하기 위한 적응전략으로 사용되고 있음을 밝혔다.[34] 리텐바우(Ritenbaugh)와 굿비(Goodby)는 일부 인디언들의 경우 유전적 기질과 탄수화물과 당이 많은 현대적인 서구식 식단의 상호작용으로 말미암아 당뇨병 발생률이 비정상적으로 높다는 연구를 수행하였다.[35]

그러나 문화인류학자들은 위의 두 번째 질문에 대한 답을 구함에 있어서 중요한 부분이 **문화**(즉, 공통요소와 특이요소)와 관련이 있다는 가정으로부터 출발한다. 따라서 문화인류학자들이 가장 중요하게 생각하는 것은 공통적인 문화적 패턴과 특이한 문화적 패턴을 찾아 묘사함으로써 관련 지식 체계를 구축하는 것이며, 인간 행동에 있어서 문화의 일반적인 역할을 분석하는 것이다. 인류학 수업을 들었든 안 들었든, 누구나 다 **문화**라는 용어는 들어보았을 것이다. 이렇듯 문화라는 용어가 워낙 흔하게 쓰이다 보니 그 의미가 대단히 모호하다. 1871년에 초기 인류학자인 E.B. 타일러(E.B. Tylor)가 내린 문화에 대한 고전적 정의는 다음과 같다.

> 문화란… 지식, 신념, 예술, 도덕, 법, 관습 및 사회 구성원으로서 인간이 획득한 각종 능력과 습관을 포함하는 복잡한 전체이다.[36]

이 정의에는 문화에 대한 수많은 정의에 일관되게 포함되는 몇 가지 요소가 있다. (1) 문화는 전체로서 존재하는 현상이다. 어느 집단 또는 사회 내에서의 삶과 사회 구조에 관한 여러 가지 측면을 함께 묶어주는 어떤 종류의 통합된 양식이다. (2) 문화는 사람들이 알고 믿는 것과 그들의 행동 사이의 관계를 말한다. (3) 문화는 획득된 것이다. 즉, 태생적인 것이 아니라 사회 속에서 살아나가는 도중에 배우게 되는 것이다. (4) 문화는 집단이나 사회의 구성원들 사이에 공유되는 것으로서 시간의 흐름에 따라 집단/사회 구성원에게 전파되는 것이다. 문화란 인간의 일반적 특성을 의미하는 것이기 때문에 그 개념은 사회 전체로부터 지역적, 부족집단, 그리고 폭력집단부터 회사까지 포함하는 더 작은 세부집단에 이르기까지 시간의 흐름에 따라 존재하는 다양한 종류의 집단과 구조에 대해 적용할 수 있다.

문화에 대한 또 다른 정의를 살펴보자. 그러나 그 전에 우리 **모두** '문화적'이라는 사실을 인정하자. 문화란 우리 주변의 세상을 해석하고 의미 있는 행동을 취하는 우리의 능력 밑에 깔려 있는 인식과 행동에 관한 공유되고 습득된 측면을 말하는 것이다. 따라서 문화를 다음과 같이 생각할 수도 있다.

> 사건, 행동 및 생활방식에 의미를 부여하기 위해 인간 사회와 집단에 의해 오랜 시간에 걸쳐 형성되었고 지금도 계속 형성 중인 집합적 틀(collective framework)

이 정의는 건강행동을 이해하고 설명함에 있어서 문화인류학자들이 보다 더 관심을 갖는 문제에 초점을 맞추고 있다. 이는 건강과 관련된 행동이 그 의미에 대한 이해, 그리고 (보다 더 넓은 사회 구조와 연결되어 있는) 여러 가지 의미들, 상징, 가치를 둘러싸고 형성된 생활양식으로부터 나온 결과에 대한 이해로부터 비롯된다는 점에서 그러하다. 달리 표현하자면 행동은 더 넓은 **맥락**과 분리될 수 없다는 것이다. 비만이라는 문제에 대해 살펴보자. 비만을 초래하는 행동에 대한 인류학적 해석은 다음과 같은 종류의 요인들에 초점을 맞출 것이다.

- 어떤 문화나 사회 집단에서 사람들이 생각하는 좋은 식단의 구성요소는 무엇일까? 그 이유는? (그리고 이 정의는 미국의 보건 전문가가 생각하는 건강 식단과 어떻게 비교할 수 있을까?)
- 신체 유형에 대한 공통적인 기대는 무엇이며 각 유형에 대해서는 어떤 가치가 부여되는가? 예를 들어 어떤 문화에서는 건장한 체격의 남자가 존경을 받는데, 이는 이런 체격이 '성공'과 '건강'을 상징하기 때문이다.
- 성별과 식습관, 운동 습관 사이에 어떤 관계가 있을까? 그리고 이 관계는 어떻게 비만에 영향을 미칠까?
- 사회 구조는 어떻게 식습관과 운동 습관을 형성할까? 예를 들어 도시의 극빈 지역 거주자들은 통상 신선한 과일과 채소에 대해 낮은 접근성을 보인다.
- 관심의 대상이 되는 특정 집단이나 문화에서 '음식을 만드는 일'은 일부 사람들만이 하고 다른 사람들은 하지 않는 일인가? 음식을 만드는 사람들은 누구인가?

이런 모든 질문들은 비만과 관련된 행동을 이해하는 일이 음식의 역할, 지위와 신체에 관한 이미지, 성 역할, 지역사회의 사회적 구조, 사회적 과업 등을 포함한 생활방식 및 의미 체계와 분리될 수 없다는 점을 반영하고 있다.

건강행동에 대한 인류학적 이론이 취한 또 다른 중요한 방향은 행동을 그 밑에 깔려 있는 건강에 대한 **인식론**(epistemology, 우리가 알고 있는 것을 어떻게 알아내는지에 관한 지식 및 신념 체계)과 연결시키는 것이다. 이를 해석해보자. 건강과 관련된 나날의 이해와 행동 밑에는 다음과 같은 종류의 정보를 다루는 일련의 신념이 존재한다.

- 건강하다는 것은 무엇을 의미하는가? 어떤 사람이 건강한지의 여부를 우리는 어떻게 알 수 있는가?
- '건강하지 않음'을 구성하는 질병(illness), 질환(disease), 컨디션(condition)은 무엇인가?
- 사람들은 어떻게 건강하지 않은 상태가 되는가? 그 이유는 무엇인가? 많은 문화에서 적어도 어떤 건강 상태는 영적인 원인에 기인한다고 이해하고 있기 때문에 이는 대단히 중요한 문제이다. 반면에 서양의 문화에서는 일반적으로 모든 질병/질환을 생물학적 요인들에 돌리고 있다.
- 인과관계와 관련된 신념과 관련하여 질병이나 질환을 갖고 있는 사람은 어떻게 건강해지는가? 치료를 위하여 누구를 찾는가? 치료법은 무엇인가?

이런 질문들에 대한 대답은 의료인류학에서 **민족 의료 체계**(ethnomedical system)라고 부르는 개념을 형성하고 있다.[37,38] 이는 한 문화적 집단 내 사람들이 이런 종류의 질문에 반응할 때 거의 대부분 어느 정도는 공유하고 있는 기본적이고, 밑바탕에 깔려 있는 일련의 신념들을 말한다. 이들은 건강한 행동과 건강하지 않은 행동에 대한 우리의 이해를 결정짓는 신념들이다. 따라서 건장한 신체가 성공의 징표로 여겨지는 문화적 집단에 있어서 신체 치수, 음식의 섭취와 비만은 큰 의미가 없을 수도 있다. (이 집단의 구성원은 "우리는 모두 뚱뚱하기를 **원하지** 않는가? 만약 누군가가 말랐다면 이는 그가 가난하다는 것이고, 성공하지 못했다는 것을 의미하는 것인데 왜 내가 그런 몸을 원하겠는가?"라고 물을지도 모르겠다.)

민족 의료 체계는 또한 구성원의 **치유** 행위에 관해서도 무언가를 말해 준다. 만일 구성원이 자신의 병이 어떤 영적 요인에 **기인하는** 것으로 믿는다면 치료를 위해 의사가 아니라 종교적인 또는 영적인 주술사를 찾아갈 것이다. 만일 병을 가진 사람이 자신의 병이 도덕적으로 바람직하지 않은 행동 또는 어떤 나쁜 행실 때문에 생겼다고 믿는다면 병에는 **낙인이 찍힐 것이고**(stigmatized), 병자는 어딘가로 숨어들거나 의사나 치료사를 찾지 않는 등 사람들과의 접촉을 피하려고 할 것이다. HIV/AIDS 환자들이 그러했고 어떤 지역에서는 여전히 이런 일이 벌어지고 있다.

표 6-4에는 인류학적 접근법의 주요 구성요소가 요약되어 있다.

표 6-4 인류학적 접근

- 생물인류학은 건강행동을 환경에 대한 종의 적응(또는 환경과의 상호작용)에 초점을 맞추어 이해한다.
- 문화인류학은 건강행동을 생활양식의 일부로 이해하고 설명한다. 이 생활양식은 활동을 일련의 의미, 상징, 가치와 통합시키는데 이는 이들이 보다 더 넓은 사회구조와 연결되어 있기 때문이다. 달리 표현하자면 건강행동은 더 넓은 맥락과 분리될 수 없다.

인류학적 접근법의 활용

도시지역 내의 의료 취약 지역에 공공예산을 투입하여 여러 개의 건강 클리닉을 만들었다고 가정해보자. 하지만 1년이 지난 후에도 그 이용률은 매우 저조하였다. 당신은 무엇이 문제인지를 알아내어 이용률을 제고하는 임무를 맡게 되었다. 연구를 해보고 나서 다음과 같은 사실을 알게 되었다.

- 어떤 동네에서는 30세 이상의 사람들이 집 근처에서 제공되는 새로운 보건 의료 서비스를 이용하지 않았다.
- 어떤 동네의 일부 지역에는 최근 X국에서 이민 온 사람들이 살고 있었다. 다른 지역에도 X국에서 온 사람들이 살고 있었지만 이들은 이곳에서 오랫동안 살아왔고 그들의 자녀는 주로 미국에서 성장하였다.
- 당신은 최근 이민 온 사람들이 사는 지역의 지도자와 의료 서비스에 대한 생각과 이용에 관해 인터뷰를 하였다.
- 그 결과 당신은 최근의 이민자들이 질병의 인과관계에 대해 X국에서의 '전통적인' 생각을 갖고 있을 가능성이 많다는 사실을 알게 되었다. 즉, 이들은 어떤 질병이나 질환이 신체적/생물학적 요인이 아니라 영적인 요인에 기인한다는 믿음을 갖고 있었던 것이다.
- 또한 당신은 신설된 건강 클리닉이 이들의 믿음에 대응하여, 예를 들자면 전통적인 치료자와는 아무런 관련이 없음을 알리는 그 어떤 서비스나 메시지도 제공하지 않았다는 점을 알게 되었다.

이런 정보를 활용하여 많은 일을 할 수 있다. 예컨대, 최근의 이민자들이 그들의 선배 이민자들로부터 건강 클리닉을 이용하는 문제와 관련된 경험을 들을 수 있도록 각 지역사회의 지도자들과 함께 노력할 수 있을 것이다. 또는 진료소에 전통적인 영적 치료사를 **함께 근무하게 함으로써 지역사회가 인지하는** 보다 더 넓은 범위의 건강 상태에 대해 서비스를 제공할 수도 있을 것이다.

인류학적 접근법은 많은 상황에 적용되었다. 그 예로서는 HIV/AIDS의 예방과 치료에 있어서 토착 치료사를 참여시키는 것, 말라리아를 더 잘 예방하기 위하여 해당 지역의 관습을 이해하는 것, HIV/AIDS의 위험이 더 잘 이해될 수 있도록 주사기를 사용하는 마약 사용자들 사이에 사회적 관계망을 형성하는 것 등을 들 수 있다.[39,40] 아래의 사례는 미국 인디언들의 흡연을 줄이는 문제와 관련이 있다.

흡연을 줄이기 위해 문화를 활용하기-전국 생명의 숨 프로그램: 담배는 많은 미국 인디언 부족 사이에 문화적으로 특수한 역할을 수행한다. 성스러운 식물로서 담배는 치료 및 종교적인 목적을 위해, 그리고 교육적 목적을 위해 평화와 치유의 의식에서 그 상징으로 사용되어 왔다. 이런 의미에서 담배의 전통적 사용은 문화적/물리적으로 담배를 피우는 것과는 동일한 것으로 볼 수 없다. 담배를 피우는 일이 어떤 특수한 의식이나 통제된 맥락에서 이루어지지는 않는다.[41] 따라서 도시지역과 인디언 보호구역 거주자의 표본을 대상으로 하는 흡연 감소를 위한 개입에서는 일반적인 모든 흡연이 아니라 (씹는 담배를 포함하여) 특정 흡연 행동에 초점을 맞추었으며,[42] 집단적이고 평등주의적인 미국 인디언 문화를 채용하였다. 프로그램 구성요소는 참여 과정을 통해 개발되었으며 여기에는 그룹토의, 단체 안에서는 쉽게 꺼낼 수 없는 문제에 대해 토의하기를 원하는 사람들을 위한 전화 상담, 문화적인 측면에서 접근한 금연 관련 정보자료, 그리고 필요한 경우에는 약물학적 개입 등이 포함되었다. 예비적인 연구결과에 따르면 최초의 참가자 108명의 경우 6개월 후의 기준선에서 측정한 결과는 25%였지만 프로그램이 종료되었을 때는 65%의 금연 비율을 보였다. 이런 결과는 동일한 인구를 대상으로 한 다른 금연 개입프로그램보다 훨씬 더 높은 수치이다.

Critical Thinking

비판 1: 문화적 관점에서 개발된 건강증진 접근법에 대한 흔한 오해는 문화가 동질적이라는 것이다. 즉, 한 가지 문화가 모든 사람들에게 적용된다는 것이다. 하지만 실제로는 문화가 아주 복잡한 현상이며 한 집단이 문화의 모든 요소를 똑같은 정도로 공유하지는 않는다. 어느 집단에서나 당파와 하위집단은 있게 마련이다. 따라서 만약 문화적 접근법이 너무 쉽게 사용된다면 대상인구의 상당 부분이 누락되어버릴 수도 있을 것이다.

비판 2: 문화와 행동이 상호작용하는 방식이 변화하는 데는 상당한 시간이 걸린다. 흔히 장기적으로는 그런 변화가 필요하지만, 단기적으로는 그것이 새로운 법이든 규제이든 또는 (걷기를 더 잘할 수 있도록) 보도를 만드는 것이든 적어도 과정을 시작함에 있어서 어떤 환경의 변화가 더 즉각적인 효과를 가져올 것이다.

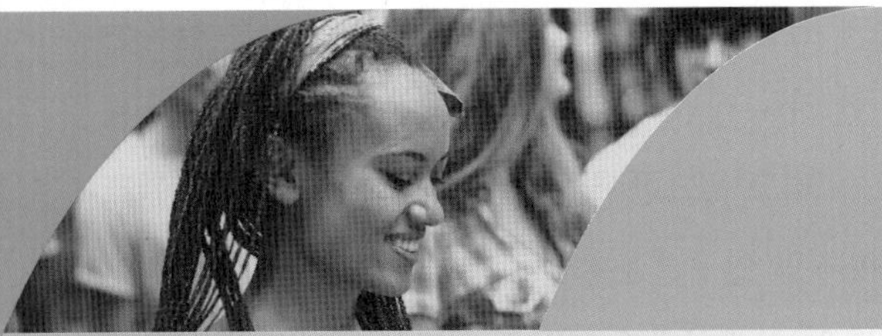

© Poznyakov/Shutterstock, Inc.

생각해 볼 문제

1. 의사소통 이론에서 정보의 '암호화(encoding)'와 '해독(decoding)'은 무엇을 의미하는가? 건강증진과 관련한 정보의 전달에 있어서 이들이 중요한 이유는 무엇인가?
2. 생태학적 모형의 관점에서 지역사회 동원이 다루고자 하는 것은 어떤 종류의 문제인가?
3. '조직문화'가 의미하는 것은 무엇인가? 이는 직장에서의 건강증진과 어떤 관련이 있는가?
4. HIV/AIDS를 예로 사용하여 정치경제학적 접근은 잠재적 행동의 관점에서 어떤 문제를 다루는가?
5. 민족 의료 체계에 관한 문화는 무엇을 의미하는가?

REFERENCES

1. Lasswell H. The structure and function of communication in society. In: Bryson L, ed. *The Communication of Ideas*. New York, NY: Harper & Row; 1948.
2. Shannon C, Weaver W. *The Mathematical Theory of Communication*. Urbana: University of Illinois Press; 1949.
3. McGuire W. Theoretical foundations of campaigns. In: Rice R, Paisley W, eds. *Public Communication Campaigns*. Thousand Oaks, CA: Sage Publications; 1991.
4. Labov W. *Sociolinguistic Patterns*. Philadelphia: University of Pennsylvania Press; 1972.
5. Gumperz JJ, Hymes D, eds. *Directions in Sociolinguistics: The Ethnography of Communication*. Rev ed. New York, NY: Blackwell Publishers; 1986.
6. Hymes D. *Foundations in Sociolinguistics: An Ethnographic Approach*. Philadelphia: University of Pennsylvania Press; 1974.
7. Labov W. *The Social Stratification of English in New York City*. Washington, DC: Center for Applied Linguistics; 1966.
8. Foucault M. *The Order of Things: An Archaeology of the Human Sciences*. New York, NY: Pantheon Books; 1971.
9. Gerbner G, et al. *Invisible Crisis: What Conglomerate Control of Media Means for America and the World*. Boulder, CO: Westview Press; 1996.
10. Gerbner G, et al. *Communications Technology and Social Policy: Understanding the New "Cultural Revolution."* New York, NY: Interscience Publication; 1973.
11. Maibach E, Parrott RL. *Designing Health Messages: Approaches from Communication Theory and Public Health Practice*. Thousand Oaks, CA: Sage Publications; 1995.
12. McAlister A, Morrison TC, Hu S, et al. Media and community campaign effects on adult tobacco use in Texas. *J Health Comm*. 2004;9(2):95–109.
13. Alinsky SD. *Rules for Radicals*. New York, NY: Random House; 1972.
14. Freire P. *Pedagogy of the Oppressed*. New York, NY: Seabury Press; 1970.
15. Lewin K. *Resolving Social Conflicts: Selected Papers on Group Dynamics*. Lewin GW, ed. New York, NY: Harper & Row; 1948.
16. Lewin K. *Field Theory in Social Science: Selected Theoretical Papers*. Cartwright D, ed. New York: Harper & Row; 1951.
17. Cummings TG, Worley CG. *Organization Development and Change*. 6th ed. Boston, MA: South-Western; 1997.
18. Nielsen EG. *Becoming an OD Practitioner*. Englewood Cliffs, NJ: Prentice Hall; 1984.
19. Beyer JM, Trice HM. *Implementing Change: Alcoholism Policies in Work Organizations*. New York, NY: Free Press; 1978.
20. Steckler A, Goodman RM, Kogler MC. Mobilizing organizations for health enhancement: theories of organizational change. In: Glanz K, Rimer BK, Lewis FM, eds. *Health Behavior and Health Education: Theory, Research and Practice*. 3rd ed. San Francisco, CA: Jossey-Bass; 2002.
21. Fullerton JT, Killian R, Gass PM. Outcomes of a community- and home-based intervention for safe motherhood and newborn care. *Health Care Women Int*. 2005;26(7):561–576.
22. McPhee SJ, Nguyen T, Euler GL, et al. Successful promotion of hepatitis B vaccinations among Vietnamese-American children ages 3 to 18: results of a controlled trial. *Pediatrics*. 2003;111(6 Pt 1):1278–1288.
23. Winkleby MA, Feighery E, Dunn M, Kole S, Ahn D, Killen JD. Effects of an advocacy intervention to reduce smoking among teenagers. *Arch Pediatr Adolesc Med*. 2004;158:269–275.
24. Wolf E. *Europe and the People Without History*. Berkeley: University of California Press; 1982.
25. Mintz SW. *Sweetness and Power: The Place of Sugar in Modern History*. New York, NY: Viking; 1985.
26. Singer M. AIDS and the health crisis of the U.S. urban poor: the perspective of critical medical anthropology. *Soc Sci Med*. 1994;39(7): 931–948.
27. World Bank. *The Role of Microcredit in the Eradication of Poverty: A Report of the Secretary General*. New York, NY: World Bank; 1997.
28. Galtung J. Culture violence. *Journal of Peace Research*. 1990; 27(3): 291–305.
29. Glatung J. Violence, peace, and peace research. *Journal of Peace Research*. 1969;6(3)167–191.
30. Farmer P. *Pathologies of Power: Health, Human Rights, and the New War on the Poor*. Berkeley: University of California Press; 2003.
31. Scheper-Hughes N. *Death Without Weeping: The Violence of Everyday Life in Brazil*. Berkeley: University of California Press; 1992.
32. Bourgois P. Recognizing invisible violence: a 30-year ethnographic retrospective. In: Rylko-Bauer B, Farmer P, Whiteford L, eds. *Global Health in Times of Violence*. Santa Fe, NM: School for Advanced Research Press; 2010:17–40.
33. Bourgois P, Prince B, Moss A. Everyday violence and the gender of hepatitis C among homeless drug-injecting youth in San Francisco. *Human Organ*. 2004;63(3):253–264.
34. Brown PJ. Cultural adaptations to endemic malaria in Sardinia. *Med Anthropol*. 1981;5:3.
35. Ritenbaugh C, Goodby CS. Beyond the thrifty gene: metabolic implications of prehistoric migration into the new world. In: Brown PJ, ed. *Understanding and Applying Medical Anthropology*. Mountain View, CA: Mayfield; 1998.
36. Tylor EB. *Primitive Culture*. 2 vols. 7th ed. New York, NY: Brentano's; 1924.
37. Foster GM. Disease etiologies in non-Western medical systems. *Am Anthropol*. 1976;78:4.
38. Hahn RA. *Sickness and Healing: An Anthropological Perspective*. New Haven, CT: Yale University Press; 1995.
39. Hahn RA, ed. *Anthropology in Public Health: Bridging Differences in Culture and Society*. New York, NY: Oxford University Press; 1999.
40. Trotter RT. Drug use, AIDS, and ethnography: advanced ethnographic research methods exploring the HIV epidemic. In: Lambert EY, Ashery RS, Needle RH, eds. *Qualitative Methods in Drug Abuse and HIV Research*. NIDA Research Monograph 157. Rockville, MD: National Institute on Drug Abuse; 1995.
41. Hodge FS. American Indian and Alaska Native teen cigarette smoking: a review. In: Burns DM, ed. *Changing Adolescent Smoking Prevalance: Where It Is and Why*. Smoking and Tobacco Control Monograph 14. Bethesda, MD: National Cancer Institute; 2001:Chapter 17.
42. Daley CM, Greiner KA, Nazir N, et al. All nations breath of life: using community-based participatory research to address health disparities in cigarette smoking among American Indians. *Ethn Dis*. 2010;20:334–338.

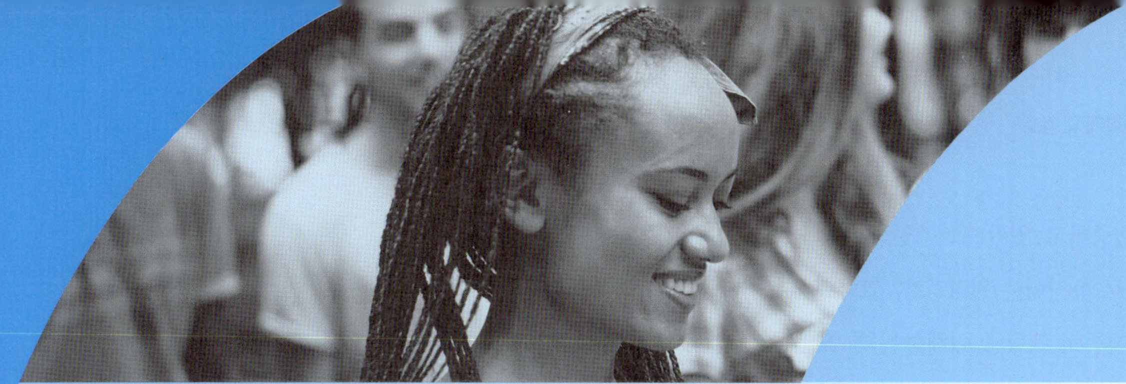

제 7 장

다차원 이론

Multilevel Theories

학습목표

- 다차원적 수준(multilevel)의 생태학적 요인을 다루는 이론을 이해할 수 있어야 한다.
- 개인이 행하거나 또는 행하지 않는 행동에 궁극적인 영향을 미치는 생태학적 요인에 주목하는 주요 행동 이론들을 설명할 수 있어야 한다.
- 다차원 이론(multilevel theories)을 적용하거나 검증할 때 발생 가능한 딜레마를 이해할 수 있어야 한다.
- 이 이론들에 대한 일부 비판에 대하여 이해할 수 있어야 한다.

"이론은 그 전제가 간결할수록, 다양한 종류의 요인들이 관련되어 있을수록, 적용의 가능성이 넓을수록 더 바람직하다."

–ALBERT EINSTEIN, "NOTES FOR AN AUTOBIOGRAPHY" IN *SATURDAY REVIEW*, 1949년 11월 26일*

* Reprinted by permission of Open Court Publishing Company, a division of Carus Publishing Company, dba ePals Media, Chicago, IL, from Autobiographical Notes, A Centennial Edition by Albert Einstein (author), Paul Arthur, Schilpp (editor), © 1979 by Open Court Publishing Company.

이 장의 주제

이론의 측면에서 모든 생태학적 수준을 고려할 때, 그저 바로 진행하면 될까? 우리가 추가적인 단계를 거쳐야 하는 이유가 있다. 여기에는 앨버트 아인슈타인(Albert Einstein)의 예시가 큰 도움이 된다. 여기에는 그의 상대성 이론은 물리학과 대중들의 우주에 대한 이해의 측면에 있어 대변혁을 이루어 냈으며, 전자기학과 함께 당시 자연의 가장 근본적인 힘의 원리 중 하나인 중력에 대하여 다루었다[현재는 2개의 근본적인 힘의 원리가 더 밝혀졌으며, '강력(强力, Strong Force)', '약력(弱力, Weak Force)'으로 알려져 있다].

아인슈타인은 '힘의 원리'에 대한 단일화된 설명을 제시하는 이론 개발을 시도하였으나 성공하지 못하였다. 힘 사이의 관계는 상상할 수 없을 정도로 복잡하다. 몇몇 물리학자들은 그의 미완성된 작업이 또 다른 가능성을 가진다고 보고 있다. 어떤 경우이든 흥미로운 탐구의 분야로 남아 있음이 확실하다.

사회/행동 이론들 또한 비슷한 문제점에 직면해 있다. 지금까지의 많은 연구들이 인간 행위를 설명하는 요인들을 이해하는 데에 집중해 왔다. 하지만 우리가 살펴본 각각의 이론들은 생태적 수준의 행동 요인에만 집중하고 있다(예: 개인적/사회적 집단 등). 이것이 세상을 실제로 움직이는 원리인가? 그렇지 않을 것이다. 우리는 각 이론의 행동적 맥락을 이해하는 데 도움을 줄 수 있도록 설명적 이론을 수준에 따라서 분류해 보았다. 또한 단일 수준에 기여하는 여러 요인들이 다른 수준과도 상호작용한다는 것을 잘 알고 있다. 예를 들어 어떠한 이론이 아동의 태도나 행위에 미치는 가족의 사회적 역학에 관련이 있다면, 이는 사회경제적 제약들과 지역사회의 낮은 효율성, 인종차별이나 성 역할과 같은 사회문화적 요인 등을 포함한다고 할 수 있다. 그렇다면 문제는 이것이다. 우리는 어떠한 방법으로 이러한 모든 요인들을 함께 고려할 것인가?

이론가들은 종종 여러 가지 요인들의 관계에 대해 논하는 것을 피하려고 하는 경향이 있다. 이것은 당연한 것으로, 매우 어려운 일이기 때문이다. 같은 맥락에서, 만약 어떠한 행동에 대한 영향의 맥락으로서 생태적 모델을 본다면 공공보건에서의 사회적/행동적 이론에 대한 도전이 될 수 있다. 그리고 우리는 특정 수준에서 대충 분류해 버릴 수도 없지 않는가?

구체적으로 들어가기에 앞서, 다차원 이론이라는 것이 어떠한 형태인지부터 생각해 볼 필요가 있다. 단일 수준의 이론이 방정식과 같은 선형 조건(linear terms)들로 형성되어 있다고 생각한다면(HBM, TTM, 혹은 DOI를 생각해 보자), 다차원 이론은 생태적 수준 간의 하나 이상의 경로로 형성되어 있다고 볼 수 있겠다. 이러한 경로는 마치 숲이나 세포의 수상돌기처럼 복잡할 수 있다. 개인의 수준에서 행동이 변화하는 것은 더 큰 수준으로의 반향을 일으킬 수 있으며, 변화에 영향하는 경로의 성격 또한 변화시킬 가능성이 있는 등 한 가지 이상의 방향일 수 있다.

요약 정리하면 다음과 같다.

당신이 고려해야 할 중요한 수많은 다차원 이론들이 있다. 이제 몇 가지 사례를 살펴보자.

다차원 이론의 대가: 브론펜브레너의 생태학적 체계 이론(Bio–Ecological Systems Theory)

처음으로 언급할 다차원 이론은 생태학적 이론이다. 브론펜브레너(Urie Bronfenbrenner, 1917~2005)는 러시아 태생의 미국 심리학자로 아동 발달이 주요 관심 분야이며, 아동기와 인간 발달 간의 관계를 연구한 많은 이론가들에게 영향을 미쳤다. 특히 브론펜브레너는 미국 헤드 스타트(Head Start) 프로그램의 공동 창시자로서, 아동의 빈곤이 미치는 영향에 대한 괄목할 만한 노력을 기울였다. 가장 중요한 사실은, 그가 아동의 행동적 결과를 이해함에 있어서 관련 행동 요인을 포함하는 다차원의 접근인 **생태학적 체계 이론**을 개발하였다는 것이다.[1,2] 기본적인 개념은 개인과 몇 가지 수준의 외부 체계(생태적 체계)의 상호작용을 통해 아동 발달과 행동을 이해해야 한다는 것에서 시작한다. 가장 가까운 개념인 개인적 수준부터 외부 수준으로의 각각의 개념은 다음과 같다.

- **미시체계**(The microsystem): 아동이 관계를 맺는 직접적이고 즉각적인 관계와 구조를 뜻하며, 가족, 학교, 이웃 등 보호와 관련된 환경을 뜻한다(예: 주간보호, 초등학교).

- **중간체계**(The mesosystem): 아동의 미시체계 구성요소들 간의 연결을 보여주는 관계나 구조, 즉 '연결(결합) 조직'을 말한다. 아동의 선생님이나 부모님 간의 연결 관계, YMCA 같은 아동 기관과 부모들, 그리고 이웃들 간의 연계체계 등이다.

- **외부체계**(The exosystem): 앞서 소개한 두 가지 체계를 둘러싼 사회적 체계를 말한다. 아동 개인은 이러한 외부체계와 직접적으로 상호작용하지는 않으나, 외부체계는 아동의 복지에 영향하는 직장이나 사회적 서비스, 건강 서비

스 등 다양한 구조를 포함하므로 아동의 성장 발달에 직접적인 영향을 미친다.

- **거시체계**(The macrosystem): 모든 것의 근간이 되는 큰 개념으로, 다른 체계 수준들의 통합을 설명하기도 한다. 거시체계는 문화적 가치, 관습, 법 등 하위 체계에 영향할 수 있는 다양한 요인들을 포함한다. 예를 들면 성 역할에 대한 관습이 있는 사회에서는 여성이 직업을 갖거나, 사회서비스의 제공에 대한 정책개발에 참여하는 것들에 영향을 줄 수 있다.

- **시간체계**(The chronosystem): 시간체계는 다른 체계 수준에 시간의 개념을 더한 것으로, 다차원 체계를 시간의 흐름으로 조작하는 것이다. 예를 들면 어린 아동에게 학교와 관련된 자원(중간체계, 외부체계)이 부족한 경우가 있다고 하자. 시간체계는 이러한 아동과 다른 체계 요소 간의 관계에 있어서, 시간의 경과 후 그들의 필요와 행동에 의한 변화가 가능하다고 보는 관점이다.

생물학적/생물생태학적 요소의 추가

1990년대 초반 이후, 브론펜브레너는 그의 생태학적 체계 이론을 개인의 생물학적 과정과의 관계를 설명하기 위하여 심리학적/인지적/유전적 요소들을 포함하여 수정하기 시작했다.[3,4] 이러한 시도는 다차원적 환경뿐 아니라 개인의 발달 단계에 있어 모든 내재적 생물심리학적 과정을 포함하는 상호작용을 반영한 체계적 과정을 이해하기 위해 이루어졌다. 이 시점에서 인간 발달에 대한 시간적 요소가 추가되어 **시간체계**라고 명명하였고, 개인을 둘러싸고 있는 생태적 수준에서 시간의 흐름에 따라 개인이 발달하고 관계를 맺는 다양한 방법들을 반영하게 되었다.

개인적 수준에서 과정에 대한 추가는 중간 과정과 최종 과정의 구분을 가능하게 한다. 중간 과정은 개인과 그의 근접 환경 사이, 그리고 최종 과정은 환경들 간에서 발생하며, 중심과 최종 과정 간 상호작용에 영향한다. 이러한 전체의 체계는 그림 7-1에 나타나 있다. 그렇다면 이러한 체계는 모든 현실 상황에서 작동할까?

과정: 개인과 복합적인 맥락과의 상호작용

이제 다양하고, 유동적이며, 상호적인 행동적 결과에 영향을 미치는 요인들의 복잡한 과정에 대하여 논하려고 한다. 이제 로드니(Rodney)라는 이름을 가진 젊은 남성의 가상 사례를 이야기 하겠다. (이것은 한 이야기의 형식을 취하는 것으로, 실제의 행동적 결과는 묘사 속에 등장하지 않을 수 있다.)

로드니는 남성의 독립성과 자율성, 여성의 사회성과 상호의존성을 중시하는 성 역할에 대한 문화를 가진 아워랜디아(Ourlandia)라는 국가에 거주하고 있다(거시체계). 이것은 다양하고 연속적인 효과를 가진다. 로드니의 유년시절, 그는 그의 부모와 다른 어른 친족들에게서(미시체계와 상호작용하는 거시체계) 만약 그가 다치게 된다면, 울기보다는 '스스로 방법을 생각해내도록' 배웠다. 그가 학교에서 마주한 일들에 대한 대응도 비슷했다. 그는 방법을 생각해내려고 했다. 반면 여자아이들은 눈물을 통해 어른들이나 다른 여자아이들에게 도움을 받는 것이 가능했고, 그것이 부적절하다고 생각하지 않았다.

자, 이제 아워랜디아라는 나라의 경제 흐름이 독립적인 농업과 목재 사업 등에서 서비스 중심의 산업으로 이동하고 있으며, 관광업과 사회 서비스 분야(외부체계 및 시간체계 내 외부체계의 진화)의 직업 창출이 활발히 일어나고 있는 개발도상국이라고 생각하자. 과거에는 남자아이들의 취학률은 매우 높았으나 고등학교 졸업 이후에는 진로에 대한 선택권이 많지 않아서, 농장이나 목재 산업 등의 상속이나 운영에 필요한 기

그림 7-1 생태학적 체계 이론(Bio-Ecological Systems Theory)

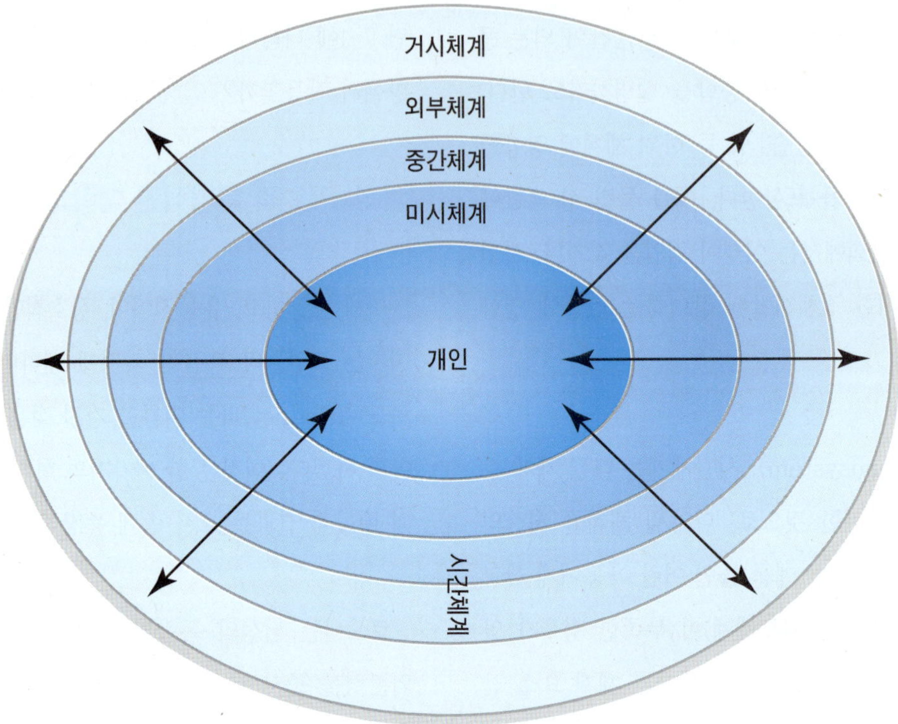

출처: Santrock JW, MacKenzie-Rivers A, Leung K, Malcomson T. (2003). Ecological analysis of development. Lifespan Development Chapter 2: The Science of Life-Span Development 41 OLC. Pp 41, 42. Retrieved from www.mcgrawhill.ca/college/santrock/lifespan.

본적인 산수와 독해능력 이외의 교육은 크게 필요하지 않았다. 반면 이러한 직업을 수행하는 데 자율성과 독립성은 중요했다. 한편, 여자아이들은 여성의 역할에 있어서 산수와 독해능력 등 학교교육에 대한 필요성이 없다고 간주되었기 때문에 취학률이 낮았다.

경제 시스템의 변화에 따라 고객 서비스, 관계, 공감 및 상호작용을 강조하는 새로운 종류의 직업들이 등장하기 시작했다. 이러한 산업군의 일부 회사들과 기관들은 실업학교(직업학교)에의 재정적 지원을 통해 근로 인력과 관광산업 종사자들의 양성을 지원하였다. 여성 친화적인 직업적 특성이 중요해짐에 따라, 여자아이들과 학교 간의 상호작용은 달라지기 시작했다. 더 많은 수의 여자아이들(그리고 그들의 가족들)이 학업을 마치는 것에 대한 중요성을 알게 되었고, 일부 젊은 여성들은 졸업 후 직업학교로 진학하기도 하였다. 반면 남자아이들과 젊은 남성들은 학교가 제공하는 교육 내용에 대한 불만이 증가하게 되었고, 여성 친화적인 직업적 특성과 관련된 직업학교나 직장에 대한 흥미가 낮았고, 직업학교 진학률도 젊은 여성들에 비해 낮았다. 또한 고등학교 수준의 발달 단계에서 남성의 생물학적 변화는 충동성(생물생태학적)을 추구함으로써 여자아이들에 비해 더 자주 교육 현장에서 벗어나려고 하는 경향을 보였다.

국제 시장에서의 가격 하락으로 인하여 농장이나 목재산업에서 일자리 숫자가 줄어드는 양상을 보이고 있다. 성 역할과 성별에 따른 기회까지도 변화시키는 생태학적 상호작용과 그 영향은 매우 다양하다. 그렇다면, 이것과 관련된 행동적 결과와 이와 관련된 건강 변화는 존재할까? 아마도 그럴 것이다.

다양한 생태학적 하위체계들이 상이한 결과들을 만들어 낼 수 있다. 하지만 동시에 아워랜디아가 마약 밀매의 작은 수송 지점이라고 가정해 보자. 무직 상태의 많은 청년들에 있어서 폭력, 약물 오남용 및 HIV/AIDS 등의 위험 요인과 관련된 다양한 건강 양상들과 또 다른 기여 요인들로 인하여 마약 밀매에의 참여가 늘어날 수 있다. 다른 방향의 이야기도 가능하다. 아워랜디아의 관광산업협회(외부체계)가 청년들의 고용창출과 사회적 역할 확대를 위하여 관광산업의 창업이나 인터넷/웹 디자인 등에 대한 직업학교 프로그램을 도입하였다고 하자. 이것은 많은 청년들로 하여금 상대적으로 조금 더 전통적인 남성 친화성을 강조해 줄 것이고, 위에서 예로 제시하였던 위험한 마약 밀매 등의 행위로의 이탈 없이 교육 현장에서 유지시키고, 더 나은 건강 결과를 가져올 수 있을 것이다.

자 이제 정리가 된 것 같다.

생태학적 체계 이론과 생물생태학적 체계 이론의 적용

브론펜브레너의 생태학적(Ecological), 생물생태학적 체계 이론(Bioecological Systems Theory)에서 도출된 생태학적 접근의 건강증진 중재 프로그램에 대한 예는 다양하다. 만약 이것이 실제와 다르다면 굉장히 놀라운 일임에 틀림없는데, 그 이유는 공공보건은 생태학적 모델 아래 있는 현실세계에 기반을 두고 있기 때문이다. 여기에 우리가 어떻게 이것을 다루어야 하는지에 대한 또 다른 예가 등장한다.

학교보건조정사업(The Coordinated School Health Program, CSHP)은 학교 건강에의 접근 방법에 있어서 여덟 가지 생태적 학교 건강의 요소를 다룬다.[5,6] 이러한 접근은 미국 질병본부(Centers for Disease Control and Prevention, CDC)의 청소년 및 학교보건과(Division of Adolescent and School Health, DASH)에서 사용되었으며, 학교 건강에 있어서 보편적인 틀로서 역할하게 되었고, 이후 국제보건기구(World Health Organization, WHO)에서 전 세계적 학교 건강증진의 틀로 사용되었다. 여덟 가지 요소는 (1) 포괄적 학교 건강 교육, (2) 체육 교육, (3) 학교 건강 서비스, (4) 학교 영양 서비스, (5) 학교 상담, 심리적/사회적 서비스, (6) 건강한 학교 환경, (7) 교직원 건강증진, (8) 가족과 지역사회의 참여이다. 이러한 구성요소들은 전통적으로는 생태적 수준과의 관련성을 배제한, 아동을 중심으로 한 주변의 구성물들로 묘사되어 왔다. 이것은 건강에의 접근에 있어서 생태적 현상을 제대로 반영하지 못하며 브론펜브레너와 다른 연구자들에 의해 묘사되어 온 생태학적 수준들 간의 다중 상관관계, 즉 포함된 복잡성을 반영하지 못한다.[5] 아동과 상호작용하는 부모(미시체계), 학교, 그리고 지역사회의 기관들(중간체계, 외부체계)을 이러한 과정에 포함시키기 위한 방법으로 그림 7-2와 같은 새로운 시각적 모형이 필요하다. 이 시각적 모형은 브론펜브레너의 생태학적 모형의 중요한 측면을 반영하고 있다. 이것은 정확한 의미의 모형은 아니나, 학생 개개인과 외부 요인들 간 영향의 수준을 학교 건강 프로그램과 함께 조직화하는 시도로 볼 수 있다.

Critical Thinking

비판: 복잡성. 이것은 생태학적 체계 이론 및 생물생태학적 체계 이론과 유사한 다른 이론들에서도 가장 큰 문제점이다. 복잡 다양한 수준과 과정을 포함하기 때문에, (건강) 행동을 유발하는 인과관계의 위치에 대하여 말하기가 어렵다. 즉, **카오스 이론**의 설명과 같이 하나의 수준 내에서 단일 요소의 작은 변화가 다차원의 '반향'을 일으키며, 이러한 반향들은 먼저 일어난 개인의 상호작용과 함께 (모든 수준의) 환경적 변화의 결과를 만들어 내기도 한다. 이러한 인과의 사슬을 파악하

그림 7–2 학교 건강증진 프로그램에의 생태학적 모델의 적용

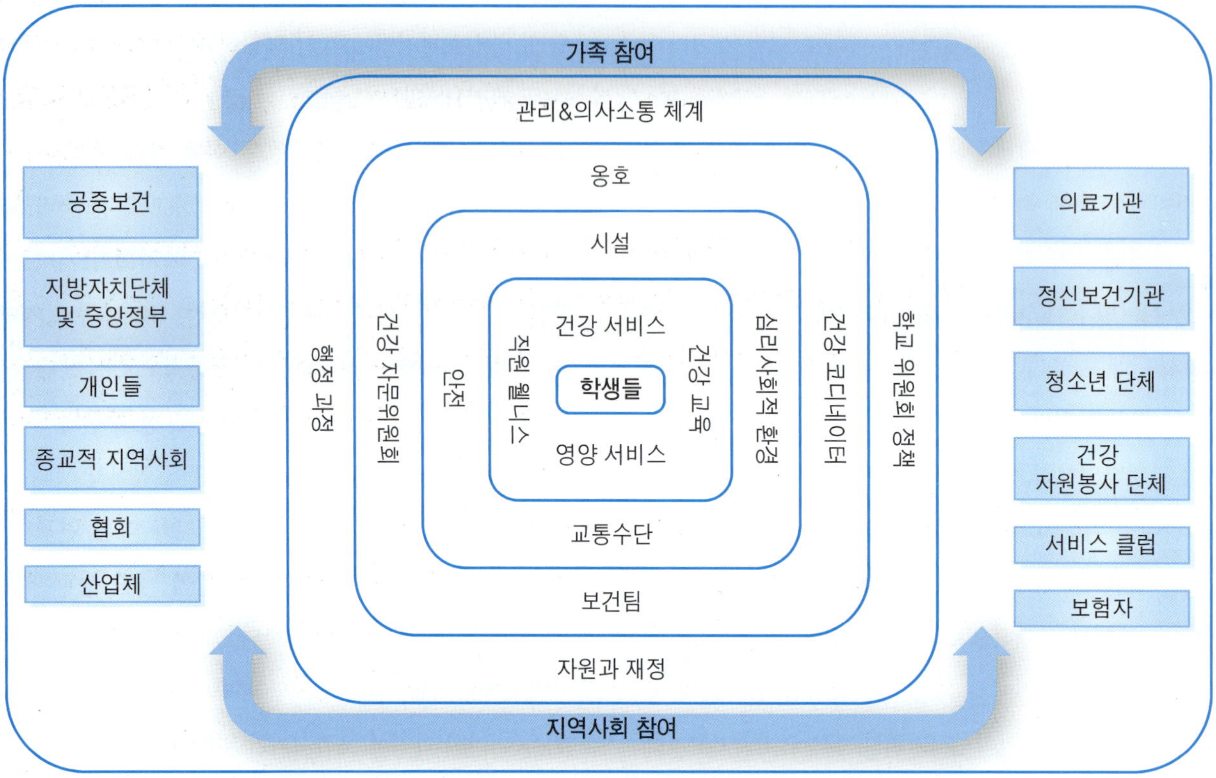

출처: Lohrmann, D. A complementary ecological model of the coordinated school health program. (2008). Public Health Rep.123(6): 695–703.

기 위해 어떠한 연구를 할 것인가? 그리고 더 나은 건강 결과를 이끌어 내는 인과관계를 **만들어 내기 위해** 어떤 중재를 준비할 것인가?

삼원영향력 이론

건강행동에 대한 영향을 다루는 다차원 이론을 이해하고 표현하고자 하는 최근의 이론적 시도는 사회심리학자인 플레이(Brian R. Flay)와 그의 동료들에 의해 개발되었다.[7–10] 삼원영향력 이론(Theory of Triadic Influence, TTI)의 개발은 가장 보편적으로 활용되는 이론적인 접근법에 대한 시각과 건강증진 중재에 대한 일종의 퍼즐 조각을 맞추려는 의도로 이루어졌다. 이러한 이유로 이들은 다소 편협한 초점을 가지며, 이론의 타당도를 증명하기에 어려운 점이 있다. 그리고 몇몇의 건강 이슈에서, 이론들은 복합적인 분야에서 유도되어 다양한 가정을 포함하는 용어를 사용하는 문제를 갖고 있다. 우리는 이러한 세분화된 양상에서 일관된 문제를 이끌어내기 위해 어떻게 해야 하는가?

이렇게 생각해 보자. 당신이 차를 수리한다고 가정해 보았을 때, 도움을 줄 수 있는 몇몇의 친구들을 나열할 수 있겠다. 그들 각각은 차를 수리하는 데에 서로 다른 관점을 갖게 된다.

"모든 것은 온도에 달렸다. 알다시피 차는 금속으로 만들어져 있고, 작업을 시작하고 수리를 하기 전에 차가 너무 뜨겁거나 차가워도 안 되는 적절한 온도가 유지되어야 한다."

"전기적인 시스템이다. 오늘날 모든 것은 컴퓨터와 전기적 시스템에 의해 조절된다. 저것을 보아라."

"오, 이런. 차가 금속으로 만들어졌다고 하더라도 그것이 정신적인 것이 아니라고 생각하지는 말아라. 너의 차 옆에 앉아서 느껴보아라. 너의 차와 교감을 나누기 전까지는 차도 수리되지 않을 것이다."

이런 상황이라면 당신의 차를 수리하는 것에 대한 가능성은 아마 썩 긍정적이지 않을 것이다.

삼원영향력 이론은 건강 관련 행위에 관련된 모든 요소와 과정(비록 제공된 중재가 모든 요소와 과정을 내포하지 않더라도)을 도식화하기 위한 시도이다. 브론펜브레너의 생물생태적 모델과 같이, 삼원영향력 이론은 다차원적 요인들이 그들 스스로 작용할 수 없다고 가정하며, 관련 요인들은 서로 지속적으로 영향을 주는 경로를 통해 연결되어 있다고 본다. 또한 몇몇의 요인들은 더 즉각적으로 영향을 주며, 다른 요인들은 장기적이거나 근본적 요인으로 작용하게 된다.

이러한 현상을 이해하기 위해, 삼원영향력 이론(TTI)은 두 가지의 기본적인 차원으로 구성되어 있다.[7]

- **인과의 수준:** 이것은 행동적 영향 요인을 포함하는데 이들은 (1) 단기적 또는 즉각적(예: 의도, 기술 등), (2) 장기적 또는 소인적인 인과관계(예: 가족 관계, 사회적 자본, 사회적 법률 또는 정책 등), 그리고 (3) 근본적이거나 또는 궁극적인 행위의 요인들(예: 구조적인 빈곤, 성 역할, 문화적 목적과 가치 등)이다.

- **영향력의 흐름:** 행위에 대한 다양한 잠재적 기여 요인들은 영향력의 흐름을 통해 인과관계의 여러 단계에 영향한다고 여겨진다. 영향의 흐름은 (1) 개인적 영향(특정한 행위를 하는 데에 관련된 자아효능감에 영향하는 개인적 특성), (2) 개인 간 또는 사회적 영향(사회적 상황/맥락 또는 건강행동에 대한 사회규범적 신념에 영향을 미치는 미시적 환경), 그리고 (3)문화-환경적 영향(예: 특정 행위에 대한 태도에 영향하는 다차원의 사회문화적, 거시 경제적 요인).

다양한 수준에 존재하는 요인들은 '각각의 흐름 안에서 이동하며'[7(p454)] 궁극적으로는 행위에 근접한(중심적) 예측 요인들을 통해 작용한다.

완전히 이해하기 어렵다면, 이렇게 생각해 보자. 개인 수준의 행위들은 폭포의 바닥 부분에서 일어나는 것과 같다. 이것은 영향력이라는 작은 폭포의 정점과 같이 그들 나름의 방법으로 서로 영향을 미치고, 물이 떨어지고자 하는 바위나 웅덩이로 향하게 된다. 어떠한 것을 행하게 하는 개인의 결정에 대한 요인, 즉 즉각적인 행위의 결정 요인으로 볼 수 있는데, 이것은 폭포에서 그 근원으로 거슬러 올라감으로써 가능하다. 행위에 영향을 주기 위한 당신의 과업은 이러한 '상류로 거슬러 올라감'과 중재의 적용 가능성에 대한 집중, 그리고 개인의 특정한 행동에 대한 결정을 이끌어내는 요인들의 연결고리에 대한 차별성을 가지는 중재에 대한 고려일 것이다.

그림 7-3은 영향력의 흐름을 묘사하고 있는데, 개인의 결정에 대한 원인을 내포하는 방향의 제시를 통해 (화살표로 나타낸) 그 흐름을 볼 수 있다. 그림 7-4는 영향력의 흐름을 가로지르는 인과관계의 수준을 좀 더 구분지었다. 이 그림은 청소년의 흡연 행위에 대한 인과관계의 예시로 개발된 것이다.

그림 7–3 삼원영향력 이론의 방향성

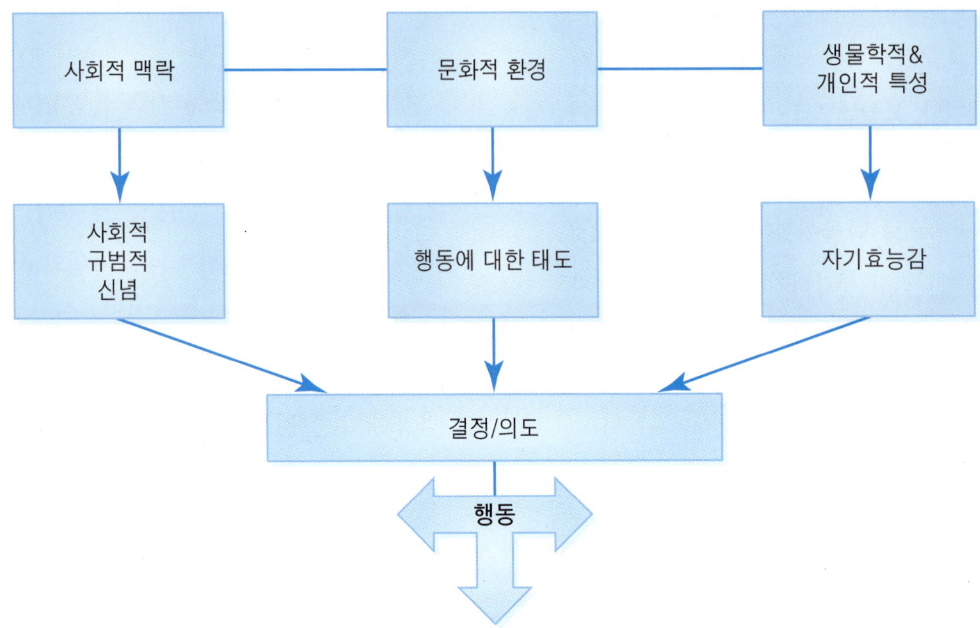

출처: Bell CC, Wells SJ, Merritt LM. Integrating cultural competency and empirically-based practices in child welfare services: a model based on community psychiatry field principles of health. *Children and Youth Services Review*. 2009;31(11):1206–1213.

삼원영향력 이론의 다른 요소들

TTI의 기초에 덧붙여, 더욱 구체적인 몇 가지 고려사항이 있다. 예를 들면 TTI는 인과관계의 수준과 흐름에서 다른 사회적 건강행동 관련 이론들을 수용하고 통합한다. **근원적 원인**의 수준에서는 생물학적/유전적 그리고 심리분석적 이론들이 개인적 흐름을 설명하는 데 적절할 것이며, 가족 체계 및 동료와 관련된 이론들은 개인 간/사회적 흐름을, 그리고 계층이나 사회적 무체계 또는 정치–경제적 흐름, 또는 다른 광범위 이론들은 문화적/환경적 흐름에 적절할 것이다.

원위의 수준에 있어서, 자존감, 개인적 조절, 그리고 유사한 요인들은 개인적 흐름을 설명할 것이며, 반면 사회적 인지, 사회적 발달, 그리고 유사한 이론의 분류들은 개인 간/사회적 흐름을, 또한 문화적/가치적/동기적 이론들은 문화적/환경적 흐름에 적절할 것이다. 그러므로 **근위**의 수준에서는 사회적 기술, 자기효능감, 자아 조절에 대한 구성이 개인 간/사회적 흐름에 있어서 사회적 규범에 대한 믿음과 순응의 문제와 함께 중요하며, 기대에 대한 구성요소나 행동 양식들은 문화적/환경적 흐름의 이슈로서 개인들에게 중요하다.

여기서 조금 더 나아가 보자. TTI 하에서 세 가지의 영향의 흐름은 각각 2개의 하위 흐름을 가진다. (1) 유익하고, 인지적이며, 사고적인 하위 흐름과 (2) 통제적이고, 정서적이며, 감정적인 하위 흐름. 영향의 흐름을 구성하는 흐름들과 하위의 흐름들은 최말단의 (궁극적이고, 장기간에 걸쳐 나타나는) 원인들에서 근접한(근위의) 원인들을 초래하여 다양한 상호작용의 영향에 대한 행동을 이끌어낸다.

그림 7-4 삼원영향력 이론의 인과적 수준

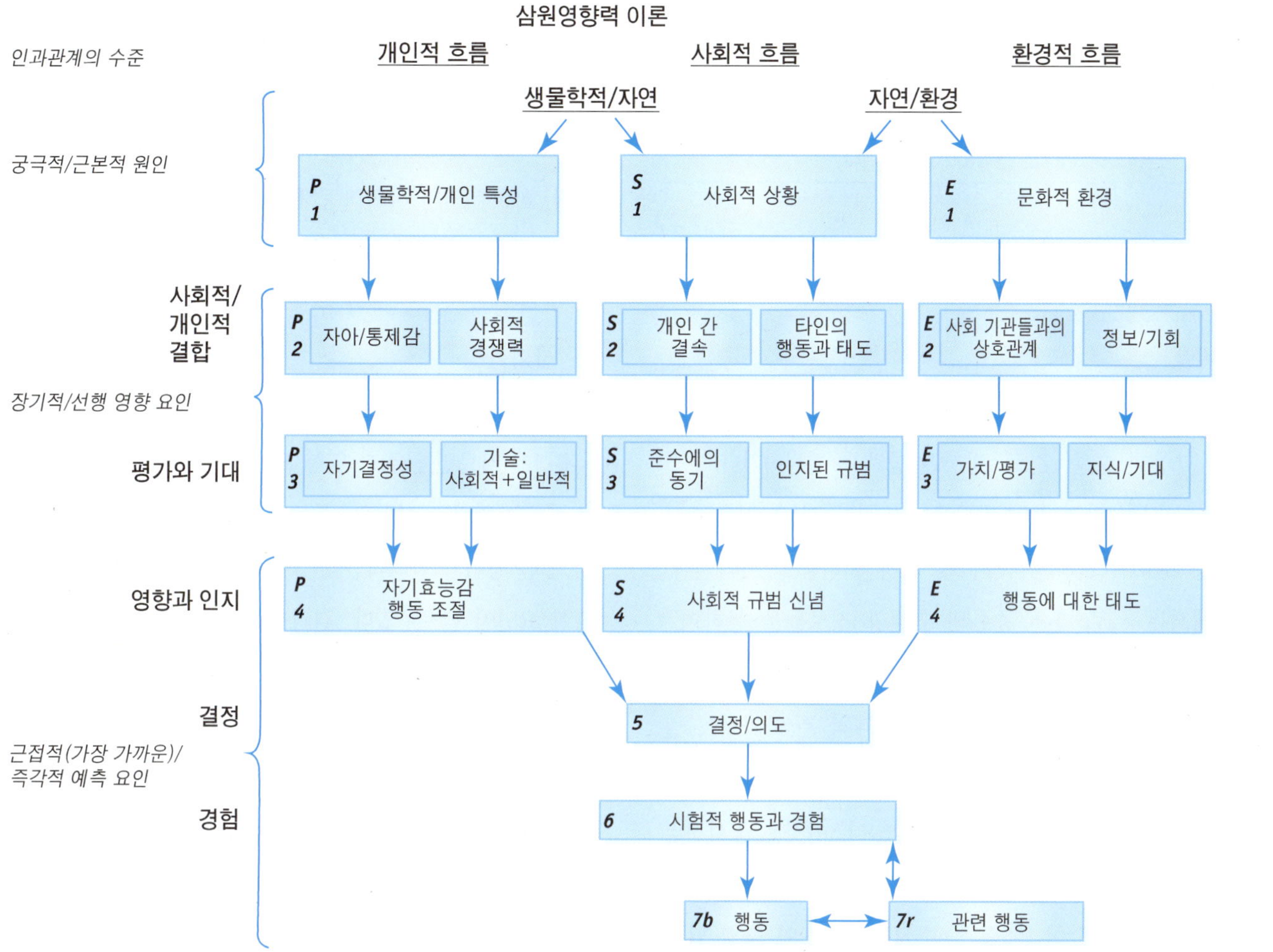

Flay BR, Snyder F & Petraitis J. (2009). The Theory of Triadic Influence. In R. J. DiClemente, M. C. Kegler & R. A. Crosby (Eds.), *Emerging Theories in Health Promotion Practice and Research* (Second ed., pp. 451–510). New York: Jossey-Bass에서 재구성함.

상호작용 영향에 대한 이해는 쉽지 않다. 흐름(stream)들 간의 상호작용은 행동에 부정적이거나 긍정적인 영향 모두로 작용할 수 있다. 행동이 일어나면 반응(외부적이거나 내부적인)에 근거한 피드백의 고리가 지속적인 순환과정을 통해 새로운 행동 혹은 새로운 고리를 만들어낸다. 이러한 반응은 관련된 행동에 영향을 미치거나 피드백을 준다. 예를 들면 흡연과 물질 남용 같은 관련 행동은 유사한 영향 요인이 있다(장기간에 걸쳐 나타나게 되는 요인은 가장 유사하지만 근접 요인에 있어서는 차이점이 있다). 상관성이 적은 행동들, 예를 들면 흡연과 스키와 같은 행동은 소수의 공통된 원인들을 갖는다.

TTI를 적용하고 서로 다른 수준의 요인들에 대한 역할을 확인하는 것에 대한 일반적인 생각은, 근접한 요인들은 대부분의 행위를 **예측**하고 장기적/궁극적인 요인들은 행위를 **설명**한

표 7–1 삼원영향력 이론

주요 차원들:

- 인과관계 수준–근본적, 장기적, 단기적 요인 수준
- 영향의 흐름–개인적(개인 내), 사회적(개인 간), 문화–환경적
- 아이디어(개념)–개인의 행동은 다양하고 상호작용하는 요인들에 대한 종속(cascade)된 결과(outcome)이다.

다는 것이다.

이러한 다양한 수준, 경로, 방향은 중재를 결정하거나 발전시키기 위한 사정 과정 혹은 TTI에 기반한 중재 효과를 측정하기 위한 자료수집과 분석 시 몇 가지 어려움을 야기한다. 이 단계에서는 서로 다른 종류의 연결과 경로들을 통하여** 행위에 영향을 미치거나 상호작용하는 다양한 변수들의 효과를 파악하기 위한 방법으로 복잡한 통계적 분석 과정이 필요할 수 있다. TTI의 개발자는 특정한 행위에 관련된 '인과적 묶음'에 대해 생각해 볼 것을 제안하고 있다. 이것은 **동시전염병(syndemic, 두 가지 이상의 질병이 결합되어 퍼지는 전염병)**적 건강 상태와 같이, 예를 들면 HIV/AIDS와 물질 남용의 사례나 폭력처럼 어떠한 건강 문제가 유사한 인과적 환경에서 발생하는 경향이 있는 것을 의미한다(TTI에 대한 요약은 표 7–1 참고).

삼원영향력 이론의 활용

TTI는 기본적으로 실용 분야의 연구자들에 의해 개발되었다. 즉, 중재 연구나 건강 위해 행위를 예측하는 연구, 그리고 프로그램 계획 등에 관련되거나 활용될 수 있다. 최근의 예측 연구 사례로 청소년기의 흡연 시도에서 지속적인 흡연으로 이행하는 데 영향하는 다양한 수준의 요인들을 검증한 바 있다.[11]

위 연구는 미국 워싱턴 주에서 빅데이터의 청소년 표본을 가지고 여러 단계에 걸친 요인들에 대한 다양한 수준의 영향 요인에 대하여 검증하였다. (1) 개인의 심리적 기질, 예를 들면 흥분이나 긴장감을 유도하는 경향(근본적인 인과관계 수준, 개인적), (2) 개인의 사회적 관계와 관련된 심리적 원인, 예를 들면 또래집단의 행동을 따라하는 경향(장기적, 개인적), (3) 사회적 타인의 행동, 특히 부모와 친구의 흡연 양상(장기적 수준, 사회적).

TTI에 따르면 근접한 영향 요인들이 흡연 결정에 더 큰 영향을 줄 수 있다고 보았다. 즉, 이 사례에 있어서는 부모와 친구의 흡연 행위와 심리적인 원인이 개인의 심리적 특성보다 더 큰 영향 요인이 될 수 있다. 결과들은 혼재되어 있으나 TTI를 지지하는 측면이 있었다. 일반적으로 청소년의 개인적/심리적 기질에 의한 위험 요인은 흡연으로 가는 이행 단계일 가능성이 있었으나, 장기적 요인(심리적이고 사회적인)의 수준 변동이 흡연으로의 이행에 있어서 개인적/심리적 특성보다 더 큰 영향을 미치는 것으로 평가하였다.

이러한 결과는 개인의 심리적인 특성(근본적 수준)이 장기적 요인에 영향을 미쳐 결과적으로 청소년이 흡연 행위를 지속하게 되는 이행 단계를 예측할 수 있다는 것을 의미한다.

Critical Thinking

비판 1: 생태학적 체계 이론/생물생태학적 체계 이론과 유사하게 가장 큰 이슈는 복잡성이다. 복합적으로 영향하는 경로를 추적하고 찾아내는 것은 쉽지 않으며, 이러한 이유에 의해 설명도 쉽지 않다. 영향 요인의 연결고리가 매우 다양하므로 중재 프로그램이나 관련 요인을 규명하기 위한 연구에 있어서 관련 요인 모두를 반영하는 데 어려움이 있다. 이러한 장애 요인

** 이러한 분석방법의 예로는 경로분석이나 구조 방정식 모델링(structural equation modeling, SEM) 등이 있다.

이 있음에도 불구하고 이러한 방식의 접근은 매우 중요하다.

비판 2: 첫 번째 비판과 관련하여, 특정 수준의 영향 요인의 경우 내포하고 있는 인과관계적 영향 요인에 대한 근거가 때때로 명확하지 않을 수 있다. 예를 들면 사회적 기술이 사회적 권한의 필수적인 선행 요소가 될 수 있다는 주장에도 불구하고, 사회적 권한이 사회적 기술의 상위 수준인 인과관계적 수준에 위치한다. 이것은 설명에 대한 이슈의 한 부분이다. 초창기 본 이론은 개발 단계의 TTI 모델을 그림으로 설명하는 것이 매우 단순하여 모든 영향 요인들과 상호작용을 포함하고 있지는 못하다는 것을 인정한다.

또 다른 다차원 이론들의 예

이 밖에 다양한 다차원의 개념틀이 존재하며, 이들은 생물생태학적 체계 이론이나 삼원영향력 이론과 같은 일반적인 모형과는 달리 특정 건강 문제나 인구 집단에 대한 근거를 기반으로 개발되었다. 미국 질병관리본부(Centers for Disease Control and Prevention, CDC)에서도 몇 가지의 모형을 개발하였다. 이 중 하나는 청소년 폭력에 영향하는 다차원적 영향 요인을 이해하기 위한 방법으로 개발되었으며, 이는 국제보건기구(World Health Organization, WHO)에 의해 채택되었다.[12] 이와 같은 모델이 WHO에 의하여 성 파트너와 성폭력에 대한 문제에 적용되기도 하였다.[13] CDC와 WHO의 모형들은 다음과 같은 기여 요인들을 구성하고 있다.

- **개인적(Individual):** 폭력의 희생자나 가해자가 될 가능성을 증가시키는 생물학적 요인들과 다른 개인적 요인들(예: 연령, 교육수준, 소득수준, 물질 오남용 과거력 등)

- **관계적(Relationship):** 폭력의 희생자나 가해자가 될 가능성을 증가시키는 밀접한 관계(예: 동료, 파트너, 가족 등)

- **지역사회적(Community):** 사회적 상호작용 시 폭력의 희생자나 가해자가 될 가능성을 증가시킬 위험이 있는 특성을 가진 환경(예: 학교, 직장, 이웃 등)

- **사회적(Societal):** 폭력을 유도하거나 은폐하려는 분위기를 조성하는 광범위한 사회적 요인들(예: 사회적 또는 문화적 규범들, 그리고 사회 구성원들의 경제적/사회적 불평등을 조장하는 건강, 경제, 교육, 사회적 정책들)

이 모형은 예방적 노력을 안내해 줌으로써 그들이 위에 열거한 수준에서의 위험 요인에 대처할 수 있는 역량을 갖출 수 있도록 해준다. CDC에 의하면 중재는 그에 따르는 결과가 다양한 기여 수준에 의한 산물이라는 가정 하에 철저히 다차원에 걸쳐 개발되고 수행되어야 한다.

최근 CDC는 관련 연구를 검토하고 전문가들의 자문을 통해 거시경제적 요인과 청소년 폭력 간의 관계를 보여주는 다차원 이론을 제안하였다.[14]

제안된 모형은 시간적 차원(장기간 vs 단기간의 효과)과 거시경제적 요인들이 영향을 미친다고 생각되는 영역, 혹은 수준인 (1) 즉각적이며 폭넓은 사회적 수준의 영역(예: 사회적 지출, 고용 혹은 소득 불평등) (2) 부차적이며 청소년에게 영향을 미치는 조건(예: 가족 기능 장애, 주민들의 분위기, 빈곤층 밀집 지역, 비조직화되고 자원이 부족한 학교, 시장 등). 이 모형에서 이러한 기여 요인들은 큰 분류로 조직되어 거시경제적 요인들과 함께 개인적 수준으로 내려온다.

- 거시경제적 요인: 단기간 혹은 장기간
- 지역사회적 요인: 주민들의 분위기, 학교 및 서비스 등
- 상황적 요인: 개인이 경험하는 더 직접적인 맥락이나 상황(예: 가정폭력, 청소년 폭력집단, 약물 판매 시장 변동성, 사회적 취업난 등)

• 개인적 요인: 인지, 태도, 행위(예: 총기 소지)

몇몇의 거시경제적 요인들, 예를 들면 시간의 흐름에 따라 천천히 변화하며 청소년 폭력에 점진적이며 장기적인 영향을 미치는 경제적 불평등의 수준 등이다. 지역사회가 제공하는 사회적이며 경제적인 지원 수준과 같은 사회에 따라 상이한 요인들은 특정한 역치 수준에 도달해야만 청소년 폭력에 영향을 미치기도 한다. 또 다른 거시경제적 조건들, 예를 들면 실업과 같은 것은 상대적으로 빠르게 변화한다. CDC의 주요 발표 내용 중 하나는 가정 및 학교 수준의 중재들이 어느 정도의 성공을 보인다 하더라도 지역사회 수준의 요인들에 의하여 그 효과가 감소되거나 상쇄될 수 있다는 것으로, 개인 행동의 결과는 다차원의 상호작용에 의존한다는 것이다. 즉, 단일 수준의 중재(예: 학교, 가정)로는 충분하지 않으며, 지역사회 혹은 더 큰 수준을 아우르는 중재가 요구된다.

건강 관련 분야에서의 다차원 모델은 사회적 결정요인의 접근에 대한 자연스러운 흐름이며[15], 복지(well-being)에 대한 관심에서 비롯된다. UN아동기금(United Nations Children's Fund, UNICEF)의 최근 연구가 유용한 사례를 제공한다. UNICEF는 전통적으로 모성과 아동의 건강에 주로 초점을 맞추고 있었으며, 2000년대 중반 이후 UNICEF의 국제본부에 ADAP(Adolescent Development and Participation)을 설립하는 등 청소년기와 청소년들의 위험 행위에 대하여 관심을 가지기 시작했다. 몇몇 UNICEF 지부에서는 청소년들의 건강 위험 행위의 회복력에 대한 모형을 개발하려는 노력을 하고 있다.

한 예로 UNICEF 남미 사무소(Latin America-Caribbean, LAC)에서는 청소년기의 부정적 측면(예: HIV 감염률, 폭력, 중퇴, 약물 오남용 및 청소년 임신)뿐만 아니라, 긍정적 측면의 발달을 관찰하기 위한 요인을 확인하려는 시도로 청소년의 웰빙과 관련된 모형을 구축하였다(http://www.unicef.org/lac/core_INDICATORS_Part_3_MICS.pdf).[16,17] 위 모형의 아이디어는 다음의 질문에 대한 답변이 포함하는 기여 요인의 영역을 밝히기 위한 목적으로 구축되었다. 다차원적 관점에서, (특정 국가의) 청소년들의 건강과 안녕을 위해서 무엇이 존재해야 하는가?

최초의 모형의 영역은 다음을 포함한다.

1. 건강 수준, 지식, 기술
2. 주관적 웰빙(현재와 미래의 행동에 대한 인식)
3. 독자성과 공정성에 대한 지지적 환경(성 정체성, 민족 정체성 등)
4. 보호적 환경(법적 보호, 학대와 착취 예방을 위한 강제성)
5. 교육 기회와 활동
6. 지지적 서비스 접근과 관계(서비스와 사회적 지지 관계 포함)
7. 사회경제적 기회(실제적 기회와 기회에 대한 인지)
8. 참여(지역사회 및 사회)

2009년 UNICEF의 주요 지역 대표들의 노력을 통하여 적절한 영역을 선택하기 위한 청소년의 웰빙에 대한 합의적 정의가 개발되었다. 다차원의 위 모형의 영역은 아래 정의를 기반으로 한다.

> 청소년의 웰빙은 개인이 경험하는 다양한 생활 영역에의 절충, 지역사회의 참여, 위해/위험 행동의 회피, 다양한 환경에의 적응, 질병, 부당한 착취, 학대, 갈등과 차별 등의 방지에 대한 지식, 기술, 경험, 가치, 그리고 사회적 관계를 획득할 수 있는 능력을 포함하며, 기본적인 서비스나 제공에 대한 접근을 포함한다. 이는 또한, 웰빙을 지지하는 주위 사회 환경의 능력을 뜻하기도 한다(예: 가족, 동료, 지역사회 및 사회적 기관).[18]

그림 7-5 UNICEF 청소년 웰빙 모형

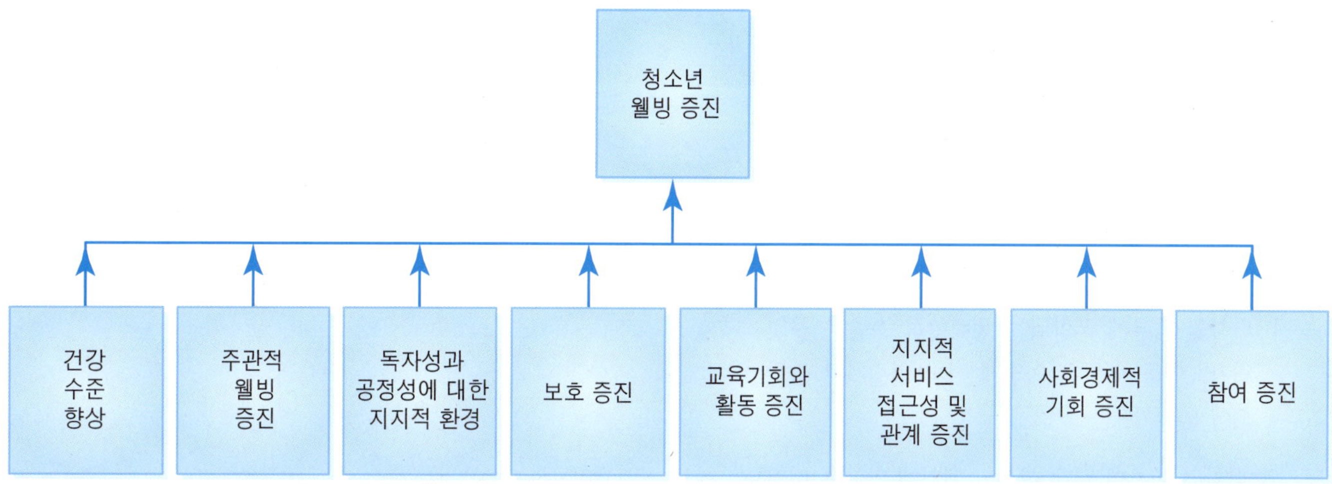

M. Edberg, C. Norton, UNICEF Latin America-Caribbean Region, working document, 2013에서 재구성함.

청소년의 웰빙에 대한 개선의 과정이 각각의 영역 내, 영역 간의 흐름을 통해 측정 가능함이 그림 7-5에 나타나 있다.

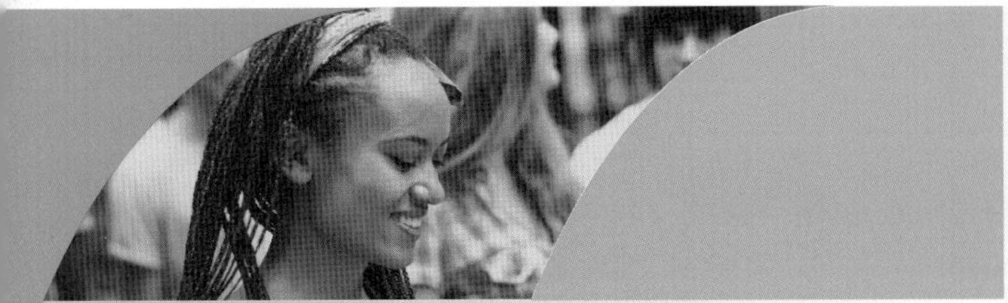

생각해볼 문제

1. 다차원 이론에 포함되는 생태학적 수준은 무엇인가? 이들 수준은 어떻게 서로 연결되고 관련되어 있는가?
2. 다차원 이론이 실제 현실의 행위에 영향을 미치는 요인을 더 정확하게 반영한다고 생각하는가? 그렇다면/그렇지 않다면 그 이유는?
3. 생물생태학적 체계 이론과 삼원영향력 이론의 유사점과 차이점은 무엇인가?
4. 다차원 이론을 활용하여 중재를 개발할 때의 어려움에는 어떤 것들이 있는가?
5. 다차원 이론의 행동에 대한 설명력을 검증하려는 연구들을 시도할 때의 어려움은 무엇인가?

REFERENCES

1. Bronfenbrenner U. Toward an experimental ecology of human development. *Am Psychol*. 1977;32:513–531.

2. Bronfenbrenner U. *The Ecology of Human Development: Experiments by Nature and Design*. Cambridge, MA: Harvard University Press; 1979.

3. Bronfenbrenner U, Ceci SJ. Nature-nurture reconceptualized in developmental perspective: a bioecological model. *Psychol Rev*. 1994;101(4): 568–586.

4. Bronfenbrenner U. *Making Human Beings Human: Bioecological Perspectives on Human Development*. Thousand Oaks, CA: Sage Publications; 2005.

5. Lorhmann DK. A complementary ecological model of the coordinated school health program. *Public Health Rep*. 2008;123:695–703.

6. Allensworth DD, Kolbe IJ. The comprehensive school health program: exploring an expanded concept. *J Sch Health*. 1987;57:409–412.

7. Flay BR, Snyder F, Petraitis J. The theory of triadic influence. In: DiClemente RJ, Kegler MC, Crosby RA, eds. *Emerging Theories in Health Promotion Practice and Research*. 2nd ed. New York, NY: Jossey-Bass; 2009: 451–510.

8. Flay BR. Understanding environmental, situational and intrapersonal risk and protective factors for youth tobacco use: the theory of triadic influence. *Nicotine Tob Res*. 1999;1:S111–S114.

9. Flay BR, Petraitis J, Hu FB. The theory of triadic influence: preliminary evidence related to alcohol and tobacco use. In: *Research Monograph No. 30: Alcohol and Tobacco: From Basic Science to Clinical Practice*. Washington, DC: National Institute of Alcohol Abuse and Addiction; 1995.

10. Flay BR, Petraitis J. (1994). The theory of triadic influence: a new theory of health behavior with implications for preventive interventions. In: Albrecht G, ed. *Advances in Medical Sociology*. Vol. 4. Greenwich, CT: JAI Press; 1994:19–44.

11. Bricker JB, Rajan KB, Zalweski M, Andersen MR, Ramey M, and Peterson AV. Psychological and social risk factros in adolescent smoking transitions: A population-based longitudinal study. *Health Psychology*. 2009; 28(4):439–447.

12. Dahlberg LL, Krug EG. Violence: a global public health problem. In: Krug EG, Dahlberg LL, Mercy JA, Zwi AB, Lozano R, eds. *World Report on Violence and Health*. Geneva, Switzerland: World Health Organization; 2002.

13. Butchart A, Garcia-Moreno C, Mikton C. *Preventing Intimate Partner and Sexual Violence Against Women: Taking Action and Generating Evidence*. Geneva, Switzerland: World Health Organization; 2010.

14. Edberg MC, Yeide M, Rosenfeld R. *Macroeconomic Factors and Youth Violence: A Framework for Understanding the Literature*. Report prepared for the U.S. Centers for Disease Control and Prevention, National Center for Injury and Violence Prevention and Control. Bethesda, MD: Development Services Group, Inc.; 2010.

15. World Health Organization. *Closing the Gap in a Generation: Health Equity Through Action on the Social Determinants of Health*. Final report, Commission on the Social Determinants of Health. Geneva, Switzerland: World Health Organization; 2008.

16. Edberg MC. *Development of UNICEF Latin America/Caribbean Adolescent Well-Being Indicators: Background and Proposed Indicators*. Report for UNICEF–LAC region, Panama City, Panama. New York, NY: UNICEF; 2008.

17. Edberg MC. *Preliminary Set of UNICEF/LAC Core Adolescent Well-Being Indicators for the MICS4 (and Beyond), with Rationale and Sample Module*. New York, NY: UNICEF. http://www.unicef.org/lac/core_INDICATORS_Part_3_MICS.pdf.

18. From proceedings of UNICEF expert group meeting on adolescent indicators, UNICEF headquarters. New York, November 2009.

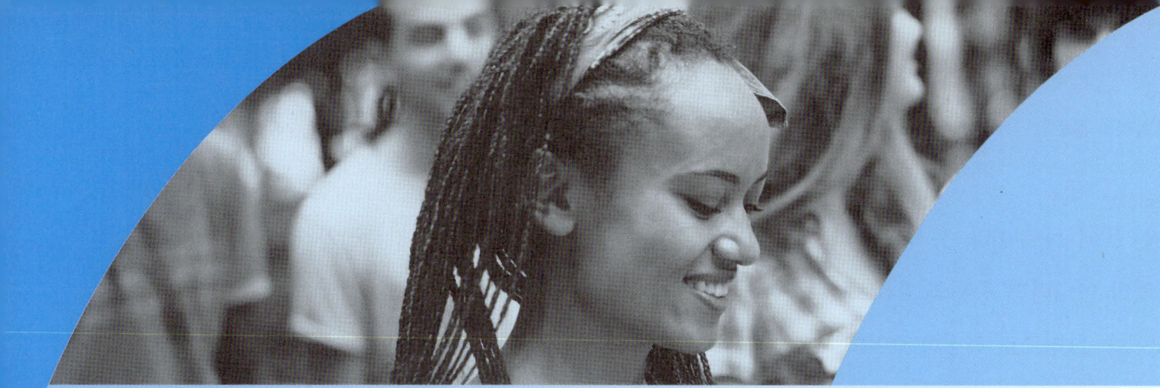

© Poznyakov/Shutterstock, Inc.

제 8 장

활용: 생태학적 관점과 이론의 실제 적용

Doing Something About It: The Ecological Perspective and the Move from Theory to Practice

학습목표

- 이론을 특정 건강 문제, 지역사회·인구 집단과 연결하는 수단으로서 계획 과정의 역할을 이해할 수 있어야 한다.
- 프로그램 계획 과정의 세 가지 주요 요소를 이해할 수 있어야 한다.
- 계획적 접근에 대한 예시로서 PRECEDE-PROCEED 모델과 위험 및 예방 요인 모델을 묘사할 수 있어야 한다.

"사고와 이론은 건설적인 목적을 위한 모든 행동에 선행해야 한다. 비록 행동이 사고나 이론보다 그 자체로서 더 숭고하다 할지라도."

-WILLIAM WORDSWORTH(1770-1850)

"인간의 의식이 더 발달되고, 더 계몽되고, 새로운 발견들이 생기고, 새로운 믿음들이 밝혀지고, 방식들과 의견들이 환경의 변화에 따라 변화함에 따라 교육기관들은 함께 발전하고 시대의 흐름에 따라야 한다."

-THOMAS JEFFERSON(1743-1826)

"어떠한 변화도 항상 다른 것들과의 이음매*를 남긴다."

-NICCOLO MACHIAVELLI(1469-1527)

* 이음매는 건축학적으로 기초공사 등 어떠한 변화나 추가를 위한 기반을 위한 준비 작업을 뜻한다.

대상의 선별

이제 이론의 현장 적용에 대하여 논의하고자 한다. 인간의 행동에 대한 근거를 고려하고 논하는 것은 매력적인 작업이고, 궁극적으로 우리가 해야 할 일이기도 하다. 이제 이 즐거운 일을 시작해 보자.

이론을 현장에 적용하는 것은 사실 가장 어려운 일이다. 공중보건 분야에서 이러한 변환은 저널, 학회 및 정책 제안 등을 통해 가장 자주 논의되는 것이다. 건강행동과 관련된 원인과 요소들을 파악하는 것의 복잡성에 대해 알고 있을 것이다. 우리는 지금까지 개인 수준의 행동 이론, 사회 및 조직 이론, 구조 이론, 정치-경제 이론, 그리고 문화 이론들에 대해 학습했었다. 가장 중요한 것은 이러한 이론적 접근이 서로 밀접한 관계의 퍼즐 조각이라는 사실을 알게 되었다는 것이다. 지식에서 실제로의 전환은 그 복잡성에 대하여 고민하고 건강 문제에 영향하는 행동에 대한 특정한 중재, 프로그램, 정책, 의사소통 전략, 메시지, 또는 통합적인 접근을 만들어 내는 것을 의미한다. 우리는 이전에 인간의 행동에 영향을 미치는 '마치 양파껍질과 같은' 넓은 범위의 요인들에 대해 논의했었다. 공중보건 분야에 있어서 실제적 문제들을 해결하는 것에는 총체적이고 생태학적인 관점이 가장 유용한 틀이 될 것이다. 동시에, 만약 무한의 자원과 시간을 가진 것이 아니라면 중재의 요소로 모든 요인을 고려할 수는 없을 것이다. 그러므로 적절한 요인의 추출과 선정이 필요하다.

앞선 예로 돌아가 보자. 태국의 젊은 여성들의 성매매 산업 종사와 관련된 요인을 다루려는 시도를 할 때 개인의 지식이나 기술과 같은 요인을 다룰 것인가, 아니면 더 큰 개념인 정치경제적/사회적 요인들(예: 도시화, 사회계층, 빈곤 등)을 다룰 것인가?

블루스 음악가들과 흡연과의 관계는 어떠한가? 사회적 지지 및 네트워크에 먼저 집중할 것인가, 아니면 개인적인 지각에 집중할 것인가? 만약, 당신이 공중보건/건강증진 중재를 위한 관련 요인의 추출과 선정을 해야 한다면, 근거나 계획에 대한 틀을 가지고 있는 것이 더 효과적이다. 이러한 과정을 위한 다양한 틀이 있으며, 대부분은 문제의 사정 과정에 적용될 것이고(건강 관련 행동와 관련된 요인의 사정), 요인을 선정하기 위한 몇 가지의 수단, 중재 프로그램의 요소와 주제를 발전시키고 적용하는 데에 사용되는 이론과 사용가능한 자원(재정, 인력, 자재, 시간 등)을 파악하기 위해 함께 이용될 것이다. 이 장에서는 위의 내용에 대해 논하려고 한다.

접근 계획-사례

PRECEDE-PROCEED

가장 널리 알려진 건강증진 프로그램에 대한 계획, 중재, 평가 접근 방법 중 하나는 PRECEDE-PROCEED이다.[1,2] 이 접근법은 그 명칭에 많은 것을 포함하고 있다. 프로그램 적용 전 사정과 계획의 단계(PRECEDE), 중재와 프로그램 평가(PROCEED)이다.

사실, 명칭은 모든 접근 계획의 기본적인 세 단계를 포함하는 특성을 더 나타내기도 하며 반대로 덜 나타내기도 한다.

1. 건강 문제와 그의 원인과 요인에 대한 **사정**(혹은 진단)
2. 사정과 사정을 통해 파악되어 선택된 요인에 대한 **중재**(건강증진 프로그램)의 개발(그리고 적절한 이론의 활용을 통한 중재 요소 도출)
3. 중재에 대한 **평가**, 계획에 의하여 중재가 이루어졌는지 판단하며, 영향을 미칠 것으로 예측되었거나 의도되었던 인과 관계의 요인이나 사정 단계에서 파악한 관련 요인에 실제로 영향하는지에 대한 판단

특정한 계획 모델과는 별개로, 위의 일반적인 세 단계는 일반적인 상식으로 이해 가능하다. 위의 세 단계는 계속되는 피드백 과정을 통해 함께 작용해야만 한다. 즉 문제의 본질, 원인, 생태학적 측면, 기타 적용 가능한 이론에의 접근, 수행되어야 하는 중재의 종류, 그리고 중재의 효과를 평가하기 위한 변수 등에 대한 접근 등이다. 이와 동시에 중재 프로그램이 실제 현장에서 효과를 나타내거나 그렇지 못할 경우에도 사정 과정에 순차적인 영향을 미치게 되며, 이는 반복되는 프로그램의 수정을 야기할 수 있다.

다양한 계획 모델이 존재하지만, PRECEDE-PROCEED는 그 포괄성으로 인해 매우 유용하게 이용되고 있다. 이것은 건강 문제를 이해하고 관련 요인의 선정을 위하여 활용되는 생태적 모형과 함께 활용될 수 있도록 설계되었다. 또한 지역사회 혹은 지역 수준의 건강 문제를 다루는 데 중점을 두며, **지역사회에서 발생하는** 건강 문제와 관련된 요인과 주제를 파악하는 것을 보다 쉽게 한다. 또한, 이러한 수준에서 자원을 조직하고 대상으로 삼는 가장 좋은 방법이라고 가정한다. PRECEDE-PROCEED는 지역사회의 생태학적 지향을 강조하며, 특히 그린(Green)과 크루터(Kreuter)는 건강행동을 "개인의 자율적

인 조절에 의한 독립된 행동이 아니며, 사회적인 조건에 따르거나, 문화적으로 내장되어 있거나, 경제적으로 강요되는 생활양식들에 의한 것으로 보인다"는 주장을 되풀이했다.[1(p17)] 그린과 크루터의 PRECEDE-PROCEED 접근에 의한 생활양식에 대한 정의는 '건강행동'이 일반적인 '행동'과 그다지 상이한 영역이 아니라는 본 글의 관점과 상응한다. 위의 정의에 의하면,

> 생활양식이란 개인이나 그룹에서 일어나는 관련된 실천이나 행동양식의 복합체이며, 시간의 흐름에 따라 일관성을 가지고 유지된다. 의식적인 건강 유도 행동와 무의식적인 건강 관련 행동 모두와, 비(非) 건강의 목적을 추구하지만 건강과 관련된 결과나 위험을 야기하는 실천들을 포함한다.[1(p18)]

PRECEDE-PROCEED는 여러 단계로 구성되어 있으며, 가장 넓은 수준의 문제의 사정에서 시작하여 좀 더 표적화되고 특정한 수준으로 이동하며, 제안된 프로그램에 관련된 지역사회 자원에 대한 사정을 포함하고, 프로그램을 수행하며, 프로그램이 추구한 효과를 일으켰는지에 대하여 평가하는 것으로 마무리한다. 단계들에 대한 설명은 다음과 같다.

1단계: 사회적인 맥락과 상황에 대한 분석

이것은 사정의 수준에서 가장 큰 범위이며, 공중보건 분야의 프로젝트 수행 시 항상 경험하는 것은 아니다. 이 단계의 일반적인 목적은 건강 문제에 대해서 이해하고자 할 때 더 큰 범위인 지역사회의 맥락에 적합하도록 유도하기 위함이다. 또한 지역사회에서 가장 중요한 건강 문제들을 파악하는 방법으로 활용되기도 한다. 이 단계에 있어서의 기본적인 질문은 다음과 같다.

- 지역사회에서 발생하는 문제와 건강 문제가 어떠한 연관성을 가지는가?
- 지역사회는 어떠한 문제나 쟁점에 대해서 자원 배분과 집중의 우선순위를 두어야 하는가?

실제로는 이 첫 번째 사정 단계의 일부를 다른 단계와 함께 수행할 수는 있으나, 완전한 형태로 수행하기는 어려울 것이다. 만약 수행하는 경우, 특정한 프로젝트에 대한 자금 지원을 받기 전에 이루어져야 한다. 일반적으로 연구자가 거론하고자 하는 건강 문제는 이미 정부나 지역사회, 혹은 사유의(재단의) 자금 지원을 통해 정의되었을 수 있다. 이것은 연구자가 단체나 기관의 우선권에 의한 프로그램을 수행하게 되거나, 중요하다고 인지한 건강 문제에 대하여 자금 지원 프로그램을 제공하는 단체를 찾아야 함을 의미한다.

사회적 사정 과정을 이해하기 위해서 미국의 동북지역에 위치하는 가상의 지역사회를 가정해 보자. 또한, 이 지역사회를 노스 힐 카운티(North Hill County)라고 부르기로 하자. '노스 힐 카운티'는 과거 20년 동안 '러스트 벨트'(rust belt, 미국 북부의 사양화된 공업 지대)의 많은 지역들이 그렇듯 주요 산업의 쇠퇴와 함께 지역 경제가 붕괴되어 심각한 경제적 하락을 경험하였고, 높은 실업률과 경제 자원의 고갈이 일어났다. 다른 건강 문제들과 함께 이 지역은 높은 알코올 남용과 이와 관련되거나 **동반**되는 상황들, 간 질환이나 음주 사고 등을 겪게 되었다. 이러한 건강 문제들을 그 문제 자체로 볼 수도 있을 것이며, 최근의 상황의 맥락을 통해 이해할 수도 있을 것이다. 후자의 접근은 사회적 측면의 사정을 포함해야 할 것이며, 다음과 같은 질문들이 필요할 것이다.

- 노스 힐 카운티의 건강 문제들과 관련된 **삶의 질** 관련 이슈는 무엇이 있을까?
- 좀 더 명확하게 하면, 알코올 남용과 관련된 삶의 질 관련 이슈는 무엇일까?
- 알코올 남용이 실업과 관련이 있을까? 다시 말하면, 알코올 남용 문제를 가진 사람들은 실업 상태에 있을까? 공공

표 8–1 사회적 사정에 대한 요약(1단계)

정의	정보의 수집	시사점
삶의 질, 하나 또는 그 이상의 건강 문제에 대한 사회적 요인 상황(환경) 내 건강 문제들의 순위와 위치	사회적 지표[취업률, 건강 서비스(교육, 안전, 주거, 여가 시설 등)에의 가용성 등]	• 생태학적 관점에서, 사회적 사정은 건강과 다른 요인들 간의 상호작용에 대한 개요뿐만 아니라 프로그램 제공 시 기대 가능한 사회적/삶의 질 관련 결과에 대한 범위 • 지역사회 내 특정 건강 이슈에 대한 중요성의 시사점 제공

서비스의 부족(자원 부족으로 인한)이 또 다른 요인이 될 수 있다. 또한, 아마 젊은 연령층에서는 그들의 미래에 대해 깊이 생각하지 않았거나, 단지 무언가를 해야 하는지 몰라서일 수도 있다.

이러한 알코올 남용이 문제라고 파악했다면, 더 큰 범위의 맥락과 분리하여 생각할 수 없을 것이다. 그렇다면, 알코올 남용을 위한 프로그램을 개발하고자 할 때 무엇을 생각해야 할까?

1단계는 표 8–1에 요약되어 있다.

2단계: 역학적 사정

본 사정 단계는 사회적 사정보다 더 구체적이며, 보통 계획 단계에서 실제적으로 시작하는 경우가 많다. 역학적 사정 단계에서의 목표는 건강 문제의 본질과 규모, 어떤 집단이 영향을 받는지, 그리고 경향은 어떠한지를 파악하기 위함이다. 이 과정은 적용 가능한 이론에 대한 결정에 선행하여 알아야 할 정보—어떠한 건강 조건을 다루어야 할 경우나 특정한 집단을 표적으로 할 경우에 **표적 집단**을 좁히는 데 도움을 준다. 이러한 종류의 정보는 지역 단위의 공공보건국이나 미 질병 통제 예방센터(the Centers for Disease Control and Prevention, CDC) 등에서 수집한 국가 자료를 통해 수집 가능하다. 예를 들어, 지역 자료에서 여성의 흡연과 관련된 암 유병률이 높다는 데이터와 어린 아이들에게서 평균 이상의 호흡기 문제 보고율(담배연기와 관련된)이 보고되었다면, 세 집단을 표적으로 건강증진 프로그램을 계획할 수 있다.

- 일반 여성, 특별히 흡연 여성
- 흡연하는 어머니, 자녀들이 간접흡연에 노출됨
- 흡연하는 가족 구성원이 있는 가정의 아이들

여기 역학적 중재를 수행하기 위해 이해해야 하는 몇 가지 지식이 있다.

- **이환율**: 질병의 발생 및 유병에 대한 자료
- **사망률**: 질병 및 다른 원인으로 인한 사망에 대한 자료
- **동반 이환**: 몇몇 건강 상태들은 서로 관련되어 있거나 동반된다. 예를 들어 비만은 당뇨의 위험 요인이므로, 비만과 당뇨는 동반된다.
- **발생률**: 새로운 사례, 질병이나 건강 문제에 대한 최근의 발표율. 만약 질병이나 건강 문제가 증가하거나 감소하

표 8-2 역학적 사정에 대한 요약(2단계)

정의	정보의 수집	시사점
건강 수준에 대한 유병/발생, 동반이환, 그리고 영향하는 인구 집단의 사정	공공보건 및 타 관련 출처(건강 이슈에 따른 학교, 응급구조시설, 경찰서 등)를 통한 지역의 감시 자료	건강 문제, 문제, 형태와 경향, 영향 인구 집단 등에 대한 본질과 범위

는 과정에 있다면, 이는 유병률보다 낮거나 높을 수 있다.

- **유병률**: 인구 집단에서 질병이나 건강 문제 사례에 대한 비율. 특정 지역이나 인구에서의 문제 분포

표 8-2는 2단계를 요약하여 보여준다.

3단계: 행동적/환경적 사정

이 단계에서 연구자는 프로그램의 주요 표적이 되는 대상자에 대한 좋은 아이디어를 얻을 수 있다. 하지만 만약 그렇지 않다고 하더라도, 어떠한 방법으로 대상자를 다룰 수 있는지를 알려준다. 이를 위해서 건강 문제의 확산을 유발하거나 기여하는 요인에 대한 더 나은 아이디어가 필요하다. **행동적/환경적 사정**인 세 번째 사정 단계는 위험 요인에 대한 확인부터 시작해야 한다. 이러한 위험 요인들 중 일부는 행동적이고 다른 것은 환경적일 것이다. 이에 대한 특성은 다음과 같은 방법으로 요약할 수 있다.

- 행동적 위험 요인은 내부적 혹은 개인과 관련된 것이라고 생각하라. 이것은 행동에 대한 것이다.
- 환경적 위험 요인은 외부적인 것이라고 생각하라. 조건 또는 상황들, 예를 들면 식수원의 상류에 있는 공장이 주변에 거주하는 사람들의 식수를 오염시킬 수 있다.

앞서 제시했던 간단한 예를 사용해보자. **음주**는 간 질환(예: 간경화)과 노스 힐 카운티의 음주운전과 관련된 행동적 위험 요인이며, 흡연은 여성의 암과 관련된 건강 문제와 아이들의 호흡기 문제와 관련된 행동적 위험 요인이다. 여기에는 환경적인 위험 요인들도 존재할 수 있다. 예를 들면 노스 힐 카운티의 도로들이 좁고, 가시성이 좋지 않고, 야간 조명이 좋지 않을 경우이다.

우리는 어떻게 행동적이거나 환경적인 위험 요인들을 찾아낼 수 있을까? 이것은 공공보건기관에서 역학적인 정보를 얻는 것만큼 쉽지는 않다. 행동적이고 환경적인 위험 요인의 데이터는 자주 수집되거나 보존되지 않는다. 그러나 수집된 자료는 꽤 유용할 수 있다. CDC는 행동적 위험 요인 조사를 통해 지역의 성인과 청소년들에 대한 광범위한 위험 행동에 대한 자료를 수집하였다. 이 자료는 CDC를 통해 수집 가능하며, 연구자가 대상으로 하는 지역사회에 대한 정보를 포함할 수 있다. 미(美) 국립 보건 통계센터(The National Center for Health Statistics, NCHS)는 식이, 흡연 및 운동 등에 대한 행동적 위험 요인을 포함하는 다양한 조사들의 자국 내 데이터를 보유하고 있다. 약물 남용(음주와 흡연을 포함하는)에 대한 전국 거주자 조사는 미국 내 거주자 표본에 대하여 조사되었으며, 이 데이터는 미 약물 남용 및 정신건강청(the Substance Abuse and Mental Health Services Administration, SAMHSA)의 정기 발간 보고서를 통해 수집할 수 있다. 또한 미래 예측

표 8–3 행동적/환경적 사정에 대한 요약(3단계)

정의	정보의 수집	시사점
역학적 자료를 통하여 파악되었거나 유추된 건강 상태에 관련된 행동적/환경적 위험 요인의 사정	• 지역조사, 포커스 그룹, 공공보건자료, 학교, 지역사회 집단, 산업체 관련 자료 등 • 환경단체, 공공보건기관, 직업건강기관 및 협회 등을 통한 환경 위험 평가자료	파악된 건강 문제들에 대한 중재에 있어 목표 대상으로 두어야 하는 행동적이며 환경적인 조건

정기 조사(미 약물 오남용 관리청, the National Institute on Drug Abuse, NIDA의 지원을 받음)를 통해 학생들과 청년층에 대한 이차적 유사 자료를 수집할 수 있다. 국제보건기구(The World Health Organization, WHO)와 UN 산하의 여러 기관들은 예를 들면 HIV/AIDS와 같은 국제적인 건강 문제들에 대한 행동적인 측면의 정보(HIV/AID 전염 형태)도 수집한다. 지역의 수준에서, 국가와 주(州) 정부는 행동적 위험 요인에 대한 조사를 수행하고 정보를 모을 수 있다. 직업 건강과 안전 기관, 환경 기관과 회사, 그리고 심지어는 공공 주거를 위한 기관에서도 환경적 위험에 대한 자료를 보유하고 있을 수 있다.

이 단계에 대한 설명은 표 8–3에 요약되어 있다.

4단계: 교육적/생태적 사정

역학적 사정을 통해 건강 상태에 영향하는 것으로 밝혀진 행동적/환경적 위험 요인 파악 후 다음 단계는 조금 더 '원인적인 수준'으로 돌아가는 것과 이러한 위험에 기여하는 요인들을 밝혀내는 것이다. 이러한 요인들은 본 책에서 다룰 이론적 이슈들(태도, 의사 결정 과정, 사회적이며 문화적인 영향, 동일 수준 혹은 광의의 사회적이며 경제적 요인들)과 관련되어 있다.

앞서 제시한 예 중 하나를 사용해보자. 우리는 다음과 같은 질문을 던질 수 있다. 어떠한 종류의 태도, 믿음, 그리고 사회적 보장이 노스 힐 카운티의 알코올 남용을 조장하는지 파악하였으리라 생각되나, 이것은 매우 복잡할 수 있다. 청소년 알코올 남용에 대해서 생각해 보았을 때 해당 지역에서 일자리를 얻기가 쉽지 않다고 가정하면, 젊은 연령층은 지역을 떠나거나 어떠한 사회적 역할을 얻고자 노력할 수 있다. 그들이 사회적 역할을 취하는 방법 중 하나는 음주 후 반사회적 행위를 하고 그것을 미화시키는 것이다. 이것은 하나의 사회적 행동이라고 할 수 있다. 그 이유는 이러한 행동의 과정에 연루되는 다양한 사람들이 존재하기 때문이다. 그들은 사회에 반하는 행동을 하는 사람을 정당화하는 사람들일 것이다. 그러므로 **공유**된 태도와 믿음이 포함되게 된다. 위의 상황에 대한 네 번째 단계의 사정 수행 시에는 이러한 믿음과 태도에 대하여 이해하려는 시도가 포함되어야 하며, 사회적으로 용인되는 알코올 남용(행동)의 기능을 포함해야 한다. 이러한 사정을 통해 이론의 선택과 개인의 태도와 그것을 지지하는 사회적 시스템의 변화를 목표로 하는 건강증진 활동을 개발하는 것에 중요한 방향성을 제공할 수 있다.

물론, 알코올 남용은 단지 권태로움에 의한 것일 수도 있다! 하지만 이러한 정보들은 음주와 관련된 태도를 이해하는 데 유용할 것이다.

그린과 크루터는 그들의 건강증진 계획에 대한 저서[1]에서 교육적/생태적 사정의 4단계에서 나타나는 정보들을 다음과 같이 조직화하였다.

- **소인적 요인**(Predisposing factors): 인구 집단의 지식, 태도, 믿음, 가치, 인식, 유전적 소인 등
- **행동가능 요인**(Enabling factors): 기술, 자원 및 추구하는 행동 변화를 방해하거나 또는 지지하는 장애 요인들
- **강화 요인**(Reinforcing factors): 추구하는 행동의 채택되었을 때 인구 집단에게 주어진 보상(예를 들면 안전운전에 대한 보험료 감면을 받았는지?) 또는 인구 집단이 불건강한 음주 관련 행동을 하게 되었을 때 주어질 수 있는 보상에는 어떠한 것이 있는지?

노스 힐 카운티의 예를 들면, **소인적 요인**은 음주에 대한 지식이나 인식, 가치와 태도로 볼 수 있다. **행동가능 요인**은 주류에 대한 쉬운 접근성이나 음주운전에 대한 우려의 부족, 음주운전과 과다 음주의 위험성에 대한 정보 제공의 부족을 들 수 있다. **강화 요인**(알코올 남용의 감소를 위한)은 제한적 고용시장에서 음주운전의 기록이 없는 사람들에 대한 우선적 고용정책을 생각해 볼 수 있다.

질문: 이 사정의 단계에서 제기될 수 있는 이론이나 접근에는 어떠한 것이 있을까?

- 음주와 그 위험에 대한 사회적 규범(또래집단과 같은 특정한 조직 내)과 태도
- 음주와 금주에 영향을 미치는 문화적 관행과 믿음
- 음주 또는 금주와 관련된 기술
- 주류에 대한 접근 가능성
- 건강 정보에 대한 프로그램의 부족

본 사정의 단계에서 필요한 정보들은 어떻게 얻을 수 있을까? 이 단계에 필요한 자료 중에서 비교적 손쉽게 얻을 수 있는 자료들은 행동적 혹은 환경적 위험에 대한 자료보다는 한정적일지 모른다. 아마 연구자의 연구 대상 집단이나 유사 집단에서 수행된 특별한 연구들을 파악해야 할 수 있다(예: 지역 내 병원의 지원으로 이루어진 연구나 박사학위 논문 등). 국제적 인구 집단의 경우, 이러한 정보들은 NGO(비정부기구)를 통해 수집 가능하다. 행동적/환경적 자료들의 출처의 일부는 예를 들어 CDC(미국 질병관리본부)에서 수행한 행동적 위험 요인 조사를 통해 수집되기도 한다. 그러나 또 다른 PRECEDE-PROCEED 사정 단계에 있어서 연구자 스스로가 직접 자료를 수집해야 할 수 있다.

이 단계는 표 8-4에 요약되어 있다.

표 8-4 교육적/생태적 사정에 대한 요약(4단계)

정의	정보의 수집	시사점
• 행동적이며 환경적인 위험 요인들에 기여하는 태도, 지식, 사회적 규범, 사회적·지역사회 기관의 형태 등 유사한 요인들에 대한 사정 • 소인적, 행동가능, 강화 요인으로 구분	• 지역조사, 포커스 그룹, 공공보건, 지역 내 연구기관(대학, 사립연구조직 등)의 자료, NGOs, 학교, 산업체 등의 자료 • 연구자 스스로 이러한 자료를 수집해야 할 수 있음	• 대상자의 행동에 영향을 주기 위하여 태도, 규범, 사회적 지지체계 및 관련 요인들에 대하여 먼저 다루어야 할 수 있음 • 이러한 사정 과정은 이들 중 일부의 파악을 도움

5단계: 행정적 / 정책적 사정

지금부터 연구자는 관련 그림을 개발하거나, 건강 변화에 영향을 미치는 개인, 사회, 환경 및 행동적 요인을 연결하는 '논리적 모형' 틀 개발을 시작하게 될 수 있다. 이것은 향후 중재 요소에 포함되는 요소들을 결정하는 가이드가 된다. 이 단계의 사정은 좀 더 현실적이다. 선행 단계를 통해 밝혀낸 몇 가지 주요 요소가 포함된 중재 프로그램을 설계한 후, 독자는 여전히 실제 현장에서의 적용에 어려움을 느낄 것이다. 실제적 적용을 위해서 지역사회 내 조직, 위원회, 프로젝트 팀, 지역 정부 등의 활용 가능한 자원들, 장애물이나 이용 가능한 자산 등에 대한 파악이 필요할 것이다. 또한 인력, 장비, 시설, 자금 등에 대한 파악도 필요하다. 이것들을 모두 망라한 것이 바로 다섯 번째 단계인 행정 및 정책적 사정이다.

다시 한 번 노스 힐 카운티를 생각해 보자. 네 번째 사정단계에서, 주류에 대한 쉬운 접근성과 음주운전의 위험에 대한 지각 부족을 행동가능 요인(enabling factor)으로 밝혀냈다. 다음의 시나리오를 고려해보자. 첫 번째 단계의 사정을 통해 일반적인 사회경제적 조건들, 즉 주류 판매 업소들이 영업 위기를 극복하기 위해 과도한 영업을 하고 있음이 파악되었다. 지역 의회가 주류 판매 업소들이 음주와 음주운전에 대한 법적 책임을 담은 법을 통과시키려고 시도하였으나 지역 주류 판매 협회는 이것을 저지하였고, 이러한 정책이 그들의 사업에 어려움을 줄 것임을 주장하였다. 이러한 상황의 예는 중재 적용 시 발생되는 정치적/정책적 장애로 볼 수 있다. 그러므로 이러한 장애 발생 시 그 영향을 상쇄하거나, 지원을 제공 받을 수 있는 지역사회 내 자원을 파악하는 것이 필요하다. 몇 가지 고려를 통하여 지역 내 차량 판매업자들과 함께 음주운전 기록이 없는(driving under the influence, DUI-free) 운전자들에게 차량 판매 시 금리를 인하해 주는 등의 전략을 세울 수도 있다. 이러한 상황에서 차량 판매업자들은 지역사회 내 자원이 될 수 있다.

이 밖에 고려해야 할 또 다른 사정의 내용은 프로젝트의 자금과 자원들에 대한 것이다. 만약 프로젝트에 필요한 자금의 수급이 크지 않다면, 어떠한 자원들이 활용될 수 있는지 생각해 보자. 지역의 대학이나 자원봉사 단체들의 도움을 받을 수 있다. 또한 자원 제공이나 인쇄 작업 등을 지원해 줄 사업체들의 도움을 받을 수도 있다.

질문: 이 사정의 단계에서 제기될 수 있는 이론이나 접근법에는 어떠한 것이 있을까?

- 중재의 정책이나 규범의 과정
- 조직 또는 지역사회 구조와의 조화
- 자금
- 주제에 대한 대중과 지역사회의 참여

이 단계는 표 8-5에 요약되어 있다.

표 8-5 행정적/정책적 사정에 대한 요약(5단계)

정의	정보의 수집	시사점
건강증진 프로그램의 개발 및 중재를 지원하는 행정, 조직 및 정책적 자원	지역사회의 리더 및 포커스 그룹, 비영리 부문 및 대학 등의 조사	프로그램 시행의 현실적 세부 요소

6단계: 중재

이 단계는 긴 설명을 필요로 하지 않는다. 기본적으로 중재 개발을 위한 사정 단계 이후 프로그램을 적용하는 것을 뜻한다. 즉, 'PROCEED'가 의미하는 것을 뜻한다.

다음을 상기하자. 최근의 건강증진 프로그램은 지역사회의 상황에 적절한 **근거 기반**의 프로그램 또는 **모델 기반**의 프로그램을 요구한다. 다시 말하면, 이전에 개발되어 유사 대상 집단이나 상황에 지속적인 효과를 보이는 프로그램들을 사정 과정을 통해 발견할 수 있다. 만약 그렇다면 새로운 독자적 프로그램을 개발하는 것보다 이미 개발된 프로그램을 활용하는 것이 더 바람직할 수 있다.

7~9단계: 평가

PRECEDE-PROCEED 계획 접근법의 가장 마지막 세 가지의 단계는 **평가**를 포함하며, 이것은 건강증진 프로그램이 의도한 효과를 나타내는지를 판단하기 위한 자료의 수집 과정을 말한다. 이것은 프로그램의 적용에 있어 매우 중요한 부분이며, 그 이유는 목표의 실현 여부에 대한 가장 간단한 답을 제공하기 때문이다. 추가적으로, 재원에는 한계가 있으므로 프로그램은 그 효과를 설명하여 성공적인 중재 프로그램에 자본의 투자가 이루어졌다는 증거를 보여야 한다. 만약 프로그램이 효과가 있다 하더라도 그것을 보여줄 자료가 없다면 (1) 지속적인 자금 지원을 받지 못할 수 있으며, (2) 프로그램을 활용하고자 하는 다른 지역사회에서 중재의 적용 시 필요한 증거가 부족할 수 있고, (3) 특정 건강 문제에 대한 혁신적인 접근을 하고자 할 때, 관련 분야에서 충분한 관심을 받지 못할 수 있다.

이와 같은 '외부적 역할'에 덧붙여 평가는 내부적으로도 프로그램이 잘 운영되었는지, 혹은 잘 운영되지 않았다면 그 원인은 무엇인지 등에 대한 정보를 제공하는 매우 중요한 방법이다. 이러한 정보를 바탕으로 프로그램 수정을 통해 결과를 개선할 수 있다.

기본적으로 세 가지 평가 방법이 있는데 이들은 각각 PRECEDE-PROCEED의 7~9단계에 상응한다. 때로 이러한 평가 방식은 다른 이름으로 인용되기도 하나 기본적인 아이디어는 같다. 다음은 이것에 대한 간단한 정리이다.

과정 평가(7단계): 이것은 프로그램 중재 수행에 대한 사정이다. 계획된 중재의 요소들을 모두 수행하였는가? 만약 프로그램 중재 전략 중 안내책자를 개발하는 계획을 세웠다면, 그것을 개발하였는가? 그것을 배부하였는가? 몇 명에게? 프로그램이 적용될 수 있는 인구 집단에게 배부되었는가? 혹은 그것이 웹사이트를 통해 게시되었다면 몇 번의 조회수가 기록되었고, 웹페이지의 사용 형태는 어떠한가? 과정 평가의 단계에서 수집되는 자료들은 추적 기록, 즉 무엇을 수행했는지에 대한 정보들을 포함하게 된다. 이러한 자료들은 추적의 목적에 매우 유용하며, 프로그램이 '얼마나' 중재의 결과를 이끌어 내었는지 사정하는 것에도 도움을 준다.

결과 평가(8단계)**: 이 단계는 프로그램의 단기 효과, 즉 1~2년 정도의 기간에 발생하는 효과를 평가하는 것이다. 물론 어떠한 건강증진 중재 프로그램의 궁극적 목적은 질병이나 불건강 상태의 감소(2단계의 사정에서 밝혀진 역학적 측면의 변화)이며, 지역사회의 삶의 질 향상을 추구한다. 그러나 이러한 변화는 대개 단시간에 일어나지 않으며, 1~2년 정도의 기간에도 일어나기 힘들다. 그러므로 대개 단기간 혹은 중기에 걸친 변화는 건강 수준 그 자체의 변화를 보는 경우가 많다. 이들은 지식의 변화, 정책이나 관습의 변화, 지역사회의 인식과 구조 등의 변화를 말하며, 때로는 세 번째 혹은 네 번째 단계의 사정과 관련된 대중들의 의료 시스템을 이용하는 방식 변

** 결과 평가와 영향 평가의 용어의 기술이 본 원서의 1판(2007)에서 정의된 바와 같이 변동되었음을 밝힌다. 이는 현재의 보편적인 용어 사용에 따라 이루어졌으며, 단기 평가 및 장기 평가에 대한 기본적인 전제는 변하지 않았다.

화를 뜻하기도 한다.

단기 효과를 사정하기 위해서, 중재를 적용하기 전에 변화될 것으로 예상되는 요인들에 대한 정보 수집이 필요하며, 이러한 정보를 지속적으로 추적하여 수집해야 한다.

영향 평가(9단계): 이 단계는 프로그램의 장기적인 효과를 사정하는 것을 말하며, 즉 수년의 기간 내에 발생할 수 있는 효과들을 뜻한다. 단기 평가에서 기대하는 효과와는 달리 **영향**은 건강 상태 자체의 변화, 삶의 질 지표, 의미 있는 건강행동, 이용 형태 혹은 정책과 시스템 변화를 의미한다. 이러한 요소들은 주로 첫 번째와 두 번째 단계의 사정(또는 세 번째 단계)에서 밝혀진 것들이다. 많은 건강증진 프로그램들은 장기간의 변화를 보기에는 충분하지 않은 자금으로 운용되는 경우가 많으며, 장기간의 변화를 추적하기 위해서는 분리된 각각의 연구를 통해 수년간의 추적을 시도하기도 한다.

장기간의 영향을 사정하기 위해 중재를 적용하기 전에 변화될 것으로 예상되는 요인들에 대한 정보 수집이 필요하며, 이러한 정보를 장기간에 걸쳐 지속적으로 추적하여 수집해야 한다. 이것은 **종단적 연구**(longitudinal study)라고 한다.

또 다른 일반적인 형태의 평가로 **형성**(formative) **평가와 총괄**(summative) **평가** 등이 있다. 형성 평가는 프로그램 개발에 활용되며, 총괄 평가는 평가 자료에 대한 광범위하고 심층적인 결론을 내리는 데 활용된다. 또한 이 밖의 몇몇의 평가를 통해 특정 프로그램의 **경제성**을 평가하기도 한다.

위험 및 보호 요인 계획 모형

위험 및 보호 요인 모형은 또 다른 예이다. 이것은 많은 연방 정부 기관***에서 HIV/AIDS, 청소년 임신 등 성(性) 관련 문제, 흡연, 음주 및 약물 사용, 폭력 등을 포함하는 청소년 건강 위해 행동와 건강증진과 관련된 중재의 계획 및 재원 모금에 널리 사용되고 있다. 이는 PRECEDE-PROCEED와 일정 부분에서는 차이점이 있으나 기본적인 아이디어는 유사하다. 이 모형에는 세 가지의 기본적인 단계인 사정, 중재 및 평가 단계가 있다. 가장 중요한 차이점은 본 모형은 **이론 기반**의 계획 모형으로서 특정 건강 위해 행동을 변화 대상으로 본다는 것이다. 본 모형은 아래와 같은 건강 위해 행동 관련 요인들에 대한 연구들의 통합을 바탕으로 개발되었다.

위험 요인 계획 모형은 젊은 연령층의 **위험 행동**에 대한 전조 및 예측 변수들의 모음이다. 그리고 다음의 예들을 포함한다.

- 아동 발달 문제, 부모-자녀 상호작용, 가족 갈등과 학대[3-5]
- 지역사회 빈곤[6-8]
- 폭력 피해 혹은 폭력의 목격[9-11]
- 긍정적 롤 모델의 부재[12]
- 개인적 인격 특성, 정서 상태 및 행동 기술의 차이[13-16]

위험 행동에 대한 연구의 대부분은 다양한 원인, 누적된 노출, 그리고 청소년의 발달 과정에 영향하는 개인, 가족, 지역사회의 위험 요인 간의 상호작용을 지적하고 있다. 즉 위험 요인들의 망(web)이 존재한다고 할 수 있다.

호킨스(Hawkins), 카탈라노(Catalano)와 그들의 동료들은[17-19] PRECEDE-PROCEED와 같이 널리 사용되며, 포괄적인 접근을 위해 다양한 위험/보호 요인에 대한 다수의 연구들을 통

*** 예를 들면, 보건사회복지부(the Department of Health and Human Services) 산하(e.g., SAMHSA, CDC) 그리고 사법부(Department of Justice)의 청소년 치안 및 범죄 예방국(the Office of Juvenile Justice and Delinquency Prevention) 등이 그것이다.

합하였다. 요약하면 이 모형은 청소년들의 위험 행동(폭력, 비행, 약물 남용, 학교 중퇴 및 HIV/AIDS 위험 행동 등) 관여 가능성을 증가시키거나 감소시키는 청소년 발달 단계에 대한 요인(영향력)의 알고리즘을 설계한다. **위험 요인**은 위험 행동들의 가능성을 증가시키는 반면 **보호 요인**은 감소시킨다. 그러므로 이 모형에 요약되어 있는 과정은 투입과 산출의 '상자'와 같다. 많은 위험 요인과 상대적으로 적은 보호 요인들을 넣으면 건강 위험 행동 발생의 결과를 얻을 가능성이 높아질 것이다. 반대로 적은 위험 행동과 많은 보호 요인을 넣으면, 건강 위험 행동 발생의 결과를 얻을 가능성이 작아진다.

호킨스와 카탈라노의 모형에서, 위험 요인은 다음과 같은 영역으로 구분된다.

- **개인적 영역**: 생물학적, 심리적 기질, 태도, 가치, 지식, 기술, 문제 행동
- **대인적 영역**: 표준, 활동, 특정 동료 그룹에 대한 애착
- **가족 영역**: 가족 기능, 관리, 유대감, 학대/폭력
- **학교 영역**: 학교에 대한 유대감, 학교 분위기, 정책, 수행
- **지역사회 영역**: 유대감, 표준, 자원, 빈곤 수준, 범죄율, 지각/집결력
- (때때로) **사회/환경적 영역**: 표준, 정책 및 허가

본 모형에 반영된 보호 요인은 충분히 구체화되지는 않았으며, 위험 요인의 영역보다는 작으나, 유사한 영역으로 구분된다.

- **개인적 영역**: 성별, 지능, 기질
- **사회적 유대감**: 애착/긍정적 순응, 친사회적 개인과 조직
- **건강 신념과 행동에 대한 명확한 기준**: 가족, 학교, 지역사회 내

표 8-6 위험 및 보호 요인 영역

위험 요인
개인
동료
가족
학교
지역사회
사회/환경

보호 요인
개인
사회적 유대감
건강 신념 및 행동에 대한 명확한 기준

표 8-6은 이러한 위험 및 보호 요인 영역을 요약하고 있다.

그러나 위험 요인에 노출되는 청소년 중 모두가 위험 행동에 포함되는 것은 아니다.[18,19] 그들 중 다수가 그들은 위험 요인들을 **상쇄**해 주거나 **대응**하는 다양한 보호 요인들 속에서 살고 있다고 말한다. 많은 연구와 프로그램이 **회복력**이라는 일반적 용어로 표현되는 이러한 측면에 초점을 맞추고 있다.[20-23]

실제로, 최근의 경향은 회복력을 지지하거나 보호 요인들을 강화하는 프로그램의 개발로 변화하는 추세이다.[24-27]

일반적으로 하나 이상의 영역에서의 개인과 위험/보호 요인들 간의 복합적이고 유동적인 상관관계는 영향 망(web)으로 비유되고 있으며, 이는 최근 공중보건 및 건강 분야에서 널리 받아들여지고 있는 브론펜브레너의 **생태학적** 관점[28]에서 기인한다.[1]

이러한 접근이 청소년과 젊은 연령층 대상의 건강증진 프로그램의 계획, 수행 그리고 평가에 어떻게 활용되는가? 우리가 PRECEDE-PROCEED에서 논의했던 것과 유사한 방법으로, 활용의 몇 가지 단계가 존재한다.

1단계: 사정

지역사회가 청소년의 특정한 건강 문제, 예를 들어 폭력과 음주/약물 사용에 대해 다루기를 원한다고 가정하자. 본 접근법을 활용하여 기관, 위원회 또는 관련 부서들이 폭력과 약물 남용 문제에 영향하는 핵심적인 위험 요인과 보호 요인에 대한 정보를 수집할 것이다. 다음을 제시한다고 가정하자.

- 개인의 영역에서, 폭력에 대한 태도는 또래집단 사이에서 **명성**을 얻고자 하는 수단의 하나로 고려된다.
- 지역사회의 영역에서, 무기류에 대한 쉬운 접근과 높은 범죄율
- 학교의 영역에서, 조직적이지 못한 폭력 예방/방지 정책의 시행
- 청소년의 긍정적 사회 참여에 대한 지역사회 내 기회 부족

관련 기관들은 적어도 하나 이상의 보호 요인을 제시할 것이다. 많은 자원봉사 단체 및 사회단체들이 지역사회의 청소년을 돕는 데 협조할 것이다.

이러한 모든 정보는 CDC의 청소년 위험 행동 조사(CDC Youth Risk Behavior Survey) 등을 통해 얻을 수 있으며, 경찰청을 통한 폭력에 대한 데이터와 학교를 통해 수집 가능하다.

질문: 위 단계에서 제기될 수 있는 이론이나 접근에는 어떠한 것이 있을까?

- 폭력에 대한 사회적 규범이나 태도
- 지역사회 내 무기류에 대한 쉬운 접근성
- 학교 내 폭력 예방/방지 정책의 순응도 부족
- 지역사회 자원 활용에 대한 요구

2단계: 수행

위험 요인 사정에 근거하여, (1) 위험 요인을 목표로 하는 프로그램 개발, 또는 (2) 유사한 위험 요인을 목표로 개발되어 활용되었던 기존 '근거 기반' 프로그램의 도입을 시도할 수 있다. 위험 및 보호 요인 모형에서는 모델 프로그램의 파악과 대중들에서의 정보 수집을 위해 개발된 기존 시스템이 있으며, 프로그램에는 파악된 위험 요인을 다루는 몇 가지 요소가 있다.

- 학교나 지역사회 내 폭력에 대한 태도를 조명한 미디어 활용 캠페인
- 무기류 금지법에 대한 강력한 옹호 활동
- 지역사회 성인 자원봉사자들을 활용한 학교 내 감독 관리 인원 증원
- 방과 후 시간을 활용한 청소년 지역사회 활동 참여 도모를 위한 캠페인

이를 바탕으로, 관련 기관은 프로그램의 수행 및 적용을 결정하게 된다.

질문: 2단계에서 제시된 목록을 바탕으로 제기될 수 있는 이론이나 접근에는 어떠한 것이 있을까?

3단계: 평가

평가는 PRECEDE-PROCEED와 동일한 세 가지 형태인 과정 평가, 결과 평가, 영향 평가를 포함한다. 그러나 본 계획 모형에서는 위험 요인에 대한 프로그램이 효과가 있는지를 판단하거나 파악된 보호 요인에 대한 지지를 제공하는 몇 가지의 유용한 조사 방법과 평가 도구가 도움을 준다. 따라서 과정 평가

는 프로그램의 활동에 대한 기록과 추적을 강조하며, **결과** 평가(단기)는 폭력, 총기류 관련 법과 학교 폭력 정책에 대한 집행, 그리고 긍정적인 청소년 사회 참여를 파악하게 되고, **영향** 평가(장기)는 실제로 청소년 집단에서 폭력에 대한 변화를 일으켰는지를 평가하게 된다.

본 장에서 논의한 두 가지의 모형은 단지 건강증진 프로그램 계획만을 위한 모형은 아니다. 건강증진 프로그램의 계획 과정에서 무엇을 포함할 수 있는지와 이론의 선택과 적용의 방법을 안내한다. 가장 중요한 것은 프로그램의 실제 지역사회의 적용에 대한 적절한 사정-수행-평가 과정이다.

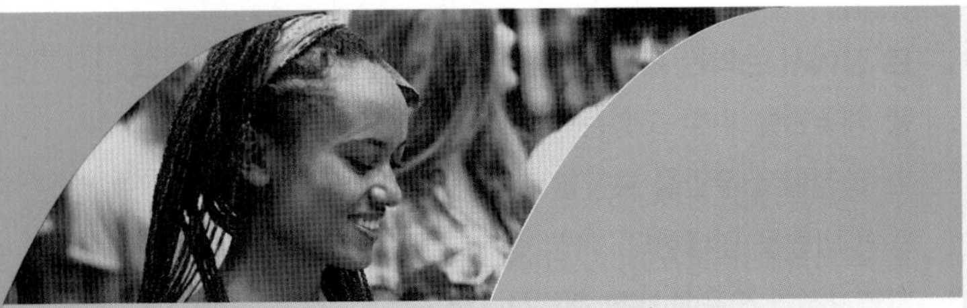

© Poznyakov/Shutterstock, Inc.

생각해 볼 문제

1. 건강증진 프로그램이 '공략할 대상'은 무엇인가?
2. 대부분의 계획 모형이 가지는 세 가지 기본 요소는 무엇인가?
3. 건강증진 프로그램의 개발과 수행에 있어서 사정 과정의 역할은 무엇인가?
4. 건강증진 프로그램을 평가하는 것은 왜 중요한가?
5. 본 장에서 논의된 두 가지 계획 모형의 차이점과 유사점은 무엇인가?

REFERENCES

1. Green LW, Kreuter MW, eds. *Health Promotion Planning: An Educational and Environmental Approach.* 3rd ed. Mountain View, CA: Mayfield; 1999.

2. Green LW, Kreuter MW, Deeds SG, Partridge KB. *Health Education Planning: A Diagnostic Approach.* Mountain View, CA: Mayfield; 1980.

3. Webster-Stratton C. Parent training with low-income families: promoting parental engagement through a collaborative approach. In: Lutzker JR, ed. *Handbook of Child Abuse Research and Treatment.* New York, NY: Plenum; 1997:183–210.

4. Loeber R, Hay DF. Key issues in the development of aggression and violence from childhood to early adulthood. *Ann Rev Psychol.* 1997;48:371–410.

5. Kumpfer KL, Alvarado R, Whiteside HO. Family-based interventions for substance use and misuse prevention. *Subst Use Misuse.* 2003;38(11–13):1759–1787.

6. Brooks-Gunn J, Duncan GJ, Aber JL. *Neighborhood Poverty: Context and Consequences for Children.* Vol. 1. New York, NY: Russell Sage Foundation; 1997.

7. Sampson RJ. The neighborhood context of well-being. *Perspect Biol Med.* 2003;46(3S):S53–64.

8. Lipsey MW, Derzon JH. Predictors of serious delinquency in adolescence and early adulthood: a synthesis of longitudinal research. In: Loeber R, Farrington DP, eds. *Serious and Violent Juvenile Offenders: Risk Factors and Successful Interventions.* Thousand Oaks, CA: Sage Publications; 1998.

9. Bell CC, Jenkins EJ. Community violence and children on Chicago's southside. *Psychiatry.* 1993;56:46–54.

10. Osofsky JD. The effects of exposure to violence on young children. *Am Psychol.* 1995;50:782–788.

11. Osofsky JD, ed. *Children in a Violent Society.* New York, NY: The Guilford Press; 1997.

12. Beier SR, Rosenfeld WD, Spitalny KC, Zansky SM, Bontemp AN. The potential role of an adult mentor in influencing high risk behavior in adolescents. *Ann Pediatr Adolesc Med.* 2000;154(4):327–331.

13. Cicchetti D, Curtis WJ. Multilevel perspectives on pathways to resilient functioning. *Dev Psychopath.* 2007;19(3):627–629.

14. Buckner JC, Mezzacappa E, Beardslee WR. Characteristics of resilient youths living in poverty: the role of self regulatory processes. *Dev Psychopathol.* 2003;15:139–162.

15. Botvin GJ, Griffin KW. Life skills training as a primary prevention approach for adolescent drug abuse and other problem behaviors. *Int J Emerg Ment Health.* 2002;4:41–47.

16. Fergus S, Zimmerman MA. Adolescent resilience: a framework for understanding healthy development in the face of risk. *Annu Rev Public Health.* 2005;26:399–419.

17. Hawkins JD, Catalano RF, Miller JY. Risk and protective factors for alcohol and other drug problems in adolescence and early adulthood: implications for substance abuse prevention. *Psychol Bull.* 1992;112:64–105.

18. Hawkins JD, Herrenkohl TI, Farrington DP, et al. Predictors of youth violence. *Juv Justice Bull.* Washington, DC: Office of Juvenile Justice and Delinquency Prevention; 2000. http://www.safecommunitiestaskforce.org/uploads/6/8/4/6/6846151/predictors_of_youth_violence.pdf. Accessed June 11, 2013.

19. Catalano RF, Hawkins JD. *Risk-Focused Prevention: Using the Social Development Strategy.* Seattle, WA: Developmental Research and Programs; 1995.

20. Pransky J. *Prevention: The Critical Need.* Springfield, MO: Burrell Foundation and Paradigm Press; 1991.

21. Benson P, Galbraith J, Espeland P. *What Kids Need to Succeed.* Minneapolis, MN: Search Institute and Free Spirit; 1994.

22. Search Institute. Developmental assets: an investment in youth. http://www.search-institute.org/research/developmental-assets. Published January 4, 1999. Accessed November 2006.

23. Benard B. *Mentoring: New Study Shows the Power of Relationship to Make a Difference.* Research Report. Berkeley, CA: Resiliency Associates; 1996.

24. Catalano RF. Prevention is a sound public and private investment. *Criminol Public Policy.* 2007;6:377–398.

25. Catalano RF, Berglund ML, Ryan JAM, Lonczak HS, Hawkins JD. Positive youth development in the United States: research findings on evaluations of positive youth development programs. *Ann Am Acad Political Soc Sci.* 2004;591(1):98–124.

26. Jenson JM, Fraser MW. *Social Policy for Children and Families: A Risk and Resilience Perspective.* 2nd ed. Thousand Oaks, CA: Sage Publications; 2006.

27. Lerner RM, Lerner J, Almerigi JB, Theokas C, Phelps E, Gestsdottir S. Positive youth development, participation in community youth development programs, and community contributions of fifth grade adolescents: findings from the first wave of the 4–H study of positive youth development. *J Early Adolescence.* 2005;25:17–71.

28. Bronfenbrenner U. *The Ecology of Human Development.* Cambridge, MA: Harvard University Press; 1979.

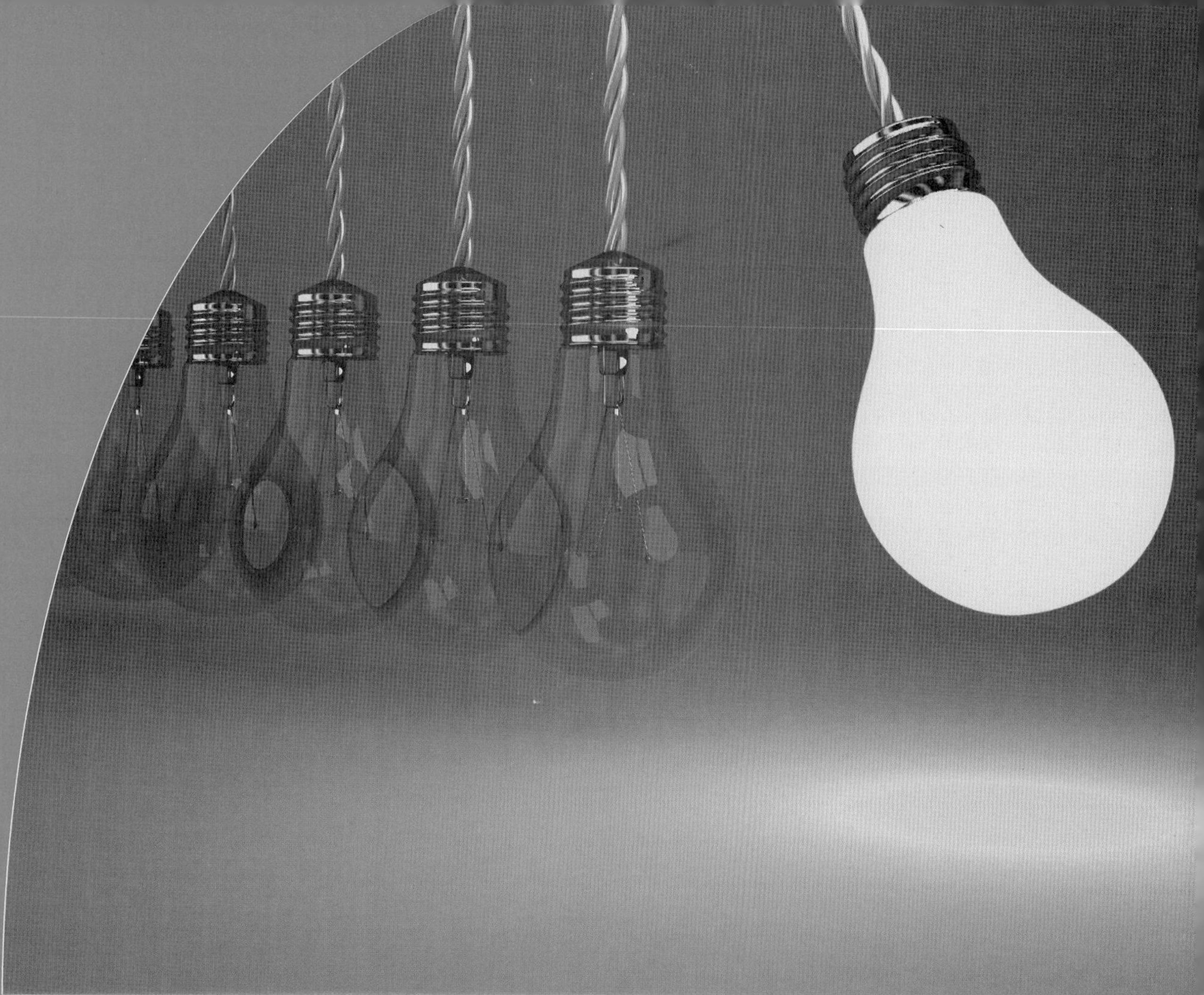

© Fotovika/Shutterstock, Inc.

제 III 부

이론과 실제의 결합

Putting Theory into Practice

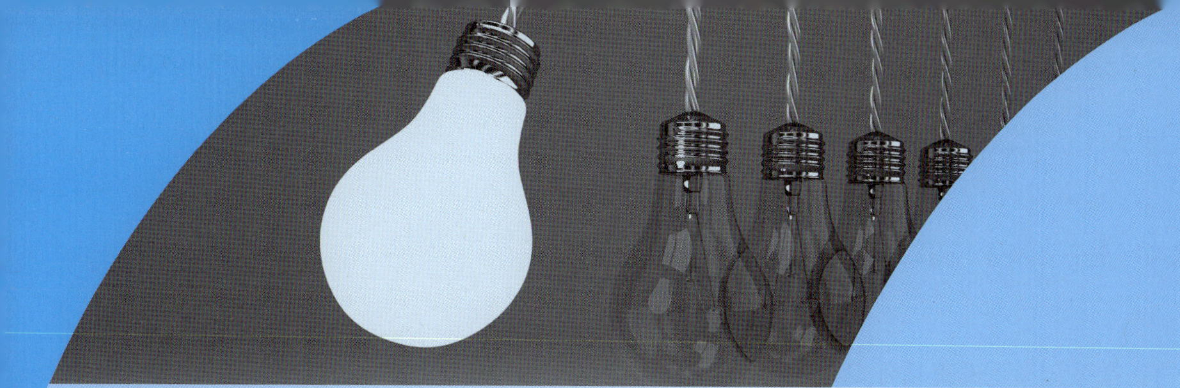

© Poznyakov/Shutterstock, Inc.

제 9 장

건강증진 사업을 위한 지역사회와 인구 집단

Communities and Populations as the Focus for Health Promotion Programs

학습목표

- 지역사회(건강증진) 중재와 지역사회 안에서의 중재 사이의 차이를 이해할 수 있어야 한다.
- 지역사회 특성과 중재와의 상호작용을 이해할 수 있어야 한다.
- 인구 기반 건강증진을 정의할 수 있어야 한다.
- 건강증진 중재에 있어서 맞춤형과 지속 가능성 개념을 이해할 수 있어야 한다.

"행동을 할 때마다 우리는 그 행동을 넘어 우리의 과거, 현재 미래 상태를 살펴보아야 하고, 이 모든 것들의 관계를 들여다봐야 한다. 그렇게 해야 우리는 주의 깊은 사람이 될 수 있다."

—BLAISE PASCAL, *THOUGHTS*, 1669

지역사회(건강증진) 중재, 혹은 지역사회 안에서의 중재?

결국 개인들은 지역사회, 문화, 사회 안에서 살아가야 하기 때문에 중재가 왜 언제나 지역사회의 맥락 안에서 일어나야 하는지 그 이유는 분명하다. 지역사회는 모든 것이 뒤섞이는 도가니이고, 여러 가지 요인들이 상호작용하는 **장소**이다. 지역사회는 대체로 지리적 장소이지만 **가상 지역사회**(virtual communities)라고 부르는 온라인상의 상호작용 집단도 포함될 수 있다. 우리가 다루려고 하는 상황은 지역사회 안에서 일어나고 있고, 그 안에서는 **특정** 개인들의 모임, 사회적 집단, 문화와 규범, 경제적 패턴, 정치 및 자원이 모두 어우러져 유례가 없는, 독특한 상황을 만들어내는 데 일조하고 있다.

우리는 평가 과정을 통해 어떤 건강 문제가 있는지, 어떤 요인들이 있는지, 어떤 사람들을 대상으로 해야 하는지를 알 수 있다. 많은 의사 결정을 내려야 하고, 싸워야 할 많은 대상들 중에서 표적을 골라내야 한다. 결정해야 할 대상 중의 하나는 **규모**(scale)이다. 평가에 기초해 생각해볼 때 지역사회 전체를 표적으로 삼아 광범위한 또는 여러 가지 수준에서의 중재가 더 의미가 있을까? 아니면 더 적은 규모의 환경과 특정 인구 집단을 대상으로 해야 할까? 더 넓은 중재는 **지역사회 중재**(community interventions)라고 부를 수 있고, 더 작은 표적으로 대상으로 한다면 **지역사회 안에서의 중재**(interventions in a community)라고 부를 수 있다. 이 용어들은 의학연구소(Institute of Medicine)가 서로 다른 종류의 중재를 분류하는 방법과 관련이 있다.[1]

- **보편적**(universal) 예방중재는 인구 전체를 대상으로 하는 것이다.
- **선택적**(selective) 예방중재는 특정 건강 문제에 대해 고위험 상태에 있는 개인들이나 집단을 대상으로 한다.
- **필요적**(indicated) 예방중재는 어떤 건강 문제에 대해 복수(複數)의 위험 요인을 갖고 있는 가족, 집단, 개인을 대상으로 한다. 즉, 빈곤, 당뇨병 고위험, 빈약한 영양 등 동시에 발생하는 복수의 요인들을 다루기 위해 여러 가지의 활동과 대응 방법을 조합한 프로그램이다.

지역사회 중재는 변화 자체는 크지 않지만 다수의 사람들에게 영향을 미치는 경향이 있다. 지역사회의 대중매체 중재를 통해 흡연이 3%가 감소했다고 가정하자. 이는 엄청난 감소가 아닌 것처럼 보이지만 지역사회 전체를 놓고 보면 수백 명 또는 수천 명이 실제로 담배를 끊었다는 것을 의미한다. 나쁘지 않은 결과인 것이다.

한편, 어떤 한 가지 건강 문제의 위험에 놓여 있거나 이 위험에 의해 큰 영향을 받는 지역사회의 한 부분에 대해 중재에 초점을 맞추는 것이 더 바람직한 경우도 있다(지역사회 내에서의 중재). 예를 들면, HIV/AIDS 중재는 주사기로 마약을 투약하는 사람들에게 초점을 맞출 수도 있는데 이는 만일 그들이 주사기를 공유하는 경우 감염 위험성이 높아지고, 이들은 다시 다른 사람들을 감염시킬 것이기 때문이다. 그들은 바이러스의 전달과정에서 **승수**(乘數, multiplier) 또는 **다리**(bridge)의 역할을 하게 된다. 따라서 이 경우 주사기 마약 사용자(injection drug users, IDU)의 사회 집단 몇 개를 대상으로 사업이 이루어져야 할 것이다. 중재 후에 그 집단 내에서 주사기의 공동사용을 그만 둔 사람들의 비율이 예컨대 32%라면 이는 큰 변화가 아닐 수 없다. 하지만 지역사회의 비교적 작은 한 부분에서 이룬 성과이기 때문에 지역사회 중재로서 절대적인 숫자 측면에서는 그다지 크다고 할 수 없다.

또는 개인에게는 전혀 관심을 두지 않고 지역사회의 시스템이나 정책에 초점을 맞출 수도 있다. 정책과 규제는 예를 들어 레스토랑과 건물 내에서의 흡연에 관한 법이나 규제처럼 상당한 효과를 낳을 수도 있다. 또한 지역사회가 건강 문제의 예방이나 중재를 효과적으로 다룰 수 있는 시스템을 갖추고 있지 못할 수도 있다. 질병통제 및 예방센터(Center for Disease Control and Prevention, CDC)는 예방을 위한 중재에 지역사회의 초점을 편입시키는 것으로 알려져 있다. 예를 들자면 CDC 산하 만성병 예방 및 건강증진 센터(Chronic Disease Prevention and Health Promotion)의 REACH(Racial and Ethnic Approaches to Community Health) 프로그램은 지역사회 제휴(community coalitions) 및 기타 역량강화 프로그램에 재정을 지원해주고 있으며, 소수민족 건강불평등과 관련된 비(非)의료적 요인을 표적으로 하는 평가 프로토콜(evaluation protocol) 중의 하나를 개발하였다. 프로그램 틀과 평가 프로토콜은 이러한 건강불평등을 제거하고자 하는 목표를 위한 전략으로 생각할 수도 있는 다섯 가지의 단계를 상정하고 있다.

- **능력 강화**: 불평등 감소를 위한 지역사회 제휴 활동
- **표적 활동**: 바람직한 결과를 가져올 것으로 믿어지는 중재활동
- **지역사회/시스템 변화**: 지역사회 환경의 변화와 유력자 및 집단의 지식, 태도, 신념 및 행동의 변화
- **광범위하게 퍼져 있는 위험/보호적 행동 변화**: 상당수의 지역사회 구성원 사이에 위험 감소를 위한 행동을 하는 사람들의 비율 변화
- **건강불평등 감소**: 건강 수준의 격차 줄이기

지역사회 중재의 전형적인 사례(1): 미네소타 심장건강 연구/중재[2]

이 장기적인 지역사회 중재 실험의 목적은 5년에서 6년 동안에 걸쳐 미국 중서부 지역의 6개 지역사회에서 참조를 위한 다른 3개 지역과 비교했을 때 건강행동, 콜레스테롤, 혈압, 흡연, 신체적 활동 그리고 궁극적으로는 관상동맥성 심장질환(coronary heart disease, CHD)의 이환율과 사망률을 낮춤에 있어서 개인, 집단, 지역사회 수준의 중재 효과를 검증하기 위한 것이다. 이 심장 건강 프로그램의 주요 가설은 체계적이고 복수의 전략을 가진, 지역사회 전체 차원의 건강 교육 프로그램은 실행 가능하며, (1) 심장질환과 그 예방에 관한 사람들의 사고방식 변화, (2) 위험한 행동을 조장하는 환경구조와 그 변화, (3) 병리학적 위험 요인의 변화와 궁극적으로 CHD 발생률의 저하를 가져온다는 것이다.

이 프로그램은 전반적으로 고혈압 예방과 조절, 심장에 건강한 식이습관, 비(非)흡연과 규칙적인 신체활동을 주장하였다. 이러한 프로그램은 미시적(개인) 차원과 거시적(지역) 차원에서 실시되었으며 넓은 범위의 중재전략과 치료법을 포함하였다. 이 프로그램은 사람들 사이에 건강 문제에 대한 관심을 환기시켰고, 건강증진을 위한 효과적인 행동 대안에 대해 알려주었으며, 새로운 행동에 대한 유인을 제공하였다. 또한 새로운 행동을 계속 유지할 수 있도록 강화 방안도 제공하였다. 지역사회의 지도자와 조직들은 위험 감소 활동을 지원하고 프로그램의 지속을 위한 지역사회 계획에 자원을 제공하기 위해 중재 프로그램에 적극적으로 참여하였다. 이 프로그램은 대중매체의 사용을 통한 고강도 교육 캠페인을 포함하였다. 1차 진료 의사와 기타 의료인들이 롤 모델(role model)과 여론 지도자(opinion leader)로서의 역할을 위해 채용되었다. CHD의 위험을 줄이기 위해 체계적인 위험 요인 선별(screening)이 이루어지고 교육 프로그램이 실시되었다. 청소년들과 그 부모의 건강 향상 행동을 조장하고 부정적인 생활습관을 줄이기 위해 학령기 아동들을 위한 직접적인 교육 프로그램이 개발되었다. 이러한 중재활동은 대략 5~6년간 수행되었다.

이 프로그램의 성공 여부에 대한 평가는 각 지역의 일반적인 성인 인구로부터 추출한 독립적인 횡단면 표본(cross-sectional samples)뿐만 아니라 매년 실시된 코호트 조사의 결과에 기초하였다. 비(非)활동성 고혈압, 총 콜레스테롤, 흡연, 신장과 체중, 여가시간 활동의 규모가 표준화된 방식으로 측정되었다. 30~74세 사이의 주민들에 대한 이환율과 사망률 자료의 수집을 위한 감시체계(surveillance system)도 확립되었다.

지역사회 중재의 전형적인 사례(2): COMMIT

1980년대에 국립암연구소(National Cancer Institute, NCI)는 지속적으로 높은 수준에 머물러 있는 흡연율을 낮추기 위해 일련의 금연 연구에 대해 재정적 지원을 제공하였다. 이들 중 가장 의미가 있는 것은 흡연 중단을 위한 지역사회 중재(Community Intervention Trial for Smoking Cessation, COMMIT)실험이었다.[3]

구성요소

- 2곳씩 짝지은 11개(미국 10개, 캐나다 1개)의 지역에서 각각 1개의 지역이 무작위로 중재에 할당되었으며 이는 4년간에 걸쳐 시행되는 프로그램이었다.
- 약 10,000명의 과다 흡연자들과 10,000명의 경미/중간 흡연자 코호트를 대상으로 전화 추적조사가 이루어졌다.
- 취지는 흡연 중단 메시지에 대한 흡연자의 노출을 극대화하기 위한, 포괄적인 지역사회 중재에 다양한 조직과 개인들이 함께 참여하자는 것이었다.
- 중재의 초점은 앞에서 살펴 본 중재들처럼 여러 가지의 위

험 요인에 맞춰진 게 아니라 **오직** 담배를 끊는 것에만 맞춰져 있다.

- 1차적인 표적 집단은 하루에 25개비 이상의 담배를 피우는 과다 흡연자들이었다. 만일 이 집단에 성공적으로 접근한다면 경미/중간 흡연자들도 영향을 받을 것으로 가정되었다.
- **결과 목표**: 중재지역에서의 금연비율을 높이는 것이었으며 이때 금연은 6개월 동안의 중단으로 정의되었다.

중재

- **지역사회 동원**: 중재가 이루어진 각 지역은 감독과 조정 책임을 맡는 지역사회위원회(community board)를 구성하였다.
- **채널**: (1) 대중매체와 지역사회 행사를 통한 대중교육, (2) 의료 서비스 제공자, (3) 사업장 및 기타 조직, (4) 흡연 중단을 위한 자원. 각 채널은 지역사회 특별대책위원회에 의해 '관리'되었다. 핵심 이슈는 금연 프로그램의 존재를 알게 하는 것, 흡연은 공중보건 문제라는 인식, 흡연의 사회적 바람직함에 대한 인식 변화 등이었다.
- **기타**: 약사에 대한 교육, 대중매체 캠페인

비록 COMMIT이 전국적인 시야를 갖고 있기는 했지만 전국적인 일관성과 지역 사정에 맞추는 것 사이의 균형을 취하면서 지역사회에서 실행되었다. 각 중재 프로그램마다 현장 관리자, 중재 요원, 사무실 관리자 등을 갖추고 있었다.

평가

프로그램 과정으로는 프로그램 기록체계, 모든 프로그램 구성요소에 대한 과정목표와 스스로 보고하는 흡연 감소 결과의 모니터링 등이 포함되었다. 금연비율과 그 의미를 평가하기 위하여 COMMIT 연구는 **수령지수(受領指數, receipt index)**라고 부르는 지표를 개발했는데 이는 중재 프로그램에 참여한 사람들이 프로그램을 얼마나 많이 받아들였는지 또는 참여했는지를 측정하는 지표이다. 이런 방식으로 흡연 감소율은 중재지역과 통제지역 사이의 차이를 파악하는 데서 더 나아가 개인들이 프로그램에 노출된 정도와 관련해서도 평가되었다.

결과

- 지역을 짝(pair)으로 묶었을 때보다 개별적으로 봤을 때 변이가 심했는데 이는 **어느 지역에서** 실시되었는지 그리고 구성요소의 특정 혼합, 참여의 정도, 대상인구 등에 따라 중재의 효과가 달랐음을 의미한다.
- 중재지역에서 5년 동안에 걸쳐 통제지역에 비해 1.3% 더 많은 흡연(담배 갑수) 감소가 있었는데 이는 남성과 여성 사이에 비슷하게 나타났다.
- 가장 중요한 대상인구(과다 흡연자 집단)에 대해 기대했던 금연 효과는 거의 나타나지 않았다. 중재지역과 통제지역 사이에는 금연비율에 별 차이가 없었다.
- 중재의 **주된 효과**는 경미/중간 흡연자들 사이에 나타났는데 중재지역에서의 흡연 중단 사례가 3% 더 증가하였다. 이 경우에도 효과는 여성과 남성이 비슷하게 나타났다. 그리고 효과는 대학졸업자보다 교육수준이 낮은 사람들 사이에 더 많이 나타났는데 이런 결과는 아마도 대학졸업자들의 경우 이미 금연교육을 받아 흡연을 줄였기 때문에 COMMIT 중재가 그들의 흡연 중단 행동에 추가적인 영향을 미치지 못했다는 점을 반영한 것일 것이다.

질문

과다 흡연자들에게 중재가 효과가 없었던 것은 어떤 이유에서일까? (중재의 정도가 충분치 않았을까? 다른 종류의 중재가 필요한 것일까?) 어떤 경우이든 다른 연구도 과다 흡연자들로 하여금 흡연을 중단하도록 하는 것은 대단히 어려운 일이라는 것을 보여주고 있다.

지역사회 내 중재의 사례: 캘리포니아 롱비치의 AIDS 공동체 시범사업

문제점

HIV/AIDS는 캘리포니아 롱비치에서 빠른 속도로 증가하였다. 1990년대 중반까지 이 도시에는 2,800명의 AIDS 환자가 있었다. CDC는 특정 인구에 대한 이 병의 확산을 막기 위해서 1980년대 중반 AIDS 공동체 시범사업에 자금을 지원하기 시작했다. 롱비치 AIDS 공동체 시범사업[4]은 지역사회에 기반을 두고, 동료교육 모형(peer education models)을 광범위하게 사용한 여러 프로젝트 중의 하나였다.

이론

프로그램 설계자는 프로젝트의 기반을 이론에 두기로 하고 건강 신념 모형, 이성적 행동 이론, 범이론적 모형, 사회 인지 이론, 혁신의 확산 이론 등 여러 가지 이론을 고려하였다. 하지만 그 어느 것도 사회적 관계망, 불법적 활동, 오명, 주변화 등 대상인구를 둘러싸고 있는 여러 요인들에 의해 촉발되는 HIV 위험의 복잡성을 설명하기에는 역부족이었다. 그래서 복합적인 이론이 개발되었고, 이 이론에서 행동은 다음의 요인과 상관관계가 있을 것으로 여겨졌다.

- 위험을 인식하는 개인의 능력
- 추천된 행동 변화의 예상 결과(긍정적 및 부정적)
- 공동체 내의 다른 사람들 또한 변화하고 있다는 것에 대한 인식(사회관계망 지원)
- 변화를 이루어내는 자기효능감에 대한 인식
- 변화에 대한 의지와 헌신
- 변화를 이루어내는 사회적/물리적 기술의 습득

목적

프로그램의 목표는 대상인구의 핵심 구성원들—IDU, 그들의 여성 파트너, 길거리 매춘부—이 콘돔 사용을 증가시키고, 마약 주사용 장치(주삿바늘, 주사기)를 소독하기 위해 표백소독제(bleach) 사용을 증가시키는 것이었다. 이 사업은 약물 남용과 매춘이 빈번히 일어나는 지역에서 실시되었다. 대상인구는 대부분 저소득층이었고, 남미계, 캄보디아인, 베트남인 및 흑인으로 구성되어 있었다.

프로그램 구성요소

구성요소는 다음과 같다.

- **'롤 모델 이야기'의 개발**: 이는 지역구성원이 HIV 예방의 장애물을 극복하고 콘돔이나 표백소독제를 더욱 일관되게 사용하게 된 과정을 묘사하는 짧고 개인적인 이야기이다.
- **'롤 모델 이야기'의 확산**: 이는 (1) 지역사회 봉사자가 나누어주는 (전단, 카드, 소책자 등) 소규모 매체, (2) 중재지역에 부착하는 포스터, (3) 대중매체를 통한 서비스 공지 또는 뉴스 및 (4) 대상인구에게 배포되는 시청각 자료 등을 통해 이루어진다.
- **정체성(identity) 만들기**: 프로젝트의 전반적인 정체성은 ('세상 물정에 밝아지기 위해'로부터) '건강 유지를 위해'로 바꾼다는 것이다. 발간물로서 남성 위험군 IDU를 위해서는 'Road Dogs'를, 여성 IDU와 성관계 파트너, 성노동자에게는 'Risky Business'를 사용했다.

이 프로그램을 실행하는 과정에서 사업 담당자들은 대중매체가 너무 넓은 층을 대상으로 하기 때문에 그렇게 효과적이지 않다는 사실을 알게 되었다. 따라서 대중매체 요소는 결국 포기되었다. 'Road Dogs'의 로고는 사업 대상인구의 반응에 따라 여러 번에 걸쳐 수정되었다. 그리고 여성들 또한 'Road Dogs'의 간행물을 읽고 있다는 사실이 알려졌다. 그들은 '위험한 사업(Risky Business)'이라는 제목을 좋아하지 않았고, 다른 사람들에게 보이는 것을 원치도 않았다. 결국에 가서는 대상인구가 쉽사리 알아보지 못했기 때문에 '건강을 생각하는(healthwise)'이라는 제목도 포기되었으며, 전체 사업의 이름이 'Road Dogs'가 되었다. 그러나 사업은 여전히 여성을 위한 간행물을 필요로 하였다. 그래서 '오직 여성만을 위한'이라는 이름의 4쪽짜리 전단을 새로 만들어서 위험 여성을 대상으로 하는 정보뿐만 아니라 여성의 일반적인 관심사가 되는 이슈와 정보를 함께 실었다. 이 사업에서는 또 IDU들에게 표백소독제와 콘돔 키트를 나누어주었지만 여러 가지 변화가 필요했다. 예를 들자면 IDU들은 정수(淨水)에 접근할 수 없었기 때문에 키트 안에 생수병을 포함시켜야 했다.

동료 지원 스태프(peer outreach staff)는 총 386명의 자원봉사자를 뽑았고, 이들 중 125명이 언제나 활동 중에 있도록 하였다. 이들은 대상인구의 구성원들이었다. 그들의 역할은 정보와 표백소독제 키트를 나눠주고 메시지를 전달하는 일이었는데 메시지 전달은 유급(有給) 지원요원에 의해서도 이루어졌다. 지역 내 20개 업체들도 프로젝트 자료의 분배지점으로 사업에 자원봉사를 하였는데 아주 효과적이었다.

결과

변화되어야 할 요인에 대한 정보 수집을 위한 조사가 프로젝트 기간 중 수차례에 걸쳐 중재지역과 비교 목적의 통제지역에서 이루어졌다. 조사대상 항목은 프로젝트(과정)에 대한 노출 정도, 변화의 단계, 행동(콘돔 소지와 사용, 표백소독제 키트의 사용, 위험한 성관계, 주삿바늘의 공유), 태도 및 규범(표백에 대한 인지된 행동 통제, 표백소독제를 사용하지 않는 상태에서 주삿바늘을 공유하는 것에 대한 인지된 위험, 위험에 대한 태도, 위험에 대한 사회적 규범) 등이었다.

프로젝트 과정에서 평균 70%가 자료/활동에 노출되었다. 중재에 노출된 사람들 중에서 콘돔의 소지 및 사용은 크게 증가하였다. 또한 콘돔 사용 측면에서 '변화 단계'가 숙고 이전(precontemplation) 단계로부터 이동하는 변화가 있었다. 주된 파트너보다는 다른 파트너에 대해 더 큰 효과가 나타났다. 마지막으로 중재에 노출된 사람들 사이에 표백소독제 사용이 크게 증가하였다.

청소년의 위험 행동 과시 줄이기: 가상 공동체 중재의 사례

페이스북(Facebook)이나 마이스페이스(MySpace)와 같은 사회관계망 서비스는 신원이 정해지면서 사회적 역할이 만들어지고 수행되는 가상공동체로서 젊은이들 사이에 중요한 역할을 하고 있다. 또한 SNS는 특히 물질 남용과 위험한 성관계 같은 위험한 행동을 드러내는 공간이기도 하다. 이런 위험을 다루기 위해 위스콘신 대학교 메디슨 분교에 적을 두고 있는 연구자들이 동일한 우편번호 지역에서 마이스페이스를 사용하는 젊은이들을 대상으로 온라인 중재를 시험해보았다.

중재

중재는 아주 단순한 방식으로 이루어졌다.[5] 연구팀 중 1명이 마이스페이스에 가입하고, '닥터 멕(Dr. Meg)'이라는 아이디로 프로필을 만들었다. 그리고는 그녀의 전문직 배경과 연구 관심 분야에 관한 정보를 올려놓았다. 중재의 주제는 젊은이들이 물질 남용과 성적 위험(sex risk)을 드러내는 정도에 기초하여 선택되었다. 그리고 닥터 멕은 고 위험군의 마이스페이스 사용자들에게 이메일을 보냈는데 이메일에는 온라인상에서의 이러한 노출이 갖는 위험성에 관한 정보가 담겨 있었고, 의료기관에 링크시켜 놓았다. 동일한 종류의 위험을 드러낸 일부 젊은 이들에게는 통제집단으로 삼기 위해 이메일을 보내지 않았다.

평가

닥터 멕의 이메일 중재 이전에 물질 남용과 성 위험의 기준으로 삼기 위해 중재에 참여한 사람들과 통제집단에 참여한 사람들이 평가되었고[이는 '기준선(baseline)' 평가로 불림], 이메일을 보낸 지 3개월 후에 다시 평가가 이루어졌다. 참여자들의 프로필로부터 얻을 수 있는 개인 간 차이(인구통계학적 차이 등)를 고려하면서, 얻어진 자료에 대한 통계적 분석이 이루어졌다. 입수 가능한 1,340개의 프로필 중에서 연구를 위해 위험한 과시(risky displays)의 기준을 충족한 190개만 선택되었고 이들 중 약 60%가 여성이었다.

결과

중재는 어느 정도의 성공을 거두었으며, 이 공동체에 접근할 수 있는 가능성을 열어주었다. 3개월 동안 위험한 행동의 기준치는 통제집단의 경우 5% 감소한 데 비해 중재집단에서는 거의 14%가 감소하였다. 물질 남용은 통제집단에서 22% 감소한 데 비해 중재집단에서는 26%가 감소했는데, 이는 중재 이외에 물질 남용의 감소를 가져온 또 다른 요인의 존재를 시사하고 있다.

지역사회 중재와 지역사회의 복잡성

지역사회 중재에 있어서 한 가지 사실은 그 표적인구가 많든 적든, 중재 자체가 거의 언제나 전체 그림의 일부가 된다는 점이다. 중재의 대상이 지역사회이므로, 이해관계, 필요, 정치와 자원(또는 그 부족), 사회구조가 필연적으로 어떤 식으로든 역할을 수행하게 된다. 이러한 지역사회 요인의 몇 가지를 살펴보자.

대상인구와 건강 문제 선정의 정치학

어떤 지역사회든, 어떤 시점에서든 이런저런 이유로 중요한 다수의 건강 문제가 있을 수 있다. 당신이 웨스트버지니아의 탄광촌에서 사업을 수행한다고 가정하자. 이곳은 농촌지역이고 소득수준은 비교적 낮으며, 보건 의료에 대한 접근성은 특히 낮은 수준이다. 이 탄광촌에서의 건강 문제는 다음과 같다.

- 탄광안전/직업건강, 특히 탄광사고가 관심의 대상이 됨
- 건강보험의 부족
- 심혈관 질환
- 청년들 사이에서의 알코올 남용과 자동차 사고
- 담배 및 흡연과 관련된 암

한두 가지의 문제에 초점을 맞추어야 한다면 무엇을 골라야 할까? 지지그룹 또는 지역사회 내의 특별한 이해 당사자들이 문제에 대한 주의를 촉구하고 해당 문제에 자원이 돌아가도록 노력한다는 점에서 각각의 건강 문제에는 정치적 측면이 존재한다.

그뿐만이 아니라 당신이 관심을 갖는 건강 이슈는 재정적 지원자가 요구한 것일 수도 있다. 예를 들면 의료자원과 서비스청(Health Resources and Services Agency, HRSA)의 모자보건국은 특정 모자보건사업의 수행과 관련하여 자금을 제공한다. 물질 남용 및 정신건강 서비스청(SAMHSA)의 물질 남용 예방센터(Center for Substance Abuse Prevention, CSAP)는 지역사회의 물질 남용 예방사업을 위해 자금을 제공한다. 따라서 우리가 갖고 있는 자금은 지역사회의 이해관계와 충돌하는 방식으로 제한될 수도 있다. 가능한 시나리오 두 가

지를 살펴보자.

시나리오 1: 선택된 지역사회에서의 건강증진을 지원하기 위해 당신은 어떻게든 '선행재단(Do Good Foundation)'으로부터 개방형 교부금(open-ended grant)을 받아냈다. 이 경우의 재정지원은 어떤 건강 문제를 특정하지 않는다. 당신이 처해 있는 입장은 좋은 것이기도 하고 잠재적으로 어려운 것이기도 하다. 바람직한 측면은 지역사회의 관심과 필요에 따라 융통성을 발휘할 여지가 조금 있다는 점이다. 하지만 이는 동시에 힘든 측면이기도 하다. 왜일까? 개인과 조직은 자신이 가장 중요하다고 생각하는 건강 문제에 자금을 사용하도록 당신에게 로비를 함에 따라 당신은 지역사회가 갖고 있는 경쟁적인 건강 문제의 정치학에 발을 들여놓게 되기 때문이다. 물론 당신은 PRECEDE-PROCEED에서처럼 사망률과 이환율에 관한 역학 자료에 기초하여 단순하게 결정을 내릴 수 있다. 하지만 그 일이 언제나 그렇게 간단한 것은 아니다. 어떤 건강 문제는 이미 어떤 일이 일어났느냐가 아니라 **앞으로 어떤 일이 벌어질 것인지**에 관한 전망 때문에 중요하게 여겨지기도 한다.

시나리오 2: 당신은 HIV/AIDS가 물질 남용과 관련이 있기 때문에 그 위험을 평가하도록 연방정부 기관으로부터 자금을 수령하였다. 이 자금지원은 농촌과 도시지역 모두에서 이들 위험을 평가하기 위해, 그리고 관련 서비스가 이들 위험에 적절하게 맞춰질 수 있도록 연방정부가 기울이는 더 큰 노력의 일부이다. 이와 관련하여 당신은 딜레마를 갖고 있다. 탄광촌 지역의 시 정부 보건부는 HIV/AIDS 예방 프로그램을 운영하고 있는데 이는 아주 작은 규모이다. 이 프로그램은 주로 지역 내 의료기관에 HIV/AIDS 소책자와 관련 자료를 배포하는 것인데 제한된 범위에서나마 학교에 대해서도 같은 사업을 하고 있다. 한편 보건부 안의 더 규모가 큰 과(課)에서는 알코올 및 기타 약물 남용에 대한 문제와 함께 공식적으로 '탄광촌 알코올 및 약물 남용 의료기관협의회(Minerville Drug and Alcohol Abuse Treatment Providers Association, MDAATP)'를 결성한 물질 남용 치료서비스 제공자들의 이익집단을 다루고 있다. 만일 당신이 HIV/AIDS 평가를 위해 학교에 접근한다면 그들은 이보다 더 중요한 문제가 있고, HIV/AIDS는 너무 논란이 많은 문제라고 하면서 평가를 위해 협조하려 하지 않을 것이다. 한편 MDAATP는 당신이 자금을 갖고 있는 것을 보고 약물 및 알코올 남용 문제를 평가하는데 그 자금을 가능한 한 많이 돌리도록 하는 것에 관심이 있고, 젊은이들뿐만 아니라 가능한 한 많은 성인들을 포함시키기를 원하고 있다. 당신이 해야 할 일은 이들 정치적 문제를 놓고 협상을 하는 것이며, 이와 함께 (1) 학교나 다른 청년 관련 조직들이 평가에 참여할 의사를 높일 수 있는 어떤 방법을 찾아내고, (2) MDAATP를 프로젝트에 참여시키면서도 그들이 프로젝트를 지배하려는 의도를 억제하기 위해 노력하는 것이다.

제휴와 지역사회 권력구조

지역사회에서 프로젝트를 수행할 때는 대상인구와 건강 문제의 선택을 넘어서 지역사회의 어떤 구조를 통해, 아니면 최소한 협조관계 하에서 일을 진행하게 마련이다. 예를 들면 다음과 같다.

- 정부기관이나 정치지도자(예: 시장, 주지사, 공중보건부 장관 등)
- 정부기관이 설치했지만 지역사회의 지도자와 조직 등이 포함되어 있는 특별위원회
- 보건 의료 제공자, 프로그램의 초점이 되는 집단의 구성원, 종교인 대표, 사업가, 지지단체 등으로 구성된 지역사회의 자문위원회
- 지역사회의 풀뿌리 조직
- 보건 의료 제공자 조직 또는 그 협회를 포함하는 전문가

집단

• 지역사회 제휴(community coalitions)

이런 종류의 집단들은 모두 지역사회 내에서 자신들의 위치를 유지하거나 유리한 입장이 되기 위해서, 의제를 설정할 수 있도록 특정(건강) 문제에 대한 장악력을 확보하기 위해서 또는 다른 이유에서 자신들만의 정치적 동기를 갖고 있을 수 있다. 더욱이 이런 집단들에는 개인적인 경쟁심이나 다른 목표/이해관계에서 비롯되는 내부적 갈등과 분파가 존재할 수도 있다. 예를 들어 다음과 같은 시나리오를 생각해보자.

시나리오 3: 당신은 지금 주로 고층건물과 아파트가 밀집되어 있는 탄광촌 내의 일정 지역에서 금연사업을 실시하려 하고 있다. 프로젝트의 일환으로서 당신은 지역사회와의 제휴관계를 통해서 일을 진행해나갈 생각인데 제휴 대상은 지역의 영세 기업, 2곳의 교회, 세입자 문제와 관련하여 지역사회 내에서 잘 알려져 있는 여성, 2곳의 작은 의료기관 등이었다. 자금교부를 위한 지원 서류를 작성하면서 당신은 제휴관계를 맺은 것이 신의 한 수인 것 같은 생각을 하게 되었다. 모두가 지역에서의 흡연 감소를 위해 함께 일하고 싶다는 의사를 피력했고, 흡연 문제가 성인과 아동 모두의 문제라는 생각을 공유하였다. 하지만 자금이 들어온 다음에는 제휴관계가 깨지는 모습을 보게 되었다. 2곳의 교회가 지역사회와 함께 어떻게 일할 것인지의 문제로 의견충돌을 보였고, 세입자 권리를 옹호하는 여성은 프로젝트를 명백히 자신의 권력기반을 늘리는 수단으로 사용하면서 마치 이것이 '자신의' 프로젝트인 것처럼 지역사회를 휘젓고 돌아다녔다. 그녀는 이런 면에서 어느 정도 성공을 거두기도 했지만 그녀를 좋아하지 않는 사람들의 분노를 불러일으키면서 지역사회의 분열조짐을 가져오기도 했다. 당신은 이렇듯 다루기 힘든 제휴관계를 관리해야 하고, 사업의 목적에 맞추어 초점, 자원과 활동들을 유지해 나가야만 한다.

간단히 말해서, 당신은 특정 공중보건 문제를 다룬다고 하는 한 가지 이슈만을 마음속에 담고 있다. 그러나 지역사회의 맥락에서 사업을 수행한다는 것은 당신이 일견 단순해 보이는 문제와 엇갈리는 많은 사회적/정치적 힘을 인식해야 함을 요구한다.

전문가로서의 지역사회

앞 절에서 살펴 본 모든 복잡성에도 불구하고 지역사회 그 자체와 그 안의 다양한 집단들로부터 얻을 수 있는 전문적 지식 이외에 지역사회에 관하여 더 나은 전문적 지식은 존재하지 않는다. 이들은 지역사회의 습관과 관습, 가치, 지식과 태도, 사회적 집단, 사건이 일어나는 장소(위치) 등에 대해 잘 알고 있는 사람들이다.

이런 이유 때문에 점점 더 많은 건강증진 및 관련 연구 노력이 프로젝트 그 자체에 지역사회와의 통합 또는 참여를 요구하고 있는 것이다. 예를 들어 당신이 어떤 지역에서 비만 예방 메시지를 보급하려 한다고 가정해보자. 그 지역에서 비만에 관여하는 여러 가지 요인들을 당신이 어떻게 알아낼 수 있겠는가? 어떤 종류의 주제를 강조할지 어떻게 알아내겠는가? 메시지를 보급하기 위해 가장 적합한 장소와 방법을 어떻게 알아내겠는가? 지역사회의 핵심 구성원이 메시지를 강화/지원할 가능성을 어떻게 극대화시킬 수 있겠는가? 이런 지점에서 지역사회의 참여가 필요한 것이다.

예를 들어 IDU와 같은 고위험군 집단을 표적으로 하는 다수의 HIV/AIDS 예방 프로그램을 수행함에 있어서 명백한 최선의 전략 중 하나는 이들 고위험군의 구성원인 사람들을 **지역사회 건강지원 요원**(community health outreach workers, CHOW)으로 참여시킨다는 것이다. CHOW는 IDU를 프로젝트와 연결시켜주고, 정보를 보급하기 위해 지역사회로 들어가는 사람들이고, 표적인구에 접근하는 최선의 방법에 관해 조언을 해주는 사람들이기도 하다. 그들은 지역사회 내에서의 마약 사용 방식, 기여 요인, HIV/AIDS에 관해 말하는 적절한 방식, HIV/AIDS에 관한 관습과 습관 등을 알고 있다. 더욱 중요한 것은 그들이 표적인구와 긴밀하게 연결되어 있기 때문에 그들은 '사정을 잘 아는' 사람들로서 프로젝트에 정당성(legitimacy)을 부여해주는 존재로 인식되고 있다는 점이다.

인구에 기반을 둔 건강증진

건강증진 활동의 현장으로서 지역사회에 관한 논의를 확장한다면 그러한 노력의 중심으로서 더 넓은 범위의 **인구**가 존재한다. 지금까지 우리는 지역사회와 그 역동성에 대해 논의해 왔다. 지역사회에 대해 얘기할 때 우리는 주로 지리적인 요소에 관하여 말해 왔다. 즉, 지역사회는 여러 인구의 어떤 혼합, 자원, 기후, 경제, 사회구조 등을 갖고 있는 특정한 장소에 존재하는 것이었다. 그러나 최근에는 지리적 경계 없이 사이버 공간에만 존재하는 **가상** 지역사회(virtual communities)가 점점 중요해지고 있다.[6] 어쨌거나 우리가 잘 아는 대로 건강 문제는 그것이 국제적이든, 국가적이든, 지역적이든 또는 지방 수준이든 사람들의 집합체(aggregates) 안에서 존재한다. 이러한 사람들의 집합체는 그들이 어떤 특정 장소에서 살기 때문에 집합체가 된다. 그들은 또한 이미 사회경제적 집단, 민족적 또는 인종적 집단, 성별 또는 연령 집단, 지리적 집단, 가상적 집단, 직업적 집단처럼 어떤 종류의 사회적 집단이기 때문에 집합체이기도 하다. 따라서 지금까지 우리가 지역사회 안에서 우리가 진행한 사업은 인구를 대상으로 진행하는 보다 더 넓은 사업의 한 부분집합이 되는 셈이다.

우리가 하는 일은 **공중보건 사업**이다. 이는 성격상 인구라는 집합체의 건강 문제를 다루는 일이다. 건강 문제는 다음의 예에서 보듯이 특정 인구나 사람들의 집합체에 영향을 미친다.

- 어떤 집단의 사람들은 흑인의 겸상 적혈구성 빈혈(sickle-cell anemia)이나 동유럽 유대인의 테이색스병(Tay-Sachs disease)과 같은 건강 문제에 있어서 유전적 소인을 갖고 있다.
- 어떤 특정 집단의 사람들은 담배 관련 질환에 걸릴 확률이 높은데 이는 금연 관련 서비스가 거의 존재하지 않고 담배판매에 관한 규제가 아주 약하거나 아예 존재하지 않기 때문이다.
- 어떤 특정 연령집단은(예: 청소년) 음주운전 사고의 가능성이 굉장히 높은데 이는 이들이 사람은 상해를 입지 않는다는 믿음을 갖고/공유하고 있고, 이들의 시야가 좁고 근시안적인 특성을 갖고 있기 때문이다.
- 어떤 집단의 사람들은 에너지음료를 너무 과도하게 섭취하고 운동을 안 해서 생기는 여러 건강 문제를 가질 가능성이 높은데 이는 이들이 시간에 구애를 받지 않고 엄청난 시간 동안 인터넷게임을 하기 때문이다.

특정 집단이 공유하고 있는 특성을 과도하게 강조하는 것은(오명 씌우기, 고정관념 등) 위험한 일일 수 있다. 그럼에도 **집단에 공통적인 요인 때문에** 발생하는 건강 문제를 갖고 있는 인구/집단에 대해 건강증진 접근법을 개발하기 위해서는 해당 인구나 집단에 대해 친숙해져야 하고, 지역사회와 관련하여 우리가 논의했던 것과 비슷한 환경, 역동성, 사회구조, 행동방식 등의 문제를 다뤄야 하기 때문이다.

개별 맞춤

지역 및 인구 차원에서 건강증진 사업을 개발하고 수행함에 있어서 관건은 **개별 맞춤**(tailoring)이다. 이 개념이야말로 지금까지 우리가 이 책에서 계속해서 논의해 온 것이다. 이는 다른 무엇보다도 중재나 프로그램이 다음과 같아야 한다는 것을 의미한다.

- **특정 인구, 하위집단 또는 지역사회에서 나타난 대로의** 건강 문제에 관한 평가와 이해에 기초하여 개발되어야 한다.
- 중재/프로그램을 설계함에 있어서 가능한 한 많은 대상지역을 포함시켜야 한다.
- 대상 지역 및 인구에 적합한 상황, 사람, 이슈를 가능한 한 많이 참고해야 한다.
- 사업대상에게 적합한 언어와 자료(material)를 사용해야 한다.
- 대상인구의 구성원이 참여할 수 있도록 활동(시간과 장소) 일정을 계획해야 한다.

하지만 프로그램이 특정 인구를 표적으로 한다고 해서 프로그램이 무(無)에서부터 만들어져야 한다거나 한 가지 상황에 한 가지 프로그램만 있어야 할 필요가 있다는 것을 의미하지는 않는다. 만약 그래야 한다면 프로그램을 시작할 때마다 그 설계와 개발에 엄청난 에너지를 쏟아 부어야 할 것이다. 다행스럽게도 어떤 특정 건강 문제에 대하여 상황과 지역을 관통하는 공통점이 최소한 어느 정도는 있게 마련이고 이미 개발되어 우리가 활용할 수 있는 프로그램들도 존재한다. 따라서 맞춤은 새로운 프로그램을 개발하는 것만큼이나 기존의 프로그램을 새로운 상황, 지역 또는 인구에 대해 적합하게끔 **개편**(adapting)하는 것이기도 하다. 하지만 이 경우의 문제는 당신이 만약 프로그램을 개편하려 한다면 효과적이라고 판명된 프로그램을 대상으로 해서 그렇게 한다는 점이다. 최근에 '최선의 실행(best practice)' 또는 '근거 기반' 프로그램에 그토록 많은 중요성을 부여하는 이유가 바로 이것이다. 다음과 같은 출처를 통해 기존의 적합한 건강증진 프로그램을 찾아볼 수 있다.

- 연방정부기관의 정보센터(clearinghouse)
- 특정 건강 문제를 다루는 비영리 협회
- 인터넷으로 접근할 수 있는 연방정부의 '모범 프로그램' 데이터베이스-2개의 예는 CDC가 자금을 제공하는 지역사회 예방 서비스 가이드('지역사회 가이드')와 SAMHSA가 운영하는 국립 증거기반 프로그램 및 실행 등록소이다.
- 전문직 협회

프로그램을 새로 개발하거나 기존의 것을 개편하는 과정은 다음과 같다.

1. 문제의 사정(PRECEED–PROCEDE나 이와 비슷한 사정도구)
2. 대상인구 구성원에 대한 형성적 연구(예: 면접이나 초점집단을 사용). 이는 기존의 프로그램에 어떤 종류의 변화가 필요한지 알아보거나 어떤 종류의 구성요소, 메시지, 자료 등이 적합한지에 관한 정보를 얻는 데 사용될 수 있다.
3. 프로그램이 실행되는 동안 제대로 작동하는지 알아보기 위해 상시적으로 평가/사정을 함으로써 필요할 경우 변화를 줄 수 있다.

지속 가능성

마지막으로 어떤 종류의 지역사회 중재에서도 발생하는 또 다른 주요 이슈는 **지속 가능성**의 문제이다. 대부분의 경우 지역사회 프로그램이 사용할 수 있는 예산은 3~4년 정도의 비교적 짧은 기간에 쓸 수 있는 금액이다. 이 장의 앞부분에서 언급했던 지역사회의 이슈들을 생각해보면 프로그램이 본격적으로 시작되는 데만도 그 이상은 아니라고 해도, 최소한 1년의 시간은 필요하다.

그렇다면 자금이 떨어지면 어떻게 할 것인가? 이는 상시적으로 발생하는 문제이다. 필요한 프로그램이 진행 중인 마당에 예산이 끊어졌다고 그 지역을 떠나버린다면 이는 말이 되지 않는다. 분명 지역사회와의 관계에도 도움이 되지 않을 것이다.

이런 일을 겪지 않으려면 프로그램을 개발하거나 실행에 옮길 때 이 문제에 대비를 해놓는 것이 좋다. 만일 3년 만에 프로그램 예산이 끝나버린다면 자금지원이 끝난 후에도 지역사회가 계속 사업을 진행해나가고 다른 재원을 끌어오도록 역량을 강화하는 데 도움을 줄 수 있는 조치를 추가해야 한다. 예를 들면 그러한 조치에는 다음과 같은 것들이 있다.

- 프로그램을 운영할 수 있는 지역사회 구성원을 뽑아서 훈련시켜야 한다.
- (물론 프로그램이 효과적일 경우) 프로그램의 계속적인 진행에 이해가 걸려 있는 지역사회 이해 관계자(기업, 시민조직 등)들을 참여시켜야 한다.
- 지방, 주, 연방(또는 국제적) 차원을 모두 망라하여 새로운 재원을 찾아내야 한다.
- 자금을 얻기 위해 교부신청서나 편지를 작성할 수 있어야 하고, 새로운 재원을 찾아내고 신청서를 작성할 수 있도록 지역사회 구성원을 훈련시켜야 한다.
- 유사한 프로그램 및 해당 분야의 활동가와 연결될 수 있도록 도움을 주어야 한다.

어떤 조치를 취하든 간에 기본적인 아이디어는 프로그램을 지역사회와 연계시키고 이를 수행할 수 있도록 지역사회의 역량을 강화시켜야 한다는 것이다.

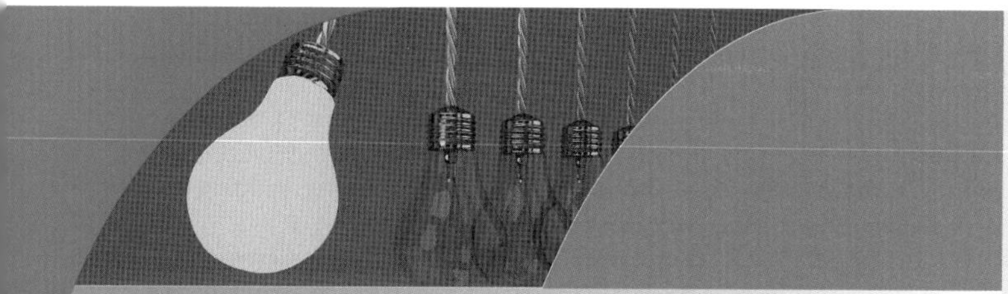

© Fotovika/Shutterstock, Inc.

생각해볼 문제

1. 지역사회가 공중보건/건강증진 중재의 1차적인 토대가 되는 이유는 무엇인가?
2. 건강증진이라는 목적에서 보았을 때 가상 지역사회는 지리적인 또는 위치에 기반을 둔 지역사회와 어떤 유사점과 차이점이 있는가?
3. 지역사회 중재와 지역사회 안에서의 중재에는 어떤 차이가 있는가?
4. 당신은 어떤 종류의 지역사회 정치와 마주쳤는가? 이런 정치적 상황을 다루기 위해서는 어떤 이론적 접근방법을 사용할 수 있을까?
5. 지역사회나 인구에 대한 중재를 맞춤형(tailoring)으로 한다는 것은 무슨 의미인가?
6. 어떻게 해야 중재가 지속될 수 있겠는가? 건강증진에 있어서 지속 가능성은 무엇을 말하는가?

REFERENCES

1. Gordon R. An operational classification of disease prevention. In: Steinberg JA, Silverman MM, eds. *Preventing Mental Disorders.* Rockville, MD: Department of Health and Human Services; 1987.

2. Perry CL, Klepp KI, Sillers C. Community-wide strategies for cardiovascular health: the Minnesota Heart Health Program Youth Program. *Health Educ Res.* 1989;4(1):87–101.

3. The COMMIT Research Group. Community Intervention Trial for Smoking Cessation (COMMIT): I. cohort results from a four-year community intervention. *Am J Public Health.* 1995;85(2):183–192.

4. Corby NH, Wolitski RJ, eds. *Community HIV Prevention: The Long Beach AIDS Community Demonstration Project.* Long Beach, CA: The University Press; 1997.

5. Moreno MA, VanderStoep A, Parks MR, Zimmerman FJ, Kurth A, Christakis DA. Reducing at-risk adolescents' display of risk behavior on a social networking web site: a randomized controlled pilot intervention trial. *Arch Pediatr Adolesc Med.* 2009;163(1):35–41.

6. Crespo R. Virtual community health promotion. *Prev Chronic Dis.* 2007;4(3):1–2.

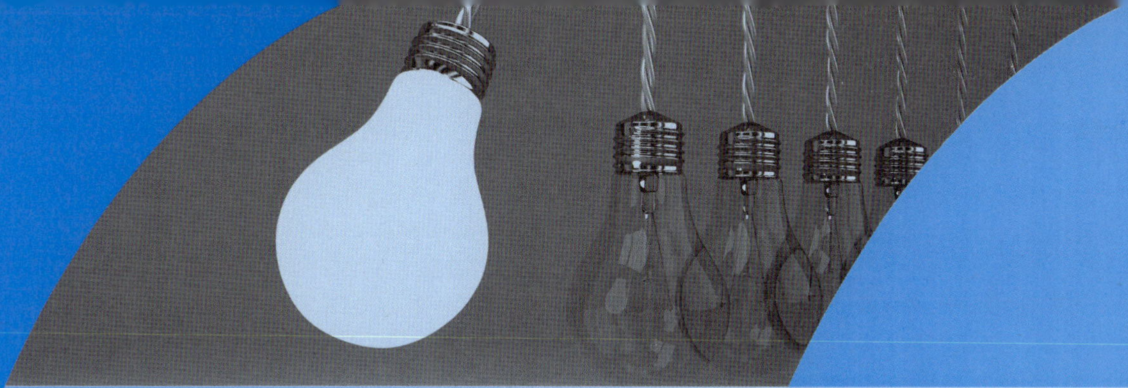

제 10 장

이론의 적용: 학교와 산업장*

Application of Theory: Schools and Worksites*

학습목표

- 학교 환경에서의 건강증진 사업을 실행함에 있어서 핵심적인 쟁점을 이해해야 한다.
- 학교 기반 건강증진 사업에 적용할 수 있는 사회행동 이론의 종류를 이해하고, 학교 환경에서 이론에 기반을 둔 프로그램의 사례를 기술할 수 있어야 한다.
- 산업장에서의 건강증진 사업을 실행함에 있어서 핵심적인 쟁점을 이해해야 한다.
- 산업장 건강증진 사업에 적용할 수 있는 사회행동 이론의 종류를 이해하고, 산업장 환경에서 이론에 기반을 둔 프로그램의 사례를 기술할 수 있어야 한다.

"만일 교육비용이 너무 높다고 생각한다면, 21세기에 무지의 비용이 얼마일지 생각해보기 바란다."

–PRESIDENT BARACK OBAMA, 2013

중재를 위한 환경

어떤 중재든지 지역사회 또는 인구라는 환경 안에서 실행된다. 즉, 프로그램의 구성요소나 메시지가 하나 이상의 특정 장소(예: 학교, 병원, 산업장, 이동 유닛 등)에서 또는 하나 이상의 채널(예: 인쇄매체, 지역사회 집단, 인터넷, 사회관계망 서비스 등)을 통해 전달된다. 각각의 환경과 채널은 나름대로의 성격을 가지고 있고, 해당 환경과 인구에게 의미가 있는 이론적 접근방법을 이용할 수 있다. 예를 들어, 학교 기반 중재는 교실이라는 환경에서 전달되는 교육과정을 통해 구현될 수 있다. 따라서 이 경우 우리는 지역사회 동원 이론을 사용하지는 않을 것이다.

이 장에서는 학교와 산업장에서의 중재를 구조화하는 데 의미가 있는 이론적 접근법의 종류를 논의하게 될 텐데 이는 이들 두 가지 환경이 적어도 몇 가지의 특성을 공유하기 때문이다.

학교

우리가 **보건교육**을 생각할 때 학교는 표준적인 환경이다. 학교를 통해서 건강증진 중재를 시행하는 여러 가지 타당한 이유가 있으며 그 중 몇 가지는 다음과 같다.

- 건강과 교육은 서로 뒤얽혀 있다. 학생이 건강하지 않다면 학업을 계속할 수 없고, 심지어 학교를 그만둘 수도 있다.

* 이 장의 산업장 환경 이슈에 관하여 조언을 제공해준 Deborah M. Galvin 박사와 학교 환경 이슈에 관하여 조언을 제공해준 Julia Lear 박사(조지워싱턴대학교 건강 및 보건서비스센터 소장)에게 감사를 드린다.

학습에 대한 관심과 능력은 무엇보다도 건강, 영양, 정신 건강에 의해 영향을 받는다. 따라서 건강과 교육은 동일한 목표를 갖는다.

- 학생들은 주간에 많은 시간을 학교에서 보낸다. 그런 측면에서 그들은 '갇힌 청중(captive audience)'이다.
- 가정은 학교와 상호작용을 하는 일이 많으므로 학생들에게 메시지를 전달하는 중요한 채널이 될 수 있다.
- 20세기 초부터 학교에서의 건강증진 사업이 이루어진 역사가 있다. 따라서 경험과 하부구조(보건교사, 보건교과)는 이미 존재한다.

학교활동의 포맷은 교실에 기반을 두고 있으므로 학교보건 프로그램은 전형적으로 그 환경에 적합하도록 구성되어 있다. 다른 말로 하면 일종의 **교육과정** 형태를 띠며, 본질적으로 교육적이거나 기술을 향상시키도록 되어 있다.

그러나 특히 최근에 들어와 보다 더 포괄적인 학교보건 접근법에 대해 많은 노력이 경주되어 왔다.[1] 포괄적인 학교보건 접근법은 '건강의 신체적, 정신적, 감정적, 사회적 차원을 다루기 위해 교실에서 이루어지는 교육이며, 이는 건강 관련 지식, 태도 및 기술을 개발하고, 각 연령 수준에 맞도록 짜여 있다'.[2] 이 정의보다 더 넓은 것은 통합적 학교보건 프로그램(Coordinated School Health Program, CSHP)으로 대표되는 통합적 접근법으로서 이는 미국학교보건연합회(American School Health Association, ASHA)뿐만 아니라 질병통제 및 예방센터(CDC)로부터도 재정지원과 후원을 받고 있다. CSHP는 다음과 같은 8가지의 요소로 구성된다.

1. K-12 교과과정에 따른 보건교육(영양부터 부상 예방에 이르기까지 광범위한 건강 토픽을 다루며 그밖에도 개인, 가족 및 지역사회 건강, 성에 대한 관심, 물질 남용 등을 다룸)
2. K-12 교과과정에 따른 체육 교육
3. 의료 서비스
4. 영양 서비스
5. 상담 및 심리 서비스
6. 건강한 학교 환경(예: 학교 시설, 주위의 사회적 상황)
7. 교직원을 위한 건강증진
8. 가정과 지역사회 참여

만일 우리가 **생태적 모형**을 고려할 경우, 물론 투입 자원이 필요하겠지만, 상당한 의미를 갖는다. 이들 여섯 가지의 구성요소는 교육, 보건 의료 서비스, 학생과 교직원의 신체적/정신적 건강, 학교의 주변 환경, 가정과 지역사회의 참여 등 광범위한 영역을 포괄하고 있다. 같은 입장에서 학문적, 사회적, 감정적 학습을 위한 협력(Collaborative for Academic, Social, and Emotional Learning, CASEL)의 그린버그(Greenberg)와 그 동료들은 학생들을 학문적으로 뿐만 아니라 그들의 사회적 능력과 가치, 건강한 행동, 동료/가족/지역사회에 대한 기여, 그리고 작업습관을 개발하기 위한 통합적 노력의 일환으로서 학교보건에 접근하는 입장을 지지해 왔다.[3]

어떤 모형이건 간에 학교 환경에서의 중재는 여러 가지 이유로 아주 복잡하다.

- 중재에 참여하는 청소년이 처해 있는 발달 단계의 정도와 효과, 그리고 그 단계에서의 사회적 압력, 자아를 형성하고 사회 집단과 관계를 맺는 과정, 신체의 생물학적 변화와 같은 모든 요인들이 우리가 달성하고자 하는 바에 영향을 미친다.
- 학교에서 사회 및 보건 프로그램을 실시함에 있어서 정치적 측면이 존재한다.
- 훨씬 더 광범위한 사회적 입장에서 행동하도록 학교에 가해지는 압력이 존재한다.

• 우선순위와 희소한 자원을 놓고 벌이는 경쟁이 존재한다.

학교는 어려운 입장에 놓여 있다. 학교는 과거보다 훨씬 더 큰 역할을 맡도록 요구되는데 부분적으로는 지역사회 유대감과 사회적 구조의 약화, 가족에 대한 경제적 및 다른 압력의 증대와 기타 요인들이 학생들을 '훈육'하는 많은 임무를 가정 및 지역사회로부터 학교로 옮겨놓았기 때문이다.[3] 학교는 또한 (일반적으로 국내의 인구통계학적 추세를 반영하면서) 과거에 비해 훨씬 더 다양한 문화적/언어적 배경을 갖고 있는 아이들뿐만 아니라 장애를 갖고 있고 요구도가 높은[4] 학생들을 교육해야 할 책임을 점점 더 많이 떠안고 있다. 더욱 최근에 학교는 학생과 교직원의 안전 문제에 대해 더 많은 책임을 지도록 요구받고 있다. 이러한 이유들로 말미암아 학교와 지역사회의 사회/보건 활동은 점점 더 긴밀하게 연결되고 있다. 동시에 학교 보건은 그동안 우선순위 면에서 낮은 위치에 있었으며[4], 학교의 주변 환경은 외부의 중재나 프로그램으로부터 언제나 환영을 받지는 못했다. 따라서 학교와 함께 협업하는 관계를 형성하는 것은 이 과정에 반드시 필요한 부분이다.

건강행동 이론과 학교 환경

학교 환경을 검토해보고 어떤 종류의 사회/행동 이론이 적용 가능한지에 대해 생각해보자. 우선 이론적 관점을 통해 다뤄야 할 쟁점과 요인을 식별하기 위해 PRECEDE–PROCEED 유형의 간략한 평가절차를 밟는 것이 유용할 것이다.

사회적 평가

논의의 배경을 마련하기 위해 학교 기반 중재를 위한 전반적인 지역사회 상황 또는 환경 설계(environmental design)[5]를 생각해보자. 학교, 가정, 지역사회 사이의 관계가 광범위하고 흔히 복잡하기 때문에 유용하게 쓰일 수 있는 정보의 종류는 아주 다양하다. 학교에 초점을 맞춘 상태에서 하나 이상의 보건 문제에 대해 전반적인 상황과 '분위기'를 판단하기 위해 다음의 사항을 고려할 수 있다.

• 지역사회/인근 지역의 환경은 안전한가? 물리적인 환경은 어떠한가? 휴식시설이나 도서관이 있는지?

• 가정의 빈곤, 영양, 복지 수준

• 경제적, 언어적, 반(班)의 규모, 장애학생을 위한 자원 등을 포함하는 교육에 대한 방해물의 존재

• 학교 내 교사와 직원의 직업 안정성, 교사의 봉급 수준과 사기

• 학교에 대한 지역사회의 참여

• 학교에 대한 학생의 참여 또는 '유대감'

따라서 만일 경제가 침체되어 있고, 예산부족에 시달리며, 교사 봉급수준이 낮고, 학교 내외에서 갈등과 폭력 발생률이 높으며, 교사들이 오래 근무하지 않는 환경에 놓여 있는 학교를 대상으로 해야 한다면 우리는 상당한 어려움에 직면하게 될 것이다. 불가능하지는 않다 하더라도 어려운 일임에는 틀림없다.

역학적 평가

학교 환경에서 가장 중요한 보건 문제는 무엇일까? 현재 존재하는 보건 문제의 종류를 이해하려면 어떤 종류의 자료가 필요할까? 한 가지 방법은 목표 영역에 있어서 학령 아동들에게 가장 중요한 건강 문제를 평가하기 위해 지역의 공중보건 자료를 활용하는 것이다. 만약 이런 정보가 지역 인구에 대해 존재하지 않는다면 적절한 단위 중 가장 큰 인구의 자료를 사용해서 지역 인구에 관한 정보를 추정한 결과를 사용할 수도 있다. 학교 또는 학군(學群) 안에서는 학생 인구뿐만 아니라 그들의 역학 자료를 갖고 있을 수 있지만 이런 자료를 구한다는 것은 쉬운 일이 아니다. 이 자료에 포함되어 있는 내용은 출석기록, 사고, 상해, 교련(教鍊) 활동, 보건실 방문, 질병 발생, 학교 및

지역사회 내에서 환경적 위해(예: 수질, 납 중독 등)가 건강에 미치는 효과 등이다. 학교는 사람들에게 부정적으로 보일 수도 있는 자료를 공개하는 일에 극도로 예민하게 반응한다. 이는 인근 지역의 재산가치, 학교 이사회의 정치, 자원배분 뿐만 아니라 등록 학생 수와 가정의 중재에까지 영향을 미칠 수 있는 사안이기 때문이다.

행동적/환경적 평가

학교보건 문제에 영향을 미칠 수 있는 행동적/환경적 위험 요인에는 어떤 것들이 있을까? 예를 들자면 환경 위험의 경우 학교의 물리적 상태와 관련된 위험이 있는데, 여기에는 작동하지 않는 냉난방 시스템, 시설보수를 위해 사용한 화학제품, 야외 농구장의 움푹 파인 곳, 환경 위해 요인에 대한 접근 등이 포함된다. 이런 문제를 찾아내기 위해서 연방, 주, 지역정부 차원에서 구축한 데이터베이스와 자원에 접근할 수 있는데 CDC, 독성물질과 질병 등록청(Agency for Toxic Substances and Disease Registry), 국립환경건강과학연구소(National Institute of Environmental Health Sciences), 소비자제품 안전위원회(Consumer Product Safety Commission), 환경보호청(Environmental Protection Agency)의 '환경에 관한 사실(Envirofacts)', 지방보건국전국연합(National Association of Local Boards of Health), 개별 주 및 지방정부의 보건과 등에서 생산한 자료를 활용할 수 있다.

행동적 위험(behavioral risk)이란 물론 교직원, 학생과 그들의 가족이 건강에 영향을 미치는 일을 하거나 하지 않는 것—예를 들면 화장실에 비누가 없다면, 상당수의 아동들이 예방접종을 받지 않는다면, 많은 학생들이 총을 소지한다면 또는 학교에서 언어폭력이 허용된다면—을 말한다. 건강과 위험 행동에 관한 많은 자료는 학교에서 이루어지는 것을 포함해서, 학생들에 대한 조사를 통해 얻어진다. 이런 조사에는 CDC의 청소년 위험 행동 조사(Youth Risk Behavior Survey, YRBS; www.cdc.gov/yrbs), 미래 모니터링(Monitoring the Future)의 알코올 및 마약 사용 조사 등이 있다.[6] 탐색연구소(Search Institute) 또한 지역사회와 청소년의 위험 요인, 자산과 지원(assets and supports) 및 태도에 관한 조사를 수행하고 있다.[7] CDC 자료는 주(州) 수준의 자료뿐만 아니라 대도시권(metropolitan area) 수준에서의 자료까지 사용이 가능하다. 그리고 K-12 교육은 주로 주 정부의 기능이므로 주마다 좀 다르기는 하지만, 주 정부의 교육과(教育課)가 건강 및 행동 자료의 자료원이 될 수도 있다. 그러나 학교별 건강 위험 자료는 구하기 어렵다.

교육적/생태적 평가

이제 학생, 교직원, 가정과 지역사회가 갖고 있는 지식, 건강 위험과 관련하여 널리 퍼져 있는 태도, 누구나 다 알고 있는, 또는 그렇지 않은 건강 관련 기술(skill)의 종류, 행동을 강화시키는 사회적/문화적/공동체적 규범 등 건강과 관련된 많은 이론적 쟁점을 다루게 될 영역에 대해 평가할 차례가 되었다. 이러한 종류의 요인들을 이해하는 것은 학교 기반 환경에 있어서 중요한 일인데, 이는 **교육**이 무엇보다도 학교라는 조직의 목표이고 그런 측면에서 교육적 중재가 가장 자연스럽게 들어맞기 때문이다.

중재 대상인 학교가 결정되었다면 태도, 지식, 사회규범, 복원력(resiliency), 촉진 요인(enabling factor) 등에 관한 자료를 어디에서 찾을 수 있을까? 일부 자료는 앞 소절에서 언급한 YRBS나 다른 조사에 의해 수집되지만, 일반적으로 이런 요인에 관한 정보는 별도로 연구를 하지 않는 한 얻기 힘들다. 미 교육부에서는 전국 교육 진도 평가(National Assessment of Educational Progress, NAEP), 전국 가구 교육 조사, 캠퍼스 안전 및 보안 조사(Campus Safety and Security Survey), 유년기 추적 연구(Early Childhood Longitudinal Study), 그리고 일련의 초등, 중등, 고등학교 및 대학교 조사를 수행하고 있다. 태도와 지식에 관한 주 정부의 연구 또는 조사 자료가 있을 수 있고, 그밖에도 알란 구트마허 연구소(Allan Guttmacher Institute), 애니 케이시 재단(Annie E. Casey Foundation), 아동 동향(Child Trends), 아동 보호기금(Children's Defence Fund)과 같은 비영리기관이 수집하는 자료가 있다.

행정적/정책적 평가

마지막으로 우리는 중재를 실행에 옮기려고 할 때 부딪치게 되는 정책 및 시스템 환경을 또한 고려해야 한다. 학교와 학교 이사회는 다른 이유에서가 아니라 교육이 아동의 훈육에 관한 사람들의 가치와 방식을 다루는, 아주 중요한 지역사회의 문제이기 때문에 매우 정치적인 경향을 띤다. 우리가 구강 보건 문제를 다룬다면 별 어려움이 없겠지만, 만일 다루는 보건 문제가 HIV/AIDS 예방, 10대의 임신 예방, 물질 남용 등이라면 우리는 정치적인 지뢰밭을 만나게 될 것이다. 학교 기반 중재가 실행에 옮겨지기 전에 학교 내에서 지지와 승인을 얻기 위한 여러 가지 어렵고 시간 소모적인 일들과 함께 학교 이사회로부터 승인을 얻는 절차가 반드시 필요하다. 앞에서 지적한 것처럼 건강 문제와 관련된 중재는 우선순위가 낮은데, 이는 부분적으로 학교가 직면해야 하는 많은 수요 및 요구와 경쟁을 해야 하기 때문이다.

정책적 환경을 이해하고, (중재의 구성요소 안에) 조직 및 지역사회의 지지를 포함시키는 것이 필수적인 것일 수 있다. 때로는 문제가 되는 것이 학교 이사회가 아닐 수도 있다. 잠깐 생각해보자. 비만 예방을 위한 방안으로 우리가, 이를테면 학교 안에서 또는 심지어 학교 주변의 일정 거리 안에서 고지방이나 건강에 해로운 과자의 판매를 금지하는 규제를 원한다면 어떤 반대에 부딪치게 될까? 더욱이 이러한 전략이나 프로그램을 평가하고자 한다면 우리는 학교, 학생, 가정으로부터 자료수집에 관한 동의를 얻어야 할 필요가 있다. 하지만 HIV/AIDS처럼 건강 문제를 둘러싼 낙인이 존재하는 경우에는 어떤 종류의 동의를 얻는 일도 어려울 수 있다.

질문: 앞에서 논의된 대로 부모, 교직원 교육, 다른 환경적 요인 등의 고려가 포함되는 보다 더 종합적인 학교 접근법을 생각할 때, 어떤 이론이 학교 기반 프로그램에 적용될 수 있을까?

적합한 이론

앞 절에서 논의한 쟁점과 요인들을 고려할 때 학교 관련 보건 문제를 이해하고 중재를 설계함에 있어서 어떤 종류의 이론들이 도움을 줄 수 있을까?

우선 교실에 기반을 두는 중재의 설계를 도와줄 수 있는 이론에 대해 생각해보자. 학교 환경 하에서 기술개발(skill-building), 인지, 태도 측면에서 무엇을 다룰 수 있을까? 다음에 몇 가지가 소개되어 있다.

- 위험한 행동의 결과에 대한 숙지
- 위험의 개인화
- 위험에 대응하는 기술
- 정보나 지원을 위해 청소년이 의지할 수 있는 자원
- 자신감 개발, 역할 수행하기 및 기타 연습
- 건강한 행동을 지원하기 위한 사회관계망 확립
- 학교의 물리적 환경에 역점을 두어 다루기

학교 중재라고 해서 교실의 학생들에게만 초점을 맞추는 것은 아니다. 앞에서 논의했던 우리의 평가를 생각해보자. 만일 주요 문제가 학교시설이 낙후되는 것이라는 것을 알았다면 어떻게 해야 할까? 시설을 교체하거나 개보수함으로써 이 문제에 대응할 수 있을 것이다. 그런데 그러려면 예산과 자원이 뒷받침되어야 하고 이는 결국 해당 지역의 학교 운영 이사회 또는 주 의회가 설정한 우선순위와 관련이 있는 정치적인 문제가 된다. 이런 목적을 위해서라면 어떤 종류의 이론과 접근법이 좋을까? 또는 어떤 보건 문제를 해결하는 관건이 가정과 접촉하는 것이라면 어떨까? 이런 일을 계획할 때는 어떤 이론을 적용해야 할까?

간단히 말하자면 상황에 따라 다양한 이론적 접근법이 적용될 수 있다.

- 건강 신념 모형(Health Belief Model)과 계획된 행동 이론(Theory of Planned Behavior)처럼 개인의 지식과 태도에 초점을 맞추는 이론. 학교라는 맥락에서 이런 모형은 어떤 경우에 유용할까?
- 사회 인지 이론(Social Cognitive Theory)처럼 관찰학습(역할 모형), 기술개발, 자기효능을 포함하여 개인과 환경 간의 상호작용을 다루는 이론. 이런 이론은 어떤 경우에 유용할까?
- 지역사회와 조직의 자원 동원에 초점을 맞추는 이론과 접근법. 이들은 어떤 경우에 유용할까?
- 건강행동에 있어서 '고착되어 있는' (물리적) 환경의 역할과 구조를 다루는 이론과 접근방법. 이들은 어떤 경우에 유용할까?

프로그램 사례

아래에서는 학교에 기반을 둔 행동적 중재(behavioral intervention)의 몇 가지 사례를 관련 이론과 함께 살펴보자.

생활기술 프로그램(Life Skills Program): 이는 (담배, 알코올 및 기타 약물을 포함하여) 물질 남용 예방에 초점을 맞추고 있는 학교 기반 건강증진 프로그램으로 아주 유명한 사례이다.[8,9] 이 프로그램의 개발자에 의하면 (1) 물질 남용의 결과에 대하여 사실에 입각한 정보만을 제공한다든지, (2) 개인적 발전의 폭을 넓히기 위해 경험에 의거한 교실 수업만을 사용한다면 그 결과는 비효과적이다. 이런 문제에 대한 대응으로 개발된 생활기술 프로그램은 물질 남용 행동의 시작과 관련된 **사회심리학적 원인/위험 요인**을 더 잘 다룰 수 있다고 주장한다.

- 마약과 관련된 기대(지식, 태도, 규범)
- 마약 관련 저항 기술(drug-related resistance skills)
- 일반적 역량(자기관리, 사회적 기술 등)

이론

- 개인-환경 상호작용 접근법(사회 인지 이론[10])과 위험과 보호 요인 모형(risk and protective factors model)[11]에 기초함
- 청소년들 사이에 점증하는 또래의식의 중요성과 독립적인 삶에 대한 욕구와 같은 사회심리학적 요인에 초점을 맞추면서 마약 사용 및 위험 행동에 대한 탐닉의 발달 진행(developmental progression) 과정을 다루고 있음

구성요소

- 3년간 15회의 45분 수업시간을 갖는 교실 기반 중재
- 중학교부터 고등학교 2학년까지의 학생들을 대상으로 함
- 세 가지 구성요소: 자기관리 기술, 사회적 기술, 그리고 마약 사용과 관련된 기술(마약을 거부하는 태도, 저항 기술, 마약 사용을 반대하는 규범 등)
- 후원자 모임(booster session)

성공의 증거

- 거의 20년 동안의 시행기간 중에 이 프로그램이 시행된 학교에서는 마약 사용이 절반으로 줄었음

코네티컷 소재 사우스 윈저 학교(South Windsor School)의 비만예방 프로그램: 학교에 기반을 둔 이 프로그램은 학생들이 저지방 식품 및 보다 더 건강한 식품의 섭취를 늘릴 수 있도록 마케팅과 환경 지향적 활동을 포함한 일련의 접근법을 사용하였다.[12]

이론

- 고지방/건강하지 않은 식품에 대한 노출이 줄어들도록 하고, 건강에 더 좋은 식품에 대한 마케팅을 강화하며, 더 건강한 식품을 선택하는 데 드는 비용을 낮추기 위해 사회적 마케팅 접근법, 규제/정책의 실행, 일반적인 환경 변화 전략에 기초하였음
- 보다 더 건강한 선택이 이루어지도록 하는 식이습관의 변화를 위해 학교 내에서 여러 가지 수준의 중재가 이루어지도록 하였음

선별된 구성요소

- 건강한 식품과 음료수를 판매하는 자동판매기의 도입, 더 바람직한 점심 식단의 제공, 고지방 식품의 섭취 가능성을 낮춤으로써 '식품 환경'을 변화시킴
- 건강한 식품과 그렇지 않은 식품의 구입비용을 변화시킴–영양가의 측면에서 구입 가능한 식품을 평가하여 도넛처럼 가치가 낮은 경우에는 높은 가격으로 판매함
- 학교에서 메뉴 선택의 변경을 눈에 띄게 하기 위해 다채로운 색상의 메뉴 쿠폰을 사용하고, 이를 학생의 가정에 보내 주는 등 여러 가지 마케팅 전략을 사용함
- 학교의 급식요원에 대한 교육을 강화하고 '학교 내에서의 구입(buy–in)'이 늘어나도록 이들의 협력을 구함

성공의 증거

- 예비적인 지표를 보면 보다 더 건강한 식품들의 판매/소비가 크게 늘어났음

N–O–T(Not On Tobacco) 프로그램(웨스트버지니아 및 다른 주): 1990년대 중반에 웨스트버지니아 주에서의 10대 흡연율은 전국에서 가장 높은 수준이었다. 웨스트버지니아 대학교 예방연구센터(Prevention Research Center)는 CDC로부터 자금지원을 받아 주 정부의 공중보건국, 교육부, 미국폐협회(American Lung Association) 등과의 협력 하에 (1) 청소년의 건강을 향상시키고, (2) 금연을 원하는 학생들의 요구를 충족시키며, (3) 담배에 관한 학교방침의 위반 사례를 줄이고, (4) 학교방침을 위반하는 데 대한 벌칙의 대안을 개발하기 위한 학교 기반 노력으로서 N–O–T 프로그램을 개발하였다.[13–15]

이론

- 이 프로그램이 복잡한 학교 환경을 통해 청소년들에게 전달되어야 할 필요가 있기 때문에 혁신의 확산 이론(diffusion of innovation theory)에 기초하였음
- 이 프로그램은 또한 사회 인지 이론의 일부 요소(기술 축적, 사회적 지원, 목표 설정)와 프로그램 설계를 위해 참여적, 포괄적 방법을 사용함으로써 지역사회 동원 접근법을 사용하였음

선별된 구성요소

- 학생들은 같은 성별의 관리자(예: 교사, 학교 간호사, 상담교사, 자원봉사자 등)가 이끄는 주당 10시간짜리 수업 4개의 촉진수업(booster session)에 (자발적으로) 참여하였음. 일부 수업은 지역사회에서도 이루어졌음
- 수업에서는 참여자들이 (1) 흡연의 이유와 금연을 못하는 이유, 흡연 습관과 자기패배적(self-defeating) 행동을 강화하는 믿음과 행동, 흡연의 계기 및 기타 금연 과정의 방해 요소를 식별하는 일, (2) 니코틴 중독, 청소년의 흡연을 조장하는 광고 전략, 금연 후 흡연을 다시 시작하게 만드는 상황을 깨닫고 이해하는 일, (3) 인지적 재구조화('재고함')의 기술 개발, 스트레스와 동료들의 압박에 대한 대응, 사회적 지원의 확인과 유지, 목표 설정, 단호함과 기타 행동 변화 등에 대해 도움을 받을 수 있었음
- 프로그램을 개선하고 평가하는 일에 대한 협력자들의 정기적인 참여가 있었음

성공의 증거

- 연구 결과에 따르면 이 프로그램의 참여자는 보다 전통적인 금연 프로그램의 청소년보다 더 높은 금연 성공률을 보였으며 흡연량도 더 많이 줄었음
- 다른 지역에서의 N-O-T 프로그램에는 489개 학교에서 6,000명 이상의 청소년이 참여하였는데 그 결과를 검토한 바에 따르면 3개월 후 N-O-T 프로그램에 등록한 청소년의 금연 확률은 전통적인 금연 프로그램의 청소년보다 2배에 달하였음
- N-O-T 프로그램은 연방 물질 남용 및 정신건강청(廳)(SAMHSA)과 연방 아동비행예방국(兒童非行豫防局)에 의해 모범 프로그램으로 지정되었으며, 국립암연구소의 연구에 의해 검증된 중재 프로그램으로 인정되었음

> **생각해 봅시다**
>
> 학교에서 보건과교과를 수강해본 적이 있는지? 그 과목은 어떠했는지? 수업 내용을 기억할 수 있는지? 그 과목의 수강을 통해 행동이 변화했다고 생각하는지? 보다 더 효과적일 수 있는 다른 방법이 있는지?

산업장

직장에서 복지 및 건강증진 프로그램을 실행하는 것이 타당한 많은 이유가 있다. 그 어떤 곳보다도 더 많은 사람들이 산업장에서 일을 하고 있으며, 이들은 근무시간의 거의 대부분을 산업장에서 보내고 있다. 많은 사람들이 직장을 통해서 의료보험 혜택을 받고 있다. 산업장과 학교는 대상인구에 대한 접근성과 건강 목표 및 조직의 목적 사이에 상승작용이 존재한다는 점에서 공통점을 갖고 있다.

- 건강, 업무성과, 근로안전, 생산성은 서로 뒤얽혀 있다. 근로자가 건강하지 않다면 근로시간을 다 채우지 못할 것이며 사고가 날 가능성도 높아진다. 많은 연구들이 산업장에서의 건강증진이 의료비를 감소시키고 생산성을 높인다는 점에서 비용·효과적이라는 점을 확인하였다. 예를 들자면 프록터 앤 갬블(Procter & Gamble)은 산업장에서의 건강증진 프로그램을 통해 의료비를 29%나 감소시킬 수 있었음을 확인하였다.[16] 존슨 앤 존슨(Johnson & Johnson)은 근로자 복지 프로그램의 운영을 통해 거의 200만 달러에 이르는 의료비 절감, 병가의 감소, 생산성 향상 등의 효과가 있었음을 확인하였다.[17] 연구들을 검토하고 평가한 문헌이 확인한 바에 따르면 직장에서 고위험군인 근

로자들에 대해 개인별 맞춤형으로 정보 및 상담을 제공한 산업장 프로그램의 경우—3년의 기간에 걸쳐 투자한 1달러당 1.40~4.70달러의 범위에서—정(正)의 투자수익률(ROI)을 실현할 가능성이 높았다.[18–20]

- 근로자들은 주간(또는 야간)에 엄청난 시간을 직장에서 보내고 있다. 그런 의미에서 이들도 학생들처럼 '갇힌 청중'이다.
- 산업장에는 정보 전달과 사회적 지지를 위한 기회가 붙박이로 마련되어 있다.
- 산업장에서의 건강증진과 복지 프로그램의 성공 역사는 이미 연구를 통해 문헌으로 잘 정리되어 있다.

산업장이 건강증진과 중재를 위해 적합한 장소라는 점은 이미 1900년대 중반부터 널리 인정되어 왔다. 현재 산업장 건강은 건강증진 분야에서 가장 중요한 적용대상이다. 실제로 예방 서비스에 대한 지역사회 가이드를 위한 CDC 특별대책위원회(CDC Community Guide to Preventive Services Task Force)는 수많은 연구로부터의 자료를 검토하고 나서 (단일 프로그램의 이득과는 반대로) 인구건강(population health)이라는 관점에서 봤을 때 산업장에서의 건강증진 프로그램은 근로자의 인식 제고, 보건 의료 서비스와의 연결, 기타 긍정적 결과와 함께 건강 개선의 측면에서 상당한 이득을 제공한 것으로 결론짓고 있다.[21] 공중보건에 있어서 산업장의 중요성이 점증하는 것은 다음과 같은 다수의 요인들 때문이다.

- 노동력에서 여성이 차지하는 비중의 증가: 무엇보다 모성 건강과 자녀 양육의 문제를 다뤄야 할 필요성을 낳고 있다.
- 노동력의 고령화
- 1970년의 직업안전 및 건강법(Occupational Safety and Health Act)의 제정으로 산업장에서의 안전과 건강 문제를 규제하고 그 기준을 설정할 연방정부 기관이 설립되었다.
- 산업재해 보상비용과 의료비의 증가로 인해 건강 문제를 줄이기 위한 건강증진 사업에 고용주가 참여할 동기가 증가하였다.
- 관리의료(managed care), 특히 직장 기반 관리의료보험의 확산
- 물질 남용과 정신 건강 문제에 대한 중재 및 예방수단으로서 근로자 지원사업(employee assistance programs, EAP)의 등장. 최근에는 많은 EAP가 생활기술(life skills)과 삶의 질(quality of life)과 관련한 다른 분야 중에서도 가족 문제, 직장 문제, 재무 상담을 다루고 있다. 이런 문제에 집중하는 것은 근로자와 그들 가족의 건강/복지에 영향을 미쳤다. 예를 들면 물질 남용은 업무와 관련된 사고, 결근, 생산성 저하의 주요 요인이었다.
- 직업상의 건강에 대한 관심 범위가 넓어지면서 그 대상에 심장병, 고혈압, 궤양, 흡연, 반복동작증후군, 비만 및 기타 건강 문제가 포함되었다.
- 가장 최근의 사건으로 2010년 부담적정보험법(Affordable Care Act, ACA)의 통과가 의료비 절감을 위한 수단으로서 의료보험 및 예방에 대해 갖는 함의

산업장에서의 건강 관련 노력은 검진(건강 평가 및 건강위험 사정)으로부터 산업장에서 건강에 영향을 미칠 수도 있는 환경적 요인에 대한 집중과 보다 더 넓은 건강 및 복지 증진을 위한 노력으로 그 초점이 이동하였다. EAP의 경우에도 동일한

변화가 나타나서 물질 남용의 예방, 조기 중재, 고용 전 및 고용 후 무작위 마약검사를 통한 마약 청정 산업장 정책을 포함하는 치료로부터 훨씬 더 광범위한 건강증진, 예방 및 조기 중재 프로그램으로 그 초점이 바뀌었다. 이러한 접근법은 근로자를 위한 EAP의 매력과 효과성을 높였는데 중재의 초점이 더 광범위해질수록 EAP가 단지 '알코올 중독자'나 '마약 사용자'를 위한 프로그램이라는 오명으로부터 벗어날 수 있게 되었던 것이다. 산업장에서의 건강/복지 프로그램에 관한 수많은 연구에 의하면 이러한 프로그램을 채택한 고용주들의 경우 보수적으로 추정했을 때 1달러에서 많게는 30달러 이상에 이르는 ROI를 거둔 것으로 평가되었다. 모두에게 해당되는 것은 아니지만[22], 그리고 더 많은 자원을 갖고 있는 대기업의 경우가 더 쉽기는 하겠지만 많은 고용주들이 지속 가능성과 기업의 사회적 책임에 대한 일반적인 강조의 일부분으로서 건강증진 프로그램을 보게 되었다.

산업장에서의 건강증진에는 아직 많은 장애 요인이 남아 있다. 직장이라는 맥락에서 개인의 건강 문제를 다루는 것에 대한 근로자의 거부감, 그리고 복지 프로그램과 열심히 일하기, 불평하지 말기, 직장에서 개인적인 정보를 누설하지 않기 등의 성취와 관련된 사회적 규범과 메시지를 포함하는 특정 사내문화(社內文化)와의 괴리감 등이 그것이다. 병원이나 법률사무소 같은 직장환경에서는 이런 프로그램들이 대부분의 직원들이 갖는 필요(needs)에 비해 과분해 보이기도 한다. 다른 산업장에서는 근로자들이 이런 프로그램들을 활용할 시간이나 유인이 없는 경우도 있다. 그리고 많은 경우 이런 프로그램에 대한 참여에는 경영진과 노조의 지원이 중요한 역할을 한다.

건강행동 이론과 산업장 환경

산업장 환경과 건강증진을 위해 어느 지점에서 행동 이론을 적용할 수 있는지 살펴보기 위해 간략하게 PRECEDE-PROCEED 평가를 한 번 더 해보자.

사회적 평가

산업장에서의 건강을 둘러싸고 있는 전반적인 맥락을 이해하는 일은 지역사회나 학교의 경우와는 다소 차이가 있다. 산업장은 한 곳에 있을 수도, 여러 지역에 분산되어 있을 수도 있으며 심지어 전 세계에 퍼져 있을 수도 있다. 그리고 그들은 각각의 사내문화와 규범을 갖고 있고, 각 근로자의 가족은 특정 산업장의 지향에 따라 흔히 '직장 가족'의 일부인 경우가 많다. 유명한 사회학자인 에밀 뒤르켐은 그의 고전적 역작인 "사회와 노동의 분화(*The Division of Labor in Society*)"에서 산업장을 집중적으로 다루면서 지역사회와 산업장의 변이(變異)에 대해 언급하였다.[23] 전통적으로 지역사회와 밀접한 상호작용을 했던 산업장의 예로는 펜실베이니아의 허쉬(Hershey's) 초콜릿, 뉴욕의 코닥(Kodak)필름, 워싱턴 주의 웨이어하우저(Weyerhaeuser)를 들 수 있다.

지역사회의 일반적인 복지지표는 별 관련이 없을 수 있는데 이는 산업장 환경에서의 초점이 통상 생산성 측정, 산업장 건강 위해 및 위험 요인의 감소, 고용의 연속성 및 이와 유사한 문제에 맞춰져 있기 때문이다. 그러나 지역사회로부터 오는 외부적 요인을 검토해볼 수도 있다. 예를 들자면 지역경제가 위축되어 있고 단 1명의 고용주만 있다면 설사 작업조건이 안전하지 않다 해도 근로자들 입장에서는 아무런 불평 없이 일자리를 유지하기 위한 압박감에 시달리게 될 것이다. 또는 의료보험 비용과 같은 외부적인 이슈가 고용주에게 문제를 일으킨다면 이는 당연히 근로자의 의료 서비스에 대한 접근성에 영향을 미치게 될 것이다. 세계화 추진정책과 경쟁 또한 임금과 급여수준을 낮추도록 압력을 가할 것이고 이는 근로자의 사기와 안전에 영향을 미치게 된다.

역학적 평가

지금 우리는 근로 환경에 초점을 맞추고 있다. 따라서 건강에 대한 관심과 역학 자료는 **근로 관련 질병**(work-related health conditions)(예: 손목터널증후군, 고혈압)과 연결되어 있다. 근로와 관련된 건강 문제에 관한 일반적인 보고서와 연구는 엄청나게 많다. 이런 자료들의 검토를 위한 좋은 출발점은 미 노동부 소속의 직업안전 및 건강청(Occupational Safety and Health Administration, SOHA)과 미 보건복지부 산하의 국립 직업안전 및 건강연구소(National Institute for Occupational Safety, NIOSH)이다. 직장에서의 물질 남용과 마약검사 이슈에 관해서는 미 보건복지부 산하 물질 남용 예방센터(Center for Substance Abuse Prevention, CSAP)의 산업장 담당부서(Workplace Division)가 좋은 자료원이다. 물질 남용 및 정신건강청(SAMHSA)이 실시하고 있는 마약 사용과 건강에 대한 전국조사(National Survey on Drug Use and Health)는 물질 남용과 산업장에 관한 여러 이슈를 다루어 왔다. 노동부 내의 노동통계국(Bureau of Labor Statistics)에서는 직업 상해 및 질병조사(Survey of Occupational Injury and Illness)를 통해 직업 상해 및 질병을 추적하고 있다.

행동적/환경적 평가

산업장과 관련된 행동 및 환경 위험에는 어떤 것들이 있을까? 예로는 근무 전이나 근무 중에 트럭 운전사, 비행기 조종사, 열차 기술자 등이 음주를 하는 행동, 보호 장구를 착용하지 않는 행동, 근로자가 휴식 없이 장시간 일해야 하는 고강도 스트레스의 작업 규칙, 위험한 독성 화학물질을 안전하지 않은 장소에 보관하는 일, 위험물질 또는 산업장에서 안전하지 않은 장비에의 노출 등을 들 수 있다. 또한 이 범주 안에는 비만이나 심장질환 같은 건강 문제를 유발하는 데 기여하는 산업장 환경 요인들이 있다. 예를 들자면 산업장 안에나 근처에 오직 두 군데—감자 칩과 도넛을 판매하는 자동판매기와 길가의 싸구려 햄버거 레스토랑—에서만 음식을 구할 수 있고, 다른 곳으로 걸어 갈 시간도, 장소도 없다면 이런 환경은 음식과 관련된 문제를 일으킬 것이며 궁극적으로는 제2형 당뇨병의 증가라는 심각한 결과를 초래하게 될 것이다. 이러한 환경적 조건은 이미 최근 산업장에서의 비만 문제를 예방하기 위한 노력의 대상이 되고 있다.

이런 문제에 관한 자료는 어디에서 구할 수 있을까? OSHA, NIOSH, CSAP 등이 출발점이 될 수 있지만 노조나 상공회의소, 비즈니스 건강연합(business health coalition)과 해당 산업장에서도 관련 정보를 얻을 수 있을 것이다.

교육적/생태적 평가

근로와 관련된 성향 요인(predisposing factor), 촉진 요인(enabling factor), 강화 요인(reinforcing factor)은 무엇일까? 이는 산업장에서의 건강증진 중재를 계획하고 실행에 옮기는 데, 그리고 적용 가능한 이론을 찾는 데 우리가 이해해야 할 중요한 정보 영역이다. 산업장에 관해 생각해보자. 이곳은 사람들이 서로 많은 시간을 보내는, 좁은 범위의 조심스러운 사회적 환경이다. 이론을 적용하고자 할 때 가장 중요한 문제는 **사회적 관계망**, **사회적 지원체계**, **사회적 규범**의 역할이다. 산업장도 일종의 조직이기 때문에 고려해야 할 조직의 역할과 '조직문화'가 있다. 건강에 대해 책임이 있는 조직 단위는 무엇일까? 하나 이상이 있다면 그들은 어떤 식으로든 조정을 하고 있는가? 예를 들자면 회사 환경에서 건강하지 않은/건강한 행동에 대해 어떤 종류의 보상체계를 구축해야 할까? 근로자의 지식과 태도에 대해서는 어떠할까? 만일 맡은 일에 건강상의 위험이 따른다면 근로자는 이런 사실을 알고 있을까? 그들은 이를 위험으로 인지할 수 있을까? 이에 대해 무엇인가 하려면/하지 않으려면 어떤 동기와 의도가 있어야 할까?

행정적 평가

우리가 중재 수단을 개발하고 적합한 이론을 선택하려면 산업장 환경에서의 정책, 구조와 자원 등에 관한 무엇인가를 이

직업병과 상해[24]

주요 상해와 질병은 아래 내용을 포함한다.

- 청각상실
- 폐질환
- 암과 납 중독
- 일산화탄소 중독
- 자극성 피부 알레르기
- 출산 및 임신 이상
- 감염성 질환
- 허리 질환
- 상부 말단의 근골격계 질환
- 외상성 상해
- 정신건강 문제

해해야 할 필요가 있다. 건강증진 프로그램에 필요한 자원을 확보할 수 있을까? 또 예를 들어 '산업장복지위원회' 같은 것이 있을까? 산업장 의료급여 혜택에는 어떤 종류가 있는지? 근로자들에게 의료보험이 제공되는지? 근로자 원조 프로그램은? 체육관이나 헬스센터에 등록할 때 할인이 가능한지? 직장에서의 건강검진이 가능한지? 노동조합은 어떠한지? 산업장에 노조가 존재하는지? 노조는 어떤 정책과 프로그램을 가지고 있는지? 산업장 기반 활동을 제공하는 지역사회 조직이나 사업체(예: 동네 헬스클럽, YMCA)가 있는지?

그 다음으로는 물론 우리가 고려하고 있는 산업장의 유형과 관련하여 어떤 종류의 규제와 요구조건이 있는지? 직업안전이나 작업조건을 규율하는 주법 또는 연방법이 존재하는지? 이런 법률들은 어떻게 적용되고 감시되는지?

적합한 이론

앞에서의 논의와 평가에 기초할 때 산업장에서의 건강 관련 문제를 이해하고 중재를 구체화하는 데 어떤 종류의 이론이 도움이 될 수 있을까? 우선 근로자 교육을 위한 맥락에 대해 생각해보자. 산업장에서 그러한 프로그램을 제공할 수 있는 것은 언제인가? 점심시간? 아니면 일과 후? 근로자들이 점심시간에는 식사하기를 원하거나 일과 후에는 집에 가고 싶어 하기 때문에 때로 이는 정하기 어려운 문제이다. 건강 전시회나 이와 비슷한 행사는 어떨까? 이런 행사는 많은 상황에서 잘 진행될 수도 있다(다음의 예를 참조). 그리고 정보를 어떻게 전달해야 할까? 근로자는 학생도 아니고 청소년도 아니다. 만일 그들이 보건교육 수업이나 건강 전시회에 참여한다면 선택에 의해 그랬을 가능성이 높고, 그렇다면 교육을 위한 접근법은 흥미를 유발할 수 있고 실제적이면서도 행동(예: 건강검진, 금연)의 이득을 '판매할' 수 있어야 한다. 어떤 이론/이론들을 적용할 수 있을까? 사회적 마케팅? 건강 신념 모형? 혁신의 확산 모형?

이미 살펴본 것처럼 산업장은 그 자체의 문화를 갖고 있는 사회적/조직적 단체이다. 적절한 중재 수단을 알아보는 데 필요한 적합한 특성은 다음과 같다.

- 조직 내에는 '지도자' 또는 '실력자'가 존재한다.
- 주변의 근로자들은 또한 친구들일 수도 있다.
- 산업장에는 건강 관련 행동에 대한 사회적 규범이 있을 수도 있다. 이들은 심지어 사람들이 생각하는 '좋은 근로자'의 이미지와 관련이 있을 수도 있다.
- 사람들은 자신들이 맡은 업무를 잘 해내기를 바라며 그에 따른 보상을 바란다.

이러한 산업장의 특성이 비추어 어떤 이론들이 적합할까? 혁신의 확산? 사회관계망 이론? 사회적 인지 이론? 계획된 행동 이론? 문화 이론?

마지막으로 산업장의 문화에 영향을 미치려면, 또는 건강 중재나 건강 관련 정책이 가능하도록 지원을 하려면 조직의 변화를 추구하고 주변 지역사회의 영향을 받을 필요가 있다.

프로그램 사례

다음에는 산업장에 기반을 둔 건강증진 프로그램/중재의 몇 가지 사례를 적용 이론과 함께 살펴보기로 하자. 이러한 프로그램에 대해 알아보고자 할 때 몇 군데의 자료원이 존재한다. 그 중 하나는 CDC의 **지역사회 가이드**(www.thecommunityguide.org)이다. 아래에서 다루고 있는 사례는 또 다른 주요 자료원인 국립 증거기반 프로그램 및 실행 등록소의 SAMHSA(the SAMHSA National Registry of Evidence-Based Programs and Practices, NREPP)이고 www.nrepp.samhsa.gov에서 검색할 수 있다.

건강한 산업장 프로그램(The Healthy Workplace Program): 이는 성인 근로자의 건강 습관을 개선하는 동시에 산업장에서의 물질 남용을 예방하기 위한 일련의 중재로서 과도한 음주, 불법적인 마약 사용, 처방약 남용 등을 줄이기 위한 목적으로 실시되었다. 행동 변화의 사회 인지적 원리에 바탕을 두고 건강증진의 틀로 주조(鑄造)된 이 프로그램은 물질 남용에 뒤따르는 낙인(stigma)을 제거하고 도움을 구하려는 행동에 대한 장애물을 없애기 위한 목적 하에 물질 남용 예방 요소와 건강증진 프로그램을 하나로 통합하였다. 건강한 산업장 프로그램은 이를 다음과 같은 방식으로 달성한다.

- 건강증진이라는 긍정적인 수단을 통해 근로자들에게 접근한다.
- 건강한 습관의 이득과 알코올, 담배, 불법 마약 사용과 합법적 의약품의 오용이 가져오는 위해에 대한 인지도를 높인다(건강 신념 모형).
- 근로자들에게 건강을 증진시키고 알코올, 담배, 불법 마약의 사용을 줄이기 위한 특정 테크닉/기술을 가르친다(사회 인지 이론).
- 자기효능감을 높이며, 어떻게 하면 건강한 습관을 갖게 되고 물질 남용을 줄일 수 있는지 모범을 보여주기 위해 신경을 써서 만든 비디오를 사용한다(사회 인지 이론).

이는 효과성 증거에 기초하여 SAMHSA로부터 **모범 프로그램(model program)**으로 인정받았다.

직장과 가정에서의 스트레스 대응: 이는 직장과 가정에서의 스트레스 요인에 대한 효과적인 극복전략을 어떻게 개발하고 적용하는지를 근로자들에게 가르치기 위해 설계된 16시간 수업의 집단중재이다. 이 모형은 반두라(Bandura)의 사회적 학습이론[10]과 함께 펄린(Pearlin)과 스쿨러(Schooler)의 극복 메커니즘의 위계(位階)[25]로부터 도출되었다. 국립보건으로부터 자금지원을 받은 앞서의 연구가 예일 직장 및 가정 스트레스 프로그램(Yale Work and Family Stress Program)을 개발하는 기초가 되었다. 이 두 연구에 있어서 중재의 안내자 역할을 해준 교과과정은 물질 사용 및 심리적 증상의 발현과 관련된 스트레스의 역할, 대응, 사회적 지지에 주된 초점을 맞추었다. 궁극적으로는 근로자들에게 **위험 요인을 줄이고 보호 요인을 늘리는 데** 효과적인 방법을 가르쳐 주기 위해 16주간 프로그램이 만들어졌다. 이 두 가지 연구는 통제집단 참여자들과 비교했을 때 프로그램 참여자들에서 물질 사용과 심리적 증상이 유의미하게 감소한 증거를 제시하였다. 이 프로그램은 다음과 같은 결과를 얻었다.

- 직장과 가정에서의 스트레스가 실제로 감소하였음
- 사회적 지지의 활용이 증가하였음
- 스트레스를 받는 일의 의미가 변화하였음
- 회피 적응 전략(avoidance coping strategies)에 대한 의존도가 줄었음

- 더 넓은 범위의 스트레스 관리법 사용이 늘었음
- 알코올과 마약 사용의 예방 또는 감소
- 우울증과 불안과 같은 심리적 증상의 예방 또는 감소

이 프로그램 역시 SAMHSA의 모범 프로그램으로 인정받았다.

생각해 봅시다

당신이 알고 있는 산업장 환경에 대해 생각해보자. 당신이 생각해낼 수 있는 어떤 건강 위험이 존재하는지? 산업장 환경은 이런 위험에 또는 그 예방에 어떻게 기여하는가? 이에 대해 당신이 할 수 있는 일은 무엇인가?

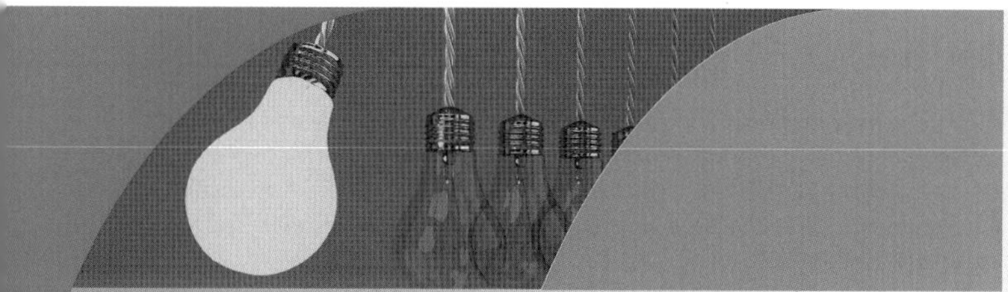

© Fotovika/Shutterstock, Inc.

생각해볼 문제

1. 학교와 산업장 환경이 갖는 특성 중에서 비슷한 것은 무엇인가?
2. 포괄적인 학교보건 접근법이란 무엇인가?
3. 학교에서 건강증진 사업을 실행에 옮기고자 할 때 직면하게 될 수도 있는 정치적 쟁점은 무엇인가?(행정적/정치적 평가를 생각할 것)
4. 프로그램 및 이론 종류의 선택에 영향을 미칠 수도 있는 학교와 지역사회 사이의 관계는 무엇인가? 산업장과 지역사회 사이의 관계는 어떠한가?
5. 그동안 산업장에서 건강증진 프로그램은 어떻게 변해 왔으며 이런 변화가 프로그램 및 이론적 접근방법의 종류와 관련해서 어떤 의미를 갖는가?
6. 산업장에서의 건강증진은 국민의료비의 억제와 관련된 현재의 끊임없는 논쟁과 관련해서 어떤 의미가 있을까?

REFERENCES

1. Marx E, Wooley S, Northrup D. *Health Is Academic: A Guide to Coordinated School Health Programs*. New York, NY: Teacher's College Press; 1998.

2. Education Development Corporation, Inc. "CSHP At-a-Glance," at http://www2.edc.org/makinghealthacademic/cshp.asp. Accessed July 15, 2013.

3. Greenberg MT, Weissberg RM, O'Brien MU, et al. Enhancing school-based prevention and youth development through coordinated social, emotional and academic learning. *Am Psychol*. 2003;58(6/7):466–474.

4. Lear JG. Children's health and children's schools: a collaborative approach to strengthening children's well-being. In: Lear JG, Isaacs SL, Knickman JR, eds. *School Health Services and Programs (Robert Woods Johnson Series on Health Policy)*. San Francisco, CA: Jossey-Bass; 2006.

5. Jacobs J. *The Death and Life of Great American Cities*. New York, NY: Vintage Books; 1961.

6. Johnston LD, O'Malley PM, Bachman JG, Schulenberg JE. *Monitoring the Future, National Results on Drug Use: 2012 Overview, Key Findings on Adolescent Drug Use*. Ann Arbor, MI: Institute for Social Research, The University of Michigan; 2013.

7. Search Institute. Developmental assets: an investment in youth. http://www.search-institute.org/what-we-study/developmental-assets. Accessed July 15, 2013.

8. Botvin GJ, Griffin KW, Paul E. Preventing tobacco and alcohol use among elementary school students through life skills training. *J Child Adolescent Substance Abuse*. 2003;12(4):1–17.

9. Botvin GJ, Schinke SP, Epstein JA, Diaz T, Botvin EM. Effectiveness of culturally-focused and generic skills training approaches to alcohol and drug abuse prevention among minority adolescents: two-year follow-up results. *Psychol Addict Behav*. 1995;9:183–194.

10. Bandura A. *Social Foundations of Thought and Action*. Englewood Cliffs, NJ: Prentice Hall; 1986.

11. Hawkins JD, Catalano RF, Miller JY. Risk and protective factors for alcohol and other drug problems in adolescence and early adulthood: implications for substance abuse prevention. *Psychol Bull*. 1992;112:64–105.

12. U.S. Department of Agriculture/Food and Nutrition Service, Centers for Disease Control and Prevention/DHHS, U.S. Department of Education. *Making It Happen! School Nutrition Success Stories*. Alexandria, VA: U.S. Department of Agriculture/Food and Nutrition Service, Centers for Disease Control and Prevention/DHHS, U.S. Department of Education; 2005.

13. Dino GA, Horn KA, Goldcamp J, Massey CJ, Maniar SD, Fernandes A. A state-wide demonstration of Not-On-Tobacco: a gender-sensitive teen smoking cessation program. *Journal of School Nursing*. 2001;17(2):90–97.

14. Horn K, Dino G, Kalsekar I, Fernandes AW. Appalachian teen smokers: Not-On-Tobacco 15 months later. *Am J Public Health*. 2004;94(2):181–184.

15. Horn K, Dino G, Kalsekar I, Mody R. The impact of Not-On-Tobacco on teen smoking cessation: end-of-program evaluation results, 1998 to 2003. *J Adolesc Res*. 2005;20(6):640–661.

16. Goetzel RZ, Jacobsen BH, Aldana SG, Verdell K, Yee L. Health care costs of worksite health promotion participants and non-participants. *J Occup Environ Med*. 1998;40(4):341–346.

17. DeMoranville CW, Schoenbachler DD, Przytulski J. Wellness at work: boost wellness center participation with target marketing strategies. *Marketing Health Serv*. 1998;18(2):14–24.

18. Goetzel RZ, Roemer EC, Liss-Levinson RC, Samoly DK. *Workplace Health Promotion: Policy Recommendations that Encourage Employers to Support Health Improvement Programs for their Workers*. Atlanta, GA: Partnership for Prevention; 2008.

19. Chapman LS. Meta-evaluation of worksite health promotion economic return studies: 2005 update. *Am J Health Promot*. 2005;19(6):1–10.

20. Pelletier KR. A review and analysis of the clinical and cost-effectiveness studies of comprehensive health promotion and disease management programs at the worksite: 1995–1998 update (IV). *Am J Health Promot*. 1999;13:333–345.

21. Task Force Community Preventive Services. *Proceedings of the Task Force Meeting: Worksite Reviews*. Atlanta, GA: Centers for Disease Control and Prevention; 2007.

22. Goetzel R, Ozminkowski R. The health and cost benefits of worksite health promotion programs. *Annu Rev Public Health*. 2008;29:303–323.

23. Durkheim E. *The Division of Labor in Society*. New York, NY: Macmillan; 1993.

24. Friis RH. *Essentials of Environmental Health*. Boston, MA: Jones & Bartlett; 2007.

25. Pearlin LI, Schooler C. The structure of coping. *J Health Soc Behav*. 1978;19:2–21.

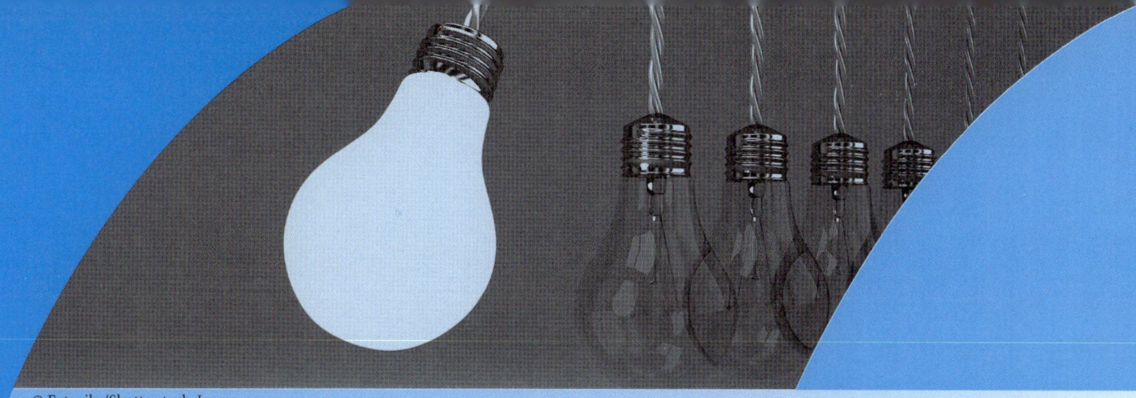

제 11 장

이론의 적용: 의사소통 캠페인*

Application of Theory: Communications Campaigns*

학습목표

- 건강증진을 위해 의사소통(communications) 수단과 대중매체를 이용하는 것에 관한 쟁점을 이해할 수 있어야 한다.
- 의사소통 캠페인에 적용할 수 있는 사회/행동 이론의 종류를 이해할 수 있어야 한다.
- 이론에 기반을 둔 의사소통 캠페인의 사례를 들 수 있어야 한다.

"TV 채널을 돌리거나 라디오 방송을 바꾸기만 해도, 또는 신문이나 잡지의 페이지를 넘기기만 해도 우리 것으로 만들 수 있는 정체성 모형의 행렬(array of possible identity models)이 엄청나게 많은 것을 알 수 있다."

–SHEILA MCNAMEE, *CONSTRUCTING THE SELF IN A MEDIATED WORLD*, 1966

공중매체를 통한 의사소통

공중매체를 통해 정보를 소통하거나 확산함으로써 사람들의 행동에 영향을 미치려는 노력은 공중보건에서 가장 널리 알려진 이론의 응용사례가 된다. 왜 그러한지 한 번 생각해보자. 인간으로서 우리는 대단히 정치(精緻)한 의사소통과 상징(symbol)을 만들어냈고 그 상징으로 구성된 정보를 처리하는 능력을 갖추고 있다. 의사소통은 다른 인간들과 상호작용하는 기본과정의 1차적인 수단이지만 더 중요한 것은 인간의 삶이 우리가 사용하는 믿을 수 없는 범위의 의사소통 과정을 통해 표현되고, 저장되고, 전달되며, 변경되는 복잡한 세계와 분리될 수 없다는 점이다. 우리는 공유되는 (그리고 상충하는) 의미, 끊임없이 이루어지는 사회적 상호작용, 그리고 집단과 관련된 행동을 둘러싸고 있는 주변에서 형성되는 삶을 살고 있고, 이들 중 상당 부분은 부호화되어(encoded) 우리가 소통하는 다양한 방법에 따라 영향을 미치게 된다.

예를 들어 일정한 시점에서 어떤 종류의 옷을 입어야 할지 당신은 어떻게 아는가? 어떤 스타일이 유행하고 있는지 어떻게 아는가? 너무 단순한 문제일까? 그렇지 않다. 당신이 알고 있는 많은 것들은 매체 안에 있는 이미지의 의사소통을 통해서, 옷과 드레스에 대한 그 모든 대화를 통해서 오는 것이다. 당신은 저 옷이 아니라 이 옷을 입는다는 것이 무엇을 의미하는지

* Lorien Abroms 박사와 공동집필하였음.

알고 있고, 어떤 상황에서 특정 종류의 옷을 입는 것이 저런 의미가 아니라 이런 의미라는 것을 알고 있다. 또는 최소한 그것은 당신이 소속된 사회 집단에서 무엇을 의미하는지 알고 있다.

바로 그것이 현대 사회에서 TV, 영화, 비디오, DVD, 케이블, 인터넷, 사회관계망 서비스, 라디오, 인쇄물 등의 대중매체가 그토록 중요한 이유이다. 당신이 대중매체에서 보고, 읽고, 듣는 것들은 당신이 무엇인가에 대해 어떻게 행동하고, 보고, 말하고, 생각하는지에 영향을 미치는 정보의 주요 창고가 된다. 당신이 듣는 언어, 당신이 목격하는 사회적 상호작용의 유형, 상황이 표현되고 특징지어지는 방식, 상징이 사용되는 방식 등은 모두 세상에 대한 당신의 이해를 형성한다. 매체에 나오는 사람들과 인물들은 행동을 위한 모델이 된다. 만일 당신이 이론을 기억하고 있다면 후자의 현상은 사회 학습 이론(나중에 사회 인지 이론으로 바뀌었음)에서 '관찰 학습'이라고 부르는 것이다. 즉, 사람들은 다른 사람들의 행동을 자신의 모델로 삼고 자신이 그런 행동을 할 경우에 자신에게 어떤 일이 일어날지를 예측하는 것이다. 매체에서의 모델은 예를 들어 언제 폭력을 사용하는 것이 적당한지, 또는 담배 피우는 것이 멋있어 보이는 행동인지 등에 관한 이해를 형성하는 데 도움을 준다. 대중매체는 또한 (특히 다양한 응용프로그램이 존재하는 인터넷을 통해서) 자신을 드러내고 다른 사람들과 어울리는 '놀이터'로 볼 수도 있다.

우리가 이 책의 전반에 걸쳐 논의했듯이 행동은 의도와 의미가 들어가 있는 **행위**(action)이고 사회적, 환경적 영역과 서로 연관되어 있다. 우리는 대중매체가 사람들의 건강에 의도했든, 의도치 않았든 영향을 미치는, 이 사회적 환경의 주요 구성요소라는 것을 알고 있다. 이 장에서 우리가 알아보고자 하는 문제는 대중의 건강증진을 위해서 어떻게 의도적으로 매체를 이용할 수 있는지에 관한 것이다.

최근의 기술과 역할

인터넷

TV, 신문, 잡지, 라디오 등 '전통적인' 형태의 대중매체가 여전히 중요하기는 하지만 1990년대 이래로 인터넷이 전 지구적 차원에서 개인 상호간 및 대중과의 의사소통을 위한 가장 중요한 수단이 되어 왔다. 모든 주요 방송매체들은 웹사이트, 웹로그(weblogs) 또는 '블로그'를 통해 인터넷으로 방송 내용을 전달하고 있으며 이는 주요 정보원과 의견 개진의 장(場)이 되고 있다. 이메일은 여전히 일상적인 업무를 처리하고 개인적인 연락을 주고받는 채널이 되고 있지만 역사가 오래된 이메일조차 문자메시지나 트위터에 의해 잠식당하고 있다. 2013년에는 631,521,198개의 웹사이트가 있었고, 2012년에는 2억 5,200만 개의 도메인 네임이 등록되어 있었다.[1] 그리고 인터넷에서 서비스를 제공하는 엄청난 숫자의 매체들 덕분에 누구든 인터넷에 접근할 수 있는 사람이라면 지구 반대편에서 순식간에 유튜브(YouTube)에 올라와 있는 영상을 보고 들을 수 있으며, 누군가가 실시간으로 올린 사진을 볼 수 있다. 이런 상황은 건강과 다른 의사소통 프로그램에 대해 엄청난 의미를 갖고 있을 뿐만 아니라 사회적/정치적 및 다른 종류의 일에 대해서도 심대한 함의를 갖는다. 이는 최근 중동이나 다른 지역에서 일어나고 있는 사건의 핵심적 요소이다.

이동 및 무선기술

방금 언급한 모든 것들은 휴대전화, 스마트폰, 태블릿, 와이파이 핫 스팟(WiFi hotspots) 등 이동 매체와 인터넷 플랫폼의 증가로 말미암아 1,000배가 늘어났다. 인터넷에 올라오는 사진들은 휴대폰 카메라로 찍어 바로 올린 것들이다. 수신자들은 대부분 이동장치(mobile device)를 통해서도 볼 수 있다. 이런 기술들을 통해 다양한 형태의 정보를 순식간에, 끊임없이 주고받는 것은 이 시기에 성년이 된 젊은 사람들에게는 1차적인 의사소통 채널이 된다. 이러한 극적인 변화는 건강 의사소통에 대해 엄청난 함의를 갖는다.

사회관계망 서비스

이러한 기술들을 사용한 가장 중요한 의사소통 접점은 마이스페이스, 링크드인(LinkedIn), 그리고 페이스북과 같은 사회관계망 서비스 사이트를 통해서이다. 이러한 사이트들은 그룹 또는 네트워크 안에서의 의사소통이 원활히 이루어져 자신이 속한 네트워크의 모든 구성원들이 각자의 삶에 상시적으로 접근할 수 있거나 또는 최소한 그들이 만들어내는 삶의 부분들에라도 접근할 수 있도록 설계되었다. 어쩌면 뉴턴의 운동법칙이 벌컥 화를 낼지도 모를 일이다. 모든 작용에는 똑같은 힘의 반작용이 있는 것이 아니라 반향 사슬(reverberating and linked) 반작용이 있어서 누군가가 페이스북이나 트위터에 무엇인가를 올리면 이에 대해 댓글이 달리고, 다시 댓글에 대해 댓글이 달리는 일이 반복되는 것이다. 의사소통 이론에서의 발신자–수신자 경로는 이제 다수의 발신자와 수신자 사이에 일어나는, 잠재적으로 엄청나게 복잡한 상호작용으로 이루어지게 되었다.

케이블 TV와 위성방송

이동장치 분야에서의 그 모든 혁신에도 불구하고 케이블 TV와 위성 라디오 같은 위성방송을 위한 공간이 여전히 존재하고 있고, 이는 번성하는 사업이기도 하다. 그곳에서조차 잠재적인 채널과 프로그래밍의 엄청난 배열은 사람들이 사용해온 정보량을 크게 초과한다. 케이블 TV가 출현한지는 좀 되었지만 MTV나 젊은이들을 지향하는 다른 채널들은 처음부터 완전한 표제음악 스타일과 팝문화의 확산을 위한 세계적인 사이트를 만들어냈다. 이제 세계 도처의 사람들은 공통의 문화적 상징, 언어, 행동에 접근할 수 있게 되었다. 하지만 지금 사람들은 그 많은 채널선택권을 가지고 자신들의 '세계'를 확장할 수 있는 것과 마찬가지로 밀폐된 세계에 틀어박혀 있을 수도 있다.

의사소통 캠페인

각설하고 이제 우리의 목적으로 돌아가 보자. **의사소통 캠페인**은 아래와 같은 조정과정을 통해 [흔히 의사소통 분야에서 **목표청중**(target audience)이라고 부르는] 특정 집단이나 인구의 행동에 영향을 미치기 위한 메시지를 확산시키는 계획된 과정으로 생각할 수 있다.

- 핵심적인 목표청중과 그 안에서의 하위집단을 식별한다[**청중분할**(audience segmenting)이라고 한다].
- 하나 또는 그 이상의 목표청중과 그 하위집단에 접근함에 있어서 가장 좋은 의사소통 채널을 식별한다.
- 각각의 목표청중/하위집단과 의사소통 채널에 대해 전달할 메시지와 이 메시지를 구성하거나 나타내는 효과적인 방법(논조, 언어, 이미지 등)을 결정한다.
- 활동의 순서를 정한다. 즉, 의도한 효과를 얻기 위해 시간에 걸쳐 도입한 서로 다른 활동이나 매체 제작물(media products)을 갖고 특정한 방법으로 캠페인을 '전개'한다.
- 메시지와 채널의 효과성을 보장할 수 있도록 목표청중에 대한 형성연구를 활용한다.

의사소통 캠페인에서는 몇 가지의 서로 다른 의사소통 방법과 채널을 사용하는 것이 일반적이고 또 가장 효과적이다.[2,3] 많은 캠페인이 대중매체 말고도 공공행사나 개인 간 통신 같은 의사소통 채널을 사용하거나 아니면 이들을 대중매체와 결합하여 사용한다. 따라서 공중보건 의사소통이라고 하면 단지 대중매체뿐만 아니라 그 이상을 의미한다. 그리고 의사소통 활동은 어려움에 직면하고 있다. 캠페인은 매체의 다른 경쟁적인 메시지와 차별화되어야 청중들이 듣고 기억할 수 있어 효과적인데 문제는 경쟁적인 메시지가 너무 많다는 것이다. 의사소통 캠페인의 가장 큰 어려움은 목표청중들이 캠페인 메시지에 제대로 접하기가 어렵다는 것이고, 메시지의 디자인에 문제가 있어서가 아니라 청중에 다가가지 못하기 때문에 효과적이지 못하다는 것인데 경쟁관계에 있는 메시지가 너무 많다는 점이 그 한 이유가 된다.[3]

가상적인 예를 하나 들어보기로 하자. 당신이 맡은 과제는 대도시 지역에서 의사소통 캠페인을 설계하고 수행하는 것인데 그 목적은 (1) 비만 문제를 다루기 위해 성인과 청소년들 사이에 신체적 운동과 더 바람직한 식이습관에 관한 이해를 증진시키고, (2) 이들 목표청중들이 운동과 더 바람직한 식사에 관한 습관을 갖도록 설득하는 것이다. 우선 당신의 과제에 이름이 올라 있는 두 목표청중에 대해 생각해보자. 그들을 두 부류의 목표청중으로 생각하는 것이 충분할까? 아마도 아닐 것이고 그 이유는 다음과 같다.

- 성인 청중들의 경우에는 운동과 식이습관에 관한 이슈가 서로 다른 몇 개의 하위집단을 포함하고 있을 수 있다. 예를 들어 부모인 성인의 경우에는 자신들만 생각하는 것이 아니라 자녀까지 생각할 가능성이 높다. 그들은 자녀들에게 좋은 모범을 보이고 싶어할 것이고 아이들의 건강을 위해 자신들이 할 수 있는 것을 모두 하고 싶어할 것이다. 따라서 부모를 대상으로 하는 메시지와 정보는 부모의 이런 입장을 도와줄 수 있어야 한다. 반면에 혼자 사는 성인은 운동을 하고, 음식을 만들어 먹거나 외식하는 데 쓸 수 있는 시간이 더 많을 것이다. 그들의 초점은 자신과 개인적 삶의 질에 더 맞춰져 있으므로 의사소통 노력은 부모와는 다른 이슈를 다뤄야 할 것이다. 몇 가지의 예만 들어봐도 연령, 문화적 배경/언어, 또는 종교 등에 따른 많은 잠재적 하위집단이 있을 수 있다.

- 청소년 청중 또한 식이습관과 운동의 관계가 서로 다른 많은 하위집단을 포함할 수 있다. 여기에서 아주 중요한 요인은 연령이다. 식이습관 측면에서 9살짜리와 16살짜리는 다르다. 그리고 16세 청소년이라면 당연히 외모에 대해 관심이 많을 것이고, 대부분의 9살짜리는 이를 충분히 이해할 수 없을 것이다. 또 다른 것은 지리적 요인이다. 교외나 농촌지역에 거주하는 청소년들은 공원이라든지 다른 개방된 곳에서 운동할 수 있는 공간이 훨씬 더 많을 것이다. 도시지역의 청소년들은 그런 종류의 개방된 공간을 대신하는 곳을 찾아내야 한다.

이러한 간단한 사례에서조차 두 종류의 기본 청중은 적어도 (1) 자녀 없이 혼자 사는 성인, (2) 부모인 성인, (3) 대략 12세 이하의 청소년, (4) 13세 이상의 청소년 등 네 가지 청중으로 분할할 필요가 있을 것이다.

이렇듯 목표청중을 네 가지 종류의 청중으로 분할했다고 가정할 경우 각각에 적합한 의사소통 채널은 무엇일까? 이런 의문에 대한 답을 얻으려면 **형성적 연구**가 큰 도움이 된다.

이런 종류의 연구를 통해 각각의 대상 청중 집단에 대한 최

형성적 연구

공중보건 의사소통 캠페인 목적으로 하나 또는 그 이상의 목표청중을 이해하기 위해서는 형성적 연구(formative research)를 수행할 필요가 있다.

- 형성적 연구는 **인터뷰**, (그룹 인터뷰와 비슷한) **초점집단**, 또는 연구에 참여하기로 동의한 목표청중의 구성원들에 대한 **조사** 등으로 구성된다.
- 수집된 정보는 의사소통 채널, 가장 바람직한 메시지 '논조(tone)', 강조할 (또는 강조하지 않을) 주제, 잠재적인 대변자 또는 영향력 있는 사회적 모델(관련 이론은 무엇인가?), 건강 문제에 관한 목표청중의 지식수준과 태도 등을 알아보는 데 도움을 줄 것이다.

선의 의사소통 채널이 다음과 같이 나타난다는 사실을 알 수 있다.

- **부모인 성인:** 아침이나 저녁 뉴스, 토크쇼, 블로그, 소아과 의사로부터 온 연락, 학교로부터 온 통신문, 다른 부모들로부터 직접 들은 정보(구전) 등을 통해 얻은 건강과 가족 관련 이야기들
- **독신인 성인:** 아침이나 저녁 뉴스, 토크쇼, 블로그, 웹사이트와 SNS에서의 건강 이야기, 건강과 라이프스타일 잡지의 기사와 광고, 이들 잡지의 인터넷판, 직장에서 얻는 정보, 활동을 하면서 만나는 다른 독신 성인으로부터의 정보
- **12세 이하 청소년:** 부모로부터 얻는 정보, TV 프로그램과 광고, 영화, 웹사이트, SNS, 선생님들이 전달해주는 정보, 유명인사의 말, 나이가 더 많은 형제들에게서 듣는 이야기
- **13세 이상 청소년:** SNS, 웹사이트를 통해 확산되는 정보, 블로그, TV 프로그램과 광고, 영화, 부모로부터 얻는 정보, 비슷한 행동을 하는 동년배와 친구들로부터 듣는 것, 유명인사의 생각과 말

두 부류의 성인 집단과 두 부류의 청소년 집단 사이에 중복되는 채널들이 있지만 청소년과 성인 사이에는 별로 중복되는 게 없다. 그러나 각 청중집단의 경우에 대중매체 채널, 권위 있는 사람이나 좋아하는 사람의 생각, 사람들과의 교류라는 세 가지 종류의 채널이 조합을 이루는 것 같다.

또한 신체적 활동을 '운동'으로 생각하고 있고, 건강을 위해 운동을 할 필요가 있음을 이해하고 있는 것은 성인뿐이라는 점을 형성적 연구를 통해 알 수 있다. 이제 당신의 연구에서 젊은 사람들이 운동에 대해 큰 관심이 있는 것도 아니고, 보통은 자신들의 건강을 염려하지도 않는다고 말했다고 가정하자. 일부 젊은이들은 가능한 경우 축구와 같은 운동을 하기도 한다. 13세 이상의 청소년들은 자신의 외모에 대해 많은 신경을 쓰고 있고, 만일 그들이 다이어트나 신체적 활동을 생각하고 있다면 이는 모두 외모와 관련이 있다. 일부 도시 지역의 청소년들은 또한 학교 운동장을 제외하고는 갈 곳이 없다고 말한다. 당신의 연구 대상인 청소년들은 모두 신체적 활동을 위해 쓸 수도 있었던 시간에 비디오 게임이나 SNS를 하곤 했다.

이 지점에서 당신은 메시지, 주제 및 논조에 대해 생각해보기 시작할 것이다. 성인 부모들은 좋은 부모가 되는 일에 가치를 부여하고 있기에 그런 목적의 달성을 위해서 정보가 '던져진다면' 그 정보는 자신들의 주의를 끌 수 있을 것이라고 말했다. 또한 중요한 것은 그들이 만일 같은 메시지를 말로 듣는다면 일종의 동료집단 압력(peer pressures)에 의해 해당 정보를 받아들이도록 하는 추가적인 책임을 느꼈을 것이다[예를 들어 학교의 사친회(PTA)와 같은 부모들의 모임을 통한 의사소통을 필요로 할 수 있다]. 건강을 유지하는 문제에 가장 관심이 많고, 많은 활동을 할 수 있는 여유가 있는 독신 성인들에 대해서는 제공하는 정보의 초점을 건강한 다이어트와 운동에 맞출 필요가 있다. 또한 이들 독신 성인들은 새로운 활동이나 새로 먹어볼 음식 등 '새로움'이라는 주제를 강조하는 메시지에 반응할 가능성이 있다.

두 부류의 청소년 집단에 제공할 적절한 정보는 그렇게 단순하지 않다. 연구 대상인 13세 이하 청소년들이 어린애처럼 취급받고 싶지는 않다고 말했다고 가정해보자. 그들은 멋지고 재미가 있는 메시지나 그들을 이끌어주기는 하지만 동시에 보호하려는 척 하지 않는 메시지에 관심을 보인다. 양자 사이에 미묘한 균형을 취해야 하는 것이다. 이와 동시에 겁을 주는 메시지는 나이 많은 청소년보다는 어린 청소년들에게 더 효과가 있을 것이다. 나이 많은 청소년들은 '어른이 옳다고 생각하는' 무엇인가를 하도록 겁을 주기 위한 식의 구태의연한 메시지는 '날려 버린다'고 말하고 있기 때문이다. 이들은 누가 뭘 하라고 하

는 소리를 듣고 싶어 하지 않으며, 예를 들어 건강한 식사를 하면서도 여전히 또래 친구들에게 인정을 받는 젊은이들의 **사례**에 더 잘 반응한다. 이들은 또한 이런 메시지를 친구를 통해 또는 자신들이 보기에 존경할 만하고 자신들에 대해 '어른인 척' 행동하지 않는 사람들에게 직접 듣고 싶어 한다.

당신은 이제 이 문제의 성격을 이해할 수 있겠는가?

마지막으로 당신은 SNS, 인터넷 콘텐츠, 인쇄물, 지역행사, 신문 및 뉴스 기사, TV 광고 등의 개발에 관한 전문가와 함께 이 모든 정보를 종합해서 당신의 연구를 통해 알아낸 요구(needs)에 적합한 메시지와 자료들의 전체 패키지를 설계해야 한다. 그런 다음에는 추진전략을 생각해야 한다. 제일 먼저 무엇을 해야 할 것인가? 일반적인 '개시 행사(kickoff event)'를 가져야 할까? 당신의 연구에 기초해 판단하자면 이는 별로 좋은 생각이 아닌 것 같다. 왜 그럴까? 다른 무엇보다도 당신 연구의 13세 이상 청중은 이것이 건강 캠페인이라는 사실에 '경계심'을 가질 것이며, 13세 이하 청중은 아예 거들떠보지도 않을 것이기 때문이다. 개시 행사는 성인에 대해서만 유용할 것이다. 청소년들에 대해서는, 예를 들어 웹사이트나 스포츠 경기의 중계방송 도중에 등장하는 일련의 메시지를 시작하는 것이 좋을 것 같다. 이 모든 일들을 마무리하고 나면 이제 당신이 설계한 캠페인이 시작되는 것이다.

브랜드화

의사소통 이론의 적용에 있어서 커다란 이슈는 매력적이고 일관성이 있어 보이게 하려면 당신이 지지하는 건강행동에 관한 메시지를 어떻게 표현해야 하는지의 문제이다. 만약 당신의 캠페인이, 특히 여러 개의 범주로 분할된 청중을 대상으로 복수의 채널을 통해 확산되는 것이라면 이것은 쉬운 문제가 아니다. 최근 많이 사용되고 있는 사회적 마케팅의 한 접근방법으로 브랜드화라는 아이디어가 있다.[4,5] 이는 상업적 마케팅과 비슷한 착상이다. 광고주는 잠재적인 소비자들을 끌어당길 수 있는 특정 매력을 광고에 연결시킴으로써 제품을 팔고 싶어 한다. 이를 위한 한 가지 방법은 제품의 브랜드 이미지를 창출하는 것인데 이는 특정 상품과 연결되는 캐치프레이즈, 상징 또는 분위기의 에센스를 잡아내는 것이다.

그것은 일종의 지름길로서 소비자는 해당 제품의 세세한 측면을 모른다 해도 브랜드를 통하여 그것이 어떤 제품인지 금방 알아차린다. 만약 우리가 건강증진을 일종의 '제품'으로 생각한다면 동일한 방식으로 취급할 수 있다. 만일 당신이 한 인구 집단에 호소하여 그들이 건강한 행동 또는 몇 가지의 서로 관련이 있는 건강행동을 채택하도록 하고 싶다면, 당신이 해야 할 일은 그 행동들을 매력적인 아이디어나 이미지와 연결시킴으로써 비슷한 종류의 지름길 역할을 하는 브랜드를 개발하는 것이다. 그러면 관심의 대상이 되는 인구 집단은 그 브랜드를 쉽게 이해하게 되면서 해당 건강행동을 택하게 될 것이다. 그 행동들은 브랜드가 나타내고자 하는 매력으로 연결되면서 건강행동에 대한 동기를 증가시킬 수 있는 것이다.

의사소통 캠페인을 위한 4단계 계획 접근법

이 문제에 대해 좀 더 체계적으로 접근하기 위해 건강 의사소통의 개발, 실행, 평가에 관해 널리 읽히는 책에서는 4단계의 과정을 설명하고 있다.[2] 각 과정은 다음과 같다.

- **1단계–기획 및 전략 개발**: 이는 어떤 조직이나 프로그램을 위해서 의사소통이 어떻게 효과적으로 사용될 수 있는지를 결정하는 단계이다. 대상청중의 식별, 전략과 목적을 개발하기 위한 소비자 (형성) 연구의 수행, 활동순서의 배열을 위한 **의사소통 계획**(communications plans)의 작성, 함께 일할 파트너 선정, 프로그램의 결과를 평가할 근거로 사용될 기초조사 등이 포함된다.

- **2단계-개념, 메시지 및 관련 자료의 개발과 예비검사:** 이는 (형성적 연구를 사용한) 적절하고 의미 있는 메시지의 개발, 활동계획과 메시지 초안 작성, 대상청중의 구성원들에 전달될 메시지 및 관련 자료의 예비검사 등을 포함한다.

- **3단계-프로그램의 시행:** 이 단계에는 계획대로 의사소통 활동을 개시하기, 대상청중에 대한 메시지 노출의 추적과 프로그램에 조정이 필요한지 확인하기, 니즈를 충족하고 있는지의 여부를 확인하기 위해 정기적으로 프로그램 구성요소 점검하기 등이 포함된다.

- **4단계-효과성의 평가와 프로그램의 정교화:** 이 프로그램을 미래에 시행할 때 그 효과성을 높이기 위해 프로그램을 평가하고 정교화하는 일을 포함한다.

여러분이 이미 추측했겠지만 이 과정은 PRECEDE-PROCEED와 같은 기획 방식과 아주 유사한데, 다만 이 방식이 의사소통 분야에 적용되었다는 차이만 존재한다.

매체 활용

의사소통 캠페인에 포함될 또 다른 주요 활동은 **매체 활용**(media advocacy)이다. 매체 활용은 건강에 관한 공공정책의 수립에 압력을 가하기 위해 대중매체를 사용하는 전략이다.[4] 매체활용 캠페인의 1차적 목적은 다음에 영향을 미치는 것이다.

- 여론
- 정책결정자
- 정책

이런 의미에서 이 캠페인은 각종 사회 기관과 그들의 정책을 변화시켜 간접적으로 건강행동의 변화를 유도하고, 또 그렇게 함으로써 그 행동을 둘러싸고 있는 환경에 도달하는 것을 목표로 한다. 예를 들면 널리 알려지고 효과적이었던 매체활용 노력들은 청정한 실내 공기를 위한 조례와 같은 흡연 관련 규제와 정책을 수립하는 것과 HIV/AIDS 연구와 예방을 위한 재원 확보와 같은 일에 초점을 맞추어 왔다.

다른 의사소통 노력과 마찬가지로 매체 활용은 목표의 설정에서부터 시작한다. 그 목표는 **개인들**의 행동 변화가 아니라 학교, 시 정부 또는 주 정부와 같은 사회적 기관에서 일하는 정책결정자의 행동 변화에 초점을 맞춘다. 목표의 예로는 다음과 같은 것들을 들 수 있다.

- 미성년자에게 술을 판매하는 것과 관련된 정책이나 규제
- 흡연 및 간접흡연의 예방과 관련된 정책이나 규제
- 도시지역에서 의료기관에 대한 접근성을 높이는 정책
- 오염된 물의 정수(淨水)를 의무화하는 정책

매체활용은 특정한 유형의 정책에 대한 일반 대중의 지지를 얻기 위한, 또는 정책결정자들이 특정 방식으로 투표하도록 유도하는 광고를 싣는 전면적인 대중매체 캠페인으로 구성될 수 있다. 이와 더불어 매체활용 노력은 뉴스매체에 대한 접근성을 높임으로써 대중이나 정책결정자에 대해 영향을 미칠 수도 있다. 이런 유형의 매체활용은 일반적으로 **'뉴스 확장(news outreach)'**이라고 불린다. 그 첫 번째 단계는 매체에 접근하여 당신의 토픽이 뉴스에서 적절히 취급되는지 살피는 것으로, 일반 대중과 정책결정자들이 당신이 제기하는 건강 이슈를 인식할 수 있도록 하는 것이다. 마찬가지로 중요한 두 번째 단계는 당신의 토픽이 반드시 특정 방식으로 다뤄지도록 손을 쓰는 일이다. 달리 말하자면 당신이 해야 할 일은 일반 대중의 건강증진을 촉진하는 방식으로 건강 이슈를 제기할 수 있도록 매체의

뉴스 전달 방식을 돕는 것이다.

일반적으로 말해서 뉴스매체와 같이 일할 때 고려해야 할 몇 가지 전략은 다음과 같다.

- **관계의 조성과 유지**: 모든 종류의 뉴스매체들은 신속하게 움직여야 하므로 그들이 '이미 알고 있는 제보자'나 또는 최소한 이미 관계를 맺고 있는 사람들에게 찾아가는 경향이 있기 때문에 이는 매우 중요한 문제이다. 그러므로 그들과 접촉하고, 배경 정보를 제공하며, 당신이나 당신 조직을 뉴스의 공급원으로 만들어놓음으로써 매체와 관계를 맺으려고 한다면 사전에 그 토대를 만들어 놓아야 한다.

- **유용한 형태의 정보 제공**: 대체적으로 방송이나 인터넷 매체들은 한 가지의 뉴스에 많은 시간을 할애하지 않기 때문에 당신이 뉴스로 내보내고 싶은 정보를 제공할 때는 이를 염두에 두고 내용을 짜임새 있게 꾸며야 한다. 이를 자세한 내용이 뒤따르는 헤드라인으로 생각해서 구성해보라. 또한 매체들은 두서없는 설명이 아니라 **기사(記事)**를 원한다는 것을 기억하라. 그 기사가 '사람의 얼굴'을 가져서 사람들에게 그 효과를 보여줄 수 있다면 더욱 더 좋다.

그리고 물론 당신이 전달하는 정보와 기사에는 당신이 전달하고자 하는 핵심적 내용이 들어가 있어야 한다. 예를 들어 도시의 어느 지역에는 의료기관이 전혀 없고 시의회는 이에 대해 아무런 조치도 취하고 있지 않다는 식으로 내용이 구성되어야 하는 것이다.[6,7]

매체활용에서 일반적으로 사용되는 관련 자료와 활동의 종류는 다음과 같다.

- 주요 뉴스매체와 선정된 블로그에 대한 보도자료의 배포
- 편집자에게 보내는 편지

의사소통 계획

일반적으로 의사소통 계획은 다음에 나오는 사항들을 포함하여 의사소통 캠페인을 수행하기 위한 근거, 요소, 일정 등을 요약하여 보여준다.

- 캠페인 이름
- 기관(agency)
- 다루어질 건강 문제
- 전반적인 건강 목표
- 의사소통 캠페인의 목적
- 1차적 대상인구
- 2차적 대상인구
- 형성적 연구 활동, 목적과 결과
- 대상인구별 메시지
- 개발/사용될 자료
- 메시지 확산–채널, 채널별 자료 및 타당성
- 캠페인 일정/순서
- 인력과 자원
- 파트너와의 협력
- 평가계획

- 독자의견
- 편집진 앞에서의 발표
- 인터뷰
- 매체 행사

미국공중보건협회 웹사이트(www.apha.org)에서 내려 받을 수 있는 매뉴얼을 포함하여, 매체활용방법을 수행하는 데 더 자세한 안내를 해주는 많은 정보원들이 존재한다.

건강행동 이론과 의사소통 캠페인/대중매체 캠페인

지금쯤이면 독자들은 우리가 논의했던 건강행동 이론들의

많은 부분이 의사소통 캠페인과 대중매체의 활용 노력에 유용하게 쓰일 수 있다는 점을 간파했을 것이다. 호닉(Hornik)은 이런 측면에서 사용될 수 있는 이론적 모형들을 세 가지로 구분하고 있다.[8(p14)]

- **개인 모형**: 인식, 지식과 기술(skill)의 변화에 초점을 맞춤
- **사회적 확산 모형**: 집단 구성원들의 행동 변화를 가져오는 사회적 규범의 변화에 초점을 맞춤
- **제도적 확산 모형**: '엘리트 계층의 여론'을 변화시킴으로써 정책적 변화와 같은 제도적 행동의 변화를 가져오고, 이는 다시 개인의 행동에 영향을 미치도록 하는 일에 초점을 맞춤

이제 여기에 더해 새로운 범주의 모형 또는 최소한 사회적 확산 이론의 하위 범주로 볼 수 있는 **가상적 확산 및 사회관계망 모형**(virtual dissemination and networking model)을 추가할 필요가 있다. 여기에는 SNS, 유튜브와 같은 인터넷 비디오 형식, 그리고 트위터나 이와 비슷한 채널을 통한 초스피드 확산 등을 매개로 하여 나타나는 특수한 성격의 확산과 채택이 포함된다.

우리는 아주 다양한 이론적 접근방법을 이들 일반적인 모형에 적용할 수 있다. 비만 예방 캠페인에 대한 가상적 사례를 사용해보자면 **개인 수준의 모형**(individual models)에 있어서 그 캠페인의 궁극적 목적은 개인의 식단과 운동 행동을 변화시키는 것이라는 점을 상기하자. 따라서 건강 신념 모형[9,10]은 앞서 논의한 캠페인에 있어서 청년층을 대상으로 하여 비만의 결과로 나타나는 당뇨병과 같은 건강 문제가 발생하기 쉽다는 점을 인식하게끔 하거나 예방 행동의 '비용'을 최소화하기 위한 메시지를 전달하는 일에 좋은 안내자 노릇을 해줄 수 있다. 또는 초이론 모형[11,12]의 경우 하나 또는 그 이상의 목표청중 부분들의 '단계'에 메시지를 향하게 하거나 그들이 행동을 실천하도록 하기 위해서 강조할 필요가 있는 변화 과정이 무엇인지를 결정하는 일을 도와줄 수 있다. 성인들의 경우 행동을 위한 준비가 되어 있을 때 청년들은 숙고 전(前) 단계나 숙고 단계에 머물러 있을 가능성이 높다.

사회적 확산의 측면에서 보자면 혁신의 확산[13]과 사회적 마케팅[14-16] 이론의 적용 가능성이 높다. 이들 접근법 모두 캠페인을 구조화하는 데 고려해야 할 요인들에 관해, 그리고 사람들이 정보를 받아들여 실천을 하는 과정에 관해 중요한 안내자 역할을 할 수 있다. 일반적인 의사소통 이론과 문화 이론은 의사소통 채널, 언어 및 '패키지화(암호화)'뿐만 아니라 이 이슈들을 뚜렷이 드러내는 데 아주 유용하다. 일부 특수한 캠페인들은 사람들의 가까운 네트워크를 통해 메시지와 위험한 행동의 대안을 확산함에 있어서 사회 관계망 접근법을 사용할 수도 있다. 다른 캠페인은 **지역사회 지도자**에 접근하는 일에 집중하기도 하는데 이는 '엘리트 의견'을 목표로 하는 한 사례이다. 예를 들면 학교에서 비만 문제를 인식시키는 새로운 교육 프로그램을 실행함에 있어서 당신이 학교장들의 상당한 저항을 경험한다고 치자. 만약 당신이 중요한 학교 이사회 구성원이나 전국교장연합회, 전국교육연합회(National Education Association)의 지도부 의견을 바꿀 수 있다면 학교로 하여금 (아마도 그 실행을 위한 가이드라인을 포함해서) 프로그램을 실행에 옮기도록 요구하는 지역 차원의 정책(local policy)을 낳을 수도 있고, 이는 다시 교장, 교사 그리고 궁극적으로는 학생들의 행동에 영향을 미치게 될 것이다.

새로운 정보통신기술 덕분에 이론을 제대로 적용할 수 있는 환경이 갖춰지고 있다.[17] 혁신이 확산될 수 있는 기회가 급증하고 있는 것이다. 건강행동과 관련된 이미지나 사회적 모델이 즉각적으로 확산될 수 있다. 소셜 미디어 등 다양한 인터넷 포맷을 통해 (정보의 확산을 지원하기 위한) 사회관계망을 활용할 수 있는 가능성은 연구와 실제에 있어서 지금까지 없었던 새로운 세부 분야를 열어 놓았다. 예를 들면 전자메일 상담은 체중

감소[18]와 흡연[19,20]을 포함한 다양한 건강행동을 변화시키는 데 효과적으로 활용되어 왔다. 유방암 진단을 받은 사람들을 위해 인터넷 상에서 만들어진 지지그룹의 활동은 부정적인 감정을 줄이고, 여성의 의료 이용을 증가시키며, 그들의 정보 능력을 향상시키는 것으로 나타났다.[21] 그리고 문자메시지는 사람들이 중도에 포기하지 않고 담배를 끊도록 도움을 주는 효과적 포맷으로서 잠재력을 가지고 있다.[22]

이론과 메시지 개발

그렇다면 어떤 정보를 전달할 것인가? 전달하고자 하는 정보를 어떻게 패키지화(암호화)할 것인가? 이들 질문들은 특정 인구의 상황과 성격에 적합한 이론을 통해서 상당 부분 해결될 수 있다.[23] 만일 당신이 특정 집단이나 인구의 행동에 영향을 미치고 싶다면 메시지에는 그 인구에 대한 어떤 의미가 담겨야 할 것이다. 우리는 앞서의 간략한 예에서 이에 대해 언급한 적이 있다.

이 예를 다시 사용해서 다뤄져야 할 이슈들과 이론과의 연관성에 대해 알아보기로 하자. 나이가 더 많은 청년들로 구성된 청중의 경우 '어른들의 생각이 옳은' 그 무엇에 따르도록 요구하는 것처럼 보이는 메시지에는 주의를 기울이지 않을 가능성이 높다. 이제 형성 연구의 결과에 따르면 이 연령집단은 비만이나 그 결과 발생할 문제에 대해 관심을 보이지 않는다고 가정해보자. 이 경우 건강 신념 모형이 적절해 보인다. 당신이 해야 할 일은 그들의 인지된 감수성을 높일 수 있는 메시지를 생각해내는 것이다. 과연 그럴까? 이 경우 여러 가지 요인들을 고려해야 하는데, 예를 들면 청소년이나 아직 젊은 성인들의 경우 대개는 자신들에게 여러 가지 건강 문제가 생길 잠재적 가능성에 대해 생각해보지 않는다. 따라서 이들 젊은이들의 발달 단계와 관련하여 생각해보면 그런 방법을 시도하는 것은 무작정 벽돌담으로 달려가는 것과 마찬가지이다.

그렇다면 당신이 메시지를 개발함에 있어서 어떤 행동 변화 이론이 발달적 측면에서 적합할까? 미국의 청소년들과 심지어 젊은 성인들조차 어떻게 행동해야 하는가에 관한 지침을 같은 또래들에게서 찾는 경향이 있다. 이 지점에서 어떤 이론들로부터 통찰을 얻을 수 있을까? 사회 인지 이론과 그 구성요소인 대리학습(모델을 통한 학습)은 어떨까? 아마도 이 이론의 적용 가능성이 더 높은 것 같고, 적어도 지금 당장은 겁주기 전략이나 불량한 식이습관과 운동 부족이 건강에 미치는 부정적 효과를 강조하지 않고도 운동과 건강한 식습관의 **가치**를 창출하기 위해 같은 또래의 사회적 역할 모형(peer social role model)을 사용하는 메시지를 개발하는 데 더 효과적일 수 있다. 이는 건강 신념 모형의 경우에도 마찬가지로 적합한데, 그 이유는 당신이 지금 하고 있는 일이 (젊은 성인들이 이해하는 바로는) 건강한 행동의 **이득**을 강조하는 것이기 때문이다.

이제 당신이 다른 나라나 문화의 젊은 성인들을 위한 메시지를 개발 중이라면 어떻게 하겠는가? 미국에서는 흔히 동년배의 중요성을 강조하지만 이는 중요하지도 않고 적절하지 않을 수도 있다. 어떤 문화에서는 연장자가 많은 존경의 대상이 된다. 문화 이론에 의하면 우리는 의미의 주관적 세계에서 살아가며 행동하고 있는데 이곳에서 행동과 의미는 서로 연결되어 있다. 따라서 만일 연장자를 존경하는 것이 중요하다면, 그리고 (많은 아시아의 문화에서 공통적으로 나타나는 감정으로서) 젊은 사람들이 자기 개인을 주장하는 것이 아니라 가족을 대표하는 것으로 본다면 건강 및 양호한 식이습관과 관련된 메시지가 연장자의 허락을 받고 **가족을 대표하는 것**이라면 훨씬 더 효과적일 수 있을 것이다.

이 책의 다른 곳에서도 여러 차례 언급되었지만 적용 가능한 이론의 선택은 대상인구와 상황에 깊이 연결되어 있다는 점을 여기에서 다시 확인할 수 있다.

프로그램 사례

이론이 어떻게 적용되는지와 관련하여 널리 알려지고 이목을 끄는 건강 의사소통 캠페인이 많이 있는데 여기에서는 그 중 두 가지 사례를 알아보기로 한다.

전국 청소년 반(反)마약 미디어 캠페인

이는 지난 몇 년 동안 가장 이목을 끈 미디어 캠페인의 하나이며 전국적인 수준에서 조정된, 전략적 미디어 캠페인의 아주 좋은 사례이다. 이 캠페인은 1998년에 의회가 자금을 제공했으며 백악관의 전국마약관리정책국(Office of National Drug Control Policy, ONDCP)이 시작하고 관리하였다. 이는 과거에도 그랬고 현재에도 공공과 민간이 공동으로 운영하고 있다. YMCA, 미국청소년클럽, 전국교육협회 등을 포함한 다수의 비영리조직이 이 캠페인에 참여하고 있다. 오길비 앤 마더(Ogilvy & Mother)와 플라이시맨 힐러드(Fleishman Hillard)와 같은 주요 광고회사의 무료봉사를 포함하여 의사소통 전문가의 연합조직(1987년 조직)인 미국을 마약 청정국으로 만들기 위한 파트너십(Partnership for a Drug-Free America)이 메시지의 개발과 홍보를 책임지고 있다.

캠페인은 다음과 같은 요소로 구성된다(www.mediacampaign.org 참조).

- **광고:** TV, 라디오, 인쇄물과 인터넷
- **미디어:** 뉴스 매체
- **인터넷:** 청년과 10대를 위한 웹사이트(www.abovetheinfluence.org), 부모들을 위한 사이트(www.drugfree.org) 및 기타 잠재적으로 영향력이 있는 사이트 등
- **엔터테인먼트 아웃리치:** 예능작가, 미디어 원탁회의 등에 정보와 자료를 제공
- **다문화 아웃리치:** 여러 가지 언어로 개발된 자료와 함께 흑인, 히스패닉, 아시아계, 인디언 및 알래스카 원주민을 대상으로 하는 홍보와 아웃리치
- **협력 관계:** 예방 관련 정보와 메시지의 보급을 위해서 다문화 인구를 대표하는 다수의 조직을 포함하여 광범위한 비영리조직의 참여
- **부모의 직장 활용(The @ Work program):** 직장에 가 있는 부모들에게 접근하여 직장을 메시지의 보급수단으로 활용

위에서 볼 수 있듯이 메시지와 캠페인 활동은 물질 남용에 빠져 있거나 잠재적으로 그럴 가능성이 있는 젊은이들과 그 부모들, 그들의 또래(및 사회적 규범), 그들에게 영향을 미칠 수 있는 성인들을 모두 대상으로 한다. 이 캠페인은 몇 단계로 나누어 시행되었다.

캠페인은 과연 효과가 있었을까? 결과는 불분명하다. 한 평가는 다음과 같은 결론을 내리고 있다.[24]

- 메시지에 대한 노출 정도는 젊은이들과 그 부모들 모두에게 비교적 양호한 수준이었으며 특히 최근의 캠페인에서 그러하였다.
- 캠페인은 부모에게 긍정적인 영향을 미친 것으로 보이는데 80%가 태도와 행동에 변화가 있었음(자녀와 함께 마약 관련 얘기를 한다든지, 자녀의 행동을 감시하는 등)을 보고하였다.
- 하지만 캠페인이 젊은이들에게 영향을 미쳤다는 증거는 거의 없다. 2000~2004년 사이에 마리화나 사용의 감소는 통계적으로 유의하지 않았으며 태도와 신념 측면에서 아주 근소한 개선이 있었을 뿐이다.[25] 캠페인에 대한 노출 정도와 행동 변화 사이에는 아무런 관계도 없었다. 심지어

캠페인에 더 많이 노출된 소녀들이 덜 노출된 소녀들보다 명백히 더 많은 마약을 사용한 것으로 보고되기도 했다.

진실 캠페인

진실 캠페인은 청소년을 대상으로 한 전국적인 대중매체 금연 캠페인으로 가장 규모가 큰 것이다. 이는 2000년에 미국유산재단(American Legacy Foundation)에 의해 시작되었으며, 흡연이 건강에 미치는 악영향을 알리려 하기보다는 10대의 독립 필요성에 호소하는 방식으로 설계되었다. 이 캠페인은 담배산업이 마케팅과 제조방식을 통해 젊은이들을 교묘하게 조종하려고 노력한다는 사실을—새로운 방식으로, 그리고 최신 스타일로—알려주는 방식으로 10대들에게 접근하였다.

진실 캠페인의 효과에 대한 상당한 증거가 존재한다.[26]

- 12~17세까지의 청소년 중 75%가 진실 캠페인 광고의 하나 이상을 정확하게 기술할 수 있었다.
- 이들 중 거의 90%가 자신들이 본 광고가 설득력이 있다고 말하였다.
- 85%는 광고가 흡연을 그만두어야 할 좋은 이유를 제공했다고 말하였다.
- 광고에 대한 노출은 담배회사들이 거짓말을 하고 있고 흡연에 대해 반대하는 입장을 취하는 것이 중요하다고 더 믿을 가능성과 관련이 있었다.
- 1999~2002년에 나타난 청소년 흡연 감소의 22%가 이 캠페인 때문인 것으로 추계되었다.

질문: 어떤 캠페인은 젊은이에게 성공하고 다른 것은 실패한 이유는 무엇인가? 이런 결과를 가져온 데는 어떤 요인이 있다고 생각하는가?

Text2Quit: 흡연 중단을 위한 문자발송 프로그램의 예비적 증거

건강증진 목적으로 문자메시지 발송과 기타 새로운 의사소통 채널을 활용하는 것은 너무나 당연한 일이다. 그 중 한 가지 프로그램은 Text2Quit이라 불리는 것으로 3개월의 기간 중 참여자의 금연 날짜 근처에 맞추어 문자메시지와 전자우편을 발송하는, 자동화되고 개인적이며 상호작용하는 모바일 건강 프로그램이다.[22] 문자메시지는 다음과 같은 것들이 포함된다.

- 금연 이전과 이후의 교육용 메시지
- 금연에 이미 성공한 또래의 메시지
- 투약 내용을 상기시켜주는 메시지
- 금연 후 다시 흡연을 시작하는 경우에 보내는 메시지

이 시스템은 상호작용이 가능하도록 설계되었다. 사용자들은 추가적인 문자를 받은 뒤에는, 만일 요청이 있을 경우 목표의 달성을 위해 추가적인 도움과 금연 비결뿐만 아니라 피드백과 지원을 포함하여 상호작용하도록 장려되었다. 문자메시지는 개인 전용의 웹 포탈(www.text2quit.com)과 전자우편에 의해 보완되었다(단, 그 어느 것도 문자 기능만큼 일관성 있게 사용되지는 않았다). 웹 사이트는 참여자의 금연 정보와 금연 수단 및 자원 등에 대한 접근을 제공하였다.

Text2Quit은 사회 인지 이론에 기초하여 개발되었다.[27] 예를 들어 메시지는 금연에 대한 자기효능감의 향상, 금연 결과에 대한 기대의 기술(記述), 효과적인 금연 전략과 대응 기술의 설계, 금연 실행 능력의 함양을 추구하였다.

대학생들을 대상으로 했던 프로그램의 평가는 (전자우편이나 웹 포탈에 비해) 문자메시지 기능이 가장 많이 사용되었음을 보여주고 있다. 참여자의 반응은 문자메시지에 기반을 둔

프로그램이 금연의 실행에 도움이 되었지만, 현재의 형태로는 충분치 않다는 점을 시사하고 있다. 등록 이후에 모든 참여자들이 적어도 한 번은 금연 시도를 했지만 프로그램 종료 후 4주간의 추적조사에서 겨우 참여자의 13.4%만 그 이전 7일 동안 흡연을 하지 않았다고 대답하였다. 또한 참여자의 거의 절반이 금연을 하자마자 프로그램의 사용을 중지했는데 이는 그 순간까지 그들은 금연을 하지 않았고, 그들에게 프로그램은 더 이상 의미가 없다는 것을 시사하는 것으로 볼 수 있다. 그럼에도 Text2Quit에 대한 평가는 이 프로그램이 가망성이 있음을 보여주었고, 효과성을 향상시키기 위해 이런 프로그램을 수정하는 데 필요한 유용한 정보를 제공해 주었다.

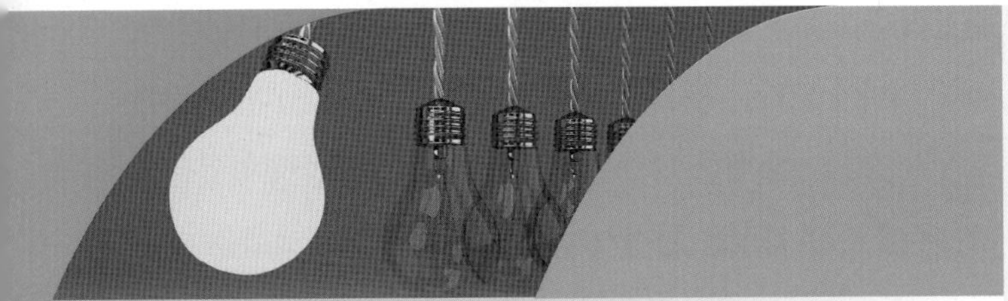

생각해볼 문제

1. 현대의 대중매체가 어떻게 인간의 행동과 건강행동에 아주 중요한 영향을 미치게 되었는지 설명하시오.
2. 의사소통 캠페인이란 무엇인가?
3. 대상인구(target population)와 의사소통 채널은 어떻게 연관되어 있는가?
4. 형성적 연구는 의사소통 캠페인 이론의 선택과 사용에 있어서 어떻게 도움을 주는가?
5. 이 장의 비만 관련 의사소통 캠페인 사례에 있어서 (행동으로서의) 운동이 성인과 젊은이들 사이에 확산되어 나가는 과정을 설명하는 데 혁신의 확산 이론이 어떻게 도움을 주는지 설명하시오.
6. 모바일 기술과 소셜 미디어는 의사소통 이론의 적용에 변화를 가져왔는가? 또는 이런 변화가 이론 그 자체를 변화시켰는가? 생각하는 바를 설명하시오.

REFERENCES

1. March 2013 Netcraft survey, at http://www.netcraft.com/archives/2013/03/01/march-2013-web-surver-survey.html. Accessed July 15, 2013; and VeriSign 2012 Domain Name Industry Brief Summary, at http://www.verisigninc.com/DNIB. Accessed July 15, 2013.

2. Department of Health and Human Services. *Making Health Communication Programs Work*. Rev ed. Washington, DC: National Cancer Institute, National Institutes of Health, U.S. Department of Health and Human Services; 2002. (Also known as the "pink book.")

3. Hornik RC, ed. *Public Health Communication: Evidence for Behavior Change*. Mahwah, NJ: Lawrence Erlbaum Associates; 2002.

4. Evans WD. Social marketing and children's media use. *Future Child*. 2008;18(1):181–204.

5. Evans WD, Hastings G. *Public Health Branding: Applying Marketing for Social Change*. London, England: Oxford University Press; 2008.

6. Wallack L, Diaz I, Dorfman L, Woodruff K. *News for a Change: An Advocate's Guide to Working with the Media*. Thousand Oaks, CA: Sage; 1999.

7. American Public Health Association. *Media Advocacy Manual*. Washington, DC: American Public Health Association. http://www.apha.org/NR/rdonlyres/A5A9C4ED-1C0C-4D0C-A56C-C33DEC7F5A49/0/Media_Advocacy_Manual.pdf. Accessed June 20, 2013.

8. Hornik RC. Introduction: public health communication: making sense of contradictory evidence. In: Hornik RC, ed. *Public Health Communication: Evidence for Behavior Change*. Mahwah, NJ: Lawrence Erlbaum Associates; 2002.

9. Becker MH, ed. The health belief model and personal health behavior. *Health Ed Monogr*. 1974;2:Entire issue.

10. Janz NK, Becker MH. The health belief model: a decade later. *Health Ed Q*. 1984;11(1):1–47.

11. Prochaska JO, DiClemente CC. Stages and processes of self-change of smoking: toward an integrative model of change. *J Consult Clin Psychol*. 1983;51:390–395.

12. Prochaska JO, Velicer WF. The transtheoretical model of health behavior change. *Am J Health Promot*. 1997;12:38–48.

13. Rogers EM. *Diffusion of Innovations*. 4th ed. New York, NY: Free Press; 1995.

14. Kotler P, Roberto EL. *Social Marketing Strategies for Changing Public Behavior*. New York, NY: Free Press; 1989.

15. Kotler P. *Marketing for Non-Profit Organizations*. Englewood Cliffs, NJ: Prentice Hall; 1975.

16. Manoff RK. *Social Marketing*. New York, NY: Praeger; 1985.

17. Owen N, Fotheringham MJ, Marcus BH. Communication technology and health behavior change. In: Glanz K, Rimer BK, Lewis FM, eds. *Health Behavior and Health Education: Theory, Research and Practice*. 3rd ed. San Francisco, CA: Jossey-Bass; 2002.

18. Tate DF, Jackvony EH, Wing RR. Effects of Internet behavioral counseling on weight loss in adults at risk for type 2 diabetes: a randomized trial. *JAMA*. 2003;289(14):1833–1836.

19. Abroms LC, Gil J, Windsor R, Simons-Morton B. A process evaluation of e-mail counselling for smoking cessation in college students: feasibility, acceptability and cost. *J Smoking Cessation*. 2009;4(1):26–33.

20. Cobb NK, Graham AL, Bock BC, Papandonatos G, Abrams DB. Initial evaluation of a real-world Internet smoking cessation system. *Nicotine Tob Res*. 2005;7(2):207–216.

21. Gustafson DH, McTavish FM, Stengle W, et al. Use and impact of eHealth system by low-income women with breast cancer. *J Health Commun*. 2005;10(Suppl 1):195–218.

22. Abroms LC, Ahuja M, Kodl Y, et al. Text2Quit: results from a pilot test of a personalized, interactive mobile health smoking cessation program. *J Health Commun*. 2012;17(Suppl 1):44–53.

23. Institute of Medicine. *Speaking of Health: Assessing Health Communications Strategies for Diverse Populations*. Washington, DC: National Academy of Sciences; 2002.

24. Westat, Inc., Annenberg School of Communication. *Evaluation of the National Youth Anti-Drug Media Campaign: Fifth Semi-Annual Report of Findings (Executive Summary)*. Unpublished report for the National Institute on Drug Abuse, National Institutes of Health; 2002.

25. Hornik R, Jacobsohn L, Orwin R, Piesse A, and Kelton G. Effects of the National Youth Anti-Drug Media Campaign on youths. *Am J Public Health*. 2008;98(12):2229–2236.

26. Farrelly MC, Davis KC, Haviland ML, Messeri P, Healton CG. Evidence of a dose-response relationship between "truth" antismoking ads and youth smoking prevalence. *Am J Public Health*. 2005;95(3):425–431.

27. Bandura A. 1986. *Social Foundations of Thought and Action*. Englewood Cliffs, NJ: Prentice Hall.

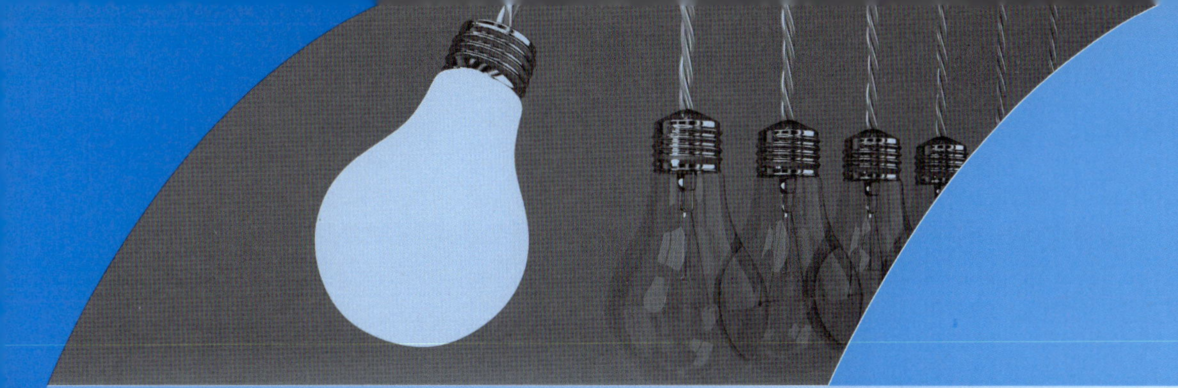

제 12 장

이론의 적용: 세계 보건*

Application of Theory: Global Health*

학습목표

- 전 세계적인 차원에서 건강증진과 관련된 핵심적 문제를 이해한다.
- 세계적 건강증진 프로그램에 적용될 수 있는 사회 및 행동 이론의 종류를 이해한다.
- 이론에 기반을 둔 세계적 건강증진 프로그램의 사례를 기술할 수 있어야 한다.

> **"나에게 건강과 하루의 시간만 주어진다면 황제의 위풍당당을 웃음거리로 만들겠노라."**
>
> –RALPH WALDO EMERSON, "BEAUTY," *NATURE*, 1836

세계적 맥락에서의 건강

이 장을 진행해 나가기에 앞서 뒤에 이어지는 논의가 세계 보건에 관한 포괄적 개관은 아니지만 사회 및 행동 이론이 적용될 수 있는 분야 중의 하나에 대한 간략하고 선택적인 입문이라는 점을 다시 한 번 더 언급하고 넘어가는 것이 좋겠다.

세계 보건 분야의 쟁점에 대한 충분한 논의는 본서의 시리즈 중 한 권으로 리차드 스콜닉(Richard Skolnik)이 지은 "세계 보건의 기본 문제(*Essentials of Global Health*)"에서 찾아볼 수 있다. 세계 보건을 국내 보건과 별도의 문제로 생각하는 것은 여러 면에서 점점 유용하지 못한 방식이 되어 가고 있다. HIV/AIDS라는 세계적인 유행병(pandemic)과 몇 가지 종류의 인플루엔자 위협(예: 조류독감, 돼지독감 등)이 보여주듯이 두 가지 환경은, 최소한 역학적 측면에서는 점점 하나로 통합되고 있다.[**]

그리고 **세계화**(globalization)라는 용어가 일반적으로는 경제적인 맥락에서 사용되지만 실제로 이는 건강 문제를 포함하여 훨씬 더 많은 것을 의미한다. 사람, 영상과 정보, 자원 등의 이동은 모두 세계와 국내의 구분을 엄청난 정도로 줄이는 역할을 수행하였다. 예를 들어 HIV/AIDS는 (1) 세계적인 운송 및 교역 루트인 지역, (2) 급격하게 발전하는 경제 덕분에 도농 간 격차가 발생하고, 사람들이 소득원을 찾기 위해 도시로 몰리는 지역, (3) 이민 근로자들이 유입되고, 여자와 남자들이 장기간 자신들의 가족과 떨어져 지내야 하는 지역, (4) 사람들이 쾌락을 찾아 이동하는 지역 등에서 널리 퍼져 있다. 또한 이 질병은 예방에 필요한 자원이나 능력을 갖지 못하거나, 선진국에서

---

* 저자는 이 장을 집필함에 있어서 Laurie Krieger(PhD)와 Richard Skolnik(MPA)의 원고 검토 및 전문가적 비평에 사의를 표하고자 한다.

생산되는 항(抗)레트로바이러스 치료제에 대한 접근이 어려운, 경제력이 떨어지는 국가에서 널리 퍼지고 있다.***

다른 예로는 2000년대 초에 발생한 조류독감을 들 수 있다. 조류독감은 전 세계적으로 오랫동안 존재해 왔지만 인간에게 감염될 수 있는 바이러스 형태로는 1997년 홍콩에서 처음 나타났다. 그 후 조류독감은 태국, 베트남, 인도네시아, 중국, 일본, 한국 등지로 퍼져나갔다. 이들 중 태국 같은 국가의 경우 닭고기는 주요 수출품목인 동시에 문화적 전통이기도 해서 농촌지역에서는 대부분의 농가가 닭을 키우고, 특히 투계(鬪鷄)는 귀중한 재산이기도 하다. 이 병은 새가 전파하므로 그 확산 또한 철새들의 이동경로에 의해 결정되는데 철새들의 비행 패턴은 국경과는 아무런 관련이 없다. 아시아 지역에서의 창궐 이후에 조류독감은 유럽 등 다른 지역에서도 창궐하기 시작했고 이는 세계적으로 큰 우려를 낳았다.

그렇다면 공중보건의 행동 이론을 적용할 환경으로서 세계보건을 어떻게 생각해야 할까? 그 모든 측면에 있어서 세계화의 강력한 영향에도 불구하고 건강 문제는 적어도 다음과 같은 **생태적** 요인의 차이로 말미암아 다른 국가 또는 다른 지역에서 다른 경로(trajectory)를 따른다.

- **환경적 위험**: 특정 지역에서의 질병은 오염된 물, 곤충, 공해, 식량부족 또는 기근을 야기하는 기후적 요인에 의해 발생한다. 예를 들어 어느 주요 보고서에 따르면 지구상 질병부담의 24%는 환경적 요인에 기인하고, 이는 0~14세 사이의 아동들에게 (36%까지) 집중적으로 몰려 있다.[1] 최근 앙골라에서 발생한 심각한 콜레라는, 산더미처럼 쌓여 있는 쓰레기와 오물 주변에 고여 있는 침출수와 함께 오염된 벵고 강(Bengo River)의 물을 트럭으로 실어 수도 루안다의 빈민지역에 공급했기 때문으로 알려지고 있다.[2] 그리고 이와 같은 상황에서는 사람들이 손을 씻어야 한다는 것을 알고 있을 수도 있고 그렇지 않을 수도 있는데, 이는 잠재적으로 감염 위험을 증가시킬 수도 있다.

세계화

세계화란 무엇인가? 세계화(globalization)에 대해서는 많은 정의가 있지만 일반적으로 이는 기업경영, 생산 및 시장이 국경을 넘어 통합되는 것을 말한다. 예를 들면 이집트에서 가져온 면(綿)을 사용해서 필리핀에서 옷을 생산한 뒤 도쿄, 런던, 로스앤젤레스 등의 쇼핑몰에서 다른 상품명으로 팔리는 식이다. 전반적인 운영은 미국에 있는 본사에서 총괄한다. 그러나 소비자 서비스와 자료 처리는 인도에 외주를 준다.

더 넓은 함의: 넓은 의미에서 보자면 세계화는 경제적 생산과 시장의 통합만을 의미하는 것이 아니라 이런 경향의 사회적/정치적 결과까지도 의미하는 것이다. 이런 결과가 긍정적인지 부정적인지에 대해서는 여러 가지 견해가 있다(예를 들면 "세계화: 위협인가, 기회인가?" 세계통화기금 이슈 요약, 2000. 4. 12. 워싱턴 D.C.: IMF). 공중보건에 있어서 세계화는 다음과 같은 함의를 지닌다.

- 전 세계에 흩어져 있는 작업장에서의 건강 및 안전을 보장하는 일이 점점 더 복잡한 일이 되어가고 있다.
- 식품과 의료용품의 안전을 보장하는 일이 점점 더 복잡한 일이 되어가고 있다. 이 제품들의 수출입은 다수의 국가와 지역으로부터 이뤄지며, 중간 도착지에서 다른 배로 옮겨 싣는 일이 흔하다.
- 생산시설이 분리되어 다른 국가에 입지하게 됨에 따라 서로 다른 규제 및 조건의 제약 하에 환경 측면에서의 책임을 보장하는 일이 점점 더 복잡한 일이 되어가고 있다.
- 감염성 질환이 훨씬 더 빠른 경로를 통해 전 세계적으로 확산될 수 있다.
- 정보의 전달과 확산이 훨씬 더 빠른 경로로 이루어진다.

, * 현재 AIDS 구제를 위한 대통령 긴급 계획 프로그램(President's Emergency Plan for AIDS Relief, PEPFAR)을 통해 여러 나라에서 대응이 이루어지고 있는 상황이다.

• **시스템 능력과 하부구조:** 적절한 의료 서비스, 계획 또는 예방 기능이 핵심적 쟁점이다. 이때 계획이라고 하면 최소한 문제를 식별하고 자원을 배분할 수 있도록 역학 자료를 수집하여 분석할 수 있는 능력을 의미한다. 기본적인 의료 제공 능력은 매우 중요하다. 의료시설은 어느 정도로 존재하는지, 시설에 배치할 훈련된 의료 인력을 확보할 수 있는지? 사람들이 시설과 인력에 어느 정도로 접근 가능한지? 계급, 카스트 제도, 종교 또는 인종적 요인은 어느 정도로 의료 서비스에 대한 장벽으로 작용하는지? 교통시설, 물과 전기의 사용 가능성과 같은 기본적인 하부구조적 특성 또한 중요하다. 맑은 물을 구할 수 없을 때 공중위생 상태가 좋을 수 없다는 것은 두말할 필요가 없다. 설사 질환의 상당 부분은 부적절한 공중위생 시설과 직접적인 관련이 있다(예: 상수와 하수, 화장실 등).[3,4]

• **사회경제적 상태:** 경제의 성격과 세계경제 시스템과의 관계 그리고 이런 환경이 사회적 요인에 미치는 효과와 이들이 다시 건강상태와 시스템 능력에 미치는 영향. 예를 들어 어느 나라가 세계시장의 변화에 종속되어 있는 몇 가지 작물의 수출에만 의존하고 있다면 보건 의료 분야에서 사용할 수 있는 자원의 양은 불확실할 것이며, 장기적인 계획 수립과 서비스 제공 가능성은 낮아질 것이다. 만일 경제가 소득과 교육 수준에서 상당한 격차가 있는 상태에서, 그리고 도시 이외의 지역에는 자원 배분을 줄이면서 도시를 중심으로 하는 산업발전을 추구한다면, 또는 서비스 경제를 지향한다면 도시지역으로의 인구유입이 늘어날 것이며 이는 인구밀집, 열악한 생활환경과 함께 질병의 전염이 쉬워지는 결과를 낳게 될 것이다. 다이아몬드, 물, 원유와 같은 고가의 상품이 존재할 경우 이들이 의료체계를 재구성하고 서비스 제공을 개선할 수 있는 자원을 제공할 수도 있을 것이고, 외채를 상환하는 데 쓰이거나 다른 정치적 이슈나 자원을 놓고 벌어지는 충돌에 얽히게 될 수도 있을 것이다.[5-7]

• **정치적 상태:** 정치적 불안정 또는 무장 충돌과 내전. 이러한 조건들이 건강과 보건 의료 체계의 작동에 파괴적인 영향을 미칠 것이라는 것은 두말할 필요도 없다. 정치적 경쟁이나 분파주의 또한 긴급한 공중보건 현안으로부터 자원과 관심을 다른 곳으로 돌리게 만든다.

• **사회적 양식과 문화적 전통:** 이들은 건강과 건강행동에 다양한 방식으로 영향을 미친다. 예를 들어 성 역할은 HIV의 감염에 영향을 미치는데, 이는 예방을 위해 여성이 취할 수 있는 대안을 결정짓기 때문이다. 계급별, 민족별, 인종별, 카스트별, 기타 어떤 기준에 따르는 것이든 사회계층화는 사람들이 접근할 수 있는 보건 의료 서비스의 종류를 결정한다. 언어 장애 또한 이 범주에 속한다. 많은 나라에서 공식적인 '국가 언어'가 있지만 실제로는 70개 또는 80개 이상의 언어가 존재하기도 한다. 다른 민족과 문화 사이에 알코올과 마약의 사용/남용(예: 음주는 남성성과 연관이 있다)뿐만 아니라 식사와 건강 간의 관계를 보는 방식 또한 공중보건 이슈로 볼 수 있는 상황을 초래할 수도 있다.

더욱이 질환과 질병의 전반적인 패턴은 산업화된 선진국과 개발도상국 사이에 아주 중요한 방식으로 차이를 보이고 있다. 넓은 의미에서의 사회경제적 발전은 평균수명의 증가를 가져오고, 이환율과 사망률의 패턴을 주로 감염성 질환으로부터 생활양식과 관련된 질병(예를 들어 만성질환, 심장병, 암 등)으로 이동시킨다. 이 현상은 **역학 변천**(epidemiological transition) 또는 **건강 변천**(health transition)으로 알려져 있다.[8,9] HIV/AIDS와 여러 가지 형태의 인플루엔자처럼 광범위하게 확산되는 질병은 이러한 일반적인 두 가지 패턴의 구분을 모호하게 만들기도 한다. 더욱이 심장질환처럼 생활양식과 관련된 질환들은 개발도상국에서도 점점 증가하고 있는데 이는 전반적인 수명의 증가와 함께 한 국가 내에서 인구계층 사이에 경제발전 수준이 다르기 때문에, 즉 일부 인구 집단이 다른 집

사례: 역학 변천과 난민의 건강에 대한 태도

세계 보건 분야의 중요한 문제는 정치적/경제적 이유로 발생하는 이민과 난민의 흐름이다. 난민/이민자가 농촌이나 저개발지역에서 보다 더 개발된 지역으로 유입될 때 여러 가지 문제가 발생한다. 비만의 예를 들어보자. 고국에서는 식량부족이 문제였을 것이고, 식단에는 가공된 식품이 별로 없었을 것이며, 음식을 장만하려면 고된 노동이 뒤따를 수밖에 없었을 것이다. 식량 부족 때문에 부유한 일부 사람들만 충분한 음식을 섭취했을 것이고, 키가 큰 사람들은 높은 위세를 과시했을 것이다.

이민자들이 식료품 부족 문제가 덜한 국가에 도착해 가공식품, 당과 지방, 탄수화물을 더 많이 섭취하는 동시에 낮은 사회경제적 상태로 편입되게 되면 비만 문제가 뒤따르게 되고, 이는 많은 연구에 의해 확인된 바 있다.[10,11] 어떤 인구의 경우 '키가 크고 뚱뚱한' 사람들을 부유함과 건강함의 상징으로 여기는 태도가 이민 온 후에도 그대로 유지되는 바람에[12] 이것이 비만을 초래하는 요인이 되기도 한다.

단에 비해 보다 더 선진국 수준의 생활을 누리기 때문에 나타나는 현상이다.

세계 보건을 생각하게 되면 건강의 생태학이라는 개념을 강조하지 않을 수 없다. 그러한 생태학은 언제나 의미 있는 것이지만 세계적 맥락에서는 더욱 더 많은 동심원 또는 더 많은 '양파껍질'이 존재한다. 이 장에서는 이들 중 일부를 다루면서 세계 보건 프로그램에 적용된 이론적 접근방법을 몇 가지 논의할 것이다.

세계의 보건 의료 시스템

더 앞으로 나가기 전에 시스템적인 맥락을 생각해보는 것이 유용할 것 같다. 세계 보건 분야에서 중재와 예방 노력을 실행에 옮기거나 이를 위한 재원조달을 담당하고 있는 기관이나 기구에는 어떤 것들이 있을까? 이는 다양한 수준에서 복잡하게 얽혀 있는 체계이다. 전반적인 이해를 위해서 다음과 같이 분류해 볼 수 있겠다.

- **정부 수준 조직**: 비교적 소수의 국가에서만 국경을 넘어서 광범위한(전형적으로는 양자 간, 즉 정부 대 정부 간) 활동을 수행하는 공중보건조직을 갖고 있다. 이러한 조직의 사례로는 질병통제 및 예방센터(CDC), 국립보건원(NIH), 미국 국제개발처(U.S. Agency for International Development, USAID), 독일 국제원조처(German International Aid Agency, GTZ), 영국의 국제개발부(Department for International Development, DFID) 등을 들 수 있다.

- **지역 수준 조직**: 이는 특정 지역 내에서의 보건 문제에 집중하는 세계 조직이다. 한 예로 미주(美洲) 지역에 초점을 맞추고 있는 범미주 보건기구(Pan American Health Organization)를 들 수 있다.

- **공적인 국제기구 또는 다자간(multilateral) 기구**: UN 산하의 각종 기구로서 스위스 제네바에 본부를 두고 있는 WHO, UNAIDS(HIV/AIDS), 유엔아동기금(UNICEF)(아동 건강과 생존), 유엔인구기금(United Nations Population Fund, UNFPA), 유엔개발계획(UN Development Program, UNDP) 등을 들 수 있다.

- **민관(民官) 제휴관계**: 보통 '국제기금(Global Fund)'으로 줄여서 부르는 에이즈, 결핵 및 말라리아 퇴치 세계기금(Global Fund to Fight AIDS, Tuberculosis, and Malaria)이 가장 유명한 예이다. 또 다른 예로 들 수 있는 것은 백신이나 다른 의약품처럼 **제품**의 생산에 있어서의 제휴관계이다. 에이즈 백신 계획(The International

AIDS Vaccine Initiative)이나 결핵약 개발을 위한 세계 협력(Global Alliance for TB drug Development) 등을 예로 들 수 있다.

- **공공 또는 민간 부문 금융기관:** 세계은행(World Bank), 아시아개발은행(Asian Development Bank), 미주은행(Inter American Bank) 등이 있다.

- **비정부기구(NGO)와 비영리조직(NPO):** 이들은 자금지원 프로그램뿐만 아니라 실천조직으로서, 그리고 가장 어려운 상황에서 지원을 제공하는 조직으로서 세계 보건 분야에서 중심적인 역할을 하고 있다. 예로 들 수 있는 것은 미국원조물자발송협회(CARE), 국경 없는 의사회(Doctors Without Borders), 적십자 및 붉은 초승달 세계 위원회(International Committee of the Red Cross and Red Crescent, ICRC), 빌과 멜린다 게이츠 재단(Bill and Melinda Gates Foundation), 포드 재단(Ford Foundation), 세계식량재단(Bread for the World), 아가칸 재단(Agha Khan Foundation) 등으로 그밖에도 많은 조직들이 활동하고 있다.

- **반관(半官) 조직:** 이들은 좀 독특한 조직이다. 2004년에 미 의회에서 설립한 새천년과제법인(Millenium Challenge Corporation)을 들 수 있다.

상황에 따라 이들 '세계 보건 분야의 배우'들이 다양한 조합으로 구성되어 활동을 한다. 재해나 단기적인 보건 문제가 발생할 경우 미 원조처(USAID)나 유럽공동체(EC) 또는 서남아시아국가연합(ASEAN) 등 정부 차원의 기구가 재정이나 물류 등을 담당하면서, IRC와 CARE 또는 국경 없는 의사회가 관여할 수 있다. 감염성 질환의 확산을 예방하기 위한 장기적인 보건 문제에 대해서는 WHO가 비정부기구(예: 포드 재단), 정부의 보건 조직(예: 미국의 NIH, 관련 국가의 보건부) 등과 조정 및 협력 활동을 펼치게 된다. CARE와 같은 NGO는 의약품 등의 원조물자를 운반, 분배하는 역할을 수행하거나 때로는 예방 프로그램의 실행을 통해서 참여할 수 있을 것이다.

이론과 적용

세계적인 맥락에서의 건강증진과 건강 관련 중재에는 어떤 종류의 사회/행동 이론이 적용될 수 있을까? 이는 복잡한 문제인데 이 책에서 다루고 있는 많은 행동 이론들은 모두 서구 선진국의 맥락에서 유래된 것들이기 때문이다. 일반적인 차원에서의 이해를 위해 다루어야 할 쟁점과 요인들을 식별하기 위해서 PRECEDE-PROCEED 유형의 평가방법에 대해 간략히 살펴보고 이들 요인에 적용할 이론에 대해 생각해보자.

사회적 평가

세계 보건에 있어서 사회적 맥락의 핵심 요소들은 무엇일까? 미국 내의 지역사회와 인구들에 대해 발견할 수 있는 모든 다양한 상황을 생각해보고 다시 여기에 100배를 곱한다면 아마도 실제 모습에 가까워질 수 있을 것이다. 한 국가 안에서 부와 자원의 차이만큼이나 빈국과 부국 사이의 차이는 주요 구조적 요인이다. 생산양식, 노동, 자본, 금융, 규제와 시장 등 세계경제의 특성 또한 국가 간 자원의 분배와 산업 및 농업생산의 사회와 환경에 대한 효과의 차이를 결정짓는 요인이 된다. 세계화된 경제로 인해 나타나는 현대생활의 높은 수준의 이동성과 노동의 세계적 이동이 한 지역에서 다른 지역으로 보건 문제가 옮겨가는 것을 가능케 하고 있다. 문화적 전통, 건강에 대한 신념과 관습의 다양성 또한 전반적인 맥락에서 중요한 부분을 형성하고 있다. 세계적인 시각에서 보자면 서양의 생명 의학은 질병과 질환을 이해하고 치료함에 있어서 중국의 의학, 인도의 아유르베다 전통, 아프리카, 남미, 카리브 해 지역의 다양한 영적 전통, 유라시아와 북미의 샤머니즘 등과 경쟁해야 하는 여러 가지 패러다임 중의 하나이다. 지역분쟁 또한 건강에 영향을 미치는데, 수단과 소말리아에서 일어난 장기간의 내전은 이런 측면에서 아주 파괴적이다.

이들 많은 사회경제적 지표들에 관한 자료는 유엔 인구기금(www.unfpa.org) 등의 세계적/지역적 건강 조사를 통해 얻을 수 있으며, 인구조회국(Population Reference Bureau)(www.prb.org)에서 나오는 "인구 공보(*Population Bulletins*)" 또는 기타 스프레드시트에서 구득할 수 있다. 가장 광범위한 자료 세트는 USAID의 자금지원으로 만들어지는 MEASURE DHS의 국제 서베이(www.measuredhs.com)를 통해 생산되고 있다.

역학적 평가

어디에서부터 출발할 것인가? 무엇보다도 세계 보건 문제에 관한 자료를 얻는 것은 쉬운 일이면서 동시에 어려운 일이기도 하다. WHO가 세계건강보고서(World Health Report)를 발간하고 있고, (원래는 하버드 대학에서 개발한) 세계의 질병 부담(Global Burden of Disease) 데이터베이스를 운영하고 있기도 하지만 사망률과 이환율 자료를 생산하는 능력은 나라마다 큰 차이가 있으며, 통일된 방식으로 질병을 정의하는 것에도 문제가 많다. 이런 점에서 MEASURE DHS의 인구 및 보건 자료는 각별히 유용하다. 그리고 UNICEF도 복수 지표 범주 조사(Multiple Indicator Cluster Survey, MICS)를 통해 많은 나라들로부터 자료를 수집하고 있으며, 이는 www.childinfo.org에서 검색해 볼 수 있다.

각국의 보건부는, 특히 감시체계를 확립, 운영하는 나라들의 경우 중요한 자료원이 된다. 때로는 대학들이 세운 연구소가 자료원이 될 수도 있다. 주요 세계 보건 이슈는 다음과 같다.

- 사하라 사막 남부 아프리카, 남아시아, 동남아시아, 동유럽의 일부, 러시아, 우크라이나 지역에서의 HIV/AIDS
- 결핵
- 말라리아
- 아동건강 및 생존, 신생아 질환
- 당뇨, 심혈관질환을 포함한 신종 만성질환
- 생식건강
- 예방접종
- 하기도 감염
- 콜레라 및 수인성 질환
- 설사 질환
- 허리케인, 홍수, 지진 등 심각한 자연재해

행동적/환경적 평가

환경과 행동 위험 요인은 질병별/지역별/국가별로 매우 다양하다. 이 분야의 경우 완전한 자료원은 존재하지 않으며, 특정 국가에 관한 연구나 조사, 중재 등에서처럼 특정 국가나 기관이 이 분야의 위험에 관한 정보를 수집하고 있다. WHO의 "세계의 질병부담(*Global Burden of Disease*)" 보고서에 나열되어 있는 위험 요인들이 위험의 세계적 패턴에 관한 지표로 중요하다. 관련 웹사이트를 통해서 구득이 가능한 특정 프로젝트나 중재로부터 나오는 "회색 문헌"(미발표 보고서)은 또 다른 주요 자료원이다.[****] 환경과 행동 위험 요인의 일부가 다음에 열거되어 있다.

- 환경 분야에 대한 통제가 거의 이루어지지 않는 산업발전
- 보건 의료 서비스에 대한 농촌지역에서의 제한적 접근성
- 홍수나 가뭄
- 급속한 삼림파괴와 환경파괴

**** 프로젝트 리스트는 USAID 웹사이트를 통해 국가별로 찾아볼 수 있다.

- 어린 나이에 강요되는 결혼과 임신
- 여성 할례
- 주사기를 통한 마약 사용 및 일반적인 물질 남용
- 안전하지 않은 성 접촉
- 아동노동 및 인신매매
- 흡연
- 영양실조
- 오염된 물과 위생
- 예방접종 관습

예방접종의 예를 들어보자. 2008년도에 WHO는 150만 명에 이르는 5세 이하 아동사망이 일상적인 예방접종으로 피할 수도 있었던 질병의 결과인 것으로 추정하였다. 이는 전 세계 5세 이하 아동 사망의 17%를 차지하는 규모이다.[13]

더욱이 인구조회국의 "인구 공보"가 지적하고 있듯이[14] 이들 위험 요인의 대부분은 상호작용을 통해 서로 연관되어 있는 위험 요인의 망(網)을 형성하기도 한다.

교육적/생태적 평가

이 분야에서 우리는 진 세계적으로 행동과 위험에 영향을 미치는, 믿을 수 없을 만큼 다양한 지식, 태도, 규범, 문화 및 사회적 요인과 사회/행동 이론을 적용함에 있어서 이들 요인들이 갖는 모든 가능한 함의를 접하게 된다. 그리고 또다시 특정 연구나 조사, 보고서, 중재 결과 또는 다른 덜 공식적인 원천을 통해 얻는 것 이외에 이런 종류의 정보를 얻을 수 있는 핵심 자료원이 존재하지 않는다. 각국의 보건부가 출발점이 될 것이며, 세계적인 건강행동 연구가 또 다른 출발점이 될 것이다. 또한 NGO나 NPO가 특정 보건 영역에 초점을 맞춰 발간하거나 배포한 보고서들 역시 또 하나의 출발점이 될 수 있다. 194쪽의 글상자에서는 이런 분야에서 만날 수 있는 문제의 몇 가지 사

사회적 불평등과 신종 감염성 질환[15]

폴 파머(Paul Farmer) 박사는 건강의 파트너(Partners in Health)를 설립한 사람으로 아이티(Haiti) 및 다른 국가 빈곤층의 HIV/AIDS와 기타 감염성 질환에 관한 연구로 유명하다. 1998년의 논문에서 파머 박사는 세계적 맥락에서 빈곤과 건강의 관계를 다음과 같이 요약했다.

- 질병의 **경로(trajectory)**에 대해 생각해보자. 우리는 감염성 질환을 감염원(agent)의 관점에서가 아니라 그 발생에 기여하는 조건에 기초한 관점에서 바라보아야 한다. 이는 인간의 활동이 돌연변이, 저항력 및 확산에 엄청난 기여를 하기 때문이다.
- 감염성 질환의 발생에 기여하는 핵심적인 정치적 생태환경 중의 하나는 빈곤의 구제이다. 예로서 말라리아와 결핵을 들어보자.
  ① 말라리아–이는 한때 미국에서 만연하기도 했던 '제1세계(first world)' 국가의 질병이었다. 이 질병은 주거환경의 개선, 토지의 배수(排水), 모기 퇴치제, 모기망 등과 함께 농업발전의 결과로 퇴치되었다. 그러나 빈곤층은 이런 것들의 혜택을 받을 수 없었고, 그 덕분에 말라리아는 빈곤층 인구에게 더 오래 남아 있었다.

  ② 결핵–최근 들어 다시 창궐하고 있지만 결핵은 한때 완전히 퇴치된 질병이었다. 그러나 오랫동안 효과적인 치료법이 있었음에도 불구하고 결핵은 많은 나라에서 결코 박멸되지 않고 있다. 그리고 치료제가 존재한다면 프로토콜에 따라 운반, 저장 및 사용되어야 하지만 자원이 부족한 지역에서는 쉽지 않은 일이다. 결핵은 (빌 게이츠가 자금을 지원하는 에이즈, 결핵 및 말라리아 퇴치 세계기금의 사업대상으로서) 다시금 관심의 대상이 되고 있는데 이는 주로 HIV/AIDS 환자들에게 기회감염(opportunistic infection)을 시키는 역할 때문이며 동시에 개발도상국에서의 이민 증가로 인해 선진국에서의 발생률이 증가하고 있기 때문이다.

사례: 인도의 성에 대한 태도/역할, 성 접촉 및 HIV/AIDS 위험[16]

인도에서 발생한 AIDS 사례 중 84%는 성 접촉을 통해 전염된다. 처음에는 일부 인구만 AIDS의 높은 위험에 노출되었지만 일반 인구로 점점 더 확산되어 나가는 추세이다. 인도는 힌두교, 이슬람교, 기독교, 시크교 등 다양한 종교문화를 갖는 인구로 구성되어 있지만 상당수의 문화적 전통은 이런 구분과 무관하다.

- 가부장적 가족구조가 존재한다. 성(姓), 상속 등이 남자 쪽으로만, 즉 모두 아버지에서 아들에게로만 이루어진다. 결혼을 하면 여자는 남편의 아버지 집에서 살게 된다.
- 여성의 혼전순결은 소중한 것으로 여겨지지만 남자들의 경우에는 혼전관계가 장려된다. 여성의 법적 결혼연령은 18세이지만 많은 여성이 사춘기 시기에 결혼한다. 따라서 남성은 결혼 전에 감염될 수도 있다.
- 만일 여성이 HIV와 그 예방법에 관한 지식을 갖고 결혼에 임한다면 그들은 혼전 성관계를 의심받는다.
- 가부장적 가족구조 하에서 가족의 부와 재산이 남자들에게만 상속되기 때문에 남편이 학대를 한다거나 외도를 해도 여자들이 결혼관계를 청산하기는 힘들다.
- 여성이 자식을 낳아야 하는 의무는 콘돔 사용과 부합하지 않으며, 여성의 사회적 지위는 임신과 관련이 된다.
- 더욱이 콘돔 사용은 매춘부를 연상시키기 때문에 오명을 뒤집어쓰게 된다. 피임방법으로는 정관수술이 콘돔보다 더 선호된다. 때로는 가족구성이 '완료되는' 경우 여성들이 불임수술을 받기도 한다.
- 건강에 관한 믿음의 일부로 체액의 흐름 및 열(熱)의 통제와 관련된 건강과 균형에 관한 개념이 존재한다. 콘돔의 사용은 이 흐름을 막아 남성의 건강을 위협하는 것으로 여겨지기도 한다.
- 자신의 남편(예: 며칠 동안 도로를 달려야 하는 트럭 운전사)이 애인을 갖는 것보다는 매춘부에게 가는 것이 더 낫다고 믿는 여성들도 있다. 그럼으로써 부부관계를 해치지 않고 결혼생활을 유지할 수 있다는 것이다.
- 결혼관계 그 자체가 HIV/AIDS의 보호수단이 된다고 믿는 강력한 문화적 전통이 존재한다. 결혼한 여성은 자신의 남편으로부터 HIV를 받을 수 없다는 것이다.
- 운명을 카르마(Karma)의 일부로 받아들이는 경향 때문에 위험한 상황을 받아들이는 태도가 증가할 수 있다.
- 더욱이 동성 간 성관계를 갖는 남자들 중에는 기혼자들도 흔하다.

례를 들고 있다. 하지만 기억해야 할 것은 이렇게 짧은 요약의 경우 세계적 차원에서 다양하게 나타날 수 있는 태도와 규범을 무언가 다른, 우리와는 '다른' 사람들이 갖고 있는 사례로, 마치 그러한 다양성이 모든 사람들이 가지고 있는 특징이 아닌 것처럼 고정관념화 하기가 아주 쉽다.

여기에서 중요한 것은 행동에 영향을 미치는 태도와 지식에 관하여 섣부른 가정을 해서는 안 된다는 점이다. 만일 우리가 지식/신념/규범에 관한 문제를 다루면서 효과적인 세계 보건 중재를 달성하려면 해당 지역의 역량, 지식, 신념, 규범 및 문화에 익숙한 개인 및 조직들과 **협력해야만** 한다. 또한 지역사회의 **참여적 협력**(participatory collaboration)을 이끌어내면서 상당한 시간을 들여 이런 요인들을 이해할 수 있게끔 해주는 **연구를 수행해야만** 한다. 이런 과정을 통해 우리는 행동의 유인과 동기 구조에 관해 무엇인가를 배울 수 있고 그럼으로써 이런 교훈을 중재에 효과적으로 주입시킬 수 있는 것이다. 미국에서와 마찬가지로 세계적인 차원에서도 건강증진과 중재는 **본질적으로 인간적인 특성**을 갖는다. 기꺼이 배우고, 이해하고, 존중하고자 하는 의지가 있다면 우리는 먼 곳까지 가볼 수 있을 것이다.

행정적/정책적 평가

세계 보건 분야에서의 정책 및 행정적 환경에 관해 쓴 많은 책들이 존재한다는 것은 말할 필요도 없다. 이미 앞에서 논의한 것처럼 중재를 위해서는 고려해야 할 많은 층(層)들이 있고, 그 중 정치적 복잡성은 전형적인 요인이다. 예를 들어 우리가 X국에서의 성 접촉 감염(sexually transmitted infections, STI) 문제에 대해 다루려고 한다고 해보자. 미국 정부기관이 제공하는 자금이 있지만 이 자금은 부모에 대한 교육이나 학교에서의 교육에만 사용할 수 있도록 제약이 가해져 있다. 이러한 제약이 없는, 세계 비영리조직으로부터 수령한 자금도 있기는 하지만 이 자금은 해당 국가의 관련 조직을 파트너로 해야 할 것을 요구하고 있다. X국에는 다른 무엇보다, STI 문제를 다루는 2개의 NGO가 있다. 그 중 하나는 보건부 장관의 가족 중 1명과 가까운 사이이고 다른 하나는 그렇지 못하다. 하지만 후자의 NGO는 전국의 학교들에 더 쉽게 접근할 수 있으며, 이는 두 가지 재원조달 주체들로부터 모두 자금을 얻는 수단으로 쓰일 수 있다. 마지막으로 X국 의사협회의 목소리가 큰 대표들은 도덕적 이유에서 어떤 종류든 학생들에 대한 직접적인 성교육을 반대하고 있다. 하지만 STI 문제는 점점 심각해지고 있고, 이 문제에 대해 손을 놓고 있으면 X국에서의 HIV/AIDS 위험이 증가할 것이다.

이 어려운 상황에서 우리는 어떻게 협상을 해야 할까? 그리고 이 모든 정치적 문제들에 대해 우리가 아는 바가 없다면 어떻게 해야 할까?

건강행동 이론과 세계적 배경

세계 보건 중재에 적용할 이론에 관해 생각한다면 고려해야 할 넓은 분야가 많을 것은 당연한 일이다. 이들 중 몇 가지를 간략하게 살펴보기로 하자.

문화적 지식과 관습의 다양성을 이해하고 다루는 데 필요한 이론

지식, 건강에 관한 믿음, 의도, 사회적 규범 및 문화와 관련하여 우리가 검토했던 이론의 많은 부분들이, 적어도 그 기초적인 형태 내에서 적용될 수 있는 잠재력이 있다. 하지만 많은 경우에 우리가 사용할 수 있는 정보의 범위 내에서는 채워야 할 공백이 존재한다. 예를 들자면 중재를 위한 안내자로서 건강 신념 모형을 사용하려고 한다면 우리가 **장애 요인**으로 취급하고자 하는 것은 대상인구에 적합해야 할 필요가 있다. 이는 언제나 그렇기는 하지만 세계적인 맥락에서는 우리의 중재가 의미 있고 적합한 것이 될 수 있도록 더 많은 노력을 기울여야 한다. 그 다음으로는 우리가 검토했던 각 이론이 의사 결정 주체로서 그리고 일반적인 개인으로서 개개인에 대해 어떤 가정을 세웠지만 이런 가정은 서구 사회에서처럼 개인이 '1차적인 사회적 단위' 또는 (일반적으로 말해서) 1차적인 의사 결정 주체로 받아들여지지 않는 사회나 문화에서는 적용되지 못할 수도 있음을 기억해야 한다.

더욱이 전 세계의 문화와 사람들은 다양한 **민족 의료체계**(ethnomedical system)를 갖고 있는데 이는 질병과 질환의 원인, 그 치료법, 적절한 치료자(healer)가 누구인지에 관해 문화적으로 함께 공유하는 사고방식으로 묶어주는 지식과 관습의 체계이다. 민족 의료체계는 많은 행동 이론의 요소들, 즉 의료 서비스의 이용에 관한 사람들의 이해와 기대, 환자와 치료사의 행동에 관한 규범, 특정 (건강) 결과에 대해 부여하는 가치와 의미, 기타 많은 쟁점들과 긴밀하게 연결되어 있다.[17]

그러나 모든 문화적 다양성은 중재의 관점에서 장점으로 볼 수도 있는 것이어서 이들 다양한 생활패턴은 흔히 세대에서 세대로 이어지는 경험 위에 세워져 있는 회복력(resilience)의 기초가 된다. 이런 점을 깨달았기 때문에 고유한 의사소통 관습, 모유 수유 및 다른 많은 전통들은 이미 공중보건 중재에 효과적으로 반영되어 왔다.[18]

다양한 인구와의 의사소통 및 정보 확산과 관련된 이론

다른 무엇보다도 의사소통 이론(communication theory)은 암호화, 발송 및 수신, 암호해독의 과정을 다루고 있는데, 여기에서 **암호화**와 **암호해독**은 메시지나 정보가 특정 인구나 집단이 의도된 대로 그 의미를 이해할 수 있도록, 그리고 정보가 직관적으로 이해될 수 있도록 일괄하는 것(packaging)을 말한다. 세계적 맥락에서 이는 다양한 대상인구에 관해 심사숙고하고 적절한 지식을 갖추도록 요구한다. 예를 들자면 미국으로 이주한 라틴계 어머니들에 관해 어떤 정보가 필요할까? 어떤 주제에 관해, 사용하거나 사용해서는 안 되는 말과 상징에 대해, 정보의 보급을 위한 의사소통 채널에 관해 알아두어야 할 필요가 있는 것은 무엇인가?

세계 보건에 있어서 의사소통 프로그램은 이론이 명시적으로 사용될 수 있는 적용 분야이다. 이런 프로그램들은 예를 들어 사회적 마케팅, 혁신의 확산 이론, 지역사회 동원 이론과 함께 일반적인 정보 이론을 활용하고 있다. 그리고 실제로 오직 세계 보건의 맥락에서만 사용되는 **행동 변화 의사소통**(behavior change communication, BCC)이라는 용어가 있기도 하다.

조직의 변화 및 지지와 관련된 이론

이런 종류의 접근법은 한 인구나 집단의 특정 보건 문제 또는 일반적인 건강 개선을 달성하기 위해 다뤄질 필요가 있는 조직상의 또는 정책적인 문제가 있을 때 사용될 수 있다. 예를 들면 공중보건기관이나 그 네트워크에 특정 보건 문제에 영향을 받는 사람들이 누구인지 알아낸 다음에 이 정보를 의사 결정자에게 보낼 수 있는 시스템이 갖추어져 있지 않기 때문에 보건 의료 자원은 이를 필요로 하는 인구에게 돌아가지 않을 수도 있다. 또한 역학 자료와 프로그램 계획 수립을 연결시키는 새로운 시스템이 개발되어 작동되는 곳에서는 조직의 변화를 가져오려는 노력이 필요할 수도 있겠지만 변화에 대한 내부 조직의 저항에 직면하게 된다. 이러한 이론은 또한 변화를 위한 노력이 지역사회 내에서 나와야 할 때도 중요하다. 사람들은 문제가 존재함을 인지해야 하고, 일반인들이 문제를 알 수 있도록 하는 행사를 연다든지, 청원을 위한 서명운동을 벌인다든지, 입법자들을 대상으로 편지 쓰기, 전화 걸기, 이메일 보내기 캠페인을 조직하는 등의 **집단적 행동**을 취할 수 있도록 동기부여가 되어야만 한다.

지역사회 동원과 관련된 이론

지지와 동원(advocacy and mobilization) 접근법은 세계적 맥락에서의 보건사업에 있어서 매우 중요한 부분이다. 특히 파울로 프레이리(Paolo Freire)가 제창한 참여적 접근법이 그러한데,[19] 이 접근법에서는 문제를 정의하고 해법을 모색함에 있어서 지역사회와의 협력이 중요한 역할을 한다.

정치경제적 맥락과 관련된 이론

우리가 이미 이 책에서 언급한대로 특정 질병의 경로를 형성하는 거시적 수준의 정치경제적 맥락이 자주 존재한다. 한 국가의 경제발전 패턴은 특정 인구의 취약성을 만들어내기도 한다. 예를 들자면 도농변천(rural-urban transition)은 어떤 종류의 사업 또는 산업에 초점을 맞출 것인가에 관한 정치적 결정의 결과로 나타난다. 그러한 결정의 효과가 일자리, 현금소득, 자원, 교육, 의료 서비스 등에 대한 접근성이 점점 더 취약해지는 농촌 인구라는 지리적 계급을 만들어낸다고 치자. 만일 이게 사실이라면 정치경제적 맥락을 표적으로 하는 중재

행동 변화 의사소통(BCC)

BCC는 원래 주로 영양(nutrition) 부문에서 세계 보건의 맥락에서 개발된 접근법이지만 나중에는 HIV/AIDS 분야에서 광범위하게 사용되었다. 그 뿌리는 이 책에서 논의된 몇 가지의 행동 변화 이론인데 일부는 아닌 것도 있다.

- 혁신의 확산
- 변화의 단계/범이론적 모형
- 자기효능감(사회 인지 이론)
- 사회적 마케팅(및 이에 수반되는 소비자 연구)
- 연속적 행동 변화(이 책에서 다루지 않은 세계은행의 모형)

세계 보건 분야에서의 다른 많은 프로그램과 마찬가지로 몇 가지 이론의 조합이 사용될 수도 있다.

의사소통 캠페인의 일반적인 절차와 아주 유사하게 BCC는 다음과 같은 일련의 단계를 밟는다.

1. 프로그램의 목표를 세우기
2. 이해 관계자를 참여시키기
3. 대상인구를 식별하기
4. 형성적(形成的)인 BCC 평가를 수행하기(위험 행동을 더 잘 이해할 수 있도록 설계된 형성 연구, 그 맥락, 태도 및 의사소통)
5. 대상인구를 분할하기
6. 전반적인 행동 변화의 목표를 정의하기
7. 변화의 방해 요인과 지지 요인, 실행 파트너, 모니터링과 평가를 염두에 두면서 현재의 행동, 개념/주제, 핵심적 메시지, 의사소통 채널 등으로 구성된 BCC 전략을 설계하기
8. 전략을 실행하고 평가하기

일반적으로 BCC 프로그램의 목표는 행동을 변화시키는 것이므로 다음과 같은 과정을 통해 건강 문제(질병 문제)를 다루게 된다.

- 지식의 증가
- 지역사회 대화의 촉진
- 필수적인 태도 변화의 조장(예: 위험에 대한 인지능력)
- 낙인(stigma)과 차별의 감소
- 정보와 서비스에 대한 수요의 창출
- 지지/옹호
- 예방, 돌봄, 지지 서비스의 확대
- 기술과 자기효능감의 개선

는 하나 또는 그 이상의 건강 문제에 영향을 미치는 정치경제적 맥락의 핵심요소를 **식별**해낸 다음에 지역사회 동원, 지지 그리고 직접적인 프로그램 활동을 포함하는 일련의 접근법을 사용하는 일에 초점을 맞출 것이다. 그 목적은 경제활동의 방향을 농촌지역으로 되돌리고, 희소한 자원을 극대화하기 위해 농촌의 건강협동조합(health collaborative)을 조직하는 것일 수도 있으며 또는 어떤 보상적인 서비스의 제공 없이는 농촌에서 도시지역으로 사업을 재배치하는 일이 어렵도록 만드는 법안의 통과일 수도 있을 것이다. 그라민은행(Grameen Bank)의 소액융자제도가 이런 사례에 해당한다.

다이론(multitheory) 접근법

세계적인 보건 프로그램은 흔히 실제로 나타난 세계적 상황에 대한 실용주의적 접근법을 사용하여 개발되며 이론에 대한 강조가 국내 보건 프로그램에서의 경우처럼 그렇게 분명한 것은 아니다. 이론에 기반을 둔 프로그램은 여러 가지 이론을 조합하기도 하고, 서로 다른 접근법으로부터 구성되기도 한다. 이런 경우의 사례로는 AIDS 위험 감소 모형(AIDS Risk Reduction Model, ARRM)을 들 수 있다.[20] 이 접근법은 성관계를 통한 HIV 감염에 초점을 맞추고 있으며 감정 및 개인 간 과정(interpersonal processes)의 역할과 함께 건강 신념 모형과 사회 인지 이론의 효능 이론(efficacy theory)의 요소들을 편입시키고 있다. 또한 변화 단계 모형(범이론적 모형)의 영향도 찾아볼 수 있는데 이는 ARRM 접근법에서 생각하는 변화 과정이 3단계로 구성되어 있기 때문이다.

1단계: 누군가의 행동을 고위험으로 인식하고 분류

2단계: 고위험 성관계를 줄이고 저위험 활동을 증가시키도록 중재

3단계: 정보 탐색, 해결책을 구하고 실행에 옮기기 위해 행동 취하기

질문: 이 책에서 논의된 다른 이론을 생각할 때 이 3단계 접근법이 익숙하게 느껴지는가? 다른 이론에서 어떤 유사한 경우를 생각해볼 수 있는가?

프로그램 사례

아래에서 행동 관련 세계 보건 프로그램의 몇 가지 사례를 알아보기로 한다.

조류독감 의사소통 프로그램

USAID는 대상인구에게 조류독감과 예방 전략에 관한 정보를 제공하기 위한 목적에서 의사소통 프로그램을 개발하고 이를 실행에 옮겼다.[15] 이 프로그램은 다음과 같은 요소를 포함하고 있다.

- 농업상담원과 가축상담원, 의료인과 동료 전문가(농부, 상인)에 의한 환자 상담을 활용한 개인 간 정보교류
- 작업장, 학교, 마을 또는 지역회의 및 '집단'(예: 농민협회, 공동체조직)과 같은 조직 및 지역사회 채널
- 대중매체–TV, 라디오, 인쇄물
- 지도자 회의, 기자회견, 대변인 교육을 포함하는 홍보활동과 지지
- 민간 부문과의 협력 관계

성 접촉 감염 예방을 위한 사회적 마케팅

국제인구서비스(Population Services International, PSI)는 서아프리카 카메룬에서 성 접촉 감염과 원치 않는 임신을 줄이기 위한 사회적 마케팅 캠페인을 실시하였다.[15] 이 프로그램은 성적 욕구가 왕성한 15~24세 사이의 도시지역 청년 약 60만 명을 대상으로 하였다. 구성요소로는 다음과 같은 것들이 포함되었다.

- 카메룬의 젊은 동료 교육가(peer educators), 신문잡지 기자, (신문의 4컷짜리) 시사만화가, 라디오 인기성우, 대본 작가들이 메시지 작성과 각종 활동에 도움을 주었다.
- 100% Jeune(100% young)이라는 상표명의 콘돔에 초점을 맞추면서 메시지는 사회규범에 도전하고 자신의 건강을 보호하는 이미지를 부각시켰다. 그 결과 2002년에 이 상표의 콘돔이 4만 개 이상 판매되었다.

• 라디오의 연재방송극과 청취자가 전화로 참여하는 토크쇼도 활용하였다.

• (학교에 다니는, 또는 다니지 않는) 학령기 청년을 위한 대면 수업에 월 약 1만 명이 참여하였다.

이 프로그램의 평가에 의하면 관련 지식이 늘어났고, 콘돔 구입에 대한 태도가 더욱 긍정적으로 변했으며, (일정한 상대방과) 콘돔 사용이 증가하였다.

알바니아의 가족계획 사업

연구 및 프로그램 자문 조직인 마노프 그룹(Manoff Group)[21]은 알바니아에서 USAID가 지원하고 존 스노우 법인(John Snow Inc.)이 주도한 가족계획 사업에 참여하였다. 마노프는 인지인류학, 사회적 상호작용 이론, 상업적 시장연구에서 도출한 행동 변화 이론, 성(性) 역할/지위 이론 등에 기초하고 있는 BCC 전략을 설계하였다. 프로젝트의 목표는 알바니아인들이 효과적인 현대적 가족계획 방법을 채택해서 사용하는 것을 돕는 것이었다.

이 프로젝트의 BCC 부분은 다음과 같은 단계를 밟아 설계되고 시행되었다.

1. 문헌검토
2. 형성적(정성적) 연구
3. 개선된 관습의 시도(trials of improved practices, TIP)*****
4. 종합적인 행동 변화 전략의 개발
5. 전국 차원의 기초조사
6. 형성적 연구를 통해 도출된 인식 영역을 (상징적/사회적으로) 표현하고, TIP 결과에 기초하여 지역적으로 가능한 행동을 지지하는 2편의 TV방송용 공익광고 개발
7. 공익광고 방영
8. 전국 차원의 대중매체 기억조사(media recall survey)
9. 연구결과에 기초한 지역사회 봉사활동(outreach) 프로그램의 개발 및 실행
10. 공통적인 가족계획 관련 질문을 전화로 받아 대답해주는 TV 쇼를 방영(형성적 연구와 CDC가 설계한 전국 출산건강조사는 대부분의 현대적 피임방법에 대한 지식이 부족함을 보여주었음)
11. 라디오, TV, 신문잡지 기자들이 가족계획에 대해 배우고 가족계획 및 건강에 관한 기사 작성을 돕기 위한 보도기자 워크숍을 개최
12. 전국 차원의 추적조사

형성적 연구에는 민족지학적(民族誌學的, ethnographic) 인터뷰의 한 부분으로서 투사기법(projective technique)을 통해 인식 영역을 도출하는 일이 포함되어 있다. 이 방법론과 BCC 설계는 출산력과 가족계획이 부부 간의 관계뿐만 아니라 성 역할 및 지위와도 긴밀하게 연결되어 있는 문화의 일부라고 가정하였다. 대중매체의 기억조사에 의하면 조사 대상 여성의

***** TIP는 마노프 그룹이 개발한 기법으로 1979년에 처음 사용되었다. 형성적 정성 연구(formative qualitative research)의 결과를 사용하여 TIP 연구자들은 대상인구의 건강을 향상시키거나 원하는 출산력 수준에 안전하고도 효과적으로 도달할 수 있도록 도움을 주는 행동의 메뉴를 개발하였다. 이 행동들은 공중보건에서 추천하는 이상적인 행동들과는 다른데 이는 그들이 지역문화의 규범에 맞추어 변화를 주었기 때문이다. 그 다음에 TIP 연구자들은 작은 표본(분할된 세부 대상인구당 15명 또는 그 이상)을 추출하여 관찰하고 그들의 가정이나 (서비스 제공자 변화를 위해) 의료기관에서 인터뷰를 한 다음 돌아오는 주간(週間)에 참여자 한 사람 또는 부부가 시도할 행동 변화를 추천한다. 연구자들은 이들이 시도할 행동 변화를 이들과 **교섭하여 결정한다.** 연구자들은 연구 참여자들로부터 행동 변화를 시도한다는 약속을 받은 다음에 이들이 과연 그 약속을 지켰는지 확인하기 위해 한 주 후에 이들을 다시 만난다. 목표는 해당 지역에서 가능한 행동이 무엇인지를 배우는 것이기 때문에 연구자들은 흔히 그들이 할 수 있는 일이 무엇인지보다 할 수 없는 일이 무엇인지로부터 더 많은 것을 배우게 된다.[22] TIP 연구자들은 행동을 하는 데 대한 '장애물(barriers)', 그리고 행동을 하도록 사람들을 도와주는 '지지자(supporters)' 또는 '동기 유발자(motivators)'의 구분에 따라 자료를 분석한다. TIP는 문화 이론(즉, 지역사정에 대한 이해의 중요성)과 행동 변화 이론의 두 가지 이론에 기반하고 있다.

65% 이상과 남성의 절반 이상이 공익광고를 시청하였으며 이들 중 상당수가 광고 내용에 대해 다른 사람들과 토론하였다. 문화의 변화 모형(models of culture change)에 의하면 어떤 정보에 대해 다른 사람과 토론하는 것은 지식의 생산에 있어서 중요한 관건이 된다. 이 프로젝트는 설계부터 평가까지의 모든 단계가 문화 이론에 기반을 두고 있다.

HIV/AIDS 예방을 위한 휴대전화의 활용(mHealth)

건강증진에 있어서 모바일 장치(mobile devices)의 사용은 빠르게 증가하고 있다. 한 가지 사례로는 인도에 기반을 두고 있는 ZMQ라고 하는 사회적 기업이 다른 파트너들(www.mhealthinfo.org 참조)과 함께 개발하고 실행에 옮긴 HIV/AIDS로부터의 자유(Freedom HIV/AIDS) 프로젝트로서 이는 아프리카에 기반을 두고 있다. 이 모바일 프로그램은 인도에서의 이전 경험에 기초하고 있다. 이 프로그램은 이동장치를 통해 접근할 수 있고 HIV/AIDS 인식에 관련된 두 가지 게임(AIDS Fighter Pilot과 AIDS Penalty Shoot Out)을 사용하는 일이다. 이 게임은 서아프리카에서 사용되었기 때문에 영어, 키스와힐리(Kiswahili)어, 쉔(Shen)어 등 세 가지 언어로 개발되었다. mHealth 접근법은 사회 인지 이론에 기반을 두고 있다.[23] 지식의 변화는 게임점수로 측정되며, 게임의 상호작용 측면은 예방에 대한 자기효능감을 높이고 동기를 부여하기 위한 의도이다.

AIDS Penalty Shoot Out

이 게임은 축구에 기반을 두고 있는데 HIV/AIDS에 대한 인식 정도, 예방과 잘못 알려진 사실에 관한 메시지를 받은 다음에 선수들이 벌점을 쌓거나 득점을 올리게 된다. 최종 점수는 얼마나 많이 배웠는지를 반영하며 행동 변화에 도움을 주기 위한 피드백을 제공하는 계기가 된다.

AIDS Fighter Pilot

이 게임은 HIV/AIDS에 대한 인식을 제고하기 위해 만들어진 것으로 청년들을 위한 모험 게임이다. 이 게임은 주마(Juma)라고 하는 마을 소년과 완지쿠(Wanjiku)라고 하는 마을 소녀의 이야기인데 이들은 동료 교육가로서 그들의 글라이더(glider)를 이용해 마을의 구석구석을 돌며 HIV/AIDS에 관한 지식을 확산시킴으로써 HIV/AIDS와 싸우는 일에 평생을 바치기로 한다.

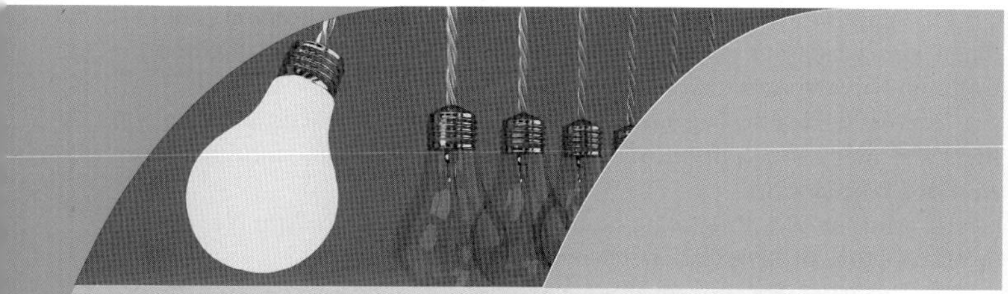

© Fotovika/Shutterstock, Inc.

생각해볼 문제

1. 세계 보건 문제와 국내 보건 문제의 구별이 점점 더 어려워지는 이유는 무엇인가?

2. 세계 보건의 전반적인 생태환경에 있어서 핵심 구성요소는 무엇인가? 이는 국내 보건 문제의 생태환경을 구성하는 요소들과 다른가? 그렇다면 어떻게 다른가?

3. 사회적 불평등이 건강에 영향을 미치는 사례에는 어떤 것들이 있으며, 이 책에서 논의한 이론적 접근법을 사용해서 이 사례들을 어떻게 다룰 수 있는가?

4. 미국의 맥락에서 개발된 행동 변화 접근법을 세계적 맥락에 적용하려면 무엇을 바꿔야 하는가?

5. 여러 개의 이론 그리고/또는 구성요소를 조합한 세계 보건 접근법의 사례로 어떤 것을 들 수 있는가?

REFERENCES

1. Pruss-Ustun A, Corvalan C. *Preventing Disease Through Healthy Environments: Towards an Estimate of the Global Burden of Disease*. Geneva, Switzerland: World Health Organization; 2006.

2. LaFraniere S. In oil-rich Angola, cholera preys upon poorest. *New York Times*, June 18, 2006.

3. Esrey S. Water, waste and well-being: a multi-country study. *Am J Epidemiol*. 1996;143(6):608–623.

4. Tumwine JK, Thompson J, Katua-Katua M, et al. Diarrhoea and effects of different water sources, sanitation and hygiene behaviour in East Africa. *Trop Med Int Health*. 2002;7(9):750–756.

5. Garrett L. The challenge of global health. *Foreign Aff*. January/February 2007. http://www.foreignaffairs.com/articles/62268/laurie-garrett/the-challenge-of-global-health. Accessed June 27, 2013.

6. Vidyasagar D. Global minutes: oil purse or oil curse? *J Perinatol*. 2005;25:743–744.

7. Bannon A, Roodman D. Partners for development? *Perspect Health*. 2004;9(2).

8. Omran AR. The epidemiological transition: a theory of the epidemiology of population change. *Milbank Memorial Fund Q*. 1971;49:509–538.

9. Christakis NA, Ware NC, Kleinman AM. Illness behavior and the health transition in the developing world. In: Chen LC, Kleinman AM, Potter J, Caldwell J, Ware NC, eds. *Health and Social Change in International Perspective*. Boston, MA: Harvard University Press; 1994.

10. Sundquist J, Winkelby M. Country of birth, acculturation status, and abdominal obesity in a national sample of Mexican-American women and men. *Int J Epidemiol*. 2000;29:470–477.

11. Khan LK, Sobal J, Martorell R. Acculturation, socioeconomic status, and obesity in Mexican Americans, Cuban Americans, and Puerto Ricans. *Int J Obesity*. 1997;21:91–96.

12. Renzaho AM. Fat, rich and beautiful: changing socio-cultural paradigms associated with obesity risk, nutritional status and refugee children from sub-Saharan Africa. *Health Place*. 2004;10(1):105–113.

13. World Health Organization. Immunization surveillance, assessment and monitoring. http://www.who.int/immunization_monitoring/en. Accessed February 2013.

14. Murphy EM. Promoting healthy behavior. *Health Bulletin Number 2*. Washington, DC: Population Reference Bureau; May 2005.

15. Farmer P. Social inequalities and emerging infectious diseases. In: Brown P, ed. *Understanding and Applying Medical Anthropology*. Mountain View, CA: Mayfield; 1998.

16. Battacharya G. Sociocultural and behavioral contexts of condom use in heterosexual married couples in India: challenges to the HIV prevention program. *Health Educ Behav*. 2004;31(1):101–117.

17. Edberg M. *Essentials of Health, Culture, and Diversity: Understanding People, Reducing Disparities*. Burlington, MA: Jones & Bartlett; 2012.

18. Airhihenbuwa CO. *Health and Culture: Beyond the Western Paradigm*. Thousand Oaks, CA: Sage Publications; 1995.

19. Freire P. *Pedagogy of the Oppressed*. New York, NY: Seabury Press; 1970.

20. Catania JA, Kegeles SM, Coates TJ. Towards an understanding of risk behavior: an AIDS risk reduction model (ARRM). *Health Educ Q*. 1990;17(1):53–72.

21. Manoff Group, Inc. 2007. Albania Family Project: Behavior Change Communication. (Program Brief.) Washington DC: The Manoff Group, Inc.

22. Dickin K, Griffiths M, Piwoz E. *Designing by Dialogue: A Program Planner's Guide to Consultative Research for Improving Young Child Feeding*. Washington, DC: Academy for Educational Development and The Manoff Group; 1997.

23. Baranowski T, Buday R, Thomson D, Baranowski J. Playing for real: video games and stories for health-related behavior change. *Am J Prev Med*. 2008;34(1):74–82.

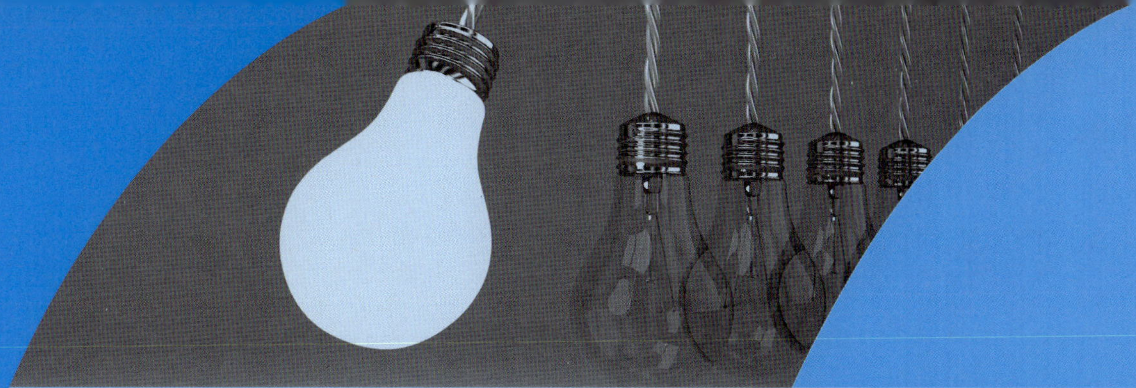

제 13 장

이론의 적용: 고위험군과 특정 인구 집단*

Application of Theory: High-Risk and Special Populations*

> **학습목표**
>
> - 핵심적인 보건 문제(예: HIV/AIDS, 물질 남용, 폭력, 결핵)에 대한 고위험군 인구 집단에 대해 건강증진 사업을 적용할 때의 주요 쟁점을 이해해야 한다.
> - 사회 및 행동 이론의 종류와 고위험군 인구 집단에 대한 건강증진 사업에 적용할 수 있는 특별한 고려사항에 대해 이해해야 한다.
> - 고위험군 인구 집단을 다루기 위해 이론에 근거한 건강증진 사업의 사례를 기술할 수 있어야 한다.

"질병은 그 자체의 규칙, 엄격함, 침묵 그리고 영감을 가지고 있는 수도원이다."

–Albert Camus, *NOTEBOOKS 1942–1951*, 1942. 11.

서론

일반적으로 공중보건 중재는 건강과 삶의 질을 극대화 한다는 목표 하에 건강 문제를 가지고 있거나 건강 문제 발생의 위험 요인에 노출된 개인을 대상으로 하지만, 때로는 **고위험군**으로 여겨지거나 여러 가지 이유로 접근이 어려운 **인구 집단**을 대상으로 해야 할 경우도 있다. 생태적 접근방법을 통해 우리가 알고 있듯이 사람들은 작업장이나 집에서 위험한 상황에의 노출, 의료 서비스 또는 예방 정보에 대한 제한된 접근, 각별히 위험한 행동(예: 다수의 상대와 안전장치 없이 갖는 성관계)에의 연루, 불법적인 활동(예: 성매매, 폭력조직에의 중재)에의 연루 등 여러 가지 이유로 고위험 상황에 놓이게 된다. 예를 들면 물질 남용, 흡연, 조기 성관계 등의 행동을 하는 청년은 HIV/AIDS, 성매개성 질환, 비행(非行) 등의 고위험에 노출되며, 주사기 마약 사용자(injection drug users, IDU)와 그들의 상대는 HIV/AIDS의 고위험에 노출된다.

건강이라는 맥락에서만 보자면 그들의 행동은 **비정상적 행동**의 한 종류로 볼 수 있다. 그러나 우리가 앞으로 이해하게 될 현재의 상황을 파악하고, 적용 가능한 이론을 찾아내서 위험에 처해 있는 **고위험군**에 대한 효과적인 중재방법을 개발하려면 먼저 행동과 그 행동이 건강에 대해 갖는 의미를 넘어 그 이상을 주목할 필요가 있다.

일반적으로 하나 또는 그 이상의 건강 문제에 대한 위험이 특별히 더 높은 인구 집단의 경우에 다음과 같은 사례에서처럼

* 이 장에는 저자의 다른 두 편의 논문에서 가져온 내용이 포함되어 있다.[1,2]

고위험은, 그 위험에 기여하거나 그런 위험을 형성하는 특정 상황 또는 조건과 관련이 있다.

- 언어 사용에 제약이 있고, 보건 의료 서비스의 이용 접근성이 매우 낮거나 전무한 이주 노동자
- 범죄율이 높은 지역 출신이고 가족해체의 경험을 갖고 있는 청소년
- 일자리가 거의 없고, 낮은 소득수준과 교육수준, 보건 의료 서비스 이용 접근성이 낮은 농촌 인구
- 학교를 그만 둔 청소년
- 소득원이 거의 없고, '길거리' 소득원(마약 판매, 성매매, 절도 등)이 다반사인 극도로 빈곤한 지역에 거주하는 취약 주민
- 국가마다 차이가 있는 인종적, 종교적 소수자, 성적 소수자(예: 동성애자, 성전환자), 그리고 어떤 경우에는 농촌 지역, 보호구역 또는 도시지역에 거주하는 원주민을 포함하여 역사적으로 배제되어 왔거나 주변화 된 지역사회의 사람들

이런 여러 종류의 상황으로 인해 다음과 같은 사안들은 우리가 고위험군 인구 집단을 대상으로 일할 때 항상 중요한 쟁점이 된다.

- 신뢰의 구축과 유지
- 접근성의 확보
- 의사소통을 위한 적절한 수단의 발견
- 학습의사
- 비밀유지
- 정직-우리가 중재하고자 하는 인구 집단이 왜, 무슨 일을 우리가 하는지 알아야 함
- 이득의 공유-위험에 처해 있는 인구 집단도 원하는 결과에 대해 발언권을 가져야 함

이 책에서 우리는 다양한 수준에서의 동기가 행동에 영향을 미친다는 점, 건강에 영향을 미치는 상당수 행동의 동기가 오로지 건강에 대한 관심만은 아니라는 점 등을 지적한 바 있다. 이는 고위험 행동에 대해서도 동일하게 적용된다. 건강 및 건강증진 중재는 건강과의 관련성 하에서 특정 행동에 초점을 맞추며, 그런 행동을 둘러싸고 있는 맥락이나 건강행동과 필연적으로 뒤얽혀 있는 문제, 즉 그들은 누구이고 무슨 일을 하는지를 언제나 고려하지 않은 상태에서 사람들의 집단을 주로 건강에 위해가 되는 행동에 기초하여 분류한다. 그들의 일차적인 신분은 '고위험 인구 집단'이 된다. 하지만 이것이 우리가 중요하다고 생각하는 전부라면 우리는 이 집단이 갖고 있는 건강위해 요인을 올바로 이해할 수 없으며, 따라서 이론을 적절하게 적용하지도 못하고 효과적인 중재방법을 개발해낼 수도 없다.

사회의 주류에서 제외되고 사회경제적으로 분리된 집단은 흔히 (사회적, 경제적, 성에 기초한) 제약, 위협, 소외 및 불신이라는 삶이 처한 상황과 관련이 있는 목표를 염두에 두고, 무엇이 **위험**이고 아닌지에 대한 전혀 다른 이해를 가진 상태에서 위험한 행동을 하게 된다. 예를 들자면 가출자 사이에서의 HIV와 물질 남용에 관한 연구에서, 저자가 인터뷰 했던 가출 청소년들은 자신들의 삶이 25년 정도를 넘지 못할 것으로 믿고 있었는데 이는 무엇이 위험이고 아닌지를 판단함에 있어서, 자신들을 위한 중재방법을 개발하려고 애쓰는 보건기관의 것과는 아주 다른 관점이라고 본다. 달리 말하면 자신이 오래 살 것이라고는 믿지 않으면서 더 급한 관심사를 가진 사람이 왜, 실제로 AIDS로 발현하는 데 10년이 걸릴 HIV 감염을 걱정하겠는가? 고위험군을 인구를 주제로 한 몇 개의 연구를 수행하는 과정에서 저자는 극단적인 폭력, 마약 사용, 성적 착취, 피해자 학대, 떠돌이 생활 등에 관해 얘기하는 사람들의 말을 들을 수 있었는데 이는 정상적인 상황이라면 충격적이었겠지만 이들은 마치 샌드위치를 먹는 것과 같은 일상적인 다반사를 얘기하

표 13-1 미국 AIDS 진단 건수 추정치(2011년)

노출 범주	남성	여성	계
남성 간 성접촉	16,694	NA	16,694
마약 주사기 사용	2,346	1,615	3,961
남성 간 성접촉과 마약 주사기 사용	1,392	NA	1,392
이성 간 접촉[a]	3,526	6,206	9,732
기타[b]	131	129	260

[a]이성 간 접촉은 HIV 감염의 위험성이 높은 것으로 알려져 있음.
[b]혈우병, 수혈, 주산기 노출, 기타 보고되지 않거나 알려지지 않은 위험.
자료원: CDC 웹사이트: http://www.cdc.gov/hiv/topics/surveillance/basic.htm#exposure. 2006년 8월 5일 검색.
질병통제 및 예방센터, HIV 감시 보고서, 2011, 제23권. http://www.cdc.gov/hiv/topics/surveillance/resources/reports/. 2013년 2월 발간.

표 13-2 미국 AIDS 누적 진단 건수(2011년까지)[a]

노출 범주	남성	여성	계
남성 간 성접촉	555,032	NA	555,032
마약 주사기 사용	187,938	89,800	277,738
남성 간 성접촉과 마약 주사기 사용	80,902	NA	80,902
이성 간 접촉[b]	77,521	136,675	214,196
기타[c]	11,975	6,427	18,402

[a]AIDS 최초 발병부터 2011년까지.
[b]이성 간 접촉은 AIDS 감염의 위험성이 높은 것으로 알려져 있음.
[c]혈우병, 수혈, 주산기 노출, 기타 보고되지 않거나 알려지지 않은 위험.
CDC 웹사이트: http://www.cdc.gov/hiv/topics/surveillance/basic.htm#exposure. 2006년 8월 5일 검색.
질병통제 및 예방센터, HIV 감시 보고서, 2011, 제23권. http://www.cdc.gov/hiv/topics/surveillance/resources/reports/. 2013년 2월 발간.

듯 말했다. 따라서 보다 효과적일 수 있으려면 건강 위해 행동 그 자체로부터 한 걸음 뒤로 물러나 그런 행동이 나오는 '세계'에 대해 더 많은 것을 이해해야 할 필요가 있다. 이런 맥락에서 위험 행동 그 자체만을 분리해서 접근한다면 상황을 명확하게 규명할 수 없다.

또 하나의 질문은 이것이다. 현재의 이론은 고위험 행동에 대해 얼마나 잘 설명할 수 있을까? 주사기 사용 마약투약자(IDU)는 사람 좋은 자동차 정비공일 수도 있고, 사촌형제이거나 아니면 숙부(叔父)이거나, 아주 훌륭한 요리사일 수도 있다. 그는 아이 보는 일을 돕고 있을 수도 있다. 그는 에어컨도 없는 작은 아파트에서 다른 두 가족과 함께 살고 있을 수도 있다. 어떤 것이 이 사람을 이해함에 있어 가장 의미 있는 방식일까? IDU로서, 숙부로서, 정비공으로서, 또는 어려운 생활환경을 극복해나가는 사람으로서?

이미 이 책에서 언급된 것처럼 공중보건 이론과 일반적인 생태학적 모형[3,4]은 넓은 범위의 생태적/사회적/문화적 요인들이 모두 함께 행동에 영향을 미친다는 점을 인정하고 있다. 하지만 대부분의 실제 중재에서는 생태적 그림의 '바깥쪽' 수준

(예: 공동체, 사회)에 위치한 요인들을 다룸에 있어서 어려움을 겪고 있다. 마찬가지로 서로 다른 생태적 수준에 위치하는 요인들의 **상호작용**을 다루는 일도 쉽지 않다. 따라서 중재의 성공 여부를 판단하는 것은 쉬운 일이 아니며, 성공적으로 사업을 마치기 위해 필요한 시간은 재정지원을 받는 대부분의 중재에 대해 허용되고 있는 3년 내지 5년보다 더 길다. 짧은 기간 중에 측정 가능한 결과물을 내놓아야 할 필요성 때문에 단기간의 요구를 충족시켜주는 이론이나 모형을 선호하는 경향이 나타났고 이는 연구 문헌에 편향(bias)을 낳는 이유가 되고 있다. 이 장에서는 고위험 행동과 특정 인구 집단을 집중적으로 다루고 범주화하는 데 사용되는 가정과 전략을 논의하고, 폭력과 HIV/AIDS에 초점을 맞추어 건강에 해로운 행동을 이해하고 다루기 위한 대안적인 —그리고 보완적인—접근법을 알아볼 것이다. 우리가 다룰 접근법 중의 하나는 특히 어떤 한 가지 차원의 요인들과 행동 간의 상관관계가 아니라 여러 가지 차원의 요인들 사이에 나타나는 역동적 통합(dynamic integration) 과정을 이해하려고 하는 입장이다.

이 책을 통해 우리는 '건강행동'과 그냥 '행동' 사이의 애매한 경계에 대해 언급했었다. (비록 그 행동이 건강에 영향을 미친다 해도) 사람들이 하는 일은 건강에 **관한** 것이 아닌 경우가 많은데 이는 **건강행동**과 **고위험군인 개인 또는 인구 집단**에 초점을 맞추는, 그리고 중재 프로그램의 설계, 실행 및 평가에 사용될 이론과 모형에 대해 어떤 함의(含意)를 갖는다. 그러므로 고위험군 인구 집단을 대상으로 사업을 할 때 중요한 과제는 우리의 생각을 건강행동의 영역 너머로 확장시켜서 건강행동에 영향을 미칠 수 있는 사회경제적 제약 조건, 사회문화적 요인, 동기, (꼭 건강과 관련된 것은 아닌) 의미 등을 찾아 강조하는 것이다.

고위험군 및 맥락에 대한 행동 이론의 적용

이제 잠깐 동안 이 책에서 고위험 행동과 관련하여 검토했던 몇 가지의 이론적 접근방법으로 돌아가 보자. 폭력, HIV 위험

휠체어에 앉아 있는 남자의 이야기

저자가 HIV/AIDS 위험 행동 변화 프로젝트에 참여해서 일하던 어느 날 주사기 마약 사용자들이 주사기를 청결히 하고 HIV 감염을 예방하기 위한 정보와 '표백살균 장비(bleach kit)'를 나누어주던 지역사회 봉사자(community health outreach workers, CHOW)들과 함께 거리를 걸으며 시간을 보내고 있었다. CHOW들은 우리가 일했던 지역사회에서 중독으로부터 거의 회복되었거나 회복 중에 있었다.

어느 날 우리가 길거리를 걸어가고 있었을 때 같이 있던 2명의 CHOW가 휠체어에 앉아 있는 노인에게 인사하기 위해 다가갔다. 그 남자의 몰골은 그리 좋은 편이 아니었다. 노숙자 같이 보였는데 불결했고, 너덜너덜한 누더기 옷을 입고 있었으며, 그들 말에 의하면 동상 때문에 두 다리는 절단되어 있었다. 그는 또 몹시 술에 취해 있었다. 두 사람이 그와 잠깐 얘기를 나누는 동안 그들은 친절한 태도와 엄청난 존경심을 갖고 그를 대하였다. 그들은 분명히 그를 잘 알고 있는 것 같았다.

"그 사람은 누구죠? 당신들은 그를 잘 알고 있는 것 같군요." 라고 내가 물었을 때 그들의 대답은 놀라운 것이었다. 그 노인과 두 CHOW는 한때 교도소에 같이 갇혀 있었다. 그들의 수감 기간 중에 노인은 이 두 젊은이들이 어려움을 겪지 않도록 애써 주었고 교도소 안의 도서관에서 책을 빌려 읽도록 격려하면서 두 사람에 대해 일종의 멘토 역할을 했었다. 한 마디로 말해서 그는 그들이 교도소에 있는 동안을 잘 견뎌낼 수 있도록 도와주었고, 두 사람은 이에 대해 평생 동안 고마워하고 그를 존경하는 마음을 갖게 되었다. 그 순간 노인의 몰골이 형편이 없었다는 사실은 그들이 깊이 간직하고 있던 그런 감정에 아무런 영향을 끼치지 못했다.

이 이야기를 듣는 순간 갑자기 나는 이런 얘기를 듣지 않았더라면 이 노인의 성격이나 그의 과거에 대해 아무 것도 몰랐을 것이라는 생각이 들었다. 그가 어떤 사람인지 그리고 그의 건강에 위해가 되는 행동이 어떤 것일지에 대해 이런저런 가정을 하는 것은 너무나도 쉬운 일이었을 것이다. 그리고 이런 가정들은 잘못된 것이고, 제한적인 데다 그의 상황을 적절하게 다루기에는 결코 충분치 않았을 것이다.

행동, 물질 남용 및 다른 건강 위험 행동에 대한 이론적 접근방법은 통상적으로 행동을, 일련의 투입 요인(input)들이나 사고과정(process, 예: 변화의 준비 단계, 비용-이득 분석에 기초하여 이루어지는 의사 결정)을 통해 나타나는 산출(output)로 개념화한다. 단순화를 위해 이 이론들을 산출 이론(또는 접근법)으로 부르기로 하자.

건강 신념 모형(HBM)[5-7]과 계획된 행동 이론(TPB)[8-10]은 건강행동을 건강 관련 쟁점을 다루는 개인의 의사 결정 과정 또는 태도의 결과로 보고 있다. 요약하자면 HBM에서 개인은 건강 문제에 대한 **인지된 감수성(perceived susceptibility)**, 문제의 **인지된 심각성(perceived severity)**, 문제를 다루기 위한 **행동의 비용과 이득(cost and benefits of action)**, **행동의 계기(cue to action)**(예: 행동을 촉구하는 사건이나 상황) 그리고 **자기효능감(self-efficacy)**(행동을 취할 수 있는 능력에 대한 자신감)에 기초하여 건강 위험 행동(또는 건강행동)에 관계할지의 여부에 관한 의사 결정을 한다. TPB에서는 위험 행동/건강행동에 관한 의사 결정이 행동 그 자체에 대한 **태도**, 행동과 관련된 개인의 **주관적 규범**(그 행동은 좋게/나쁘게 비칠까?), 행동에 대해 자신이 보일 수 있는 **통제의 정도(degree of control)**에 대한 지각의 결과라고 한다. 이 두 가지 접근방법의 모두에서 비교적 협소하고 선형적(linear) 과정이 진행되는데 이 과정 안에서는 예측 가능한 행동과 그 행동이 건강에 미치는 영향이 **주된 관심의 대상**이 된다. 그리고 고위험군 청소년들에 대해 보호 요인(protective factors)을 만들어주려는 프로그램 효과에 초점을 맞추는 연구문헌들이 점점 증가하고 있다(예: Catalano 2007, Jenson 2010, Garmezy 1991).[11-13]

그러나 여기에도 문제가 존재한다. 만일 건강 관련 행동이 사람들의 관심사가 아니고 건강과는 전적으로 무관한 동기, 목표 및 기본 욕구와 관련된 다수의 행동 중 하나일 뿐이라면 어떻게 하겠는가? 건강행동에 있어서 이런 종류의 선형적인 의사 결정 과정이 효과적인 중재를 개발하는 데 적합할까? 예를 들면 HIV 위험 행동과 관련하여 나타나는 통상적인 종류의 동기는 성 역할의 수행과 관련이 있다. 많은 연구가 인도, 아프리카 및 타 지역에서의 중매나 다른 전통적인 방식의 결혼에 있어서 엄청난 연령 차이가 HIV 위험에 미치는 영향을 보고하고 있다. 이 경우 그 위험이 크게 증가하는데 이는 부부 간 권력의 차이 때문이기도 하고 나이가 많은 남자의 경우 성관계 상대를 여럿 갖고 있을 가능성이 높기 때문이다. 따라서 당사자의 관점에서 보자면 (HIV/AIDS에 위험한) 행동은 1차적으로는 건강이 아니라 **성 역할**과 관련이 있는 것이다. 행동의 결과를 예측하고 청소년을 대상으로 하는 중재를 설계함에 있어서 잘 알려진 틀은 폭력 및 물질 남용 예방 프로그램에서 폭넓게 사용되는 위험과 보호 요인 모형(risk and protective factors model)이다. 요약하자면, 이 모형에서의 **위험 요인**은 노출과 고위험 행동의 전조 또는 예측 요인이라고 말할 수 있는 개인 관련 특성들이다. 이런 접근법을 밑에 깔고 있는 대부분의 고위험 행동 연구는 청소년들이 그들의 발달과정에서 영향을 미치는 위험 요인에 **다차원적으로 그리고 누적적으로** 노출된다고 결론짓고 있다.

호킨스(Hawkins), 카탈라노(Catalano) 및 동료들[14-16]에 의해 개발된 위험과 보호 요인 접근법은 (위험에 대한 또는 보호 요인에 대한) 노출의 성격이, 어떤 청소년이 고위험 행동(예: 폭력, 비행(非行), 물질 남용, 퇴학, HIV/AIDS 위험 행동 등)을 하게 될 가능성을 높이거나 낮추려고 시도하는 전반적인 예측 관계를 설정하였다. **위험 요인**에 대한 노출은 문제 행동의 가능성을 높이는 반면 보호 요인에 대한 노출은 그 가능성을 낮춘다. 호킨스와 카탈라노 모형에서 총 20개로 식별된 위험 요인은 다음과 같은 여섯 가지 영역으로 범주화되었다.

- **개인**: 생물학적, 심리학적 소인, 태도, 가치, 지식, 기술, 문제 행동
- **동료**: 규범, 활동, 애착
- **가족**: 기능, 관리, 유대감, 학대/폭력

- **학교**: 유대감, 분위기, 방침, 성과
- **지역사회**: 유대감, 규범, 자원, 빈곤수준, 범죄, 인지 상태(awareness)/동원(mobilization)
- **사회/환경**: 규범, 정책/제재

보호 요인은 위험 요인만큼 분명하게 식별되지는 않았으며 유사한 네 가지 영역으로 범주화되었다.

- **개인**: 성별, 지식, 기질
- **사회적 연대**: 긍정적이고 친사회적인 개인과 집단에 대한 애착/헌신
- **건강한 신념**: 마약 사용에 대해 낮은 가치 부여, 학교에서의 성공에 대해 높은 가치 부여
- **분명한 행동기준**: 가정, 학교 지역사회 내에서의 행동기준

간단히 말해서 이는 청소년이 노출되는 위험 요인과 보호 요인의 균형에 기초해서 위험 행동에 빠지게 될 가능성을 결정하는 역학적 '노출' 모형이다. 그리고 이 모형은 위험 요인의 감소와 보호 요인의 증가를 목표로 하여 특정 위험 요인과 보호 요인을 표적으로 삼는 프로그램의 개발, 실행 및 평가에 아주 잘 들어맞는다. 이들 요인에 대한 중재의 효과는 비교적 쉽게 추적되고 측정될 수 있다. 하지만 이런 요인들의 상호 연관성은 위험 행동의 맥락에 대해 이들이 무엇을 말해줄 수 있느냐의 측면에서 보자면 제대로 다뤄지지 않았다. 예를 들면 사회경제적 힘, 동기, 의미와 개인적 의도 사이의 연관관계는 어디에 있을까?

이 분야에서 작업을 진행하고 있는 연구자들은 고위험군 집단 사이에 복수의 위험 요인이 존재한다는 것은 이들 요인을 '모두 합한 것' 그 이상의 의미를 갖는다는 점을 잘 알고 있다. 위험 요인들이 모여 집단을 이루는 것은 대립적인 또는 '비전통적인' 세계관을 나타내는 것으로 취급되어 왔다.[17-21] 호킨스와 카탈라노는 자신들이 청소년의 고위험 행동으로 식별한 20개의 위험 요인들 중에서 많은 요인들이 비행, 약물 남용 및 폭력과 공통적인 성격을 갖고 있음에 주목하고 있다.[22,23] 그러나 그런 세계관에 도달하는 것 또는 세계관과 그것을 둘러싸고 있는 생태 환경 사이의 관계는 대부분의 중재 연구에서 관심의 대상이 아니었다. 이를 프로그램으로 바꾸는 것은 대단히 어려운 일이며 전형적인 연구, 프로그램 계획 작성, 또는 평가 설계에 적합하지 않다.

그림 13-1과 13-2에 산출 이론이 의미하는 일반적인 과정이 묘사되어 있다.

그림 13-1 위험 요인 모형

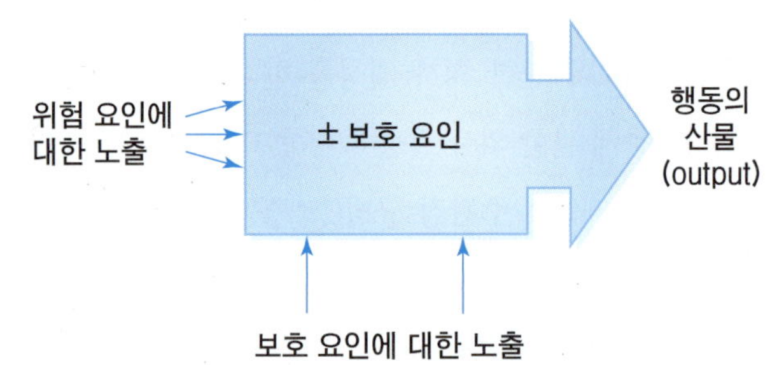

그림 13-2 위험 행동에 적용되는 결정 모형

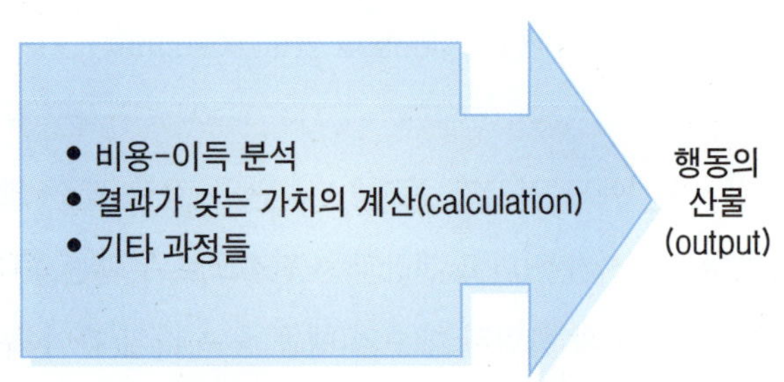

이런 종류의 접근법이 고위험 행동을 줄이는 데 효과가 있었을까? 한 가지 문제는 만일 이러한 중재가 특정 위험 요인을 표적으로 설계되었다면 효과성의 평가는 효과의 증거로서 그 위험 요인의 변화를 측정하는 것에 초점을 맞춘다는 것이다. 이런 종류의 효과를 보여주는 근거 기반 프로그램과, 학교와의 유대감이나 자기효능감처럼 모형 내에서의 특정 위험 요인에 대한 어떤 중재의 효과를 측정하는 일련의 지표와 도구에 관한 엄청난 양의 문헌이 존재한다.

그러나 중대한 관심의 대상이 되는 고위험 행동의 하나로서 청소년 폭력에 초점을 맞춘다면 위험 요인의 감소와 폭력 그 자체의 감소 사이에 직접적인 관계가 존재한다는 증거는 미약하다. 2001년에 나온 미 연방정부 공중위생국장(Surgeon General)의 보고서에서는 미국 전역에 걸쳐 학교와 지역사회에서 사용되고 있는 수백 개의 폭력 예방 프로그램의 효과는 알 수 없으며 그 중 상당수는 효과가 없었다고 결론짓고 있다.[24] 심지어 청소년 폭력 및 폭력 관련 건강 위해 사회적 행동의 예방에 관한 회의 전국연구소(National Institute of Health Consensus Conference on Preventing Violence and Related Health-Risking Social Behaviors in Adolescents)도 비슷한 결론을 내렸는데 다만 일부 프로그램의 경우 폭력의 전조 즉, 위험 요인을 감소시켰고, 일부는 실제로 폭력행사와 이에 따른 체포를 비록 단기적으로나마 감소시켰다고 보고하였다.[25]

HIV/AIDS의 경우에는 결과가 좀 더 낫긴 하지만 상황이 다르다는 점이 고려되어야 한다. HIV/AIDS 예방 프로그램은 통상적으로 **HIV 감염의 전달경로를 차단하기 위해**(건강 문제 및 원하는 결과) 프로그램이 선정한 행동—주사기의 공유, 콘돔 사용, 복수의 성관계 대상—의 변화를 목표로 한다. 어떤 경우에는 특정 위험 행동이나 사회문화적 규범의 변화에 초점을 맞추는 것이 더 용이한데, 이는 이런 요인들의 변화를 통해 HIV 감염을 감소시킬 수 있기 때문이다. 폭력을 예방한다는 것은 좀 다른 문제이다. **폭력**이라는 용어는 그 자체가 '건강' 문제로서 다양한 범주의 행동을 의미하므로 궁극적인 목표는 행동이 되는 것이다.

다음 절에서는 고위험군 인구를 다룰 때 사용할 수 있는 두 가지 접근방법을 간략히 소개할 것이다. 하나는 위해 요인 감소 접근법이고 다른 하나는 맥락과 '위험한 행동을 하는 개인들'이 그들의 행동을 구성하고 조직하는 방식을 포함하여, 통합적 요인들에 초점을 맞추는 접근법이다.

고위험 행동을 다루기 위한 위해 요인 감소 접근법

HIV/AIDS와 물질 남용문제와 관련된 고위험 인구를 다룸에 있어 효과적인 것으로 판명된 접근법은 **위해 요인 감소 접근법**(harm reduction approach)으로 알려져 있다.[26-28] 위해 요인 감소 접근법이 어떤 지역에서는 논란을 불러일으키기도 했지만 이와 관련된 경험과 자료는, 어떤 사람을 판단하거나 유별나게 분류하지 않고도 그가 하는 행동의 핵심적인 건강 효과에 초점을 맞춘다는 의미에서 '사람들을 있는 그대로 다루고 있음'을 보여주고 있다. 또한 이 접근법은 IDU 사이에, 그리고 IDU와 그 성적 파트너 사이에 HIV 감염을 예방하는 데 효과적이다.[29]

위해 요인 감소 접근법 밑에 깔려 있는 기본적인 착상은 고위험 상태의 사람들은 그들의 삶 속에서 여러 가지 문제를 갖고 있고 어려운 상황에 놓여 있어서 적어도 단기적으로는 이 모든 것들을 변화시킬 수가 없다. 따라서 위해 요인 감소 프로그램은 우선 가장 중대한 공중보건 문제를 일으키는 특정 행동만을 집중적으로 다루고, 마찬가지로 위험하거나 건강에 해가 되기는 하지만, 그 이외의 다른 행동들에 대해서는 지금 당장은 손대지 말자는 것이다.

위해 요인 감소 접근법의 잘 알려진 사례로서 IDU와 HIV/

AIDS를 계속 다뤄보자. 주사기를 사용한 마약의 투약은 당사자뿐만 아니라 그 가족에게도 엄청난 피해를 주지만 **공중보건** 차원에서의 중대한 결과는 주사기나 주삿바늘의 공유를 통해서 HIV의 감염이 일어난다는 것이고 실제로 이는 HIV 감염의 주요 요인이 되고 있다. 그렇기 때문에 어떤 사람들의 경우 적어도 가까운 장래에는 마약을 끊지 못한다는 것을 인식하면서, 주사기를 통한 마약 투약이라는 특정 문제가 프로그램의 일차적인 초점이 되는 것이다. 그렇다고 해서 이런 입장이 위해 요인 감소 접근법에 대한 비판 중 하나처럼 마약 사용 문제를 무시하거나 수용한다는 것은 절대로 아니다. 이는 단지 일차적인 우선순위를 더 긴급한 공중보건 위협으로서 HIV 감염 경로를 끊어버리는 데 놓자는 것일 뿐이다. 그렇게 해서 HIV/AIDS 위해 요인 감소 프로그램을 통해 IDU에 대해 판단을 하지 않는 관계가 확립된 후에는 마약 사용 문제를 다루는 것이 훨씬 더 쉬운 문제가 된다. 이를 염두에 두면서 이런 프로그램의 몇 가지 구성요소를 살펴보자.

- **주삿바늘 교환 프로그램**(Needle Exchange Programs, NEP): 이는 IDU가 사용한 주사기나 기구들을 새것으로 교환해주는 프로그램이다. 중요한 점은 연방정부의 자금 지원을 받는 프로그램은 이런 활동을 지원하거나 지지할 수 없다는 것이다.
- **위험감소 키트(risk reduction kits)의 보급**: 이는 통상적으로 예방정보, 콘돔, 주삿바늘을 소독하기 위한 표백제(사용설명서와 함께) 등으로 구성된다. 적절하게 사용될 경우 주사 기구를 표백제 안에 담가두면 HIV 바이러스를 죽일 수 있다. 콘돔은 감염된 IDU로부터 성적 파트너에게로 HIV가 이동하는 것을 막아준다.
- **마약의 대체 치료**: 의사의 감독 하에 큰 부작용 없이 중독증상을 완화해주는 메타돈(methadone)이나 부프레노핀(buprenorphine) 같은 약물(중독자가 사용하는 마약의 대체 약물)을 복용하게 하는 치료법을 사용하는 것이다.

통상적으로 이런 프로그램들은 키트 보급, 교육 제공, NEP 선발 등을 위해 CHOW나 '지원인력'으로서 회복된 중독자를 활용한다. 이해감소 전략과 부합되게끔 이 지원인력들은 중독의 어려움을 잘 이해하고 있으며 많은 지식으로 무장하고, 판단하지 않는 방식으로 IDU를 연결시켜 줄 수 있다. CHOW와 지원인력의 역할은 우리가 지금까지 논의했던 몇 가지의 이론으로부터 도출되는 것으로 볼 수 있다.

- 사회 관계망 이론
- 사회 인지 이론(과거의 중독자로서 CHOW는 본보기가 됨)
- 범이론 모델(이 모형에서 IDU는 특정 HIV/AIDS 위험 행동이나 심지어 마약 사용 자체를 그만 둘 의향에 기초하여 다루어짐)

하나의 접근법으로서 위해 요인 감소는 다른 고위험 행동 문제에도 적용될 수 있음을 보여주었다. 한 가지 예로는 음주 상황은 발생하게 마련이라는 인식 쪽으로 알코올 관련 정책을 바꾸고 음주운전과 같은 중대한 위험을 낳는 음주 관련 행동을 예방하는 방향으로 강조점을 이동하는 것이다.[30] 성매매와 관련해서 위해 요인 감소 접근법은 안전한 성관계(콘돔 사용) 및 개인적 안전(위험한 또는 학대 상황의 인식)과 관련된 지식과 기술의 습득을 강조하는 것으로부터 출발한다. 이 지점에서 중요한 보건 문제는 HIV/AIDS 또는 학대로 인한 손상/사망 등이다. 이러한 문제에 집중하는 일이 사람들이 성매매에 연루되는 것을 막기 위해 시도하는 것보다 우선이다. 이는 성매매를 못하게 막는 것이 단기적인 목표로서 성과를 얻기가 어렵고 심지어 위험한 일일 수도 있기 때문이다.

위해 요인 감소 접근법의 또 다른 결과는 고위험군에게 중요한 의미를 갖는다. 앞에서 언급한 것처럼 이들 집단은 이런저런 방식으로 주변으로 밀려나게 마련이고, 전통적인 프로그램으로는 이들에게 접근하기가 어렵다. 위해 요인 감소 접근법은

그림 13-3 발생 과정

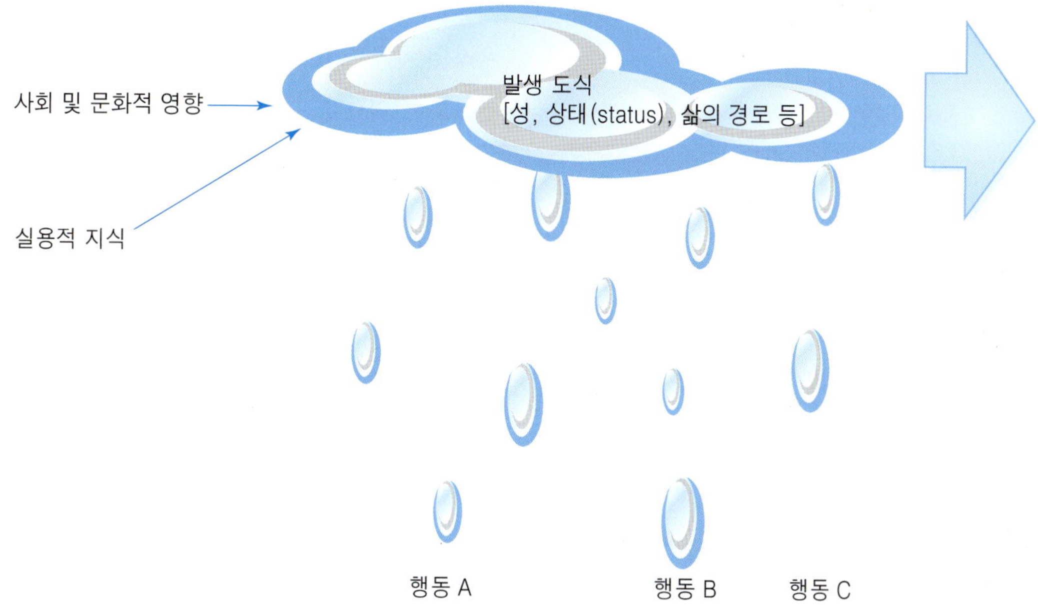

지금 당장은 그들의 존재에 관한 그 어떤 것도 판단하거나 도전하지 않는 방식으로 주변화된 집단과 상호작용하기 때문에 어떤 신뢰와 친밀감이라고 하는 상호작용을 위한 중요한 시작점이 확립되어야 한다. 이는 현재 존재하는 또 다른 위험 행동에 관한 상호작용의 경우에도 필수적인 구성요소이다. 다른 말로 하면 유대감이 확립되었을 때 고위험군 개인은 그들 삶의 다른 영역에서 변화에 보다 더 개방적이 된다. 범이론 모델의 용어를 빌리자면 유대감과 신뢰가 변화를 향한 움직임에 선행하는 것이라고 말할 수 있다.

위험 행동의 이해를 위한 발생 접근법

또 다른 유형의 접근법은 저자가 *'발생 접근법(generative approach)'*이라고 명명한 것이다. 여기에서 초점은 (위험/보호 요인과 위험 행동처럼) 투입과 산출이라는 측면에서 개념화되는 행동의 변화가 아니라 과정과 구조를 조직화하는 (그리고 동기를 부여하는) 것인데 사람들은 이를 통해 건강에 대해 함의를 갖거나 또는 의도적으로 건강과 관련이 있는 행동을 시간에 걸쳐 일으키게 된다. 인류학, 사회심리학, 사회학의 이론적 문헌에서는 이들을 문화적 모형, 설화(narratives), 대본(scripts), 담화(discourses), 틀(frames), 도식(schema) 등으로 부르고 있다.[31–39] 그러나 특히 HIV/AIDS 예방, 세계적인 차원의 건강증진 노력, 물질 남용 예방연구, 기타 분야에서의 예외가 있기는 하지만 대체로 이들은 위험한 행동의 문제와 관련하여 공중보건의 이론적 도구로 아직 충분히 활용되지 않고 있다.** 그리고 의도, 규범과 가치의 문제를 생각할 때는 기존의 건강행동 이론을 이들 광범위한 동기부여 요소(motivating

** 일부 예외가 존재하는데, 예를 들자면 HIV/AIDS에 관한 위험 행동과 그에 대응하는 중재의 개발에 관한 연구가 그러하다. 또한 오이스만과 마커스[40](오이스만과 파커도 참조[41])는 청소년의 여러 가지 위험 행동들 밑에 깔려 있는 내부적 역동성을 이해하기 위한 수단으로서 '자아 개념(self-concept)'과 '가능한 자아들(possible selves)'이라고 부르는 통합적 구성요소(integrative construct)를 사용하였는데 이 구성요소는 청소년 비행(非行)에 대한 다양한 설명을 조직화할 수 있다.

constructs)와 통합할 수도 있다.

그림 13-3에는 발생 접근법과 산출 접근법의 차이가 그림으로 예시되어 있다.

발생 접근법은 인간의 진행과정에서 아주 중요한 문제가 우리가 하는 일로부터 '의미를 찾는' 것이라고 본다. 우리는 일반적인 삶의 방식에 있어서 우리가 일관성이 있고 목적 지향적이라고 생각하는 방식으로 행동을 조정하는 경향이 있다. 그리고 이런 경향 그 자체는 구조적/사회적/경제적 제약조건을 포함한 환경에 의해 형성된다. 따라서 우리의 행동은 그러한 우리의 삶의 방식과 관련하여 의미를 갖는다. '삶의 방식'이 의미하는 바는 가능한 직업상의 경력이나 삶의 경로처럼 큰 문제부터 데이트에 나가는 것은 무엇을 의미하고 데이트를 할 때 사람들은 어떻게 행동해야 하는가와 같은 작은 문제에 이르기까지 모든 것에 관한 예상을 포함한다고 말할 수 있을 것이다. 이 모든 예상은 일이 어떻게 진행되도록 되어 있는지에 관한 모델이 될 수 있으며, 이 모델은 행동, 반응, 감정을 조직하고 인도하는 일에 도움을 줄 수 있다. 이는 또 사람들이 무엇이 중요하고 중요하지 않은지, 무엇이 우습고 우습지 않은지, 다른 사람들이 당신에게 무엇을 기대하는지 등의 문제를 이해하는 데 도움을 준다. 그들을 통해 사람들은 행동을 발생시키고, 우리는 이들을 **발생 도식**(generative scheme)이라고 부를 것이다.

발생 도식에 관한 아래의 사례를 생각해보자.

- **지위 구성요소**(status constructs): 높은 지위를 만드는 물건, 행동 등과 그 지위가 의미하는 것(예: 신의 선민의식, 적자생존)
- **성별 구성요소**(gender constructs): '남자임' 또는 '여자임'에서 '남자'와 '여자'라는 구성요소는 1개의 구성요소로 통합되는 여러 가지 의미의 묶음(bundle)이며—문화적 관습을 통해—그 구성요소의 표현이라고 하는 행동들과 연결되어 있다.

따라서 우리는 모두 성 역할의 추구, 유지, 방어와 관련이 있는 많은 행동들을 하게 되는데 왜냐하면 바로 이것이 성 역할이 의미하는 바이고, 삶을 조직화하는 원리들이기 때문이다. 우리는 이를 모형 또는 도식의 **성과**(performance)라고 부를 것이다. 그러므로 도식은 행동을 **낳지만** 실증주의적 의미에서 **반드시 예측력이 있다고 볼 수는 없는데** 이는 사람들이 조직적인 주제(organizing theme)를 수행하는 방식으로 그들의 행동을 '조립'하는 경향이 있기 때문이다.[42] 비록 과정의 일부인 것은 분명하지만, 핵심은 '위험 요인에 대한 노출'과 같은 역학적 의미에서의 '도식에 대한 노출'이 아니다. 사람들은 모형을 내면화하고, 해석하고, 사용한다. 일상생활 속에서 도식과 마주치는 것은 **모형을 실행하도록** 사람들이 자신에게 허용된 '인생자료(life material)'로부터 이끌어내는 과정이다.[43]

따라서 만일—사회적 지위가 의미하는 것 때문에—**사회적 지위를 추구하는 것이** 행동을 이끄는 구성요소라면 사람들은 지위를 갖는 것과 연관되어 있는 '무엇인가'를 하기 위해, 또는 그들이 인식하고 있는 지위나 선망의 대상이 되는 지위와 일치되는 방식으로 행동하도록 그것으로부터 동기를 부여받게 될 것이다. 그러나 사회적 지위라는 도식(status schema)이 행동을 **발생시키지만** 이 행동은 직접 예측이 안 되는데 이는 그 행동이 오늘은(또는 특정 사회적 환경 하에서는) 이런 형태를 취하고 내일은 또 다른 형태를 취할 것이기 때문이다. 그리고 이 모든 형태는 사회적 지위라는 의미 있는 구성요소와 관련이 있는 설화(narrative)의 성취를 위해 헤쳐 나가는 과정과 관련이 있다.

따라서 건강 관련 행동을 더 잘 이해하기 위해서는 더 많은 연구와 그 실제적 응용이 그러한 발생 도식을 식별하고 활용하는 데, 그리고 그러한 도식과 위험 행동 영역과의 상호작용에 초점을 맞춘 중재 모형의 개발을 시도하는 데 노력이 집중되어야 한다. 그리고 지금 우리는 **위험한 행동**에 대해 논의하고 있기 때문에 생활방식과 그 발생 도식은 흔히 오랜 시간에 걸쳐 사회경제적 제약조건의 틀 안에서 생성되는 것이라는 점을 인식하는 것이 중요하다. 달리 표현하자면, 의미가 있는 무엇인가는 부분적으로는 무엇이 가능하고 무엇이 불가능한가에 대한 이해에 의해 결정되는 것이다. 만약 특정 집단의 사람들이 자신들의 수명이 짧고 불확실하다고 믿는다면 이런 생각을 형성한 도식과 가치는 단기적인 이득과 생존전략을 지지할 가능성이 높고, 이 중 일부는 위험한 것일 수도 있다. 사회이론가인 피에르 부르디외(Pierre Bourdieu)는 사회경제적 제약, 생활양식 및 관련 가치/믿음의 통합체를 **습관**이라고 불렀다.[43,44]

아래에서는 저자의 논문에서 발췌한 IDU(위험한 행동), 고삐 풀린 젊은이, 미국과 멕시코 국경의 멕시코인 거주지에 사는 젊은이들의 사례를 통해 구체적인 발생 도식은 어떤 모습을 하고 있는지 살펴보기로 한다.[45-47]

주사기 마약 사용자

다음에 나오는 시나리오는 워싱턴 DC의 한 구석에서 2명의 늙은 마약중독자들 중 1명은 의자에 앉아 있고 다른 1명은 서 있는 상태에서 나눈 대화이다. 이들은 '삶'에 대해 얘기를 나누고 있는데 그 대화의 중심적인 내용은 헤로인, 코카인 등의 사용(중독), 마약을 사고파는 과정 그리고 이와 관련된 모든 상호작용 및 관계를 헤쳐 나가는 것에 관한 것이다. 더욱이 그들은 이 모든 것들이 **의미하는** 바가 무엇인지에 관해 의견을 나누는 것 같았다. 대화는 대략 아래에 나오는 것처럼 회고하는 내용들이었고, 다른 사람에게 과거에 무슨 일을 하곤 했는지 지분거리거나 또는 자신이 했던 일을 자랑하는 내용이었다.

A: 이보게, 난 말이야. (마약 Y를 얼마만큼) 하고도 여전히 (어떤 행동을) 하곤 했다네.

B: 뭐라고? 난 그런 걸 본 적이 없는데.

A: 우리가 (Y 마약을 얼마만큼 투약했을 때 행동 X를 했던 것을) 기억하지 못한다고?

이 시나리오에서 가능한 **발생 도식**은 남을 **지배하고자 하는 충동**인데 이는 자신들의 마약 사용이 남자로서, 우주의 주인으로서 중심을 잃지 않고, 어떻게 (마치 라이벌, 도전자, 경쟁자인 것처럼) 마약이 주는 도전을 '극복했는지', 그 도전을 어떻게 '받아넘겼는지'를 보여주는 수단이었던 시절에 관한 대화를 통해 드러난 것이다. 전투, 법정, 중역회의실, 침실 또는 거실과 마찬가지로 (주사기 마약을 사용하는) '삶' 또한 자신의 이야기를, 승리와 패배를, 우주 안에서 자신의 위치를 드러내는 또 다른 경기장일 뿐이다. 이 사람들의 경우에 그들의 삶에서 가장 가까이 하기 쉬웠던 곳이 이 경기장이라고 말할 수도 있을 것이다. '삶'은 또한 IDU의 사회적 세계 안에서 **이야기를 사용해서 개인의 지위에 대한 극복이** 가능토록 만들어주었다(즉, 그것은 사람들에게 이야깃거리를 제공하였다).

저자는 또 만일 누군가가 길모퉁이에서 마약을 과도하게 투여했을 경우 그가 사용하던 물건 중에 건질만 한 게 있나 싶어서 고물상들이 몰려든다는 얘기도 들었다. 강적을 상대로 게임을 하는 것은 어려운 일이다. 더욱이 과잉투여한 사람에 관해 떠들어대면서 그들은 그가 단지 **무능력자**였다고 말할 수도 있으리라. 그는 게임의 달인이 아니었으므로 이길 수가 없었던 것이다.

이러한 발생 도식이 실제로는 IDU 사이에 일반적인 것이라고 가정해보자. 그것은 건강행동에 영향을 미치기 위해 어떻게 사용되었을까? 시나리오 밑에 깔려 있는 욕구는 지위를 과시하기 위해서, 다른 사람에게 말해주고 싶은 이야기를 갖기 위해서 지배력을 확보하는 것이다. 이것은 그 자체로는 색다른 것도 아니고 반드시 위험한 것도 아니다. 핵심은 발생 동기를 만족시킬 수 있는 **다른 행동의 선택대안**이 포함된 중재를 개발하는 것이다. 물론 이것이 말처럼 쉬운 것은 아니어서 유용한 선택대안을 찾아내려면 상당한 정도로 연구가 필요할 것이다. 하지만 도식이 그 **경기 장소**로서 오로지 주사기를 통한 마약투여에만 집착을 하는 것이라고 하면 IDU가 마약치료를 받을 수 있게끔 동기를 부여하는 것으로 무엇이 있겠는가? 해독과 치료 중에 나타나는 신체적 고통과 구역질에 더하여 마약 사용의 중단은 IDU로 하여금 그 자신의 정체성을 확인시켜줄 그 무엇도 갖지 못하게 만든다. 바로 이 지점에서 새로운 선택대안을 제시하는 것이 유용한 중재가 해야 할 일이다.

고삐 풀린 젊은이(runaway youth)

저자는 HIV 위험과 물질 남용에 관한 연구의 일환으로 문제 청소년을 위한 쉼터에서 15세의 흑인 소년과 대화를 나눈 적이 있다. 내가 대화했던 동남부지역과 워싱턴 DC의 경제적으로 빈곤한 지역 출신 청소년들과 마찬가지로 그는 친척집 같은 몇 군데의 주거지를 떠돌며 대부분의 시간을 길거리에서 보내고 있었다. 그리고 그는 다른 사람들과 마찬가지로 도처에 있는 길거리 경제(street economy)에 연루되어 있었는데 이곳에서는 마약거래뿐만 아니라 다른 많은 일들이 일어나고 있었다. 문제가 되었던 것은 바로 이 길거리 경제였다. 자동차 절도, 마약상의 망 봐주기 등 다양한 '직업'을 열거한 후 그가 웃으며 말했다. "사람들의 짐을 날라주지 않아도 어떻게 해야 돈을 버는지 나는 잘 알고 있어요."

이 말은 그가 언급했던 '일자리'에 의미를 부여하는 여러 가지 발생 도식 중 하나를 말하는 것일 수 있다. 상시적으로 다른 사람 밑에서 일을 하지 않아도 어떻게 생활 자료를 얻을 수 있는지를 안다는 것은 그에게 자존심의 문제였다. 이 세상에서 그가 차지하고 있는 구석에서 그는 변화를 위한 꼭대기 위에 서 있었다.

당신이라면 이 발생 도식으로 무엇을 할 수 있겠는가? 예를 들자면 그에게 경제적 독립과 사회적 지위를 가져다 줄 수 있는 다른 종류의 일이나 활동을 하게끔 하는 동기가 무엇인지 생각해볼 필요가 있을 것이다.

저자는 또 워싱턴 DC와 볼티모어 대도시 지역의 거리에서 다루기 힘든 젊은이들과 인터뷰를 한 적이 있다. 이 젊은이들은 대부분 유럽계 백인들이었다. 그들은 거리로 나가 있으면서도 흔히 흑인 청소년들이 그러하듯 대가족과 **허구의 친척**(fictive kin)*** 사이를 왔다 갔다 하는 것도 아니어서 생존을 위해 또래집단에 크게 의존할 수밖에 없었고 이는 또 누가 위험한 섹스 파트너인지 아닌지에 관한 그들의 생각에 영향을 미칠 가능성이 높았다. 아래의 인용문은 자신의 친구들을 시적으로 칭찬하는 18세의 펑크(punk) 소녀와 인터뷰한 내용에서 발췌한 것이다. 이야기의 요지는 그녀의 행동을 이끄는 발생 도식에 관한 단서를 제공한다.

> 나의 노숙 경험은 주로 스킨헤드(skinhead)나 펑크 로커(punk rocker)와 함께 한 것이었는데 그들 사이에는 동지애가 존재했다. 만일 식사를 반도 하지 못했다면 그들은 남은 것을 몰래 당신에게 가져다 줄 것이다. 만약 그들이 10달러를 가지고 있고 당신이 굶주리고 있다면 그들은 당신을 식당으로 데리고 가서 2.5달러밖에 안 하는 햄과 계란을 사줄 것이다. 만일 맥주가 있다면 나눠 마실 것이고, 경찰이 와서 그들이 한 어떤 행동 때문에 당신을 체포해간다면 그들은 당신을 돌보아줄 것이다. 나는 그들이 그러는 걸 본 적이 있고, 그들은 친한 동지 그 이상이어서 가족과 마찬가지이다. 나는 정부가 스킨헤드를 이해하리라고는 생각하지 않는다. 정부는 그들을 모두 나치(Nazis)라고 생각한다. 하지만 스킨헤드가 아니었다면 나는 아마도 죽었거나 창녀가 되어 있었을 것이다. 아니면 둘 다, 그러니까 죽은 창녀 말이다. 그들은 나를 받아들여주었고, 그들은 내 친구이다. 또 내가 일자리를 구하는 것도 도와주었다. 내 머리는 이상하게 잘라놓았지만 어쨌든 그들은 좋은 사람들이다. 그들은 내가 길거리에서 죽게 내버려두지 않았다. 그들은 "음, 그건 우리 부모님이 좋아하지 않으시겠는데."라

*** **허구의 친척**이란 실제 가족이 아니지만 가족인 것처럼 취급되는 인적 관계를 말한다.

> 는 식으로 말하지 않았다. "XX 같은 사람들 같으니. 지하실 창문으로 몰래 들어가야겠네."라는 식으로 말했다. "거리에서는 잘 수가 없어. 눈이 오잖아. 비가 오잖아." 또는 "오늘밤은 추워. 내가 좋아하는 스웨터인데 네가 입어. 따뜻할 거야. 깨끗한 양말이 필요해? 여기 있어. 이거 신어. 세탁하고 싶으면 여기서 해. 공짜야."

이 경우 가능한 발생 도식은 다음과 같을 것이다. "세상은 우리에게 적대적이다. 그러니 친구들이 전부이다." (이는 마치 전투에 임하는 군인들의 윤리와도 비슷하다.) 그러므로 그 사회적 단위를 보존하기 위해서는 어떤 위험도 무릅쓰려고 할 것이다. 이런 발생 도식을 갖고 작업할 경우, (이 연구를 수행할 당시) 모든 활동의 중심으로 떠올랐던 하나 또는 그 이상의 비공식적인 펑크 하우스를 통해 무료치료 등을 위해 야외음악회와 기금조성 모임을 조직하면서 HIV 예방 노력을 이끌었더라면 유용할 수도 있었을 것이다. 이들 하우스는 '부적격자' 또는 반항적인 정체성을 공유하는 친구들의 관계망을 동원할 수도 있었고, 메시지는 '친구를 보호하기'와 같은 주제를 포함할 수도 있었던 것이다.

멕시코 국경의 청소년, 폭력, 마약밀매인의 신분

저자는 마약밀매인의 문화적 가면(persona)과 폭력과 같은 위험한 행동 간의 관계를 연구하기 위해 미국과 멕시코 국경지역에서 이루어진 광범위한 연구의 일환으로 멕시코의 시우다드 주아레즈(Ciudad Zuarez)에 위치한 청소년 교도소에서 청년들을 인터뷰 한 적이 있다. 인터뷰를 하는 동안에 이 젊은이들이 마약밀매인에 대해 무엇을 존경하는 지와 그들이 일반적으로 존경할 만한 자질과 존경할 만한 사람들이라고 느끼는 것 사이의 차이를 조금이라도 알아내려고 애썼다. 비교적 어린 나이에도 그들은 사회적 지위나 존경을 가져오는 많은 사회적 역할에 대해 엄청나게 냉소적인 태도를 보이며 마약밀매인이 되고 싶어 했는데 밀매인들은 그들에 관한 노래로 **코리도(corrido)**라고 알려진 팝송으로 유명했다.

젊은이들이 자신들에 관한 가사를 갖고 싶어 했던 노래인 코리도는 아예 팝송 장르의 하나가 된 멕시코의 전통적인 영웅 노래이다. 그러나 최근의 많은 코리도는 마약밀매인과 그들이 한 일, 그들의 '위험을 무릅쓰는', 그리고 '죽음의 얼굴에 침을 뱉는' 용감한 태도에 관한 것이다[이런 코리도는 **마약 코리도(narcocorridos)**라고 한다]. (국경지대의 멕시코인 거주지처럼) 아주 빈곤한 환경에서는 가난한 사람들이 사회적 지위나 인정을 받을 수 있는 가능한 대안이 없기 때문에 자신들에 관한 가사가 있는 노래인 코리도를 갖는다는 것은 굉장히 중요한 문제이다. 따라서 자신들에 관한 코리도를 갖기 위해 죽을 수도 있고, 폭력에 가담할 수도 있으며, 다른 위험을 무릅쓸 수도 있다는 사실은 젊은이들 입장에서는 자신들이 인정받는 것에 비하면 별로 중요해 보이지 않는 것 같다. 결국 이번 생에서든 다음 생에서든 코리도를 갖는다는 것은 자신이 '대단한 인물'이라는 것을 의미하는 것이다.

따라서 이 경우에 폭력과 연결되는 발생 도식은 흔히 빈곤의 특징으로 생각되는 일종의 체면 없음을 상쇄하기 위해 '대단한 인물이 되는 것'과 관련이 있다.[48] 시우다드 주아레스에서 시간을 보내는 동안 이런 연결이 어떻게 형성되는지를 보는 것은 어려운 일이 아니었다. 극심한 빈곤이라고 하는 정치적/경제적 맥락에서 그런 인식에 대한 대안적인 길을 생각해내는 것이 더 어려운 일일 것이다.

비록 저자는 마약밀매인과 (위험 행동으로서) 폭력 간의 관계에 초점을 맞추었지만 이보다 훨씬 더 많은 의미가 있는 것 같다. 다른 무엇보다 마약 코리도는 (전통적인 코리도와 마찬가지로) 영웅 페르소나의 한 부분으로서 '죽음에 직면할 용의' 또는 '위험을 무릅쓸 용의'라는 이미지를 제공한다. 이는 '위험 행동'이라고 하는 넓은 범위로 일반화할 수 있을 것이다. 예를 들어 캘리포니아의 악당이었던 호아킨 무리에타(Joaquin Murieta)에 관한 옛 코리도를 살펴보자.

권총과 단도는
내 장난감이라네
총알과 찌르기는
나에게 큰 기쁨을 가져다주지
아무 것도 없는 그들은
이 근처를 두려워 해.[49,50]

보다 최근의 Mis Tres Animales라는 제목의 마약 코리도는 '죽음에 직면할 용의' 또는 '위험을 무릅쓸 용의'라는 도식의 또 다른 예이다.

죽음은 언제나 내 주위를 맴돌지
하지만 나는 어떻게 굴복해야 하는지 몰라
정부가 나를 잡으러 쫓아다니는 걸 나는 알아
심지어 바다 속까지도
그러나 모든 것 주변에는 길이 있기 마련
그리고 내가 숨어 있는 곳은 아직 들키지 않았네.****

더욱이 많은 마약 코리도는 호아킨 무리에타에서 발췌한 것처럼 발생 도식과 직접 관련이 있는 빈곤으로부터 부나 권력으로의 이동을 언급하는 부분이 있다.

나는 허모실로(Hermosillo)에서 왔다네
금과 부자들을 찾아서
탐욕스러운 부자들로부터
그네들의 돈을 빼앗았지
보잘것없고 가난한 사람들에게
나는 모자를 벗어 인사 했네
그런데 노상강도라니
무슨 법이 그토록 불공평하단 말인가.[49,50]

또 다른 예는 Mis Tres Animales에서 가져올 수 있다.

나는 사는 법을 배웠네
돈을 갖게 될 때까지
내가 가난뱅이라는 것을 부정할 마음은 없어
노새를 모는 사람이라는 것도
지금 나는 대단한 신사이지
미국사람들이 내 애완동물을 부러워하니 말이야.*****

발생 접근법의 응용

발생 접근법(generative approach)은 실제로 어떻게 적용될 수 있을까? 다른 어떤 접근법과도 마찬가지로 연속적인 시범사업은 시행과 관련해서 유용한 피드백을 제공한다. 일반적으로 몇 가지 가능한 응용 사례가 아래에 나와 있다.

- 여러 가지의 부정적인 건강상의 결과(health outcome)에 대한 고위험 인구의 위험 행동과 관련되어 있을 수 있는 발생 도식을 찾는 데 도움을 주고, 이 도식을 형성하는 데 기여했을 사회경제적 환경을 이해할 수 있도록 해주는 연구
- 식별된 발생 도식을 만족시킬 수 있는 다른 정체성, 역할과 행동을 탐색하는 연구
- 발생 도식을 충족하는 '행동의 재고목록(inventory of behavior)'을 만들기 위해 덜 위험한 행동의 대안을 추가

**** By Mario Quintero Lara. Copyright Mas Flamingo Music.

***** By Mario Quintero Lara. Copyright Mas Flamingo Music.

하도록 노력해야 한다. 만일 식별된 도식이 개인의 정체성 및 행동과의 관련성에 연관되어 있다면 추가적인 정체성 또는 가능한 자아들[possible selves, 사회심리학자인 오이스만(Oyserman)과 마커스(Markus)에 의해 만들어진 용어][40,41]을 추가하도록 해야 한다. 이를 위한 두 가지 전략으로는 사회 인지 모형의 구축과 적극적인 청소년 개발(positive youth development, PYD)을 위한 지역사회 참여 접근법을 들 수 있다. 또한 이들 덜 위험한 행동과 정체성의 실현 가능성을 높일 수 있는 자원을 가져오기 위해서는 지역사회 동원과 지지를 사용할 필요도 있을 것이다. 그리고 표현방식과 의사소통 통로를 식별하는 것이 유용할 것인데, 이는 이들을 통해 대안적인 행동과 정체성이 전파될 수 있기 때문이다. 이들 대안적인 행동과 정체성의 전파를 위해 이 단계에서부터는 사회적 마케팅과 확산 이론이 사용될 수 있을 것이다.

예를 들어 태국에서 성매매에 연루되어 있는 젊은 여성이 북부 농촌지역에 거주하는 빈곤한 가정의 장녀라고 가정해보자. 그녀는 가족을 돕기 위해 돈을 벌 방도를 찾아 방콕에 왔다가 결국 성매매의 길로 들어서게 되었다. 그녀의 '위험한 행동'에 영향을 미치는 한 가지 가능한 발생 도식은 이것이다. 즉, (서남아시아의 문화에서는) 장녀로서 그녀가 가족을 부양하는 대부분의 책임을 떠맡는 것이다. 그녀의 동기부여 도식(motivational schema)은 이런 역할을 통해서 그녀의 의무를 다하고, 비록 자신이 희생을 해야 하기는 하지만 자신에게 생명을 준 가족을 부양하는 것이다. 따라서 그녀와 같은 상황에 처해 있는 젊은 여성들을 위한 HIV/AIDS 예방 프로그램을 개발하려면 그 동기부여의 힘(motivational force)을 다른 위험하지 않은 행동으로 돌리는 데 '이용하기' 위해 프로그램 구성요소에 발생 도식을 통합시키는 것이 더 효과적이지 않을까? 이를 위해 프로그램 구성요소는 그녀로 하여금 동일한 필요를 충족시키는 대체적인 행동 또는 활동(substitute behavior or activities)을 통해서 '그녀의 도식을 따르도록' 허용해야 한다. 여기에는 소액융자제도(microcredit)나 기타 소득창출 요소가 포함되는데 이를 통해 젊은 여성은 자신의 가족을 부양할 수 있어 도식과 관련된 역할을 만족시키게 된다. 이 경우에 다른 전통적인 HIV/AIDS 예방 방법은 필요하지도 않을 터인데 그녀를 위험한 상황으로부터 빠져나오게 하려면 단지 (도식에 부합되게끔) 행동을 바꾸기만 하면 되기 때문이다.

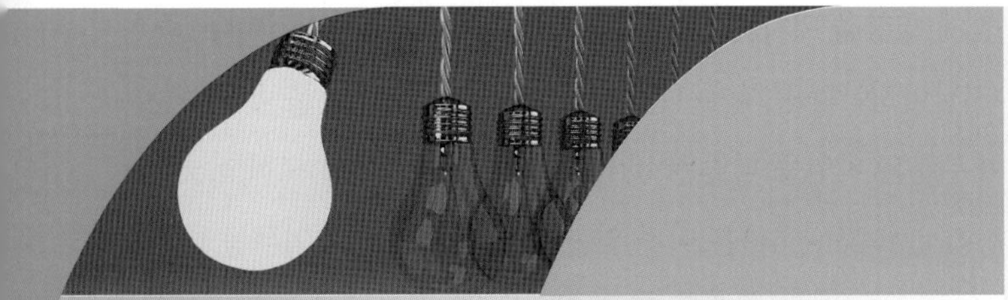

© Fotovika/Shutterstock, Inc.

생각해 볼 문제

1. 우리가 고위험 행동을 이해하고 역점을 두어 다루려고 할 때 그 맥락(context)에 관심을 가져야 하는 이유는 무엇인가?
2. '고위험 행동에 대한 위험 요인'은 무엇을 의미하는가? 그러한 요인들을 '통합'한다는 것은 무엇을 의미하는가?
3. 위해 요인 감소 접근법(harm reduction approach)이란 무엇인가?
4. 발생 접근법(generative approach)이란 무엇인가?
5. 이 장에서 논의된 접근법들은 이 책에서 검토된 여러 종류의 건강행동 이론을 어떻게 사용하고 있는가?

REFERENCES

1. Edberg M. Connections between violence, adolescent identity and poverty: the limits of current theory in understanding and preventing youth violence. *Int J Interdiscip Soc Sci.* 2007;2(5):91–104.

2. Edberg M, Bourgois P. Street markets, adolescent identity and violence: a generative dynamic. In: Rosenfeld R, Edberg M, Fang X, Florence C, eds. *Economics and Youth Violence: Crime, Disadvantage and Community.* New York: New York University Press; 2013.

3. Bronfenbrenner U. *The Ecology of Human Development.* Cambridge, MA: Harvard University Press; 1979.

4. Green LW, Kreuter MW, eds. *Health Promotion Planning: An Educational and Environmental Approach.* 3rd ed. Mountain View, CA: Mayfield; 1999.

5. Becker MH, ed. The health belief model and personal health behavior. *Health Educ Monogr.* 1974;2:Entire issue.

6. Janz NK, Becker MH. The health belief model: a decade later. *Health Educ Q.* 1984;11(1):1–47.

7. Hochbaum GM. *Public Participation in Medical Screening Programs: A Sociopsychological Study.* Public Health Service publication no. 572. Washington, DC: Government Printing Office; 1958.

8. Fishbein M, Ajzen I. *Belief, Attitude, Intention, and Behavior: An Introduction to Theory and Research.* Reading, MA: Addison-Wesley; 1975.

9. Ajzen I. The theory of planned behavior. *Organ Behav Human Decision Processes.* 1991;50:179–211.

10. Ajzen I, Fishbein M. *Understanding Attitudes and Predicting Social Behavior.* Englewood Cliffs, NJ: Prentice Hall; 1980.

11. Catalano RF. Prevention is a sound public and private investment. *Criminology and Public Policy.* 2007;6:377–398.

12. Garmezy N. Resiliency and vulnerability to adverse developmental outcomes associated with poverty. *American Behavioral Scientist.* 1991;34(4):416–430.

13. Jenson JM. Advances in preventing childhood and adolescent problem behavior. *Research on Social Work Practice.* 2010;20(6):701–713.

14. Hawkins JD, Catalano RF, Miller JY. Risk and protective factors for alcohol and other drug problems in adolescence and early adulthood: implications for substance abuse prevention. *Psychol Bull.* 1992;112:64–105.

15. Hawkins JD, Herrenkohl TI, Farrington DP, et al. Predictors of youth violence. *Juvenile Justice Bull.* Washington, DC: Office of Juvenile Justice and Delinquency Prevention; 2000.

16. Catalano RF, Hawkins JD. *Risk-Focused Prevention: Using the Social Development Strategy.* Seattle, WA: Developmental Research and Programs; 1995.

17. Jessor R, Jessor SL. *Problem Behavior and Psychosocial Development: A Longitudinal Study of Youth.* New York, NY: Academic Press; 1977.

18. Jessor R, Donovan J, Costa FM. *Beyond Adolescence: Problem Behavior and Young Adult Development.* New York, NY: Cambridge University Press; 1991.

19. Donovan JE, Jessor R. The structure of problem behavior in adolescence and young adulthood. *J Consult Clin Psychol.* 1985;53:890–904.

20. Donovan JE, Jessor R, Costa FM. Syndrome of problem behavior in adolescence: a replication. *J Consult Clinic Psychol.* 1988;56(5):762–765.

21. Hirschi T. *Causes of Delinquency.* Berkeley: University of California Press; 1969.

22. Catalano RF, Hawkins JD. The social development model: a theory of anti-social behavior. In: Hawkins JD, ed. *Delinquency and Crime: Current Theories.* Cambridge, England: Cambridge University Press; 1996:149–197.

23. Hawkins JD, Catalano RF. *Investing in Your Community's Youth: An Introduction to the Communities that Care System.* Seattle, WA: Social Development Group; 2005.

24. U.S. Department of Health and Human Services. *Youth Violence: A Report of the Surgeon General.* Rockville, MD: U.S. Department of Health and Human Services, Centers for Disease Control and Prevention, National Center for Injury Prevention and Control, Substance Abuse and Mental Health Services Administration, Center for Mental Health Services, and National Institutes of Health, National Institute of Mental Health; 2001.

25. NIH. 2004. National Institutes of Health State-of-the-Science Conference on Preventing Violence and Related Health-Risking Social Behaviors in Adolescents. October 13–15, 2004, Bethesda, MD: National Institutes of Health.

26. UNAIDS. *Preventing the Transmission of HIV Among Drug Abusers: A Position Paper of the United Nations System.* Geneva, Switzerland: UNAIDS; 2000.

27. World Health Organization. *Principles for Preventing HIV Infection Among Drug Users.* Copenhagen, Denmark: World Health Organization Regional Office; 1998.

28. Stimson G, Des Jarlais D, Ball A. *Drug Injecting and HIV Infection.* London, England: World Health Organization/UCL Press; 1998.

29. MacDonald M, Kaldor J, Hales J, Dore GJ. Effectiveness of needle and syringe programmes for preventing HIV transmission. *Int J Drug Policy.* 2003;14(5/6):353–357.

30. Lenton S. Policy from a harm reduction perspective. *Curr Opinion Psychiatry.* 2003;16(3):271–277.

31. Battaglia D, ed. *Rhetorics of Self-Making.* Berkeley: University of California Press; 1995.

32. D'Andrade R, Strauss C, eds. *Human Motives and Cultural Models.* Cambridge, England: Cambridge University Press; 1992.

33. Holland D, Lachicotte W Jr, Skinner D, Cain C. *Identity and Agency in Cultural Worlds.* Cambridge, MA: Harvard University Press; 1998.

34. Holland D, Quinn N, eds. *Cultural Models in Language and Thought.* Cambridge, England: Cambridge University Press; 1987.

35. Shore B. *Culture in Mind: Cognition, Culture, and the Problem of Meaning.* New York, NY: Oxford University Press; 1996.

36. Wertsch JV. A sociocultural approach to socially shared cognition. In: Resnick LB, Levine JM, Teasley SD, eds. *Socially Shared Cognition.* Washington, DC: American Psychological Association; 1991.

37. Foucault M. *Power/Knowledge: Selected Interviews & Other Writings, 1972–1977.* Gordon C, ed. Gordon C, Marshall L, Mepham J, Soper K, trans. New York, NY: Pantheon Books; 1980.

38. Goffman E. *The Presentation of Self in Everyday Life.* New York, NY: Doubleday Anchor; 1959.

39. Kelly GA. *The Psychology of Personal Constructs.* New York, NY: Norton; 1955.

40. Oyserman D, Markus H. Possible selves and delinquency. *J Pers Soc Psychol.* 1990;59(1):112–125.

41. Oyserman D, Packer MJ. Social cognition and self-concept: a socially contextualized model of identity. In: Nye JL, Brower AM, eds. *What's Social About Social Cognition? Research on Socially Shared Cognition in Small Groups.* Thousand Oaks, CA: Sage; 1996.

42. Levi-Strauss C. *The Savage Mind.* Chicago, IL: University of Chicago Press; 1966.

43. Bourdieu P. *Outline of a Theory of Practice.* Cambridge, England: Cambridge University Press; 1977.

44. Bourdieu P. *The Logic of Practice.* Nice R, trans. Cambridge, England: Polity; 1990 (originally published 1980).

45. Edberg M. *El Narcotraficante: Narcocorridos and the Construction of a Cultural Persona on the U.S.-Mexico Border.* Austin: University of Texas Press; 2004.

46. Edberg M. The narcotrafficker in representation and practice: a cultural persona from the Mexican border. *Ethos.* 2004;32(2):257–277.

47. Edberg M. Street cuts: splices from project notebooks. *Anthropol Humanism.* 1998;23(1):77–82.

48. Liebow E. *Tell Them Who I Am: The Lives of Homeless Women.* New York, NY: Free Press; 1993.

49. Herrera-Sobek M. *Northward Bound: The Mexican Immigrant Experience in Ballad and Song.* Bloomington: Indiana University Press; 1993.

50. Sonnichsen P. Texas-Mexican border music. Liner notes, Vols. 2 and 3, *Corridos,* Parts 1 and 2. Berkeley, CA: Folklyric; 1975.

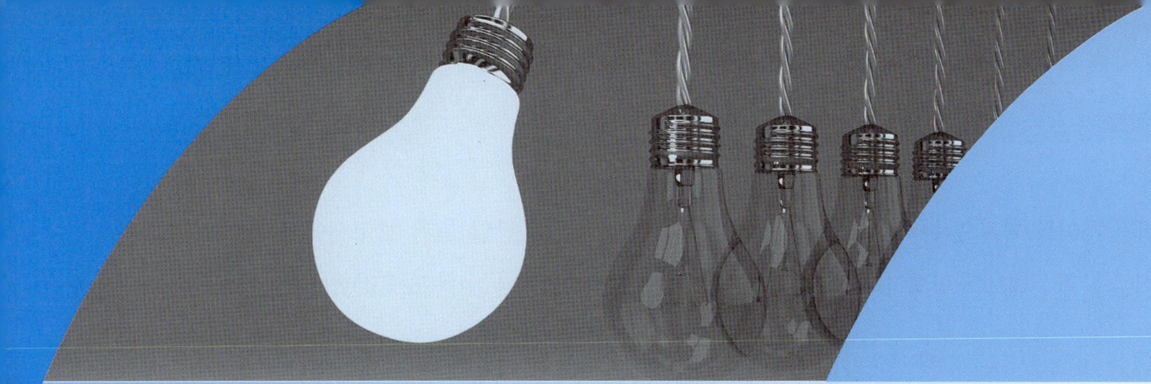

제 14 장

평가: 정의, 필요성 및 이론과의 관계

Evaluation: What Is It? Why Is It Needed? How Does It Relate to Theory?

학습목표

- 건강증진 프로그램에 대한 평가의 필요성 및 이론과 평가 사이의 연관성을 이해해야 한다.
- 기본적인 평가방법의 종류를 과정, 영향 및 결과 측면에서 기술할 수 있어야 한다.
- 평가방법을 개발하기 위해 어떻게 논리 모형(logic model)을 사용하는지 이해해야 한다.
- 성공적인 평가수행과 관련된 기본적인 문제점들을 이해한다.

"식물이 뿌리, 봉오리와 열매를 갖는 것처럼 우리도 처음에는 본능을, 그 다음에는 견해를, 그 다음에는 지식을 갖게 된다."

–RALPH WALDO EMERSON, JOURNAL ENTRY, 1836. 7. 21.

서론

본서는 평가(evaluation)에 관한 책이 아니며 이 장에서 평가에 관한 내용을 자세히 다루지도 않을 것이다. 그러나 평가는 프로그램 환경에서 중요한 부분을 차지하므로 평가의 의미를 잘 이해하는 것은 중요한 일이다. 어차피 여러분은 앞으로 평가에 대해 더 많은 것을 배우고 실제로 사용할 수 있어야 하기 때문이다. 어떤 프로그램을 설계하고 실행에 옮기기 위해 이론을 사용함에 있어서 평가는 큰 부분을 차지한다.

평가라고 하면 정형화되어 있고 기술적인 문제라는 인상을 받게 된다. 자세히 들어가지는 않겠지만 평가는 다음과 같은 과정을 거쳐 이루어진다.

- 원래 의도했던 바가 실현되었는지 확인한다.
- 달성하고자 했던 목표에 비추어 사업의 효과가 있는지 알아본다.
- 프로그램 모형을 설계할 때 사용했던 이론들이 유용한지 평가한다.
- 평가는 때로 사업의 비용–효과성 여부와 지역사회의 목표가 달성되었는지 따져보고, 프로그램과 관련해서 다른 문제가 있는지 확인한다.

평가는 이 책의 모든 측면과 관련이 있다. 이는 현재 처해 있는 상황을 평가하고, 다뤄야 할 요인들을 식별하고, 적절한 이론을 사용하여 중재방식을 결정하는 등의 전반적인 진행과정이 과연 그 이전과 비교해서 어떤 **차이를 가져 왔는지** 확인해볼 수 있도록 사회/행동주의 이론을 활용해보는 방법이라고 말할 수 있겠다.

평가와 현재의 프로그램 환경

평가가 중요한 것에는 또 다른 실용적 이유가 있다. 프로그램에 필요한 자금 확보와 관련된 현재와 미래의 환경 하에서는 **근거**(evidence)와 **책임성**(accountability)이 강조되고 있고, 이는 앞으로도 계속 그러할 것이다. 다시 말하면, 어떤 특정 프로그램에 대해 계속 예산을 지원하려면 이 프로그램이 다루고자 하는 문제에 대해 실제로 무엇인가가 이루어지고 있다는 근거가 필요하다는 것이다. 이런 근거를 요구하기 시작한 것은 비교적 최근의 일이다. 1980년대 학계 및 활동가 집단 사회에서 사업 기획과 결과의 개선을 위해 더 나은 평가가 필요하다는 점에 대해 합의가 이루어지기 전까지 건강증진 사업과 행동주의적 중재에 대한 철저한 평가가 누구나 받아들이는 규범은 아니었다.[1-3] 1993년에 정부결과 및 결과에 관한 법(Government Performance and Results Act, GPRA)이 통과되고 그 후 백악관 예산관리처(White House Office of Management and Budget)가 사업평가 점수(Program Assessment Rating Tools, PART)를 사용하기 시작하면서 책임성 요구는 연방 및 주 정부, 지방 정부와 민간 부문, 국제기구의 건강증진 및 중재 노력에서 점점 더 중요한 요소가 되고 있다.

GPRA와 PART는 각 기관으로 하여금 공공자금이 잘 쓰이도록 보장하기 위해 결과 측정(performance monitoring)과 책임성 절차(accountability procedures)를 개발하여 실행에 옮기도록 요구하고 있다. GPRA의 영향 덕분에 '책임성 운동(accountability movement)'은 이제 표준적인 활동으로 통합되었다. 이는 또한 어떤 기관이나 조직이 그들의 목표를 행동을 위한 지침으로, 또한 진척의 정도를 평가하는 방법으로 사용하기 위해 전략적 기획 보고서를 사용하는 경우가 늘어나는 계기가 되었다. 따라서 만일 기획 보고서에서 '흡연 청소년의 비율을 25% 감소시키겠다'는 목표를 밝혔다면 이 목표에 비추어 흡연행동의 **변화 정도를 측정하는 것**이 사업의 성공여부를 판단하는 수단이 된다. 미국 보건후생부의 'Healthy People' 보고서(Healthy people 2020, Healthy people 2010 등)는 이런 종류의 기획 보고서로 그 분량이 방대하고 포괄적인 내용을 담고 있다.

이런 경향이 가져온 보다 근본적인 변화는 의료 분야에서 근거기반 진료표준(evidence-based standards of care)을 개발한 것과 마찬가지로 공중보건 분야에서도 일단의 **근거 기반 실무**(evidence-based practice)을 개발하고자 하는 움직임에서 찾아볼 수 있다. 건강증진 및 예방사업 분야에 있어서 이는 다음과 같은 의미를 갖는다.

- 프로그램의 평가가 대단히 중요해졌다. 평가 결과가 곧 **근거**가 되기 때문이다.

- 다수의 기관에서 효과성이 실제로 제고된다는 근거를 갖는 프로그램의 목록을 만들기 시작했다. 어떤 경우에는 심지어 그 근거의 질(質)에 기초하여 프로그램이나 중재방법에 대해 '등급을 매기기도' 한다. 따라서 여러 대상인구에 대해 여러 지역에서 시행된 프로그램으로서 모든 경우에서 효과가 있었음이 근거로 뒷받침된다면 이 사업은 설사 효과가 확인되었다고 해도 단 한 번만 시행에 옮겨진 프로그램에 비해 훨씬 더 높은 등급을 받게 된다. 약물 남용 및 정신건강청(Substance Abuse and Mental Health Services Administration, SAMHSA)의 국립 근거기반 프로그램 및 실행 등록소(National Registry of Evidence-Based Programs and Practices, NREPP)와 질병통제예방센터(Center for Disease Control, CDC)의 지역사회 예방 서비스 가이드(Guide to Community Preventive Services)는 그러한 경우의 현저한 두 가지

왜 평가를 하는가?

- **책임성**: 어떤 프로그램에 비용 또는 자원이 투입되었다면 사회는 그 프로그램이 어떤 효과를 보였는지 알고 싶어 하는데, 이러한 요구에 대해 응답해야 한다. 최근 들어 GPRA와 PART 때문에 프로그램의 비용을 지불하는 기관들은 실행 주체에 대해 책임결과 감독체계를 운용하도록 요구하고 있다.
- **학습과 개선**: 프로그램이 실행되고 있는 상황에서 평가 자료는 무엇이 작동하고, 무엇이 그렇지 않은지를 확인할 수 있도록 피드백을 제공해주며 이는 프로그램이 진행되면서 어떤 변화가 필요한지를 알려준다.
- **이론**: 이론적 관계의 타당성을 검증하거나 효과적인 것으로 판명이 난 모델사업 또는 접근방법이 다른 상황에서도 적용될 수 있는지 검증하기 위해서 평가가 필요하다.
- **효율 및 기타 쟁점**: 프로그램의 목표를 달성하기 위해서 어떤 비용이 발생했는지 등의 문제를 사정하기 위해서 필요하다.

CDC의 지역사회 예방 서비스 가이드

"지역사회 예방 서비스 가이드"(줄여서 "지역사회 가이드")는 엄청난 양이 존재하면서도 일관성이 결여되어 있고, 품질이 일정하지도 않으며 심지어 접근조차 어려운 특정 건강 문제에 대한 과학적 문헌들을 걸러내는 필터 역할을 한다. "지역사회 가이드"는 지역사회의 건강 수준을 증진시키고 질병을 예방하기 위한 사업의 효과성, 경제적 효율성 및 실행 가능성 등을 요약해서 알려주고 있다. '지역사회의 질병 예방에 관한 특별위원회'는 "지역사회 가이드"를 만든 연구팀이 기존 논문에 대한 엄격하고도 체계적인 과학적 고찰을 통해 수집한 증거에 기초하여 각종 다양한 중재사업을 수행하도록 권고하고 있다. 이 고찰을 통해 얻게 된 연구결과는 동료들이 심사하는 전문지에 논문으로 게재되었고 온라인으로도 찾아볼 수 있다.

출처: "지역사회 가이드" 웹사이트에서 전재(轉載). http://www.thecommunityguide.org. 검색일 2013. 4. 3.

사례이다(이런 모델 사업의 사례에 대해서는 상단의 box 참조).

- 효과성(effectiveness)에 관해 상당한 근거를 보여준 사업은 **모델사업**(model programs)이나 이와 비슷한 이름으로 불린다. 공공기관은 물론이고 민간기관조차 자금을 지원할 때는 점점 더 자금을 수령하는 사업 주체가 모델사업이나 근거기반 사업을 시행하도록 요구하고 있다. 만일 그게 안 된다면 해당 상황에서 사용할 수 있는 모델사업이 없다는 것에 대한 합리적 이유를 댈 수 있어야 한다. 이런 경향 때문에 모델사업을 찾는 데(또는 근거기반 프로그램을 개발하거나 찾는 데) 상당한 연구 노력이 경주되고 있다. 또한 이와 함께 그러한 사업을 구성하는 데 사용되는 다른 이론적 접근법의 효용이나 적용 불가능성에 관한 근거를 수집하는 것에도 마찬가지로 많은 노력이 투입되고 있다.

평가방법의 종류*

평가의 이론과 실제에 대해 좀 더 자세히 들여다보기 시작하면 내용이 점점 복잡해진다. 한 가지 사업이라 해도 많은 것들이 평가대상이 되며 평가의 목적도 다양할 것이다. 이를 좀 더 쉽게 만들기 위해 평가의 기본 요소로서 **과정**(process), **결과**(outcome), **영향**(impact)이라는 세 가지 범주의 개념에 대해 알아보자. 사업마다 그 목표가 다르므로 어떤 사업은 이 세 가지 중의 하나나 둘을, 또는 셋 모두를 동시에 사용한다. 또한 비용 효과성(cost-effectiveness) 평가, 사업 개발 평가(형

* **결과평가**(outcome evaluation)와 **영향평가**(impact evaluation)라는 용어의 정의가 이 책의 제1판(2007)과는 달리 뒤바뀌어 있는데, 이는 현재의 사용에 맞추기 위함이다. 하지만 단기 및 장기평가의 기본적인 의미는 그대로이다.

성 평가, formative evaluation), 질 보장 평가(quality assurance evaluation) 및 기타 여러 가지 세부적인 평가방법이 있지만[4] 여기에서는 소개에 그치려 하므로 이들은 다루지 않겠다.

과정평가

그 이름이 의미하는 것처럼 과정평가는 프로젝트의 수행과정이 어떻게 진척되는지를 평가하는 것이다. 과정평가를 통해 기본적으로 알아보고자 하는 것은 프로젝트가 계획대로 진행되고 있는지 여부이다. 이를 어떻게 알아낼 수 있을까? 예를 들자면 얼마나 많은 자료들이 개발되고 배포되었는지, 교육시간은 얼마나 되는지, 지역사회 협력 파트너는 얼마나 되는지 등을 **기록**함으로써 가능하다. 이런 수행 기록과 원래의 계획을 비교해보면 알 수 있게 되는 것이다. 이론의 검증을 위해서도 과정평가는 중요하다. 예를 들어 만일 어떤 이론에 근거한 중재가 변화의 단계 모형(stages of change model)에 입각해 있다면[5,6] 그 효과성은 부분적으로는 사업 대상자가, 예컨대 식단 변화의 여러 단계 중에서 어떤 단계에 와 있는지를 식별하기 위한 주기적인 사정(査定, assessment)에 의존한다. 왜냐하면 중재 프로젝트의 구성요소가 개별 대상자가 도달해 있는 단계와 연결되어 있기 때문이다. 만일 중재가 기대한 것만큼 효과적이지 않을 경우 이것이 사정을 제대로 하지 않아서 나타난 결과라는 점을 과정평가를 통해서 알아낼 수 있다면 큰 도움이 될 수 있을 것이다. 그렇다면 최소한 문제가 되는 것이 이론이나 설계상의 하자가 아니라 실행 과정의 사소한 측면이라는 것을 알 수 있게 될 것이다.

더욱이 어떤 한 상황에서 효과성의 근거를 보여준 사업이 있다면 이를 다른 상황에 적용함으로써 그 효과성이 **재생**될 수 있다. 이 재생을 모형의 추가적인 검증수단으로 삼으려면 해당 사업은 원래의 사업 그대로, 즉 높은 **충실도(fidelity)**로 반복되어야 한다. 사업의 모든 구성요소들은 처음 설계된 대로 실행되어야 하며, 우리는 과정평가를 통해 충실도에 관한 자료를 확보할 수 있다. 충실도의 문제와 연관되는 것으로 투여량(dosage)의 개념이 있다. 의료적 중재의 문제가 아닌데도 **투여량**이라는 용어를 쓰는 것이 이상하게 들릴지도 모르겠다. 건강증진이나 비(非)의료적인 공중보건 사업에 있어서 이 말은, 예를 들어 교육시간이나 활동 회수 등 어떤 특정 결과나 효과를 낳는 중재의 정도를 의미한다.

근거기반 사업과 실행방법의 국가등록소

과거에는 '효과적 사업의 국가등록소(The National Registry of Effective Programs)'로 불렸던 '근거기반 사업과 실행방법의 국가등록소(The National Registry of Evidence-Based Programs and Practices)'는 정보에 입각한 의사 결정을 돕고 정신건강 및 약물중독 증상을 치료하거나 예방하기 위한 중재에 관한 시의적절하고 신빙성 있는 정보를 확산하기 위해 설계된 시스템이다. NREPP 시스템은 여러 차원에 걸쳐 동료평가를 통해 점수를 매긴 결과별 증거(outcome-specific evidence)는 물론이고 중재방법을 설명하고 있는 정보에까지 사용자가 접근할 수 있도록 허용하고 있다. NREPP는 서비스 제공자, 정책결정자, 프로그램 기획자, 구매자, 소비자 및 연구자들을 포함한 광범위한 대상에게 관련 정보를 제공하고 있다.

출처: SAMHSA 모델 프로그램 웹사이트.
http://www.nrepp.samhsa.gov. 검색일 2013. 3. 4

결과평가

이제 프로그램의 효과에 대해 알아보자. 결과평가(outcome evaluation)를 통해 알아보고자 하는 것은 중재에 따른 단기적 효과이다. 이 문제는 프로그램의 목표에 따라 그 답이 달라진다. 당신이 단기적으로 기대했던 것은 무엇인가? 이러한 기대는 이론과 당신의 사정(査定)에 의해 인도되었는가? 결과 여부를 알아보려면 당신의 프로젝트가 시작되기 전에 단기에 변화할 것으로 기대했던 문제들에 대한 자료를 수집한 다음에 프로젝트가 자리를 잡은 이후의 시점에서 한 번(바람직하게는 그 이상) 더 동일한 자료를 수집하여 그 사이의 변화 여부를 알아보는 것이다. 이런 방법은 사전-사후 검사자료(pre- and posttest data) 수집 또는 기준 및 추적자료(baseline and follow-up data) 수집이라고 칭하기도 한다.

나중에 보다 자세히 살펴보겠지만 예상 결과는 (PRECEDE-PROCEED 과정에서처럼) 이론, 사정 및 이들이 프로그램 설계에 어떻게 반영되는지와 긴밀히 연결되어 있다.

프로그램의 구체적인 목표에 기초하여, 당신이 수집하는 결과 자료에는 지식의 변화에 관한 사전-사후 검사자료, 보건 의료 서비스 이용의 변화, 정책적 변화 및 기타 자료(예: 교육 자료, 생태 자료, 정책 자료 등)가 포함될 수 있다. 3~4년간 자금지원을 받는 프로그램으로부터 기대할 수 있는 것이 바로 이런 종류의 변화들이다.

영향평가

이제 우리는 건강에 대한 프로그램의 실제 영향과 단기 결과와 장기 영향 사이의 이론적 연결고리에 도달했다. 이 지점에서 우리가 던질 질문은 **과연 중재가 궁극적 목표인 건강 문제에 영향을 미쳤느냐는 것이다. 예를 들어 당신이 금연 사업을 시작했고 여기에는 흡연의 위험에 대한 사람들의 경각심을 일깨우기 위해 설계된 몇 가지의 활동들이 포함되어 있다.** 예컨대 건강 신념 모형에 기초하여 당신이 세운 가설은 특정 집단의 사람들 사이에 흡연의 결과로서 암에 걸릴 가능성(susceptibility)에 대한 인지 정도에 변화가 있다면, 그리고 실행 가능한 정도의 금연을 위한 선택대안이 존재한다면 그들의 금연 가능성은 높아진다는 것이다. 따라서 당신은 **인지 정도의 변화를 건강행동의 변화에, 그리고 암 발생률의 감소에 연결시키고 있는 것이다.**

과정, 결과 및 영향평가에서 제기되는 질문

과정평가: 프로그램의 구성요소는 계획대로 실행에 옮겨졌는가?

결과평가: 이 프로그램의 단기적 효과는 무엇인가? (당신의 논리 모형과 이론은 어떤 일이 일어났어야 한다고 보는가?)

영향평가: 프로그램은 궁극적인 목표인 건강 문제에 어떤 영향을 끼쳤는가? (당신의 논리 모형과 이론은 어떤 일이 일어났어야 한다고 보는가?)

- 단기적인 결과는 무엇인가?
- 장기적인 영향은 무엇인가?

장기적인 영향은 당신이 (1) 3~4년 이상의 장기간에 걸쳐 수행할 프로젝트를 갖고 있는 경우에, 또는 (2) 당신의 프로젝트에 참여하는 사람들(소위 코호트, cohort)을 장기간에 걸쳐 추적할 수 있는 경우에 당신이 측정할 수 있는 그 어떤 것이다. 이런 변화를 측정하려면 단기적 결과를 측정할 때와 마찬가지로 기준선(baseline) 및 추적 자료를 수집해야 한다. 다만 그 자료는 암 이환율과 암 사망률처럼 당신이 예상하는 장기 영향과 관련이 있어야 한다. 또한 장기 영향을 이해하는 데 도움이 될 수 있는 종류의 정보를 얻기 위해서는 몇 년간에 걸친 추적자료를 수집해야만 할 것이다.

평가를 위한 '논리 모형'의 사용

평가를 하고 이에 따라 중재방법을 고안해내기 위해 생각해 볼 것은 PRECEDE-PROCEED라고 하는 계획 수립 방식으로 돌아가 보는 것이다. 이 방식의 PRECEDE 부분은 다음과 같이 진행된다.

- **사회적 사정**(social assessment): 지역사회를 둘러싸고 있는 맥락과 삶의 질 이슈 및 건강 문제
- **역학적 사정**(epidemiological assessment): 이환율/사망률 자료를 통해 본 실제 건강 문제와 이로부터 영향을 받는 집단
- **행동/환경적 사정**(behavioral and environmental assessment): 실제 건강 문제와 이와 관련된 환경 및 행동적 측면의 위험 요인들
- **교육/생태적 사정**(educational and ecological assessment): 행동 및 환경적 위험 요인에 기여하는 성향 요인(predisposing factors), 촉진 요인(enabling factors), 강화 요인(reinforcing factors)의 측면에서 바라본 사회규범, 태도, 인식, 정책 및 기타 문제들
- **행정/정책적 사정**(administrative/policy assessment): 중재를 뒷받침하는 데 필요한 가용 자원(즉, 인력 및 자금), 지역사회의 정치역학 그리고 중재 수단의 실행에 도움이 되거나 걸림돌이 될 수 있는 구조

독자는 교육/생태적, 행동/환경적, 역학적, 사회적 사정이 일종의 '논리적 사슬(logical chain)'을 구성한다는 사실을 확인할 수 있는지(그림 14-1)? 즉, 건강 문제는 질병 위험으로부터 발생하고, 이는 다시 (지역사회의 정치구도와 환경과 함께) 성향/촉진/강화 요인들에 의해 발생하게 되는 것이다. 현실 세계에서는 모든 것들이 그런 식으로 잘 정렬되어 있지는 않다. 그러나 중재 수단과 평가 작업을 개발하고 수행하기 위한 목적에 서라면 이는 유용한 방법이라고 할 수 있다. 결국 중재라는 것은 **논리적 사슬을 거꾸로 진행하는 것**으로 볼 수 있기 때문이다. 특정 건강 문제를 발생시키는 질병 위험과 이들을 발생시키는 성향/촉진/강화 요인을 식별했다면 중재는 이들 중 일부 요인을 목표로 삼아야 할 것이고, 이들은 **논리적**으로 질병 위험에 영향을 미쳐서 연쇄적으로 건강 문제에 영향을 미치게 될 것이다(그림 14-2).

이런 사고방식은 논리 모형(logic model)으로 알려진 분석도구를 통해 요약해볼 수 있다. 논리 모형은 당신이 행동으로 옮기고자 하는 계획과 예상되는 결과 및 영향을 서로 연결시켜

그림 14-1 사정의 연쇄과정

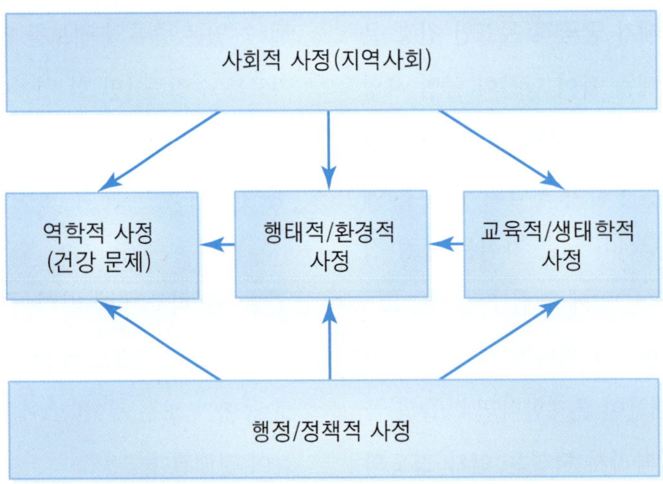

그림 14-2 중재의 연쇄과정(PROCEED)

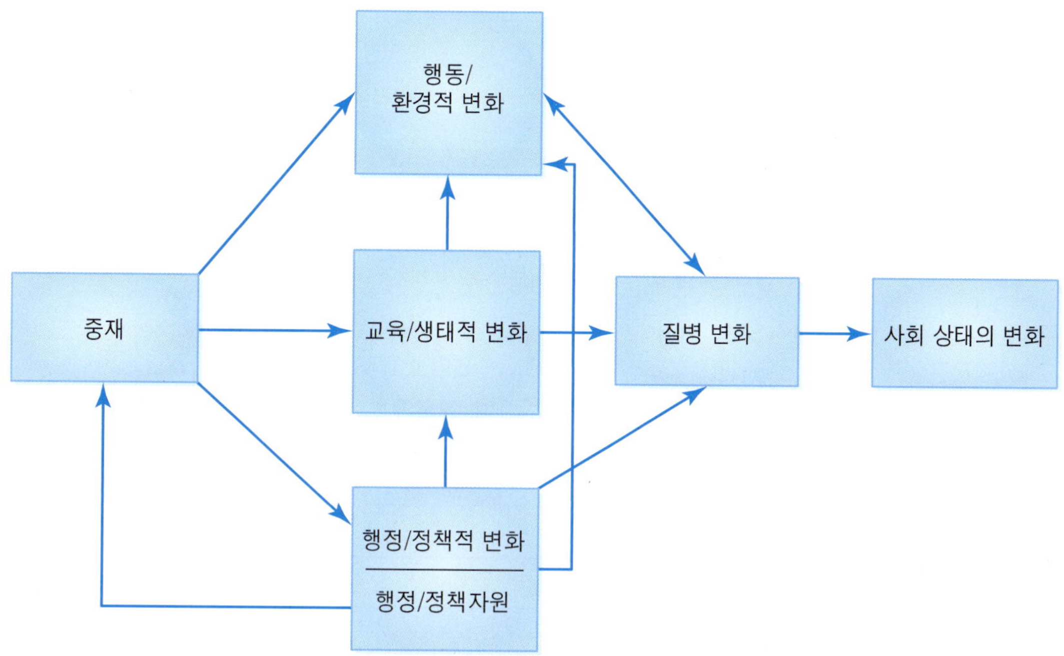

주는 그림 또는 구조이다. 좀 더 구체적으로 보자면 논리 모형은 다음과 같은 것들에 연결시켜 준다.

- **다뤄져야 할 건강 문제**: 역학적 사정을 통해 HIV/AIDS, 암, 말라리아, 당뇨병 등의 건강 문제와 그 영향 하에 놓여 있는 집단을 식별한다. 보다 구체적으로 당신은 당신이 다루고 싶어 하는 문제를 발생시키는 요인들, 즉 적합한 행동 또는 환경적 위험 요인, 성향/촉진/강화 요인 또는 지역사회/정책 요인을 포함시키고자 할 것이다. 그림 14-1과 14-2를 보면 만일 당신이 교육/생태적 요인을 다루고 싶을 경우 당신은 우선 행동/환경적 요인에 영향을 미친 다음에 (역학 자료에 나타난 대로) 어떤 특정 건강 문제에 영향을 미칠 수 있음을 확인할 수 있다.
- **산출**(output): 교육자료, 지역사회 행사, 건강검진 등 당신이 중재 수단에 포함시키고자 하는 활동과 이들을 통해 변화시키고자 하는 요인들. 여러 가지 활동 중에서 무엇을 선택할 것인지는 당신이 식별한 요인과 변화를 가져올 것으로 믿는 이론에 의해 영향을 받게 될 것이다.
- **투입**(input): 중재를 위해 사용될 각종 자원, 인력, 프로그램 구성요소, 자금 등(이에 관한 정보 중 일부는 행정/정책적 사정을 통해 얻을 수 있음)을 말한다.
- **예상되는 결과와 영향**(projected outcomes and impacts): 결과는 산출물로 간주되는 단기효과를 말한다(일반적으로 촉진/성향요인에 초점을 맞춤). 영향은, 예를 들어 위험 행동이나 건강 수준의 변화와 같은 장기효과를 말한다.
- **지표와 척도**(indicators and measures): 결과와 영향력을 측정하기 위한 기준과 수단-건강 수준 측정자료, 조사 또는 정성적 자료, 숙련도의 측정 등을 말한다.

그림 14-3 기초적인 논리 모형의 예

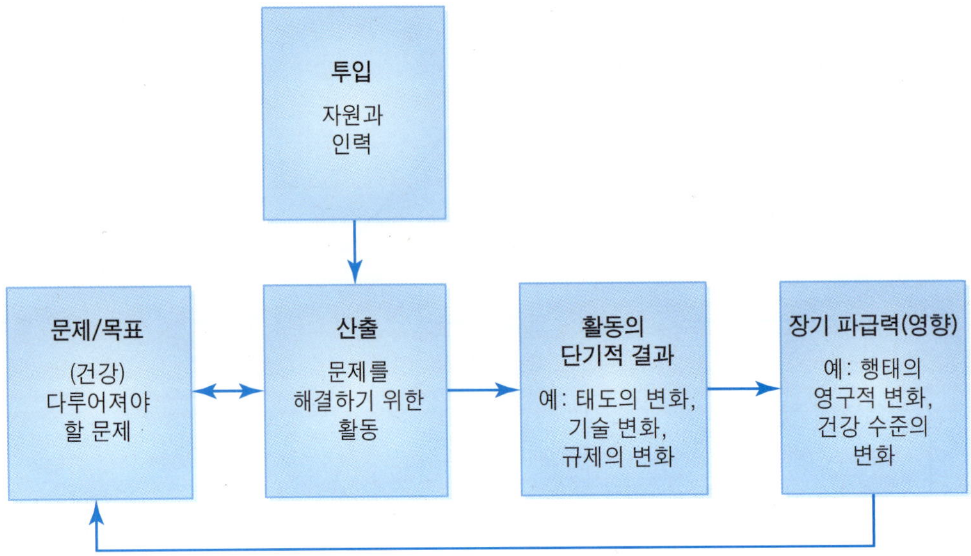

이 모든 것들을 그림 형태로 표현하면 그림 14-3처럼 나타난다.

이제 당뇨병과 같은 특정 건강 문제를 생각해보자. PRECEDE 유형의 사정을 통해 다음과 같은 결과를 얻었다고 가정해보자. 하필드 카운티(Harfield County)에서 제2형 당뇨병이 성인과 젊은 성인들 사이에서 증가하고 있다. 이 지역은 농촌으로 다양한 식료품을 구할 수 있는 대형 슈퍼마켓에 접근하는 일이 쉽지 않다. 지역신문이 있기는 하지만 건강 문제를 광범위하게 다루지는 않는다. 하필드 카운티의 핵심적 특징은 교회, 서비스 제공조직, 재향군인회 등과 같은 각종 사회조직이 많다는 것이다. 잘 조직되어 있는 이런 단체들에는 지도자 또는 최소한 단체를 '움직이는 사람(movers)'이 존재한다.

이런 정보에 기초하여 당신은 사회관계망 이론의 구성요소와 함께 사회 인지 접근법이 식별된 문제를 다루는 데 가장 적합하다는 결론을 내리게 되었다. 이에 따른 당신의 논리 모형은 그림 14-4와 같다.

평가방법

이 책에서 평가방법에 대해 자세하게 소개할 의도는 없지만 모든 평가방법의 밑에 깔려 있는 이론적 근거를 포함하여 몇 가지 기초적인 내용을 이해해 두는 게 좋을 것이다. 지금까지의 논의를 통해 우리는 평가의 목적에 관해 기초적인 이해를 갖게 되기는 했지만 실제에서는 어떻게 해야 할까?

무엇보다도 평가방법(evaluation methods)이라는 것이 어떤 중재의 효과성 여부를 **확인하는 데** 도움을 받을 수 있는 수단이라는 점을 생각해야 한다. 약간은 변호사의 역할과 비슷한 측면이 있다. 특정 중재방법이 태도, 인지도, 행동, 건강 수준의 변화를 가져오는 데 또는 그 어떤 목표이든 해당 목표를

그림 14-4 하필드 카운티의 논리 모형

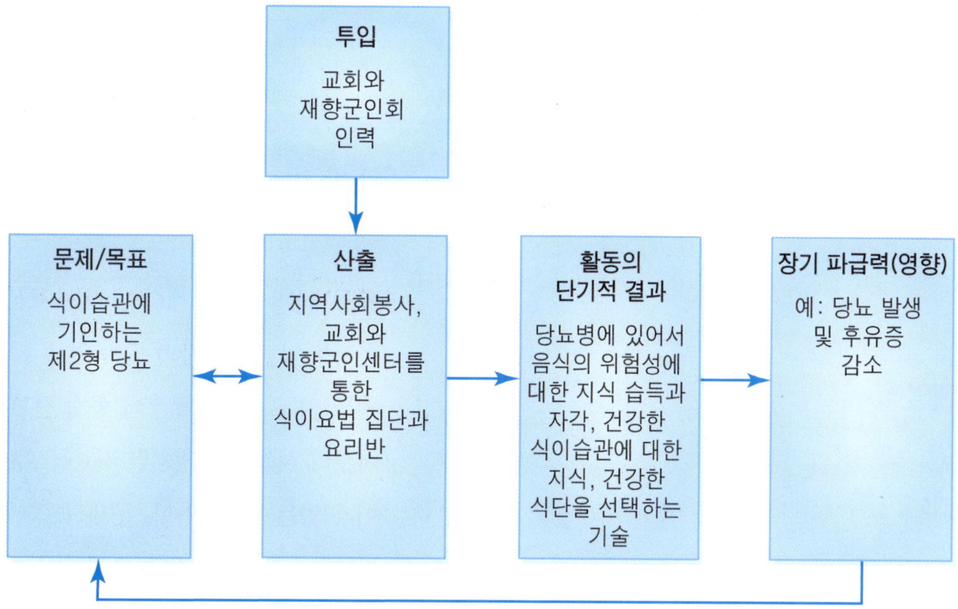

달성하는 데 기여했다는 주장을 뒷받침하는 정보를 제공하는 여러 가지 방법이 있을 수 있다. 이들 중 어떤 특정 방법이 더욱 정교하거나 **엄격할수록 다른 것이 아니라** 해당 중재방법이 변화를 가져왔다고 더 많이 주장할 수 있을 것이다. 뒤에 등장할 논의에서 살펴보게 되겠지만 평가방법이 더 엄격할수록 비교 목적으로 대조군(control groups, 중재 수단에 노출되지 않는 사람들)을 더 많이 사용할 것이며, 가장 엄격한 설계 하에서는 실험군(intervention group, 중재 수단에 직접 노출되는 사람들)이나 대조군에 포함될 대상을 **무작위로 배정**할 것이다. 다음에서는 단순한 것부터 엄격한 것까지 여러 가지 설계방법을 소개하고 있다.

역사적 기록보존 방법

평가방법의 기본 과정은 다음과 같다.

- **활동내용**: 프로젝트 활동과 사업대상(client)의 참여도를 파악함
- **자료의 유형**: 교육 횟수, 제공된 의료 서비스, 홍보물 부착 건수, 대상자 활용도(client utilization) 등
- **질문**: 프로그램의 투입요소를 통해 계획된 산출물을 얻을 수 있었는지?

정성적 평가방법

과정의 구성요소 평가, 결과 또는 영향평가 등이 있다[여기에는 형성적 평가(formative evaluation)가 포함되지만 이 책에서는 자세히 다루지 않음]**.

** 특히 무작위의 실험 방법(experimental methods)은 가능하지 않음. 예를 들어 건강에 위험한 행동이 어떤 맥락 속에서 이해되어야 할 경우.

- **활동내용**: 변화의 관점에서 프로젝트 대상자와 연구자들이 무엇을 경험했는지 평가함
- **자료의 유형**: 면접, 초점집단
- **질문**: 프로젝트의 실행자와 대상자의 관점에서 발생한 또는 발생하지 않은 변화의 성격은 무엇인가? 이는 의도했던 변화인가, 아니면 이와는 다른 것인가? 변화에는 어떤 요인이 관련되어 있는가?

주기적 조사/시계열

과정 및 영향 평가:

- **활동내용**: 프로그램 목표의 달성 정도를 확인하기 위해 기준선에서부터 시작하여 일정 기간마다 프로그램의 진행과정에서 생성되는 자료를 도표화하고 표본조사를 실시함(예: 금연자수 또는 흡연에 대한 태도를 바꾼 사람들의 수). 비교집단은 없음
- **자료의 유형**: 태도나 지식의 변화, 대상자의 프로그램 참여도, 행동 변화 목표의 달성도
- **질문**: 단기목표가 달성되었는지? 목표를 향해서 진전이 이루어지고 있는지?

벤치마킹

과정 및 영향 평가:

- **활동내용**: 어떤 비교 가능한 기준에 대한 대상자에 대해 프로그램이 미친 영향 자료를 평가함(예: 특정 국가 또는 인구의 유사한 자료)
- **자료의 유형**: 태도나 지식의 변화, 클라이언트의 프로그램 참여도, 이용도, 행동 변화 관련 자료, 건강 수준 지표
- **질문**: 프로그램의 결과는 비교 자료에 나타난 것처럼 다른 결과와 비교 가능한지?

준실험설계

결과 및 영향 평가:

- **활동내용**: 중재의 대상이 되는 표본과 유사하지만 중재를 받지는 않는 지역사회 또는 인구 표본을 식별한 다음에 중재 및 비교 집단으로부터 중재 전후의 자료 또는 기준선에서부터 시작되는 시계열 자료를 확보하여 양자 사이에 차이가 있는지를 평가함. 문제점: 중재가 이루어지는 실험집단과 비교집단은 정말 유사하여 비교가 가능한가? 비교집단에 대해 어떤 중재가 이루어지지는 않았는지('오염')? 중재 집단에 있어서 중재 이외의 어떤 다른 요인에 의해 변화가 유발되지는 않았는지?
- **자료의 유형**: 태도나 지식의 변화, 행동 변화, 건강 수준 변화, 시스템 변화
- **질문**: 변화는 중재의 결과로 나타난 것인지, 아니면 다른 요인에 의해 초래된 것인지?

표준(전통적) 실험설계

결과 및 영향 평가:

- **활동내용**: 일부 사람들은 중재 대상 집단에, 다른 일부는 통제를 위해 중재가 이루어지지 않는 비교집단에 무작위로 배정함. 무작위 배정을 위해서는 여러 가지 방법이 쓰일 수 있음. 예를 들어 명단을 가지고 있다면 1명 걸러 1명씩 중재 집단에 배정함. 그런 다음 양 집단으로부터 중재 전후 또는 시계열 자료를 확보하여 중재로 인해 생긴 어떤 차이가 있는지 확인함. 문제점: 통제집단이 의도치 않게

중재에 노출되지는 않았는지? 지역사회, 특히 중재를 필요로 하는 지역사회 내의 일부 사람들에 대해서만 중재를 제공하는 것이 윤리적인지?

- **자료의 유형**: 태도나 지식의 변화, 행동 변화, 건강 수준 변화, 시스템 변화
- **질문**: 변화는 중재의 결과로 나타난 것인지, 아니면 다른 요인에 의해 초래된 것인지?

물론 이외에도 다른 설계방법이 얼마든지 있을 수 있다. 어떤 프로그램에 **프로그램 그 자체의 한 요소로서** 완전한 실험설계가 포함되어 있다면 이는 **평가 프로젝트**(evaluation project)로 볼 수 있다.[7] 또한 **권한 부여 평가**(empowerment evaluation)로 알려진 종류의 평가가 있을 수 있다.[8,9] 이런 유형의 평가는 파울로 프레이리의 지역사회 이론으로부터 도출될 수도 있고[10], 참여 프로그래밍(participatory programming)에 대한 다른 일반적인 접근법으로부터 가져올 수도 있다. 이는 엄밀한 자료를 생산하기 위한 실험적 평가가 아니라 목표를 식별하고, 목표를 측정할 수 있는 최선의 도구를 집단적으로 식별해내도록 지역사회 또는 그 인구와 협조하기 위한 노력이다[이때의 목표 측정도구는 통상 '타당성이 있는(validated)' 표준적 측정도구와는 상반된 것이다]. 권한 부여 평가의 핵심적인 목적은 지역사회로 하여금 외부의 모형이나 외부와의 비교를 통해서가 아니라 그 자신의 입장에서 프로그램을 개선하도록 돕는 데 있다.

교란요인(confounds)

마지막으로 어떤 특정 프로그램이나 중재를 통해 변화가 생겼다는 (즉, 이를 통해 건강 수준의 향상을 가져 온 변화가 일어났다는) **결론을 확립하고자** 한다면, 이런 주장을 약화시킬 수 있는 여러 가지의 문제들을 함께 다루어야 한다. 이 문제들의 일부는 방법론과 관련된 것이고, 일부는 결과에 교란(confounds)을 일으키는 요인들과 관련이 있다. **교란요인**이 있을 경우 중재 결과에 영향을 미치는, 의도하지 않은 일이 일어나면서 오직 중재를 통해서만 특정 변화가 초래되었다는 주장의 신뢰도에 문제가 생길 수 있다. 교란 요인에 관한 몇 가지 사례를 살펴보자.[1,7]

- **역사**(history): 중재가 진행되는 동안에 실험과 상관없는 일이 중재 과정에 또는 통제집단/지역사회에 일어남으로써 변화가 일어날 수 있다. 예를 들면 유명한 배우가 HIV/AIDS로 인해 사망한 경우처럼 언론과 사회의 주목을 받는 일이 일어나는 경우이다.
- **성숙**(maturation): 중재가 진행되는 동안 대상자가 생활 경험을 얻게 되면서 행동이나 태도의 변화가 일어날 수 있다.
- **반복적 조사**(testing): 기준선과 추적자료 수집 사이에 변화가 일어났을 경우 이는 단지 대상자가 면접조사 등에 익숙해졌기 때문일 수 있다.

평가 설계, 엄격함과 과학적 방법의 역사

실증적인 사회과학의 역사, 가정, 건강증진 중재와의 연관성 등을 생각해 봄

- 오늘날 엄격한 것으로 간주되는 과학적 방법론의 바탕을 이루는 계몽주의의 핵심 가정들은 무엇인가?
- 여기에서 말하는 보다 엄격한 평가 설계에 관하여 독자는 어떻게 생각하는가? 준실험설계나 표준 실험설계와 같은 방법론을 사용함에 있어서 평가대상인 프로그램의 효과만을 실제로 분리해내고 식별했다는 주장은 언제 의미가 있을까?
- 그 이외의 다른 방법을 통해 중재 프로그램이 실제 영향을 미쳤는지의 여부를 알아낼 수 있을까?

- **평균으로의 회귀**(regression to the mean): 대상자의 성격이나 행동이 이미 극단적인 경우 중재 도중에 이런 요인들에 변화가 생길 수 있는데 이는 처음부터 극단적인 상태로 시작했기 때문이다. 예를 들어 극단적인 빈곤, 또는 극단적인 고위험 행동의 경우 중재 전후의 점수가 개선을 보일 수 있는데 이는 단지 더 나빠지는 것이 불가능하기 때문에 나타난 현상일 뿐이다.

- **선택편향**(selection bias): 만일 대상자가 대표적인 표본이 아니라면—예를 들어 설문조사에 대한 참여가 자발적이어야 한다면—이 경우 이미 참여 동기가 있는 사람들로부터만 응답을 얻을 수 있기 때문에 선택편향의 문제에 부딪치게 된다.

- **사망 또는 탈락교란**(mortality or attrition confound): 만일 시간이 흐르면서 대상자가 표본에서 빠져나가게 되면 중재 후, 또는 추적조사의 응답은 오직 남아 있는 사람들로부터만 얻을 수 있는데 그렇다면 이 응답은 모든 대상자에게 발생한 일을 반영하지 못하게 된다.

- **중재의 확산**(diffusion of treatment): 만일 통제집단이 중재의 일부 또는 전부에 노출되는 것을 막지 못한다면, 실험집단과의 비교는 불가능하다. 예를 들어 공익광고 캠페인의 경우, 이 캠페인에 노출되지 않아야 하는 통제집단의 일원이 중재가 이루어지고 있는 지역사회로 이사를 가는 경우 또는 중재 대상집단인 지역사회에서만 들을 수 있도록 되어 있는 라디오 공익광고가 통제집단인 지역사회에서도 들을 수 있게 되는 경우 이런 일이 발생할 수 있다. 이러한 경우 중재집단과 통제집단 사이의 진정한 비교는 이루어질 수 없으며, 수집한 자료에서는 두 집단 사이의 차이가 제대로 나타나지 않을 것이다.

평가 설계에 이러한 교란 요인이 포함되어 있다면 어떤 적절한 방법을 사용해서 그 효과를 상쇄시켜야 중재가 실제로 변화를 가져왔다는 주장을 뒷받침할 수 있을 것이다.

독립변수와 종속변수

이들은 평가에서 자주 사용되는 중요한 용어이다.

- 독립변수는 어떤 중재를 통해서 변화를 가져올 의도가 없는 어떤 개인이나 상황이 갖는 특성이다. 이는 '그냥 현재 상태대로 있는(just is)' 그 무엇이다. 그럼에도 이러한 변수가 중요한 것은 이들이 변화를 가져올 수 있는 요인들에 대해 많은 정보를 알려주기 때문이다.
- 종속변수는 어떤 중재를 통해서 변화를 가져오고자 하는 어떤 개인이나 상황이 갖는 특성이다. 평가에서 '결과' 또는 '영향'으로 측정되는 변수이다.
  예: 어떤 중재는 최근 이민 온 여성의 식이습관 및 운동 행동을 변화시키려 하고 있다.
- 독립변수는 여성이면서 최근의 이민자이다.
- 종속변수는 (독자도 추측할 수 있겠지만) 식이습관 및 운동 행동이다.

결과 또는 영향의 종류

마지막으로 서로 다른 유형의 평가는 다른 유형의 결과를 내놓는다. 단지 모든 결과가 표준 실험설계를 통해 얻은 엄격한 증거가 아니라고 해서 이들이 무의미한 것은 아니다. 현실에서 실행에 옮겨지는 프로그램의 성공에는 여러 가지의 수준이 있다. 예를 들어, 단지 프로그램을 시작해서 운영하는 것 그 자체만으로도 업적일 수 있다면 오로지 필요한 것은 과정평가(process evaluation)뿐이다. 만일 프로그램의 실행기간이 짧거나 많은 장애물 때문에 제한적인 효과만을 기대할 수 있다면 결과평가(outcome evaluation)가 최선일 것이다. 프로그램이 10년 동안 실행되는 데다 장기적인 추적연구가 포함되어 있어서 장기적인 영향을 미칠 것으로 예상할 수 있는 경우에는 이런 영향까지도 확인하는 것이 적합할 것이다. 만일 프로그램에 임상적 중재가 포함되어 있다면 임상적 결과/영향을 파악하는 것이 적합하다.

또한 변화의 증거를 제공해주는 자료에도 여러 유형이 있으며, 구체적으로는 정량적 자료(quantitative data)와 정성적 자료(qualitative data)로 나누어진다. **정량적 자료**는 수치로 표현되고 통계적으로 분석될 수 있는 정보를 말한다. 이런 정량적 자료는 선택지가 있는 설문조사나 인구 및 역학 자료처럼 공식적인 기록으로부터 얻을 수 있다. **정성적 자료**는 그 성격이 보다 **기술적**(narrative), **묘사적**(descriptive), **주관적**(subjective)인 정보로서 흔히 광범위한 면접, 초점집단, 관찰 등을 통해 얻을 수 있으며, 이 경우 보통은 정해진 질문이 없고, 사람들이 자신의 행동, 신념, 해석에 대해 충분히 설명할 시간을 갖는다. 정량적 자료는 많은 숫자의 사람들을 대상으로 하여 개인마다 완전히 동일한 방식을 사용하여 얻기 때문에 어떤 인구나 집단에 대해 비교를 하거나 일반화된 결론을 도출할 때 유용하게 사용된다. 한편 정성적 자료는 (시간이 너무 많이 걸리기 때문에) 보통 적은 숫자의 사람들을 대상으로 수집되며, 사회적 상호작용과 사건의 자세한 측면과 의미, 사람들이 상황과 사건을 해석하는 방식, 어떤 행동이 나타나는 맥락 그리고 환자-의사 관계와 같은 상호작용의 역동성이 어떻게 발생하는지를 밝혀내는 데 유용하게 활용된다.

결국 평가에는 어떤 일정한 틀과 같은 기준이 존재하지 않는다. 상황, 프로그램, 필요한 증거의 종류에 따라 달라질 수밖에 없는 것이다. 평가라는 주제를 놓고 다뤄야 할 다른 이슈들도 많다. 그러나 이 책에서의 핵심적인 이슈는 중재의 효과를 이해함에 있어서 평가의 중요결과 이를 안내하는 이론의 중요성이 될 것이다.

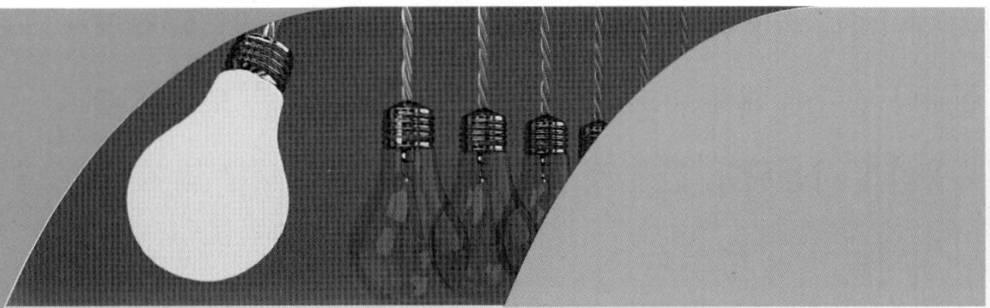

생각해 볼 문제

1. 프로그램을 평가하는 세 가지 기본적인 이유는 무엇인가?
2. 어떤 이론이 적용 가능한지 또는 유용한지 그 여부를 알고자 할 때 평가는 어떻게 도움을 주는가?
3. 현재의 공중보건사업 환경에서 평가가 필수적인 과제로 등장한 가장 중요한 이유는 무엇인가?
4. 평가의 세 가지 기본유형은 무엇이며, 각각의 목적은 무엇인가?
5. 논리 모형은 무엇이며 이론과 결과 또는 영향을 연결하고자 할 때 이 모형은 어떤 도움을 주는가?

REFERENCES

1. Windsor R, Clark N, Boyd NR, Goodman RM. *Evaluation of Health Promotion, Health Education and Disease Prevention Programs*. 3rd ed. Boston, MA: McGraw Hill; 2004.

2. World Health Organization. *Health Program Evaluation: Guiding Principles for Application of the Managerial Process for National Health Development*. Geneva, Switzerland: World Health Organization; 1980.

3. World Health Organization. *Development of Indicators for Monitoring Progress Toward Health for All by the Year 2000*. Geneva, Switzerland: World Health Organization; 1981.

4. Pirie PL, Stone EJ, Assaf AR, Flora JA, Maschewsky-Schneider U. Program evaluation strategies for community-based health promotion programs: perspectives from the cardiovascular disease community research and demonstration studies. *Health Educ Res*. 1994;9(1):23–36.

5. Prochaska JO, Velicer WF. The transtheoretical model of health behavior change. *Am J Health Promot*. 1997;12:38–48.

6. Prochaska JO, Redding CA, Evers KE. The transtheoretical model and stages of change. In: Glanz K, Rimer BK, Lewis FM, eds. *Health Behavior and Health Education*. 3rd ed. San Francisco, CA: John Wiley & Sons; 2002.

7. Bernard HR. *Research Methods in Anthropology: Qualitative and Quantitative Approaches*. 7th ed. Lanham, MD: Altamira Press; 2006.

8. Fetterman DM. *Foundations of Empowerment Evaluation*. Thousand Oaks, CA: Sage; 2000.

9. Patton MQ. *Qualitative Research and Evaluation Methods*. Thousand Oaks, CA: Sage; 2002.

10. Freire P. *Pedagogy of the Oppressed*. New York, NY: Seabury Press; 1970.

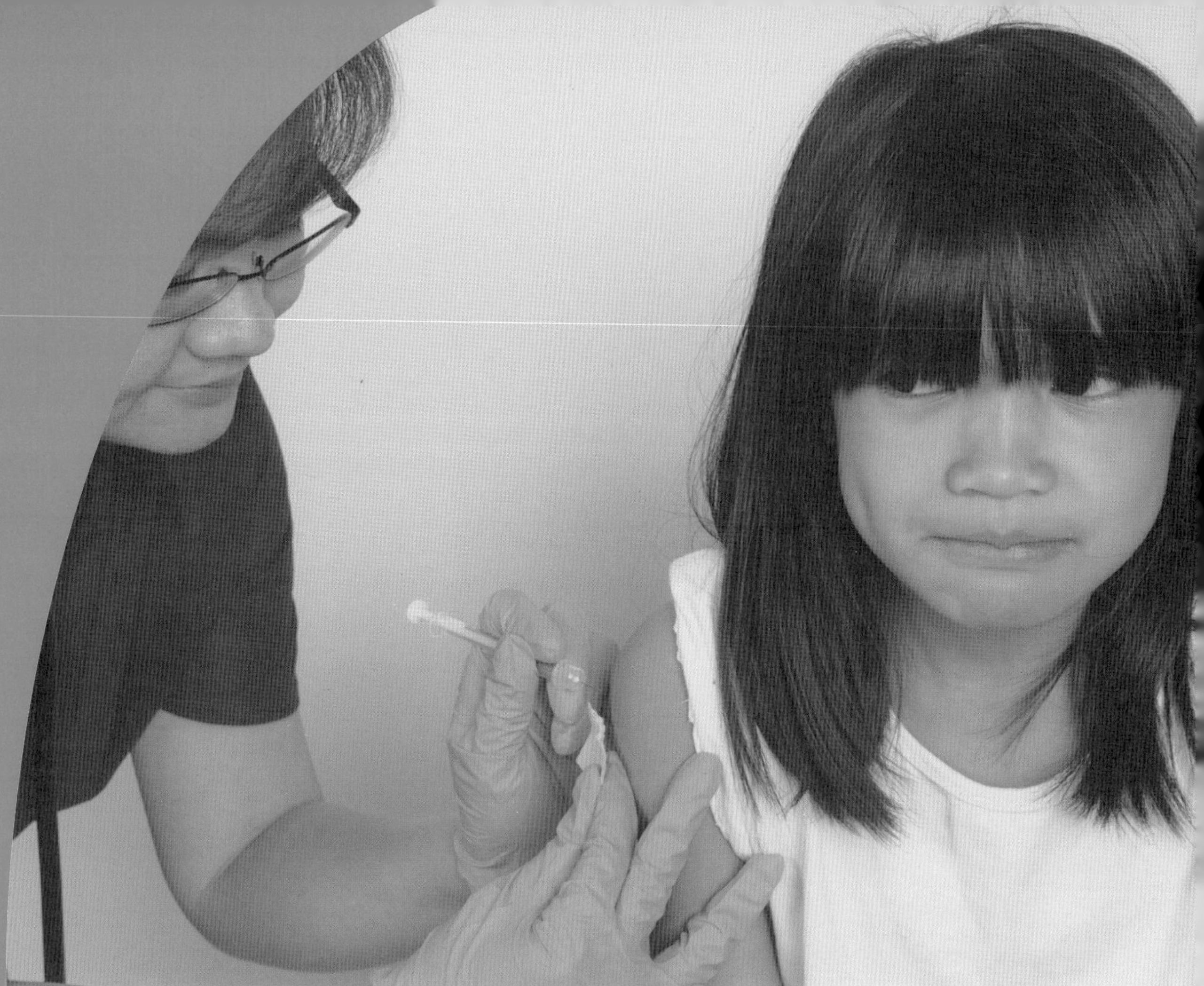

© iStockphoto/Thinkstock

제 IV 부

현재의 추세

Current Trends

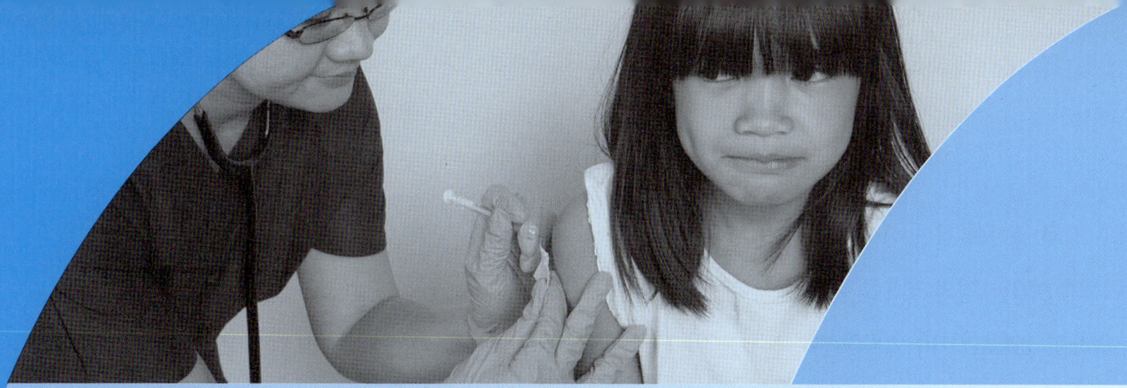

제 15 장

문화, 다양성과 건강불평등: 이론의 적합성 여부

Culture, Diversity, and Health Disparities: Are Current Theories Relevant?

학습목표

- 건강불평등 문제에 대한 현재의 관심과 다양한 인구계층과의 관계를 이해해야 한다.
- (생태학적 모형 안에서) 건강불평등을 가져오는 여러 가지 요인들을 이해해야 한다.
- 공중보건에서 중요한 쟁점인 이 문제를 다루기 위해 사회 및 행동 이론들이 어떻게 활용될 수 있는지를 이해해야 한다.

"건강은 모든 자유 중에서 으뜸이다."

–Henry Amiel, JOURNAL ENTRY, 1865. 4. 3.

서론

지금까지 '문화적으로 우수한' 또는 '문화적으로 적합한' 건강증진 중재방법을 개발하고 실행해야 할 필요성에 대해 많은 논의가 있었다. 이런 방식으로 문화를 논의하는 것은 인종적, 민족적으로 소수 인구계층 사이에 나타나는 **건강 수준의 불평등**(건강불평등)이라는 일반적인 쟁점의 일부분이기도 하며 동시에 따라 나오는 문제이기도 하다. 실제로 'Healthy People 2010' 사업의 주요 목표 중 두 번째는 건강불평등을 없애는 것이었으며[1], 이 문제는 'Healthy People 2020' 사업의 네 가지 주요 목표 중의 하나이기도 하다.[2] 건강불평등 문제의 모두가 민족적/인종적 소수집단 또는 문화적 다양성과 관련이 있는 것은 아니다. 예를 들어 단지 사회경제적 지위나 의료 취약지역인 농촌에서의 거주와 같은 지리적 문제와 관련이 있는 경우도 있다. 빈곤과 의료보험의 부족 및 이에 따른 의료 서비스 접근성의 부족 같은 관계를 포함하는 건강불평등의 어떤 측면은 대단히 심각한 문제이다. 그러나 무엇보다도 다양한 소수집단과 건강불평등의 관계는 이 사안의 가장 중요한 측면이다. 이 장에서는 지금도 끊임없이 쟁점이 되고 있는 문제에 대해 간략히 살펴볼 것이다. 이는 이 문제가 건강증진 중재방법과 이를 안내하기 위한 이론의 개발에 있어서 고려해야만 하는 많은 요인들을 불러내기 때문이다.

이 문제가 쟁점이 되는 것은 어떤 이유에서일까? 한 가지 명백한 이유는 인구문제와 관련이 있다. 미 인구조사국(U.S. Census Bureau)에 따르면 가장 빠르게 증가하고 있는 인구집단은 아시아계와 히스패닉이다. 아시아계 인구는 2000년부터 2010년까지 43%나 증가했는데 이는 인구 집단을 인종으로 구분했을 때 그 어느 집단보다도 높은 증가율이다. (인종이 아니라 민족으로 구분했을 때) 히스패닉 역시 동일한 기간 중에

43%가 증가했는데 이는 미국 인구 전체 증가의 절반 이상을 차지하는 것이며, 2010년의 총인구 3억 870만 명의 16%를 차지하는 규모이다.[3] 기존의 연구에 의하면 1967년부터 2000년대 초반 사이에 증가한 1억 명의 미국인 중에서 53%는 최근의 이민자거나 또는 그들의 후손들이었다.[4] 이는 미국 인구가 앞으로 점점 더 다양해질 것이라는 명백한 지표이며, 건강증진을 위해 개발 및 실행에 옮겨지는 중재와 프로그램은 이런 다양성에 대응을 해야 하는 것은 당연한 일이다. 더욱이 미국의 소수 인종 및 소수민족은 역사적으로 다수를 차지하는 인구 집단에 비해 건강 측면에서 좋지 않은 결과를 보여 왔다.* 아래의 불평등 사례는 미국 공중보건학협회로부터 인용하였다.[5]

- 흑인, 인디언 및 알래스카 원주민의 영아 사망률은 백인의 2배이다.
- 흑인의 HIV/AIDS로 인한 사망률은 백인의 7배 이상이다.
- 베트남계 미국 여성의 자궁경부암 발생률은 백인의 약 5배에 달한다.

소수 인종 및 민족의 건강불평등 문제는 1985년 미 보건후생부 장관 산하 특별위원회의 보고서[당시 장관이었던 마가렛 헤클러(Margaret Heckler)의 이름을 따서 '헤클러 보고서'라고 함]가 발간되면서 공공정책 이슈가 되었다.[6] 이 보고서는 암, 심혈관계 질병과 뇌출혈, (간경변으로 인한 사망건수로 측정된) 약물 의존, 당뇨병, 살인 및 사고, 영아 사망 등 여섯 가지의 건강 문제를 소수민족과 다수의 유럽계 백인 사이에 건강불평등이 존재하는 주요 요인으로 보았다. 특히 1960년 이후 미국인의 건강 수준이 현저히 개선되었지만 '소수 인종 미국인들 사이에 지속적이고도 현저한 건강불평등이 존재한다'고 결론 내렸다.[6(p2)] 예를 들어, 흑인과 백인의 건강 수준 사이에는 30년의 시차가 존재한다는 것이다.

위 보고서가 발표된 지 25년 후에 미 보건후생부(U.S. Department of Health and Human Services, DHHS)[7(pp2-3)]는 사회경제적 및 지리적 요인과 관련된 건강불평등 문제를 다루면서 '보건 의료 서비스의 이용, 보건 의료인력, 전 인구의 건강 수준, 자료수집과 연구 등의 주요 차원에서 상당한 수준의 인종적, 민족적 불평등이 여전히 존재한다. 또한 빈곤, 낮은 사회경제적 수준(socioeconomic status, SES), 보건 의료에 대한 접근성의 결여 등 사회적 요인에 있어서의 뚜렷한 차이가 인종적/민족적 차원에서 존재한다. 이러한 차이는 낮은 건강 수준을 초래하는 요인이 될 수 있다'고 결론짓고 있다.[8] 예를 들어 "보건 의료 서비스 불평등 보고서, 2011"에서는 "전국 보건 의료 질 보고서"에서 사용한 모든 측정 지표에 대해 불평등의 변화를 측정하였다. 보고서에 따르면 모든 인구 집단에 있어서 보건 의료의 질은 전반적으로 개선되었지만 의료에 대한 접근성과 의료 서비스에 있어서의 불평등은 대부분의 소수 인종/민족과 저소득층에 있어서 개선되지 않고 있다.[9(pp2-3)] 특히 보고서는 보건 의료의 질과 접근성이라는 두 가지 차원에서의 불평등을 주시하고 있다.**

보건 의료의 질에 관하여

- 흑인은 백인에 비해 질 지표상 41% 더 낮은 서비스를 받았다.
- 아시아계, 인디언, 알래스카 원주민은 질 지표상 30% 더 낮은 서비스를 받았다.
- 히스패닉은 비(非)히스패닉 백인에 비해 질 지표상 39% 더 낮은 서비스를 받았다.
- 빈곤층은 고소득층에 비해 질 지표상 47% 더 낮은 서비

---

* 이는 일반적으로 자명한 사실(truism)이며, 자명한 사실들이 모두 그렇듯 언제나 옳은 것은 아니다. 어떤 건강지표의 경우 하나 이상의 소수 인구는 주류를 차지하는 백인들보다 더 나은 결과를 보이고 있다.

** 이 보고서에서는 민족/인종 구분으로 '백인', '흑인'을 사용하고 있는데 이는 이 책의 용법과는 다른 것임을 유의하기 바란다.

스를 받았다.

보건 의료 접근성에 관하여

- 흑인은 백인에 비해 접근성 지표상 32% 더 낮은 접근성을 보였다.
- 아시아계는 백인에 비해 접근성 지표상 17% 더 낮은 접근성을 보였다.
- 인디언과 알래스카 원주민은 백인에 비해 접근성 지표상 62% 더 낮은 접근성을 보였다.
- 히스패닉은 비(非)히스패닉 백인에 비해 접근성 지표상 63% 더 낮은 접근성을 보였다.
- 빈곤층은 고소득층에 비해 접근성 지표상 89% 더 낮은 접근성을 보였다.

건강불평등의 원인

소수 인구 집단의 결과가 나쁜 이유는 복잡하고, 소수 인종/민족의 경험과 분리해내기가 어려운 문제이다. 몇 가지 예를 들어 차별, 사회적 배제, 자원에 대한 접근성의 결여, 환경 위험에 대한 과다한 노출, 광범위한 빈곤 등이 건강 관련 신념, 태도, 기대 등이 생겨나는 생활방식을 형성하는 데 기여해 왔다. 더욱이 전 세계에서 미국으로 오는 이민자들은 건강과 보건 의료에 관해 다른 생각을 가지고 있을 가능성이 높다.

이 문제에 대해 생각하는 한 가지 방식은 이렇다. 이들 역사적 상황이 만들어내는 것은 특정 인구의 **건강 경로(trajectory of health)**이다. 그리고 이는 더 넓은 사회 속에서 또는 더 넓은 환경 속에서 그들의 취약성과 역사적 경험에 대한 반응으로 형성된 어떤 질병에 대한 취약성과 노출, 건강과 관련된 지식체계, 태도, 관행 등을 포함한다. **취약성(vulnerability)**, **상황(circumstance)** 그리고 **반응(response)**은 우리가 건강불평등이라고 부르는 건강 수준의 큰 차이를 가져오는 데 더욱 강한 힘을 형성한다.

보건 의료 서비스의 이용 및 일반적인 '시스템'에 대한 태도를 예로 들어보자. 의사, 과학자 및 정부에 대한 흑인 입원환자의 불신에 대한 연구가 이루어진 바 있다.[10] 악명 높은 터스키기 매독(Tuskegee syphilis)에 관해 널리 알려진 사실로부터 생긴 오랫동안의 불신 덕분에 흑인들 사이에 HIV 검사를 꺼리는 태도가 나타나게 되었다.[11] 터스키기 연구는 1932~1972년까지 수행되었던 매독의 진행 과정에 관한 실험이다. 이 실험에서 병의 진행에 관한 정보를 얻고자 빈곤층 흑인 남성은 치료하지 않은 채 그냥 내버려두는 비윤리적인 일이 있었다. 연구자들은 공중보건 진료소(public health clinic)에서의 HIV 검사 시범사업에 있어서도 이와 비슷한 태도가 있음을 발견하였다. HIV/AIDS의 존재에 관한 음모론이 대중들에 퍼져 있었고, 공중보건 진료소에서 피를 뽑아 검사하는 것에 대해 심한 거부감이 있었던 것이다. 다른 프로젝트에서는 연구자들이 중앙아메리카에서 이민 온 근로자들 사이에 무엇보다도 이 지역에서 있었던 내전 기간 중의 고통스러운 경험들 때문에 미국에 와서도 (공중보건 진료소를 포함하는) 정부기관들을 불신하는 태도가 있음을 알게 되었다. 여기에 보험이 없거나 비용을 부담할 수가 없어서, 또는 단지 배제(exclusion)로 인하여 의료체계의 바깥에서 건강 문제를 해결하고자 했던 오랜 역사를 덧붙이면 흑인이나 라틴계 미국인들이 만약 심각한 건강 문제를 갖고 있다고 해도 백인에 비해 의사의 진료를 덜 받는다는 것은 그리 놀라운 일이 아니다.[12]

더욱이 심각한 빈곤을 경험한 인구 집단은 더 부유하고 주류에 속하는 인구 집단 사이에 일반적으로 퍼져 있는 생활방식이 익숙하지 않을 수도 있다. 이를 염두에 둔다면 흑인과 히스패닉이 백인에 비해 운동을 덜 할 가능성이 높다는 것 또한 놀랄 일이 아니다.[13] 운동은 지난 세기 동안 미국인들의 생활수준이 향상되면서, 그리고 후기산업사회에 들어와 기술 진보 덕분에 일이 육체적 활동과 점점 더 분리되면서 주로 중상위층에서 비교적 최근에 나타난 현상이다.***

건강 관련 지식은 또한 서로 다른 민족 의료체계(ethno-medical systems), 즉 질병과 질환, 병의 원인과 적절한 치료법, 적절한 서비스 제공자 등을 정의하는 지식과 관습의 문화적 체계와 관련이 있다.[14,15] 이렇듯 문화적으로 특수한 체계가 서양의 생명 의료적 지식 및 의료행위와 다르다면, 그리고 이민자들과 난민들이 이러한 민족 의료 체계에 대해 강한 애착을 갖고 있다면 표준적인 의료 서비스의 이해와 이용에 있어서 상당한 격차가 나타나게 될 것이다.

의료에 대한 접근이 가능한 경우일지라도 많은 연구가 의료체계 내에서 소수 인종과 민족에 대해 차별적인 치료가 이루어지고 있음을 보여주었다. 예를 들어 의학연구소(Institute of Medicine, IOM)의 보고서에는 문화적/언어적 차원에서 적절한 서비스의 부족 등 여러 가지 차원의 불평등을 기술하고 있다.[16] 카이저 가족재단(Kaiser Family Foundation)은 커먼웰스 재단(Commonwealth Foundation)과 마찬가지로 의료제공자의 편견과 의료 서비스의 질적 차이에 관한 많은 보고서를 발간하였다.[17-19]

의료 서비스에 있어서 **문화적 능력**(cultural competency)의 부족은 많은 연구에서 의료불평등의 원인 중 하나로 지목되어 왔다.[21,22] 이 문제를 다루기 위한 노력의 일환으로 CLAS(culturally and linguistically appropriate services)가 개발 및 보급되었는데 이는 현실에 적용할 수 있는 문화적 능력을 정의한 것이다. CLAS 기준은 문화적으로 능력이 있는 보건 의료 서비스, 언어 접근 서비스, 문화적 능력의 향상을 위한 조직 차원의 지원 등 세 가지 주제로 구성되어 있다.

*** 운동의 유행과 건강에 대한 관심은 한동안 있었던 일이고, 물론 운동선수들에게는 언제나 삶의 일부분이었다. 저자가 말하고 싶은 것은 현대적인 생활양식의 한 부분으로서 운동의 대중화이며, 이는 (피트니스 센터, 운동 기구, 러닝머신, 운동복 등에서 볼 수 있듯이) 엄청난 기업 활동과 소비자 선택의 대상이 되었다.

라오스 몽족 소녀 리아 리(Lia Lee)의 사례

"영혼에 잡혀 쓰러지다(*The Spirit Catches You and You Fall Down*)"라는 제목의 유명한 책[20]은 심한 간질을 앓는 리아 리라는 어린 소녀의 얘기를 다루고 있다. 서양의학에서 간질이라고 부르는 증상을 몽족의 민족 의료체계에서는 전혀 다른 무엇인가의 증거로 간주한다. 몽족은 주로 태국, 캄보디아, 베트남, 버마(미얀마), 중국과 국경을 맞대고 있는 서남아시아 국가 라오스의 고산지대에서 온 사람들이다. 베트남 전쟁 이후 상당수의 몽족이 미국으로 건너오게 된 것은 주로 베트남 전쟁에서 미국을 돕는 중요한 역할을 그들이 했기 때문이다. 몽족의 민족 의료체계에 의하면 병이 나는 이유 중의 하나는 아마도 갑작스러운 사건으로 말미암아 환자가 영혼을 잃어버리고 방황하기 때문이다. 이를 치료해서 영혼을 돌아오게 하려면 샤먼이 '초혼제'를 올려야 한다. 몽족에게 간질은 **영혼에 잡혀 쓰러지는 것**을 의미하며, 이는 다른 무엇보다도 다른 사람이 볼 수 없는 것을 알아낼 수 있는 힘, 즉 다른 사람들과 구별되는 특질의 증거로 받아들여진다. 이어지는 이야기는 리아의 증상을 이해하고 치료하는 방식에 있어서 몽족과 서양의학 사이의 충돌에 관한 것인데, 결국은 양쪽 모두 상대방이 상황을 어떻게 보는지에 관해 어느 정도 이해하게 되었다.

출처: Fadiman A. The Spirit Catches You and You Fall Down: A Hmong Child, Her American Doctors, and the Collision of Two Cultures. New York: Farrar, Straus and Giroux, 1997.

동시에 CLAS 기준은 의료에 있어서 문화의 역할을 이해하는 데 대한 충분한 강조 없이 조직행동만을 중시하는 입장을 나타내는 것으로 볼 수도 있다. 일부 건강불평등 연구자들[15,23]은 문화적 능력이 어떤 특정 문화를 나타내는 것으로 볼 수 있는 특징의 목록을 알아내는 것으로 비추어져서는 안 된다고 주장한다. 한 문화에 속한다고 해도 그 안의 개인들은 모두 다르고, 문화가 정적(靜的)이지도 않기에 문화적 능력이라는 것이 임상적 활동을 위한 기술(skill) 또는 점검표(checklist) 정도로 이해되어서는 안 된다는 것이다. 이 연구자들은 개인들이

문화적 및 언어적으로 적절한 서비스 기준

기준 1 의료기관은 환자/소비자가 모든 의료진으로부터 효과적이고 이해 가능하며, 그들의 건강에 대한 문화적 신념과 관습 그리고 선호하는 언어와 부합하는 방식으로 제공되는, 정중한 서비스를 받을 수 있도록 보장해야 한다.

기준 2 의료기관은 조직의 모든 수준에서 서비스 제공지역(service area)의 인구학적 특성을 대표할 수 있는 다양한 의료진을 채용하고, 이를 유지 및 촉진할 수 있는 전략을 실행에 옮겨야 한다.

기준 3 의료기관은 조직의 모든 수준과 모든 진료과목에 걸쳐 직원들이 문화적으로, 언어적으로 적절한 서비스를 제공하기 위해 상시적인 교육훈련을 받을 수 있도록 보장해야 한다.

기준 4 의료기관은 이중 언어를 구사하는 직원과 통역사의 서비스를 포함하여 모든 접촉점에서 제한적인 영어를 구사하는 환자/소비자에게 아무런 비용 부담 없이 시의 적절하게, 운영시간 내내 이루어지는 언어 지원 서비스를 제공해야 한다.

기준 5 의료기관은 환자/소비자에게 그들이 원하는 언어를 사용하여 언어 지원 서비스를 받을 권리가 있음을 구두 및 서면으로 알려야 한다.

기준 6 의료기관은 영어 구사능력이 제한적인 환자에게 제공되는, 통역사 및 이중 언어를 구사하는 직원에 의한 언어 지원 서비스 능력을 갖추어야 한다. 그리고 (환자/소비자의 요청에 의한 경우가 아니라면) 가족이나 친구에게 통역을 맡겨서는 안 된다.

기준 7 의료기관은 통상적으로 접하는 집단 그리고/또는 서비스 제공지역을 대표하는 집단의 언어로 쉽게 이해할 수 있는 환자 관련 자료와 표지판을 만들어야 한다.

기준 8 의료기관은 문화적으로 언어적으로 적절한 서비스를 제공하기 위해 분명한 목표, 정책, 운영계획, 관리책임 및 감독 메커니즘의 개요를 포함하는 전략계획 문서를 개발, 집행 및 홍보해야 한다.

기준 9 의료기관은 CLAS 관련 활동들에 대해 상시적으로 조직 자체의 평가를 수행해야 하며 내부감사, 성과향상 프로그램, 환자만족도 평가, 환자진료 성과평가(outcome-based evaluation)에 문화 및 언어적 능력과 관련된 지표를 포함시키도록 권고한다.

기준 10 의료기관은 의무기록에 개별 환자/소비자의 민족, 인종, 구어(口語) 및 문어(文語)에 대한 정보를 수집하고 이를 조직의 정보관리 시스템(MIS)에 포함시켜 주기적으로 갱신해야 한다.

기준 11 의료기관은 서비스 제공지역의 문화적/언어적 특성에 대응하는 서비스를 정확하게 계획하고 실행하기 위한 요구도 사정(needs assessment)과 함께 현재 시점에서의 인구학적/문화적/역학적 측면의 지역사회 프로필을 유지하고 있어야 한다.

기준 12 의료기관은 지역사회와 참여적이고 협력적인 제휴관계를 확립하고, CLAS 관련 활동을 설계하고 실행함에 있어 지역사회와 환자/소비자의 참여를 용이하게 하는 다양한 공식적/비공식적 메커니즘을 활용해야 한다.

기준 13 의료기관은 분쟁과 불만을 해결하기 위한 절차가 문화적/언어적으로 섬세하고, 환자/소비자의 문화적 충돌과 불만을 식별, 예방 및 해결할 수 있도록 해야 한다.

기준 14 의료기관은 CLAS 기준을 실행함에 있어서 어느 정도의 진보와 성공적인 혁신을 이루었는지에 관한 정보를 정기적으로 공표하고, 이런 정보의 가용성(可用性)에 관해 지역사회에 공지하도록 권고한다.

출처: U.S. Office of Minority Health. (2001). *National Standards for Culturally and Linguistically Appropriate Services in Health Care.* http://www.minorityhealth.hhs.gov/assets/pdf/checked/executive.pdf. 검색일 2013. 5. 1.

문화와 건강의 교차 지점을 **주관적**으로 경험하는 방식의 이해에 기초는 다른 분석틀을 제안하였다.

사회경제적 수준(socioeconomic status, SES) 그 자체 또한 건강에 대해 갖는 의미로 인해 핵심적 요인이 된다. 소수 인종/민족집단 안에도 다양한 사회경제적 범주의 구성원들이 있겠지만 이들 인구는 주로 낮은 사회경제적 집단에 몰려 있다고 보는 것이 옳을 것이며, 이는 낮은 SES의 결과가 주로 소수 인구 집단에 몰린다는 것을 의미하기도 한다. 낮은 SES는 영양결핍, 흡연, 상해, 환경오염, 실업, 저소득, 가족기능 장애, 사회심리학적 스트레스, 폭력, 여가공간의 부족 등 다양한 건강 위험 및 문제들과 관련을 맺고 있다.[24] 소득과 상관없이 민족/인종별 주거지 격리(housing segregation)는 일련의 건강 위험과 관련이 있다.[25,26] 사회경제적 수준과 맞물려 있는 주거지역의 특성 또한 비만, 폭력, 물질 남용과 같은 건강 문제에 영향을 미친다.[27,28] 다양한 주거지역 특성의 존재 또는 부재도 건강과 관련이 있는 것으로 여겨지고 있다.[29,30]

주(州) 수준에서 또는 지역사회 수준에서 나타나는 건강불평등 문제를 다루기 위한 몇 가지의 조직적 노력은 주로 이러한 사회경제적 요인에 초점을 맞추어 왔다. 예를 들어 민족적/인종적 건강불평등을 제거하기 위한 캘리포니아 캠페인(the California Campaign to Eliminate Racial and Ethnic Disparities in Health)[31]은 불평등 문제에 대한 접근에 있어서 불평등을 낳는 다수의 환경적(비의료적) 요인에 대한 분석에 기초하고 있다. 캘리포니아 캠페인에 따르면 건강불평등의 원인으로는 주거, 교육, 노동(고용), 사회경제적 상태, 기술 격차, 범죄, 교통 격차, 환경 위해 요인에 대한 노출 등이 포함된다. 이 캠페인은 또한 중요한 불평등 결정 요인으로 생각되는 20개의 지역사회 요인을 식별하여 조성된 환경, 사회적 자본, 의료서비스 및 의료기관, 사회구조적 요인의 네 가지 범주로 분류하였다. 정책링크(PolicyLink, 건강 및 기타 분야의 불평등 문제에 대해 공동체에 초점을 맞춘 해법을 모색하는 비영리 연구소)는 "공동체에 초점을 맞춘 건강불평등 감소 대책(*Reducing Health Disparities Through a Focus on Communities*)"이라는 제목의 보고서에서 건강에 대한 공동체의 영향을 다음과 같은 세 가지 영역으로 분류하였다.[32]

- **사회경제적 환경**: 문화적 특성, 사회규범, 사회적 관계망, 공동체 조직의 수준, 시민의 참여, '지역사회에 대한 평판'
- **물리적 환경**: 지역사회의 물리적 특성, 물리적 공간(공원, 작업장), 공공안전, 기회에 대한 물리적 접근성
- **의료 서비스**: 의료에 대한 접근성과 질, 지원 서비스에 대한 접근성과 질(공공 서비스, 공공 여객운송, 경찰/소방서 서비스, 공동체 기관, 상업 서비스 등)

건강불평등에 있어서 이렇듯 광범위한 사회경제적 요인들의 영향을 종합하는 또 다른 방법은 보건 의료, 경제적 및 사회적 자원들이 서로 연관을 맺고 있는 시스템에 대해 접근성을 갖지 못한 상태에서 빈곤과 사회적 한계화(social marginalization)가 (사회경제적 수준, 민족/인종 등에 따라 정의되는) 사람들의 집단을 만들어내는 것으로 생각하는 것이다. 이러한 취약한 접근성 관계(access-poor relationship)는 건강을 극대화하는 생활양식이 아니라 반대로 아주 제한된 영역에서 생존과 기타 사회적 목표(예: 가족의 욕구, 자원에 대한 접근성)를 달성하는 데 더 정신을 팔게 되는 생활양식을 낳는 것이다. 이러한 견해는 **취약인구(vulnerable populations)**[33-36]라는 분야의 문헌에서 찾아볼 수 있는데, 드레슬러(Dressler)와 그 동료들의 의료인류학(medical anthropology) 연구를 예로 들 수 있다.[37] 이는 또한 이 장의 앞부분과 다른 연구문헌에서 언급된 바 있는, 다른 **건강 경로**의 지표로서 불평등을 보는 사고방식과 비슷하다.[38]

마지막으로 소수민족/인종집단의 건강불평등 문제를 다루기 위해 만들어진 시스템이 부족하다는 문제도 있다. 그러한 건

강불평등 문제를 다룰 수 있으려면 먼저 **문제를 확인해야 한다.** 즉, 소수민족/인종집단 인구의 건강 수준과 건강불평등 정도에 관한 자료를 수집하고 보관해야 하는 것이다. 하지만 이런 일은 아직 이루어지지 않고 있다. 많은 인구계층이 '아시아계'라는 식의 일반적인 명칭으로 혼재되어 있는데 이로 인해 인구 간의 중요한 차이가 모호해지는 문제가 생긴다. 예를 들어 '아시아계'라는 한 범주 안에 베트남인과 인도인이 함께 들어가 있는 것이다. 그리고 건강불평등 문제가 확인되었다면 해당 정보는 관련 조치를 취할 수 있는 사람이나 기관으로 보내져야 하고, 문제를 해결할 수 있도록 무엇보다도 리더십, 조직 임무, 조정 및 자원 배분이 이루어져야 한다.[39]

건강불평등 문제를 해결하기 위한 이론의 접목

소수민족/인종집단의 건강불평등 뒤에 존재하는 복잡한 문제들을 해결하는 것은 쉬운 일이 아니며, 적절한 대책을 찾아내는 것 또한 매우 어려운 일이다. 더욱이 국가적 전략과 연방정부 및 다른 정부기관의 정책들은 흔히 당리당략에 사로잡혀 있기 때문에 건강불평등 문제를 해결하기 위해 사회적 요인에 초점을 맞출지, 경제적 요인 또는 단지 개인의 행동과 태도에 초점을 맞출지의 문제를 결정을 함에 있어서 특정 정치적 입장과 분리해내는 것이 어렵다.

이제 가능한 대책을 세울 수 있는 분야와 각 분야에 대응하는 몇 가지 이론에 대해 알아보자. 만일 건강불평등 문제를 해결하기 위해 다루어져야 할 필요가 있는 문제들의 종류에 대해 생각해본다면 이는 문화적으로 우수한 프로그램이나 정보 그리고 적절한 언어로 제작된 자료를 개발하는 것보다 훨씬 더 어려운 일이라는 것을 알게 될 것이다.

우선 여러분은 이 책에서의 간략한 논의를 통해 일반적인 **생태적 모형**(ecological model)이 건강불평등 문제를 이해하는데 매우 잘 적용될 수 있다는 것을 알게 될 텐데, 이는 여러 가지 다양한 요인들이 서로 연관되어 있는 그물망 또는 생태계를 형성하고 있기 때문이다. 따라서 일련의 가능한 이슈들로부터 '싸움의 대상'을 선택할 필요가 생기게 된다. 이는 또한 어떤 인구를 대상으로 하느냐에 따라 달라지는 문제이기도 하다. 건강불평등 문제와 관련하여 어떤 일련의 요인들은 다른 인구보다 특정 인구에서 더 적합할 수도 있다. 이제 사회 행동 이론의 몇 가지 적용분야에 대해 살펴보자.

개인적 접근법

'행동의 주체'는 결국 개인이므로, 설사 개인이 더 넓은 사회적 맥락 안에서 행동한다는 점을 우리가 잘 알고 있다 해도 개인 지향적인 연구 방법의 역할은 언제나 있게 마련이다. 많은 이론적 접근법들이 한 인구 집단과 관련되어 있는 특이사항과 연결될 때만 유용한 (사회규범이나 인지된 장애물과 같은) **정보의 범주**를 포함시킨다는 것을 상기하자. (어떤 규범? 어떤 인지된 장애물?) 이는 소수민족/인종집단의 건강불평등과 관련된 작업에서 개인적 이론을 사용함에 있어서 가장 중요한 문제이다. 해당 인구와 관련된 정보를 사용해야 하는 것이다. 따라서 만일 건강 신념 모형(HBM)[40,41]을 사용하기로 했다면 앞에서 이미 논의된 것처럼 의료 서비스의 이용에 있어서 인지된 장애물은 다음과 같은 요인들을 포함시킬 수 있을 것이다.

- 불신
- 의료인들이 소수문화의 필요성이나 관습을 이해하지 못할 것이라는 우려(예: 가족의 의견을 들을 필요성, 전통 약재의 사용, 노인, 여성, 남성을 검진하는 방식의 차이)
- 교통수단의 부족과 같은 물리적 어려움
- 언어–의료 제공자가 환자의 언어를 이해하지 못하는 문제

또는, 태도에 대하여 개인은 행동을 변화시킬 **의도가 있어야** 하고, 행동을 변화시키면 **긍정적이거나 가치 있는 결과**가

나타난다는 것, 그리고 자신이 행동을 변화시킬 **능력이 있다**는 것을 믿어야만 한다. 따라서 만일 어떤 위험한 행동이 '남자다움'이라는 사회적/문화적 규범과 관련이 있다면 (예를 들어 음주 또는 의료진에게 개인사는 얘기하지 않는 등) 변화 의도가 별로 없을 것이므로 이 부분이 건강증진 노력의 초점이 되어야 할 것이다.[42-45]

사회, 공동체 및 집단 접근법

이 책은 사회, 문화, 공동체, 조직 및 정치경제적 맥락에 초점을 맞추고 있는 다양한 이론들이 소개되고 있다. 소수민족/인종집단의 건강불평등 문제를 낳는 이들 배경적 요인들을 상기하고, 그리고 그러한 배경이 지역사회, 건강 문제마다 달라진다는 사실과 이 문제에 대해 무엇인가를 하려면 대상인구와 상황에 맞게 맞춤식으로 해야 한다는 점을 염두에 두면서, 이론과 실천의 통합 가능성에 대해 다루어보고자 한다.

보건 의료 서비스에 대한 접근성을 높이려면, 또는 소수민족사회에 영향을 미치는 (그리하여 건강불평등의 중요한 요인이 되는) 환경 위험을 제거하려면 지역사회 동원과 옹호 전략이 유용할 수 있다. 이러한 전략은 일반적으로 소수민족 사회의 역량과 권한을 증가시킨다.[46,47] 지역사회 동원은 또한 금연 중재와 관련, 질병통제 및 예방센터(CDC)의 "지역사회 가이드(*Community Guide*)"가 권장하고 있는 전략 중의 하나이다. 사회적 마케팅, 매체 홍보, 의사소통 캠페인 등과 함께 동원 및 옹호 노력을 통해서도 지역, 주(州) 또는 심지어 전국 차원에서의 정책적 변화와 의료시설에 대한 접근성의 제고가 가능하다.

집단이나 인구가 공유하는 규범, 태도, 신념의 문제를 다루기 위해 사회적 마케팅[48]과 대중매체/의사소통 캠페인[49] 등을 포함하여 다수의 의료 의사소통 전략들은 개인들에게 정보를 발송하는 과정과 대상인구의 구성원들이 건강한 행동을 채택할 가능성을 극대화하는 것에 초점을 맞추고 있다. 집단규범을 다루는 것은 개인의 행동 변화와는 다른 문제이며 공동체 지도자, 초기 수용자(early adopters) 등 집단 안에서 핵심적인 인사들과의 공동 노력, 사회관계망과의 공동 노력과 기타 전략을 동원해야 한다.[50-52] 모든 이론과 마찬가지로 이들 접근방법 중 그 어떤 것을 사용하더라도 제일 먼저 요구되는 것은 특정 사회문화 집단의 핵심인사 또는 사회관계망과 해당 집단에 전달할 의미 있는 주제/메시지를 알아내는 것이다. 예를 들면 어떤 이민자 집단의 사회관계망은 축구나 스포츠 리그를 중심으로 형성되거나 교회/종교 조직 안에 존재한다.

또한 보다 더 넓은 정치사회적 배경도 존재한다. 사회경제적 불평등을 줄이는 것은 장기적인 문제이지만 어떤 공동체/환경적 접근방법과 전략들은 이를 조정된 공동체 전략(coordinated community strategy)의 일환으로 다루고 있다. 예를 들어 보스턴에서의 불평등 프로젝트는 특히, 목표로 삼은 소수민족의 고용 및 사회경제적 문제를 다루기 위해 노력하였다(www.bphc.org 참조). 이 프로젝트는 '시군(市郡) 보건 의료업무 담당자 전국연합(National Association of County and City Health Officials, NACCHO)'에 의해 전도유망한 사업으로 인정된 바 있다. 의료보험에 대한 접근성을 보장하기 위한 사업 또한 이런 범주에 포함된다.

다차원(multilevel) 프로그램

몇 개의 프로그램은 이들 몇 가지 실행전략을 한꺼번에 묶어서 시도하기도 하였다. 예를 들자면 CDC의 REACH(Racial and Ethnic Approaches to Community Health) 프로그램은 지역사회의 조직 역량, 목표 활동, 지식 및 행동 변화, 그리고 건강 수준의 향상 사이의 연결 관계에 초점을 맞추고 있다. 그림 15-1에 건강불평등 문제를 다루기 위한 CDC의 사회경제적 분석틀 모형이 제시되어 있다.

캘리포니아 오클랜드 소재의 예방연구소(Prevention Institute)가 미국 소수민족건강청(U.S. Office of Minority Health)의 지원을 받아 개발한 THRIVE(Toolkit for Health and Resilience in Vulnerable Environments) 프로그램은 탄력적인 지역사회(resilient communities)의 확립에 초점을 맞추고 있다.[53] THRIVE는 프로그램이 강화하고자 하는 지역사회 내 요인들의 네 가지 클러스터(또는 영역)에 기반을 두고 있다. 네 가지 클러스터는 조성된 환경, 사회적 자본, 의료 서비스와 의료기관 및 구조적 요인으로 구성되어 있다. 또한 브라운슨(Brownson), 헤어조슈(Haire-Joshu)와 루크(Luke)[54]는 지역사회 간 조정이 중요한 역할을 하는 만성질환

그림 15-1 CDC의 사회문화적 틀

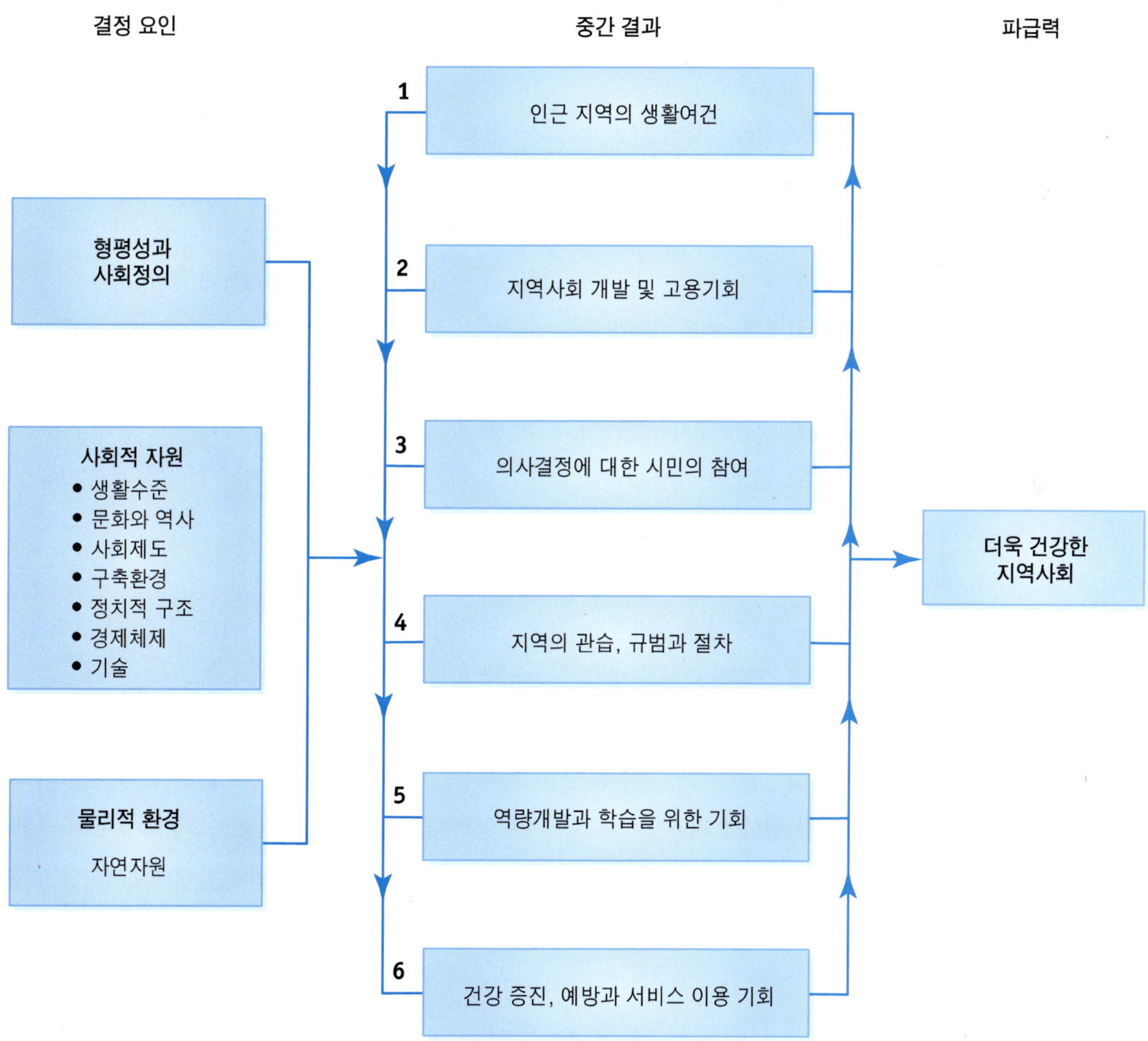

"사회환경과 건강의 연계를 위한 지역사회가이드 모형"에서 소개된 모형을 수정하였음. Anderson LM, Scrimshaw SC, Fullilove MT, Fielding JE. Am J Prev Med 2003; 24(3S);12–20.

영역을 검토하였다. 금연 중재가 가장 많이 연구되었는데 그 초점은 정책/규제, 금연 서비스 접근성, 사회규범의 변화, 지역사회 동원 등이었다.[54]

조직이론

건강불평등에 영향을 미치는 공중보건체계와 지역 보건 의료체계의 문제를 다루는 활동을 설계하고 실행에 옮기는 데는 이 책에서 논의된 **조직개발 이론**(organizational development theory)이 적합하다. 핵심은 지역, 지방, 주 및 전국 수준에서의 요소들을 통합하는 것이다. 목표 달성을 지향하는 조직 내에서 모든 요소들을 통합하게 되면 소수민족/인종의 건강상태를 향상시킬 수 있을 것이다. 변화를 가져올 수 있는 조직상의 몇 가지 특징은 다음과 같다.

- **명확한 목적**: 건강불평등의 제거라는 목적, 임무 및 가치는 조직의 임무설정 및 평가의 진행을 위한 기준을 분명하게 해준다. 그 예로: 물질 남용 및 정신건강서비스청(SAMHSA)의 주(州) 대상 유인 프로그램(State Incentive Grants program)에서는 전략적 예방 원칙(Strategic Prevention Framework)을 마련하여 자금의 피교부자인 주에게 보급하였으며, 이 원칙은 피교부자를 평가하는 수단이 될 뿐만 아니라 자금의 집행 방향에 대한 안내자 역할을 하도록 기대되었다.

- **조직을 궤도상에 유지하는 데 필요한 헌신적 리더십**: 예를 들자면 보스턴 공중보건위원회(Boston Public Health Commission)의 불평등 프로젝트에서는 시장의 강력한 참여 의지가 전면에 부각되었고, 시장 직속의 특별대책본부가 의제와 프로젝트의 내용을 결정하였다.

- **공공 및 민간부문을 포함, 시스템 내 모든 차원(level)의 참여를 포함하는 협력 관계 구축**: 거의 대부분의 모델 시스템은 공사(公私) 간 협력을 특징으로 한다. 위에서 언급한 보스턴 공중보건위원회의 불평등 프로젝트가 좋은 예이다. 지역의 정부기관은 주의 불평등위원회와 협력하는 동시에 시장의 특별대책본부가 정한 활동의제에 따라 움직이는 지역사회조직과 보건 의료 제공자에게 교부금으로 지급할 민간부문 재원을 조정하는 역할을 수행한다. 현재 그 효과성에 관한 평가 작업이 진행 중이기는 하지만 그동안에는 공식적인 평가가 이루어지지 않았었다.

- **정보의 수집과 공유를 위한 효과적 수단**: 건강불평등의 경우에 있어서는 불평등의 의미, 결정 요인 및 이들 결정 요인에 영향을 미치기 위해 어떤 바람직한 실행 전략이 있을 수 있는지 등에 관한 정보가 포함된다.

- **목표 달성을 위한 자원의 효과적 사용**: 목적, 리더십, 협력 및 정보가 갖추어져 있다고 해도 조직의 활동을 뒷받침하는 데 쓰일 가용자원이 없다면 프로그램은 작동할 수 없다.

- **평가**: 조직이 하고 있는 일이 과연 원하는 효과를 가져올 수 있는지 확인해야 한다.

마지막으로 건강불평등 문제의 효과적인 해결을 가로막는 한 가지 보편적인 장애 요인은 조정(coordination)과 관련된 것이다. 대단히 많은 기관과 조직이 나름대로의 역할을 수행하므로 이들 간에 서로 그 어떤 의사소통 없이 또는 서로 알지도 못하는 가운데, 어떤 종류의 활동과 정책을 실행할 것인지에 대한 합의된 접근법이나 분석틀도 없이 동일한 문제에 여러 다른 조직들이 중복적으로 매달리는 일이 흔히 발생한다. 조정 없이는 그 어떤 노력으로도 다루기 힘든 간극이 있을 수 있다.

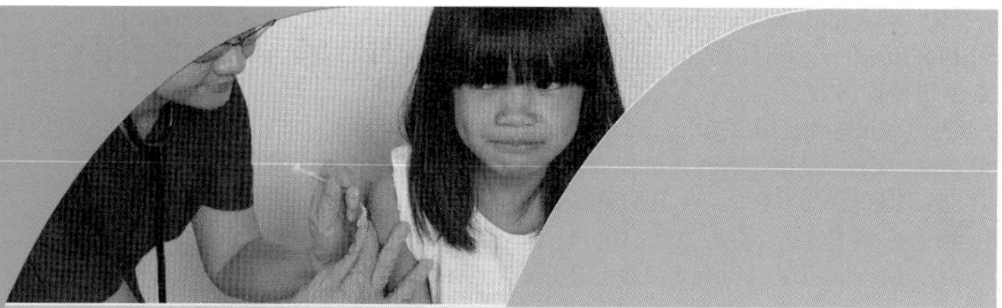

© iStockphoto/Thinkstock

생각해 볼 문제

1. 소수민족/인종집단의 건강불평등이 의미하는 것은 무엇인가? 이 문제는 왜 중요한가?
2. 건강 불평등을 낳는 주요 요인들은 무엇인가?
3. **소수민족/인종집단의 건강불평등**이라는 용어는 다양한 상황을 포괄하지만 **취약인구**의 개념은 이들 상황을 모두 함께 연관지어 다룬다. 이를 설명하라.
4. 건강불평등 문제를 다루기 위해 개인 지향적 이론/접근법을 어떻게 사용할 수 있는가?
5. 건강불평등 문제를 다루기 위해 사회, 집단, 공동체 및 조직 이론/접근법을 어떻게 사용할 수 있는가?

REFERENCES

1. U.S. Department of Health and Human Services. *Healthy People 2010*. Rockville, MD: U.S. Department of Health and Human Services; 2000.
2. U.S. Department of Health and Human Services. *Healthy People 2020*. Rockville, MD: U.S. Department of Health and Human Services; 2010.
3. U.S. Census Bureau. 2010 census data. http://www.census.gov/2010census/. Accessed July 6, 2013.
4. El Nasser H. A nation of 300 million. *USA Today*. July 5, 2006:A-1.
5. American Public Health Association. *Get the Facts—Health Disparities: The Basics*. Washington, DC: American Public Health Organization. http://www.apha.org/NR/rdonlyres/54C4CC4D-E86D-479A-BABB-5D42B3FDC8BD/0/HlthDisparty_Primer_FINAL.pdf. Accessed July 6, 2013.
6. U.S. Department of Health and Human Services. *Report of the U.S. Department of Health and Human Services Secretary's Task Force on Black and Minority Health*. Vol. I, Executive Summary. Washington, DC: U.S. Department of Health and Human Services; 1985.
7. U.S. Department of Health and Human Services. *HHS Action Plan to Reduce Racial and Ethnic Disparities: A Nation Free of Disparities in Health and Health Care*. Washington, DC: U.S. Department of Health and Human Services; 2011.
8. Ibid., and see Centers for Disease Control and Prevention. CDC Health Disparities and Inequalities Report—United States, 2011. *MMWR*. 2011;60(suppl):1–114.
9. Agency for Healthcare Research and Quality. *National Healthcare Disparities Report*. Rockville, MD: Agency for Healthcare Research and Quality; 2011.
10. Corbie-Smith G, Thomas SB, Williams MV, Moody-Ayers S. Attitudes and beliefs of African-Americans towards participation in medical research. *J Gen Intern Med*. 1999;14:537–546.
11. Thomas SB, Quinn SC. The Tuskegee Syphilis Study, 1932 to 1972: implications for HIV education and AIDS risk education programs in the black community. *Am J Public Health*. 1991;81:1498–1505.
12. Agency for Healthcare Research and Quality. *National Healthcare Disparities Report*. Rockville, MD: Agency for Healthcare Research and Quality; 2008.
13. August KJ, Sorkin DH. Racial/ethnic disparities in exercise and dietary behavior of middle aged and older adults. *J Gen Intern Med*. 2011;26(3):245–250.
14. Brown P, ed. *Understanding and Applying Medical Anthropology*. 2nd ed. New York, NY: McGraw-Hill; 2009.
15. Edberg M. *Essentials of Health, Culture and Diversity: Understanding People, Reducing Disparities*. Burlington, MA: Jones & Bartlett; 2012.
16. Smedley BD, Stith AY, Nelson AR, eds. *Unequal Treatment: Confronting Racial and Ethnic Disparities in Health Care*. Institute of Medicine report. Washington, DC: National Academies Press; 2003.
17. Lillie-Blanton M, Lewis CB. *Issue Brief: Policy Challenges and Opportunities in Closing the Racial/Ethnic Divide in Health Care*. Menlo Park, CA: The Henry J. Kaiser Family Foundation; 2005.
18. Lillie-Blanton M, Rushing EO, Ruiz R, Mayberry R, Boone L. *Racial/Ethnic Differences in Cardiac Care: The Weight of the Evidence*. Menlo Park, CA: The Henry J. Kaiser Family Foundation; 2002.
19. SteelFisher GK. *Issue Brief: Addressing Unequal Treatment: Disparities in Health Care*. New York, NY: The Commonwealth Fund; November 2004.
20. Fadiman A. *The Spirit Catches You and You Fall Down: A Hmong Child, Her American Doctors, and the Collision of Two Cultures*. New York, NY: Farrar, Straus and Giroux; 1997.
21. Anderson L, Scrimshaw S, Fullilove M, Fielding JE, Normand J. Culturally competent healthcare systems: a systematic review. *Am J Prev Med*. 2003;24(3S):68–79.
22. Geiger HJ. Racial stereotyping and medicine: the need for cultural competence. *Can Med Assoc J*. 2001;164(12):16–19.
23. Kleinman A, Benson P. Anthropology in the clinic: the problem of cultural competency and how to fix it. *PLoS Med*. 2006;3(10):e294.
24. Kawachi I, Kennedy BP, Wilkinson RG. *Society and Population Health Reader*. Vol I, Income Inequality and Health. New York, NY: The New Press; 1999.
25. Williams DR, Collins C. Racial residential segregation: a fundamental cause of racial disparities in health. *Pub Health Rep*. 2001;116(5):404–416.
26. Richards CF, Lowe RA. Researching racial and ethnic disparities in health. *Acad Emerg Med*. 2003;10(11):1169–1175.
27. Morland K, Wing S, Diez-Roux A, Poole C. Neighborhood characteristics associated with location of food stores and food service places. *Am J Prev Med*. 2002;22:23–29.
28. Shihadeh ES, Flynn N. Segregation and crime: the effect of black isolation on the rates of black urban violence. *Sociolog Forces*. 1996;74:1325–1352.
29. LaVeist TA, Wallace JM Jr. Health risk and the inequitable distribution of liquor stores in African-American neighborhoods. *Soc Sci Med*. 2000;51:613–617.
30. Kretzmann JP, McKnight JL. *Building Communities from the Inside Out: A Path Toward Finding and Mobilizing a Community's Assets*. Chicago, IL: ACTA Publications; 1993.
31. California Campaign to Eliminate Racial and Ethnic Disparities in Health. *Health for All: California's Strategic Approach to Eliminating Racial and Ethnic Health Disparities*. Oakland, CA: The Prevention Institute; 2003.
32. PolicyLink. *Reducing Health Disparities Through a Focus on Communities*. Oakland, CA: PolicyLink; 2003.
33. Sebastian JG. Definitions and theory underlying vulnerability. In: Sebastian JG, Bushy A, eds. *Special Populations in the Community: Advances in Reducing Health Disparities*. Gaithersburg, MD: Aspen; 1999.
34. Sebastian JG. Vulnerability and vulnerable populations. In: Stanhope M, Lancaster J, eds. *Community Health Nursing: Promoting the Health of Individuals, Aggregates and Communities*. 4th ed. St. Louis, MO: Mosby; 1996.
35. Aday LA. *At Risk in America: The Health and Health Care Needs of Vulnerable Populations in the United States*. San Francisco, CA: Jossey-Bass; 1993.
36. Flaskerud JH, Winslow BJ. Conceptualizing vulnerable populations health-related research. *Nursing Res*. 1998;47(2):69–78.
37. Dressler WW, Ochs KS, Gravlee CC. Race and ethnicity in public health research: models to explain health disparities. *Ann Rev Anthropol*. 2005;34:231–252.
38. Edberg M, Cleary S, Vyas A. A trajectory model for understanding and assessing health disparities in immigrant/refugee communities. *J Immigr Minor Health*. March 2010. doi: 10.1007/s10903-010-9337-5.
39. Gibbs BK, Nsiah-Jefferson L, McHugh MD, Trivedi AN, Prothrow-Stith D. Reducing racial and ethnic health disparities: exploring an outcome-oriented agenda for research and policy. *J Health Polit Policy Law*. 2006; 31(1):185–218.
40. Becker MH, ed. The health belief model and personal health behavior. *Health Educ Monogr*. 1974;2:Entire issue.
41. Janz NK, Becker MH. The health belief model: a decade later. *Health Educ Q*. 1984;11(1):1–47.
42. Ajzen I. The theory of planned behavior. *Organ Behav Human Decision Processes*. 1991;50:179–211.
43. Ajzen I, Fishbein M. *Understanding Attitudes and Predicting Social Behavior*. Englewood Cliffs, NJ: Prentice Hall; 1980.
44. Bandura A. *Social Foundations of Thought and Action*. Englewood Cliffs, NJ: Prentice Hall; 1986.
45. Bandura A. *Social Learning Theory*. Englewood Cliffs, NJ: Prentice Hall; 1977.
46. Minkler M, Wallerstein NB. Improving health through community organization and community building. In: Glanz K, Rimer BK, Lewis FM, eds. *Health Behavior and Health Education: Theory, Research and Practice*. 3rd ed. San Francisco, CA: Jossey-Bass; 2002.
47. Freire P. *Pedagogy of the Oppressed*. New York, NY: Seabury Press; 1970.

48. Kotler P, Roberto EL. *Social Marketing Strategies for Changing Public Behavior.* New York, NY: Free Press; 1989.

49. Maibach E, Parrott R, eds. *Designing Health Messages: Approaches from Communication Theory and Public Health Practice.* Thousand Oaks, CA: Sage; 1995.

50. Rogers EM. *Diffusion of Innovations.* 4th ed. New York, NY: Free Press; 1995.

51. Scott J. *Social Network Analysis: A Handbook.* 2nd ed. London, England: Sage; 2000.

52. Trotter RT II. Friends, relatives, and relevant others: conducting ethnographic network studies. In: Schensul JJ, LeCompte MD, Trotter RT II, Cromley EK, Singer M, eds. *Mapping Social Networks, Spatial Data, and Hidden Populations: Ethnographer's Toolkit 4.* Walnut Creek, CA: Altamira Press; 1999.

53. Prevention Institute. *THRIVE: Final Project Report Executive Summary.* Oakland, CA: Prevention Institute; 2004.

54. Brownson RC, Haire-Joshu D, Luke DA. Shaping the context of health: a review of environmental and policy approaches in the prevention of chronic diseases. *Ann Rev Public Health.* 2006;27:341–370.

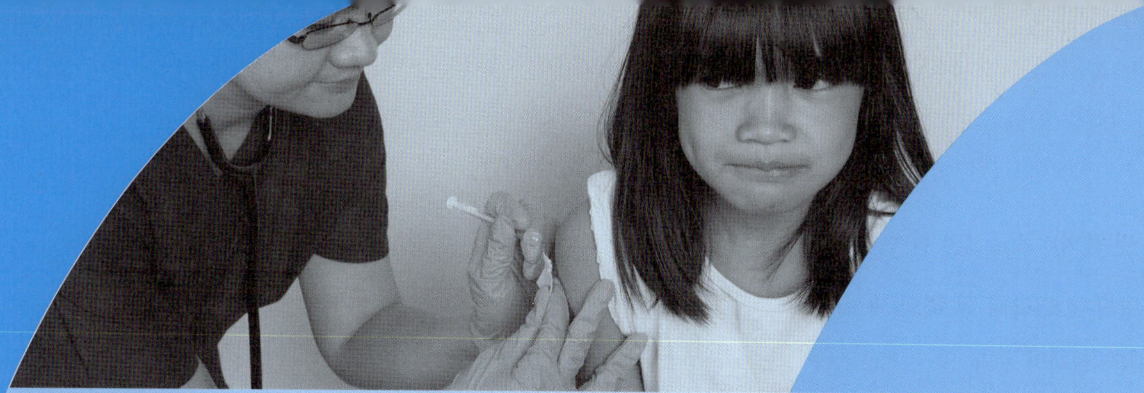

© iStockphoto/Thinkstock

제 16 장

공중보건 분야에서의 진로 선택과 사회/행동 이론: 간략한 소개

Career Choices and Social/Behavioral Theory in Public Health: A Brief Introduction

학습목표

- 사회/행동 이론의 지식과 경험이 중요한 역할을 하는 공중보건 분야에 있어서 선택 가능한 진로의 종류를 기술할 수 있어야 한다.
- 사회/행동 이론이 서로 다른 진로의 환경에서 어떻게 활용되는지 이해해야 한다.

"사람들에게 모범을 보이는 일에 앞서 나가고, 그들의 일에 관심을 기울이라."

—공자, 논어

가능성

공중보건 분야의 일을 하는 데 있어서 사회/행동 이론에 대한 충분한 지식과 현실에의 실제 적용 능력은 점점 더 중요한 자격조건이 되고 있다. 독자들은 이 책에서 이론적으로 뒷받침되고 있는 프로그램과 중재의 수많은 사례를 충분히 보았을 것이다. 점점 더 많은 프로그램들이 이런 경향을 뒤따르고 있는데 이는 지금까지 우리가 봐왔듯이 의미가 있고, 효과적이며, 증거에 기초한 프로그램을 개발하는 일에 엄청난 중요성이 부여되고 있기 때문이다. 의미 있는 프로그램을 설계함에 있어서 이론의 사용은 핵심적인 부분이 되고 있는데 이는 이론이—실제 상황과 사람들에게 적절하게만 연결된다면—중재에 일관성(coherence)을 부여하기 때문이다.

더욱이 어떤 프로그램의 설계와 실행에 있어서 이론을 사용해야 의미 있는 평가가 가능해지는데 이는 이론적 기초(theoretical base)가 프로그램의 결과로서 무엇이 **변화해야** 하는지, 그래서 무엇이 평가되어야 하는지를 알려줄 수 있기 때문이다. 실제 상황 및 프로그램의 구성요소와 적절히 연계된 사전적 이론과 사후적인 평가가 함께 어우러져야 현실에서 효과적으로 작동하는 것이 무엇인지에 관한 지식의 토대를 쌓는 데 필요한 증거를 제공할 것이라는 점은 아무리 강조해도 지나치지 않다.

그리고 자본은 그러한 분야로 흘러가게 되어 있다.

이제 사회/행동 이론에 관한 지식과 그 적용이 중요한 역할을 하는 공중보건 분야에서 선택할 수 있는 진로의 예를 몇 가지 알아보기로 하자. 이들은 다음과 같이 몇 가지 범주로 나눌 수 있다.

- **정부 또는 공공기관(국내 및 해외)**: 프로그램 설계 및 관리
- **지역사회에 토대를 둔 비영리 조직(국내 및 해외)과 학교**: (평가를 포함한) 프로그램의 설계와 중재 및 지지(advocacy)
- **민간 부문의 자문 조직**: 프로그램의 설계와 평가, 기술적 지원
- **민간 기업**: (평가를 포함한) 프로그램의 설계와 중재
- **의료 서비스 제공자**: (평가를 포함한) 프로그램의 설계와 중재
- **대학 및 연구소**: 행동 연구, 프로그램 설계 및 평가, 협동연구, 교육 훈련, 능력 향상

정부 또는 공공기관

정부기관(연방정부, 주 정부, 지방정부 또는 국제기구)이 수행하는 전형적인 업무는 HIV/AIDS와 같은 특정 건강 문제에 대응하는 데 필요한 자금을 나눠주고 관리하는 일이다. 이를 위해 정부기관은 비정부 조직들로부터 실제 프로그램의 설계, 중재 및 평가를 수행하는 데 필요한 자금의 교부신청을 받는다. 자금신청의 공고에는 다른 무엇보다 프로그램의 목적, 수행해야 할 활동의 종류, 자금의 규모, 프로그램의 성공 여부를 측정하는 기준 등이 기술되어 있다. 이러한 공고는 정부기관이 특정 건강 문제를 해결하는 데 적절하다고 판단하여 채택한 프로그램의 틀(framework) 또는 이론적 접근법에 기초하는 경향이 점점 더 두드러지고 있다. **프로그램 책임자**(program head)와 **프로그램 관리자**(program officer)는 정부기관 내에서 이런 문제를 결정하는 직위에 있는 사람들이다. 하지만 이들이 직접 프로그램을 수행하고 평가 작업을 하는 것은 아니다. 이 일은 자금을 교부하는 사업공고에 대해 신청서를 제출하여 채택된 조직이 수행하고, 프로그램 관리자는 이들에 대한 **관리감독** 업무를 맡는다.

일단 해당 프로젝트의 수행을 원하는 조직이 제출한 신청서가 접수되면 자금을 제공하는 조직의 직원뿐만 아니라 해당 분야의 전문가로 구성된 위원회가 이 신청서를 심사하게 된다. 선정 여부는 해당 사업을 완수하기 위한 계획, 사업비용, 신청 조직의 사업수행 능력 등에 기초하여 매겨지는 점수로 정해지게 된다.

또한 정부기관은 해당 기관의 고유 임무를 수행하기 위한 정책업무에 종사하기도 한다. 예를 들어 (대기 및 수질오염 또는 간접흡연과 관련된) 가이드라인과 규제를 만들기도 하고, 건강 불평등과 관련된 정책 권고를 내놓기도 한다. 이 경우 정부기관 내 정책입안 부서의 관료들은 정책을 개발하고, 합의를 이루어내며, 회의나 회합 등을 통해 정책 권고안을 보급하는 일을 수행한다. 이러한 정책을 개발하는 과정에서 생태적 모형, 의사소통 전략, 조직동원(organizational mobilization) 등의 접근방법이 상당한 정도로 활용된다.

비영리 또는 지역사회 기반 조직

이들 조직은 앞에서 기술된 과정에 있어서 정부기관/프로젝트 관리자의 정반대쪽 끝에 위치해 있다. 지역사회 기반 조직(community-based organization, CBO)은 지역사회 주민들과 직접적인 접촉관계를 유지하면서 지역사회 및 건강행동 관련 환경에 관한 자세한 정보를 보유하고 있다. 만일 당신이 이런 종류의 기관과 함께 일을 해야 한다면 프로그램의 설계와 평가와 관련하여 다음과 같은 경우에 사회/행동 이론을 사용해야 할 것이다.

- 공중보건 사업이나 건강증진 사업을 수행하기 위한 사업비를 신청하거나 계약을 맺도록 정부나 민간기관이 요청할 때
- 당신이나 당신이 속한 조직이 지역사회의 중요한 요구(need)를 충족하기 위해 사업비를 따내려고 하는 프로그램(또는 사업 구상)의 개발이 끝난 후

프로그램 관리자의 사례

노라 헨더슨(Nora Henderson), MPH
(실제로 존재하지는 않는 가상의 인물)

직위: 미국 보건후생부의 프로그램 관리자(Program Officer, U.S. Department of Health and Human Services)

교육배경: 공중보건학 석사(건강증진 전공). 사회심리학 학사. 5년간 어느 도시의 비영리 조직에서 심혈관 질환, 당뇨, HIV/AIDS 등과 관련하여 다양한 인구를 대상으로 보건교육 및 봉사활동 프로그램을 개발하고 수행하였다. 그러고 나서 지금의 직책을 맡기 전까지 다시 5년간 주(州) 공중보건부에서 지역사회에 기초한 몇 가지 프로그램을 관리하는 업무를 담당하였다.

업무상 책임: 그녀는 오락시설이 거의 없는 도시지역에 거주하는 청소년과 가족들을 대상으로 비만과 당뇨병을 예방하는 전국 지역사회 자금지원 사업(national community grant program)의 설계, 실행 및 평가 작업을 지원하고 있다. 이 사업이 의도하는 바는 교육(위험에 관한 지식을 증가시키기 위한)과 환경 변화(오락 기회의 증가를 위한)를 동시에 추구하는 것이다. 후자는 지역사회 동원과 민관(民官) 협조를 통해 달성된다. 헨더슨은 4명의 프로그램 관리자 중 1명으로 그녀의 1차적인 업무는 남동부의 지역사회에 자금이 지원되도록 하는 것이다. 그녀는 담당지역의 자금 사용을 관리하고, 기술적 지원과 조언을 제공하며, 사업을 분석하여 보고서를 작성한다. 또한 그녀는 평가 책임자와 함께 자신이 자금을 지원한 사업에 대해 효과적인 평가가 이루어지도록 하고, 사업 내용을 발표하는 일에 참여하기도 한다.

어록: "지역사회 차원에서 일을 해보고 나니 어떤 건강 문제의 경우 대단히 많은 요인들이 서로 연결되어 있는 것을 몸으로 직접 겪어 알게 되었다. 이는 현재의 사업을 설계하는 데 정말 큰 도움이 되는데, 이 사업을 통해 우리는 비만 문제를 여러 각도에서 다루려 하고 있다."

일단 사업이 시작되면 당신은 평가업무에도 관여해야 할 것이고, 해당 분야의 전문지식을 갖춘 다른 조직과 협업을 해야 하기도 할 것이다.

약간 강조점이 다른 비영리 조직으로 **옹호 조직**(advocacy organization)이 있다. 지지조직의 초점은 어떤 쟁점 또는 일단의 관련 쟁점들에 대한 대중의 참여를 이끌어내고, 해당 쟁점에 대한 정부 정책에 영향을 미치는 일에 맞추어져 있다. 이런 조직들은 일반적으로 각종 매체, 사회적 마케팅과 기타의 전달 수단을 활용하며 직접 정책결정 과정에 참여하기도 한다. 상황보고서 초안을 작성하는 일이나 법률안 초안의 작성을 보조하는 일 등을 예로 들 수 있다. 지지 조직과 함께 하는 일은 이런 종류의 활동을 계획하거나 실행에 옮기고 해당 사안과 관련이 있는 배경연구를 수행하는 것 등이다.

어떤 경우든지 이 모든 조직들의 공동과제는 **사업제안서를 준비하고 작성하는 일이다.** 사업제안서는 통상 다음의 항목들을 포함한다.

- 대응해야 할 건강 문제의 기술(記述)
- 이론과 문제에 대한 분석의 토대 위에서 특정 사업을 통해 해당 건강 문제에 대응하기 위한 계획
- 사업의 효과를 평가하기 위한 계획
- 사업에 참여하는 인력과 자원에 대한 기술 및 인력과 조직의 자격/능력에 대한 기술
- 제안하고 있는 사업과 관련하여 조직이 축적해 놓은 경험에 대한 기술
- 사업예산과 사업기간

이러한 역할에서의 예외는 포드 재단(Ford Foundation)이나 카이저 패밀리 재단(Kaiser Family Foundation)과 같은 **민간재단**(private foundation)이다. 이들도 비영리 조직이기는 하지만 공모를 통해 선정된 사업에 대해 사업비를 지급하고 관리하거나, 정책 권고를 개발하고 보급한다는 점에서 마치 공공기관처럼 행동하는 측면을 갖고 있다.

비영리 조직 사례

재니스 히메네스(Janice Jimenez), MPH
(실제로 존재하지는 않는 가상의 인물)

직위: 취약인구계층을 위한 예방 서비스 접근성을 높이는 일을 하고 있는 비영리 지지조직 액세스 포 올(Access for All)의 의사소통 담당자.

교육배경: 공중보건학 석사(의사소통 전공). 그녀는 미국과 멕시코의 국경지대에 있는 애리조나 주 노게일스(Nogales)에서 몇 년간 일한 다음에 플로리다 데이드 카운티(Dade County)에 있는 지역사회 기반 조직에서 일을 하였다. 이 CBO에서는 국경지대의 이주 농업노동자부터 하이티 이민자에 이르기까지 다양한 종류의 인구계층에 제공되는 예방사업과 서비스의 종류를 개선하는 일을 하였다. 대부분의 CBO들은 많은 인력을 갖추고 있지 못했기 때문에 히메네스는 웹/그래픽 디자인과 행사 기획 등 다양한 일들을 배웠는데, 이는 그녀의 전공이 의사소통이었기 때문에 나중에 굉장히 유용하게 활용할 수 있었다. 그녀는 또한 새로운 프로그램의 예산을 얻는 데 도움을 줄 수 있는 자료의 생산에서 평가가 중요하다는 사실을 알게 되었다.

업무상 책임: 의사소통 책임자와 함께 주 정부와 지방정부 관리는 물론 의회의 의원들을 대상으로 하는 의사소통 전략을 수립하는 것이 그녀의 임무이다. 또한 웹사이트, 사회관계망 서비스 및 보도용 자료의 내용을 개발하는 것도 그녀의 몫이다. 이를 위해 그녀는 적절한 의사소통 통로와 포맷을 찾아야 하며, 행동과 정책을 변화시킨다는 관점에서 의사소통의 목적을 식별해내야 한다. 그녀는 전국적 조직과 많은 지역 그룹 간의 효과적인 접점으로 CBO를 활용할 수 있다고 믿고 있다.

어록: "작은 CBO에서 일을 하면서 나는 지역주민들이 자신들이 처해 있는 현실과 더 나은 건강을 방해하는 것이 무엇인지에 관해 상당히 잘 알고 있음을 깨닫게 되었다. 어떤 의미에서 내가 해야 할 일은 여러 가지 다른 방식으로, 다른 청중을 위해 그들의 생각을 달리 표현하는 것이었다. 연구자들을 위해서는 그 정보를 이론에 연결시켜서 그것이 프로그램 전략에 어떤 의미를 갖는지 알려주어야 했다. 정책입안자들을 위해서는 그 정보를 그들이 달성하려는 목표에 연결시켰다. 그것은 어려운 도전이었지만 동시에 아주 즐거운 일이기도 했다."

민간 부문 자문 조직

최근 들어 정부기관의 업무를 전문성을 갖춘 민간 조직이 계약 등을 통해 수행하는 사례가 많아지고 있다. 이런 조직들은 예를 들어 평가, 사업설계, 조직개발, 문화적 능력(cultural competency), 물류, 회계 및 재무, 홍보 캠페인, SNS 및 자료개발, 정보기술, 웹 설계 및 기타 공중보건 사업 수행의 중요한 분야에서 전문성을 갖추고 있다. 만일 당신이 이런 조직과 함께 일을 한다면 과업을 개발하고 수행하기 위해 조직된 **사업팀**의 일부로서 활동하게 될 것이다. 그리고 비영리조직과 마찬가지로 민간 자문 조직은 앞에서 기술한 것과 비슷한 형태의 사업제안서를 작성, 제출함으로써 자금을 놓고 벌이는 경쟁에 참여해야 한다. 한 가지 차이가 있다면 민간 자문 조직은 일반적으로 사업비를 교부받는 방식보다는 계약에 기초하여 사업을 수행한다는 점이다. 계약은 통상적으로 교부금의 경우보다 자금을 지급하는 기관(프로그램 관리자)과 더 많은 실제적 차원의 상호작용을 해야 한다. 어떤 경우이든 사회/행동주의 이론과 프로그램 설계, 집행 및 평가 사이의 관계에 대해 충분한 지식을 갖추고 있는 것은 자문 조직의 입장에서 일을 함에 있어서 대단히 중요하다.

민간 기업(의료 제공자 제외)

민간 기업은 건강증진 분야에서 몇 가지 역할을 수행한다. 첫째, 일반적으로 대기업 및 많은 중소기업들은 근로자에게 의료보험을 제공한다. 관련 비용을 관리할 목적에서 기업들은 직장 내에서의 건강증진 프로그램을 운영하기도 한다. 예를 들자면 건강 평가(wellness screening)와 교육, 체력단련 프로그램, 헬스센터 이용권 제공 등의 프로그램이 있다. 대기업의 경우에는 체력단련 시설을 자신들이 직접 운영하기도 하고, 별도의 건강증진 직원을 두고 있기도 하다.

민간 조직 사례

조지 R. 바클리(George R. Barkley), DrPH, MA
(실제로 존재하지 않는 가상의 인물)

직위: 세계 보건(global health)을 전문으로 하는 민간 자문회사인 어드밴티지 인터내셔널(Advantage International, Inc)의 사회복지 및 보건 프로그램 연구책임자

교육배경: 공중보건학 박사 및 국제개발과 의사소통(international development and communications) 석사. 공중보건학 박사과정을 마치기 위해 귀국하기 전에 그는 도미니카 공화국에서 평화봉사단원으로 콜레라 및 수인성 질병의 위험에 관한 인식을 제고하는 지역 의사소통 사업에 참여하였다. 그 후 그는 2년간 칠레에서 영어교사로 활동했다. 그의 실질적인 첫 직장은 사회적 마케팅을 전문으로 하는 존슨 앤 브레너(Johnson & Brenner)였는데 이 회사는 주로 미국 국제개발처(U.S. Agency for International Development, USAID), 세계은행, 기타 다국적 기관들로부터 자금을 지원받아 세계 보건 문제(HIV/AIDS, 예방접종, 가족보건)에 관한 연구를 수행하고, 의사소통 및 사회적 마케팅 프로그램을 개발하는 업무를 수행했다. 이곳에서 8년간 일한 후에 업무 내용은 비슷하지만 더 규모가 큰 조직인 어드밴티지 인터내셔널로 옮겼고, 이곳에서 그는 최근 새로운 직책을 맡게 되었다.

업무상 책임: 그는 세계 보건 프로그램에 자금을 지원하는 기관에 제출할 연구기금 신청 및 사업 계약을 위한 제안서 작성을 주도하는 일을 하고 있으며, 이를 위해 세계 보건에 관한 최신 이론, 연구 및 실제 사업 동향을 면밀히 살펴보고 있다. 그는 많은 프로젝트의 사업 책임자로 일해 왔으며 특히 연구의 요소가 강한 사업, 예를 들자면 남아프리카 공화국으로 이주한 농장 노동자의 HIV/AIDS 위험과 같은 특정 인구 집단의 위험에 대한 태도, 행동 및 건강 문제에 관한 연구의 책임자로 일해 왔다. 이러한 연구는 관련 보건 문제의 예방 및 중재 프로그램을 개발하고 실행에 옮기는 데 필요한 정보를 제공해 주는 역할을 한다. 그는 또한 각 사업의 평가 팀을 이끌었으며 자금제공기관에 제출할 보고서, 학회 논문을 작성하고, 사업 보고 등의 업무를 담당하였다.

어록: "내가 하는 사업과 관련해서 이론을 언급하면 어떤 사람들은 이해할 수 없다는 표정을 짓는다. 하지만 나는 언제나 이론을 사용하고 참고한다. 이론이 아니라면 우리는 어떻게 우리가 바라보고 있는 현실과 바람직한 현실 사이에 서로 관계를 맺을 수 있겠는가?"

둘째, 기업들은 통상적으로 해당 산업의 협회에 가입되어 있는데 이 협회는 사업장 관련 건강 정책을 개발하고 그 시행을 주장하기도 한다. 이런 활동 중에는 특정 정책 관련 안건이 의회에서 통과되도록 로비를 하는 일도 포함된다.

또한 아주 중요한 것은 많은 사업장에서 노동조합이 후생복리 및 예방사업처럼 근로자를 지원하는 사업의 상당 부분 또는 전부를 담당하고 있다는 점이다. 노동조합은 또한 사업장에서의 건강 관련 문제점에 관해 정책을 개발하고 보급하며 로비를 하기도 한다.

이 분야에서 해야 하는 일은 사업장에서의 건강증진 사업을 설계하고 관리하는 일부터 그 결과를 평가하고 정책을 개발하며, 이를 확산시키는 전략을 만들어내는 일까지 아주 다양하다.

의료 제공자

의료 제공자는 공공 부문 소속일 수도 있고 민간 부문 소속일 수도 있으며, 병원처럼 대형일 수도 있고 개원의들처럼 소규모일 수도 있다. 이들은 의료 서비스를 제공하는 일말고도 몇 가지의 핵심적인 역할을 수행한다.

- 건강 정보의 보급
- 정보교류 및 모범 보이기
- 공중보건 접근방법과 전략이 현실에서 작동하는지의 여부에 관한 피드백

의료 제공자는 또한 건강 관련 지식이나 믿음, 효과적인 프로그램 접근법, 치료의 장애 요인 등에 관한 연구 환경을 제공하기도 한다.

학계

학계는 다양한 방식으로 사회/행동 이론과 관련을 맺는다. 연구와 분석을 통해 **이론을 만들고**, 이론에 기초하여 이루어지는 중재의 효과를 **평가하는** 것은 그 한 예이다. 연구기관 역시 프로그램을 평가하고 유용한 평가기법을 찾아내는 일을 한다. 이는 일반적인 **연구** 활동이다. 연구 수행을 위해서 학자들은 예산을 따내기 위해 노력하는 CBO와 마찬가지로 연구기금을 얻는 과정을 거쳐야 한다. 이는 결국 그들도 자세한 신청서를 작성해서 제출하는 것을 의미하고, 아마도 학계의 동료들이 이를 심사할 것이다. 이러한 신청을 할 때 연구기관과 지역사회 단체 또는 특정 분야의 전문성을 갖춘 다른 조직들과 함께 공동작업을 추진할 수도 있다. 연구 결과는 학회지 게재나 학회에서 발표되는 논문 형태로 학계의 모든 사람들과 공유된다. 연구 결과는 또한 다른 포럼에서 공동작업을 한 파트너들과 연구 내용 요약(research brief) 또는 정책 제안 등의 형태로 공유되기도 한다. 이는 연구 결과가 어떻게 현실에 적용되는지를 알려준다는 점에서 중요하다. 물론 학계의 또 다른 핵심적 기능은 교육 훈련이다. 다양한 형태의 세미나 및 각종 회의에서의 발표를 통해 성인들, 공중보건 활동가뿐만 아니라 앞으로 공중보건학을 발전시키고 현실에 접목시키는 역할을 할 학생들을 교육시킴으로써 이 분야에서의 대화가 가능해지는 것이다. 학자들은 또한 공사 기관 및 조직에 대해 정책적 조언을 제공하기도 하고, 교육 훈련을 실시하기도 한다. 지금까지 살펴본 것처럼 이 분야에는 아주 많은 가능성이 존재하고 앞으로도 계속 증가할 것이다!

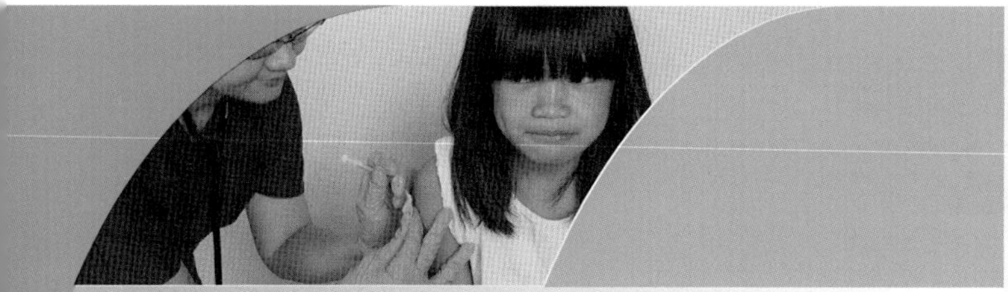

© iStockphoto/Thinkstock

생각해 볼 문제

1. 사회/행동 이론의 지식이 공중보건 분야에서 유용한 주요 이유는 무엇인가?
2. 정부 또는 공공기관에서 이론을 활용하는 방식은 무엇인가?
3. 민간 부분의 자문 조직에서 이론을 활용하는 예는 무엇인가?
4. 민간 기업의 관점에서, 이론에 근거한 기업 건강 증진이 유용한 이유는 무엇인가?
5. 공공보건 분야에서 학계의 사회/행동 이론 관점의 역할은 무엇인가?

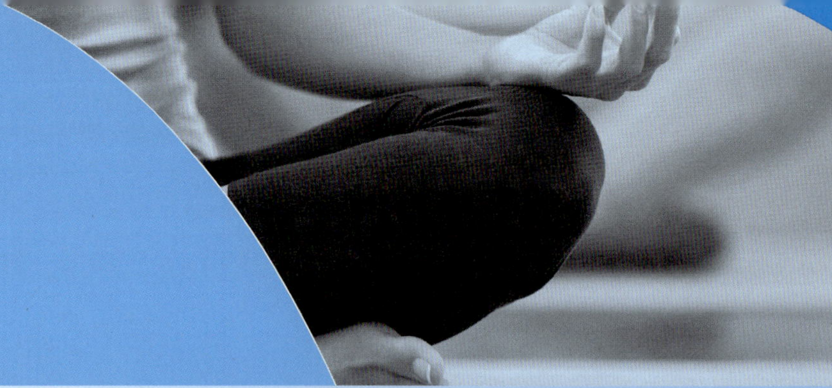

찾아보기

【역자 약력】

유 호 신 고려대학교 간호대학 교수
한국보건사회연구원 책임연구원
연세대학교 간호대학, 간호학 박사

명 재 일 이화여자대학교 경영전문대학원 초빙교수
한국보건사회연구원 책임연구원
한국보건의료관리연구원 책임연구위원
미국 뉴욕시립대학교 대학원(CUNY-GSUC), 경제학 박사

정 지 연 고려대학교 간호대학 연구원
고려대학교 간호대학, 간호학 박사

건강행동론 제2판

Essentials of **Health Behavior**

발행일 2018년 3월 5일
저 자 Mark Edberg
역 자 유 호 신·명 재 일·정 지 연
발행인 최 용 원
편 집 김 지 현
표 지 김 지 현
교 정 홍 혜 미
발행처 대한나래출판사
등 록 제2012-000051호(1994.6.10)

주 소 서울특별시 성동구 성수이로 147 (성수동2가 289-319번지)
아이에스비즈타워 903호
전 화 (02) 922-7080
팩 스 (02) 922-0841
이메일 nrpub@naver.com

ISBN 978-89-5741-544-3 **정가 28,000원**